치매 예방과 뇌 장수법

Brain Longevity

당신의 지력과 기억력을
향상시키는 의학 프로그램

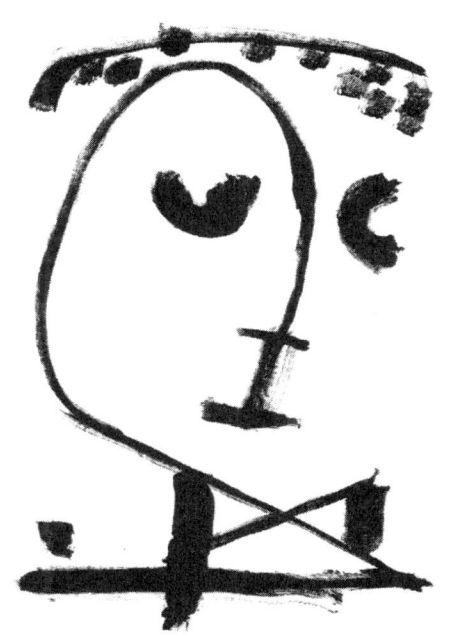

치매 예방과
뇌 장수법

Dharma Singh Khalsa · Cameron Stauth 공저

장현갑 · 추선희 · 김정모 · 허동규 공역

학지사

역자 서문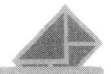

이 책은 미국 치매예방재단의 총재며, 애리조나 주 투산에서 치매치료 전문 클리닉을 운영하는 다르마 싱 칼샤(Dharma Singh Khalsa) 박사가 쓴 *Brain Longevity* 를 번역한 것이다.

칼샤 박사는 하버드 의대와 캘리포니아 의대 등에서 수련을 마친 통증 전문의로 침술 전문가며, 요가와 명상 수행가라는 독특한 경력을 가진 의사다. 그는 이런 경력 때문에 현대의 보완대체의학 분야에서 활발한 활동을 하는 지도자의 한 사람으로 알려져 있다.

역자가 이 책을 처음 접한 것은 초판이 나온 1997년이었다. 당시 역자는 애리조나 대학교에서 명상과 요가와 같은 동양의 전통적 정신 수련법이 스트레스에서 기인하는 각종 만성병, 특히 심장병, 만성통증, 치매, 암 등의 예방과 치유에 미치는 영향을 연구하고 있었다. 이런 과정에서 역자는 애리조나 의대 병원에서 '침술, 스트레스 의학과 만성 통증 프로그램'의 설립자였던 칼샤 박사를 알게 되었다. 당시 그는 투산에서 침술, 명상, 요가 등을 사용하여 치매 환자를 치유하고 예방하는 클리닉을 운영하면서 항노화 전문가로 활동하고 있었다.

오늘날 선진 산업 국가에서 가장 두드러진 질병은 스트레스와 관련되어 있다. 학자에 따라 추정치에 약간의 차이가 있지만 병원을 찾는 환자의

70〜90%가 스트레스와 직·간접으로 관련된 환자들이라는 것이다. 심장병, 암, 치매, 만성통증, 우울증, 고혈압, 궤양, 당뇨병 등과 같은 질병 등을 스트레스와 관련 있는 대표적인 질병으로 보고 있다.

이 책에서는 현대 산업국가에서 가장 심각한 문제의 하나로 대두되는 노인성 기억장애와 치매 발생이 스트레스와 관련 있다고 설명하고, 스트레스를 적절히 관리하면 이런 질병의 예방과 치유에 놀랄 만한 효과가 있다고 강조하였다. 이 책은 뇌 장수 또는 뇌 재생을 위한 프로그램 형식으로 만들어졌는데 주된 프로그램 내용으로 스트레스 관리와 예방을 위해 명상과 요가와 같은 심신수련법을 중심으로 하고, 그 밖에도 약초요법, 음식요법, 운동요법, 약물요법 등을 부가적인 내용으로 하고 있다.

이 프로그램 내용의 대부분은 이 책을 정독해 나가면서 손쉽게 실천할 수 있는 것들이다. 따라서 40대 또는 50대에 속하는 독자들이 이 책의 내용을 활용하면 뇌의 능력이 엄청나게 증가하는 것을 느낄 수 있을 것이며, 60대 이후의 독자들은 뇌 능력의 감소를 막아 치매 발생의 위험을 미리 방지할 수 있을 것이다. 이 책의 각 장 말미에 '적절한 사례'가 있는데, 살펴보면 상당히 진행된 치매조차도 이 책에서 제시한 방법대로 한다면 치유될 수 있다는 희망을 주고 있다.

지금 우리 한국 사회는 초고령화 사회로 진입하는 중이다. 노인인구의 증가와 더불어 노인성 기억장애와 치매의 발생은 필연적으로 늘어날 수밖에 없다. 85세 이상의 노인 50%에서 치매가 발생된다는 통계는 치매가 심

각한 사회문제의 하나가 될 수 있음을 보여 준다. 각 시·도마다 노인전문
병원과 치매요양병원들이 설립되고 교회, 성당, 사찰, 병원 등에 부설 노
인대학 또는 노인 건강대학들이 생기고 있다. 역자들은 이 책의 내용이 좀
더 쉬운 프로그램으로 만들어져 노인 전문기관에서 체계적으로 적용한다
면 노인의 심신건강에 큰 도움이 될 것이란 기대를 가지고 이 책을 번역하
였다.

　우리는 이 책의 내용이 이 시대에 절실한 치매 예방과 치료 그리고 뇌
장수에 좋은 길잡이가 될 것임을 확신한다. 이 책은 장현갑과 추선희가 주
로 번역하였지만, 이 책의 내용을 활용할 실용 프로그램은 김정모와 허동
규가 계속해 나갈 것이다. 머지않아 이 책을 바탕으로 하는 뇌 장수와 치
매 예방프로그램이 등장하여 치매 예방에 큰 도움이 될 것으로 기대한다.

　이 책의 번역 작업에 영남대학교 심리학과 건강심리학 연구실의 배재
홍, 김경우, 양지순, 김미정 등의 도움이 적지 않았다. 그들에게 고마움을
전한다. 책의 출판을 맡아 준 학지사 김진환 사장님과 편집부 여러분에게
도 감사를 드린다.

2006년 3월
영남대학교 심리학과 건강심리학연구실에서
역자 대표 장현갑

저자 서문

이 책은 많은 이의 열성적인 노고와 간절한 바람의 결과로 축복과 은총 속에 출판되었다. 먼저, 스승인 요기 바잔(Yogi Bhajan)이 보내 준 격려와 성원 그리고 무한한 사랑에 감사드린다. 더불어 한결같은 창의성과 흠잡을 데 없는 능력으로 힘든 작업을 끝까지 함께해 준 공동 저자 카메론 스타우스(Cameron Stauth)에게도 경의를 표한다.

카메론과 나는 편집자 모린 에겐(Maureen Egen)이 길고도 힘든 작업에서 보여 준 열정과 아이디어 그리고 헌신에 고마움을 표하고 싶다. 출발 단계부터 정확한 통찰력을 보여 준 워너 출판사의 경영주인 로렌스 커시바움(Laurence Kirshbaum)과 모린 그리고 그들의 멋진 스태프에게도 감사드린다.

우리의 대리인인 아더 파인 사(Arthur Pine Associates)의 리처드 파인(Richard Pine)의 이상과 열정은 우리를 능가하였으며, 이 책의 출간에 큰 역할을 하였다. 또한 그를 소개해 준 사빈(Sabine)과 앤드류 웨일(Andrew Weil) 박사에게도 감사드린다. 아더 파인(Arthur Pine) 역시 우리어게 힘이 되었으며 그의 조언은 언제나 적절하고 유용했다.

개인적으로는, 준비단계에서 도움을 아끼지 않은 할 지나 베네트(Hal Zina Bennett) 박사, 지속적인 지지를 보내 준 제리 칼킨스(Jerry M.

Calkins) 박사, 우정과 현명한 조언을 해 준 소머스(Somers)와 수잔 화이트 (Susan White), 그 밖의 여러모로 도움을 준 많은 이에게 고마움을 전하고 싶다.

우리의 꿈이 열매를 맺을 수 있게 항상 내 곁을 지켜 준 아내 키르티 (Kirti)와 사랑하는 가족 하리(Hari), 삿(Sat), 에텔(Ethel)에게 사랑과 감사 를 전한다.

또한 우리의 연구에 너그럽게 협조해 준 많은 의사와 과학자, 특히 자신 들의 이야기를 책에 싣도록 허락해 준 환자들에게 고맙다는 말을 전하고 싶다. 우리가 그토록 열심히 작업한 것도 결국 그들이 고통에서 벗어나도 록 하기 위한 것임을 밝힌다.

애리조나 투산에서
다르마 싱 칼샤

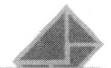

차 례

PART 3
자신의 뇌 장수 프로그램 계획하기

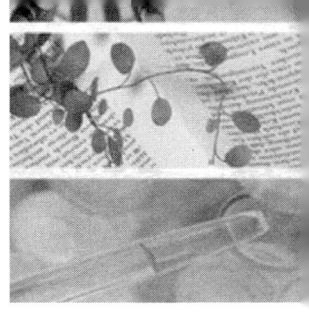

PART 1
뇌 장수법의 발견

코르티솔 연관성

상처받은 베이비붐 세대의 절규

진료실에서 마주한 그 환자는 탄탄한 근육과 훤칠한 몸매를 가진 멋진 남성이었지만 너무 긴장한 나머지 팔을 양옆에 붙인 채 불안하게 의자 모서리에 걸터앉아 있었다.

그는 자신에게 알츠하이머형 치매 초기 증상이 나타난 것을 매우 걱정하며 나의 진단결과를 초조하게 기다리고 있었다. 만약 자신이 알츠하이머형 치매에 걸렸다면 전통적 의학은 자신에게 아무 도움이 되지 못할 것이며, 그 끔찍한 병이 진행되는 것을 속수무책으로 보고 있을 수밖에 없다고 여겼다.

그는 뇌가 망가지는 것을 마냥 기다려야만 한다는 사실이 참기 힘들었다. 사회적으로 상당한 성공을 거둔 날씬하고 열정적인 이 중년신사는 주어진 문제점을 해결할 때까지 붙들고 있는 타입으로 자신의 지적 예민함을 되찾고 싶어서 나를 찾아왔다. 그는 최신 의학지에 실린 기억력 상실과 최적의 지적 기능을 위한 프로그램을 개발했다는 나에 대한 기사를 읽고 자신의 문제를 해결할 수 있겠다는 희망을 가지고 여기에 온 것이었다.

나는 그가 오기 전에 미리 그의 진료기록을 훑어보았는데, 기록상으로는 51세의 이 남자가 실제로 알츠하이머형 치매의 초기단계라고는 전혀 진단할 수 없었다. 차라리 그 연령대에 흔한 기억력 감퇴 증상일 가능성이 훨씬 더 많았다. 대부분의 경우 이런 형태의 기억력 감퇴가 곧바로 알츠하이머형 치매로 진행되지는 않는다.

내가 이런 점을 설명해 주자 그는 무척 기뻐하며 안도의 한숨을 내쉬었다. 그런 후 "그럼, 도대체 제가 왜 그런 건가요? 제가 왜 이렇게 멍청해지기 시작했을까요?"라고 물었다.

나는 신경과학자들이 통상적으로 말하는 '노화 관련 기억력 손상', 즉 실제로 50세쯤 되면 누구에게나 흔히 일어날 수 있는 일이라고 말했다. 대부분의 신경과학자에 따르면 50대에 뇌의 능력이 약간 떨어진다는 것은 40대에 시력이 약화되는 것과 똑같은 노화의 '정상적인' 징조다. 나는 지적 쇠퇴를 예방하는 것이 역전시키는 것보다 훨씬 쉬우므로 증상이 더 진행되기 전에 나를 찾아와서 기쁘다고 말했다.

나는 그의 기억력 문제는 실제로 매우 경미하여 다시 회복될 수 있을 것이며, 집중력도 많이 향상될 수 있다고 했다. 기억력과 집중력이 좋아지면 학습능력도 분명 향상될 것이다. 내가 치료한 다른 환자처럼 그도 틀림없이 뇌 능력의 재생을 경험할 것이다.

기억력 문제가 그의 생활에 어떤 영향을 끼쳤는지 물어보자 그는 일상생활에서의 어려웠던 점들을 장황하게 털어놓기 시작하였다. 그는 지난 2년 동안 사람 이름과 여행할 때 필요한 중요한 품목 등을 잊어버리기 시작하였다. 최근에는 딸의 축구경기 심판을 보면서 공이 라인 밖으로 나갔을 때 어느 팀이 공을 찼는지 자주 잊어버리는 탓에 심판을 그만두게 되었다고 했다. 딸이 속한 팀의 아이들이 그에게 점점 더 화를 내게 되었고 딸의 입장이 난처해지기 시작했기 때문이었다.

집에서도 자주 신경질을 부려서 가족들이 괴로워했다고 하였다. 주의를 기울이려고 예민해지다 보니 딸들에게도 참을성 없이 함부로 대하였고, 과도하게 긴장한 적이 많아서 아내와도 거리감이 생겼다고 하였다.

지금은 거의 날마다 '멍청한 뇌' 때문에 문제가 발생한다고 하였다. 아침에는 차 열쇠를 어디에 두었는지 기억할 수 없었고, 점심때는 지갑을 두고 나와 낭패를 겪었다. 차를 어디에 주차했는지 까맣게 잊어버렸고, 전화를 할 때에는 번호를 반쯤 누르다가 다시 확인하기도 하였다. 그는 생활상의 어려움을 털어놓으면서 모든 것이 확실하고 분명했던 몇 년 전만 해도 이런 일은 거의 없었다고 말하며 답답하다는 듯이 어두운 표정을 지었다.

직장에서도 기억력이 걸림돌이 되었다. 20년 동안 최선을 다하여 올라온 지금의 위치가 위태로워졌다. 그는 긴 법적 요약본을 읽고 검토한 후에 회의에서 냉철하게 토론을 해야 하는데 이제 그럴 수가 없게 되었다. 심지어 마감시간이라는 압박이 없으면 새로운 소프트 시스템과 같은 회사 내 최신 정보를 습득하는 것도 어려워졌다. 그는 갈수록 비서와 조수에게 많이 의지하게 되었다. 매일 비서가 점심약속을 일일이 알려 주었으며, 조수가 그의 브리핑을 미리 점검하여 토론할 때 실수하지 않도록 요점을 정리해 주었다. 그 두 사람은 그가 업무에 지쳐 파김치가 되는 오후가 되면 그의 보호막이 되어 그가 직접 처리해야 할 전화도 적당히 돌리곤 하였다. 마침내 경영진에서 더 이상 그를 봐줄 수 없다고 불평하기 시작하였다.

그 회사의 분위기는 아주 경쟁적이었으므로 몇몇 야망 있는 젊은 변호사가 그의 지위를 탐내게 되었다. 그들은 그가 세부사항을 잊어버리거나 실수하는 것을 적절히 이용하여 그를 곤경에 빠뜨리곤 했다. 그는 회사에서 사면초가에 처했으며, 동료들이 자신의 어려움을 이해해 주기보다 오히려 압박하는 것에 불안과 두려움을 느꼈다.

나는 이와 유사한 증세를 보이는 환자들에게서 똑같은 불평을 자주 들었으므로 이러한 상황과 어려움을 잘 이해하였다. 나는 자신의 의지와는 무관하게 상실해 가는 기억력에 대한 몸부림을 '상처받은 베이비붐 세대의 절규' 라 이름 붙였다.

40대 후반과 50대 초반에 '기억력 장애' 를 겪기 시작한 베이비붐 세대들이 이런 문제로 나의 진료실을 찾는 횟수가 점점 빈번해졌다. 그들은 갑자기 찾아온 노화 관련 기억력 손상과 이와 관련된 호르몬의 감퇴에 충격을 받았다. 이제까지 쌓아 온 자신의 성공적 업적과 가족과의 행복, 그리고 직장에서 능력을 발휘해 준 지적 영민함을 갑자기 잃어버리고 당황하고 불안해하였다. 또한 '젊음의 호르몬' 이 고갈되어 갈수록 내분비적 정열도 식어 갔다. 성욕이 감퇴되고 체중은 점점 늘어났으며, 근육의 힘은 약해져 갔다. 또한 머리카락은 하루가 다르게 듬성해지고, 하루를 각성된 상태로 실수 없이 버티기 위해 점점 더 강한 커피를 마시기 시작하였다. 어찌 보면 이 세대들의 상실의 아픔이 커피 전문점인 스타벅스의 성공 신화를 가져다준 셈이다.

기억력 감퇴로 고통받는 이들 대부분은 집중력 저하와 그로 인한 기억력 손상이라는 '이중의 저주' 를 받았다. 집중력 저하는 기억력 손상을, 기억력 손상은 집중력 저하를 야기하며 서로 문제를 악화시켰고, 이 두 가지 모두 학습능력의 감퇴라는 결과를 가져왔다. 흔히 중년의 환자들은 모든 것이 한창때만큼 '이해' 가 잘되지 않는다고 푸념을 하며 놀라울 만큼 지적 능력이 활발하였던 예전을 그리워하였다.

그러나 이들에게 가장 최악의 상황은 아침에 잠자리를 박차고 일어나서 즐거운 마음으로 하루를 맞이하게 했던 내면의 불꽃을 잃어버렸다는 것이다. 이제는 하루가 시작되는 아침에 자명종 버튼을 누르고는 마지못해 일어난다. 인생살이는 점점 지루해지고, 하는 것 없이 무료하게 하루를 쉰다는 것이 골치 아픈 일이 되고 말았다. 열정적이던 섹스도 시들해졌고 하루하루가 그저 시시콜콜한 일의 연속이었다. 일에 대한 열정과 성과 없이 산다는 것이 이들에게는 정말 고역이었다.

많은 사람들이 자신의 지력 감퇴를 '수용' 이니 '성숙' 이니 '낮은 기대' 등의 말로 합리화하려고 애를 썼다. 어떤 이들은 몸매를 살리기 위해 살을 빼고, 머리카락을 염색하고, 늘어진 뱃살을 감추어 조금이라도 자신들의 쇠락을 부정하려고 노력했다. 또 어떤 사람들은 자가 진단으로 카페인, 니코틴, 알코올과 비타민을 과다 섭취하였다.

그런데도 내가 목격한 것은 겁에 질린 베이비붐 세대였다. 그들이 불안해하고 당황하며 겁에 질린 데에는 충분한 이유가 있었다. 인생 후반부의 안정과 풍요함을 준비하느라 그렇게 고군분투하였건만 이제 그만 예기치 않은 장애물에 걸려 자신의 삶이 송두리째 곤두박질치고 있었기 때문이다. 직장에서의 지위나 가정에서의 요구가 최고치에 달할 때 예기치 않게 찾아온 지적 능력과 에너지의 감퇴는 계획에도 없었고 또 원하지도 않았던 일이었다.

또한 나는 노화 관련 기억력 손상을 가진 거의 모든 베이비붐 세대가 한 가지 어두운 공포에 시달리는 것을 알게 되었다. 그것은 바로 알츠하이머형 치매라는 공포다. 그들은 알츠하이머형 치매가 모습을 완전히 드러내는 데 보통 20년 정도가 걸리고, 이 병이 사람들을 유아기 상태로 되돌린다는 것을 알고 있었다. 말을 할 수 없게 되고, 혼자서 화장실 출입을 제대로 할 수 없고, 가족들을 기억하지 못하며, 심지어 웃음까지도 잃어버린다. 또한 과대 망상적이거나 적대적으로 변하기도 한다. 게다가 삶을 제대로 꾸릴 수 없는 애처로운 상태에서도 10년까지 사는 게 보통이다.

그러나 베이비붐 세대들이 손쉽게 접근할 수 있는 동네 의사들에게 도움을 청하면 그들은 알츠하이머형 치매의 진행을 늦추거나 예방할 수 있는 프로그램이 없고, 노화 관련 기억력 손상을 치료할 준비가 되지 않았다는 말만 되풀이하였다.

일반적으로 의학계에서는 인지능력의 저하에 아주 수동적인 입장을 취하고 있다. 오랫동안 견지해 온 전통적 입장에 따르면 어떤 수단으로도 알츠하이머형 치매를 막거나 노화 관련 기억력 손상을 경감시킬 수 없다고 한다.

모든 사람에게 어느 정도의 기억력 손상은 사실상 불가피한 것이며, 일반적으로 40대 중반이나 50대 초반에 시작된다. 오늘날 알츠하이머형 치매는 85세까지 사는 사람 중 50% 정도에서 나타난다. 이런 높은 발생률로 인해 알츠하이머형 치매는 심장병과 암에 이어 미국에서 세 번째로 높은 사망 원인으로 꼽히고 있다. 하지만 나는 알츠하이머형 치매나 노화 관련 기억력 손상이 불가피하다는 의견에 동의하지 않는다.

나는 알츠하이머형 치매의 진행 속도를 늦출 수 있고 예방도 가능하며 노화 관련 기억력 손상 또한 줄일 수 있다는 믿음을 가지고 있다. 40대, 50대, 60대 그리고 그 이상의 연령층 사람들도 거의 완벽한 기억력뿐 아니라 무한한 지적 능력, 학습능력, 창조력을 가질 수 있고, 감정적 열정을 지닌 '젊은 마음'을 되찾을 수 있다고 믿는다.

비록 이런 믿음이 현재 다른 선구자적 연구자나 임상가와 공감된 것이

긴 하지만 분명 혁명적인 것이다. 나 역시도 그랬지만 10년 전만 해도 의료계의 그 누구도 이런 생각에 동의하지 않았다. 그러나 내가 밝혀낸 임상 결과를 토대로 수년 동안 뇌에다 노화방지를 위한 독특한 의학프로그램을 적용해 본 지금은 그것이 진실임을 알게 되었다. 이 프로그램은 대체보완 의학, 즉 서양의 기술적 의학과 동양의학에서 가장 증명이 잘된 방법을 결합한 최신 임상 접근법을 사용하였다.

의료계의 개척자가 된 나는 '지적 적합성' 과 '뇌 장수' 를 위한 프로그램을 만들었다. 그 결과는 엄청나고도 매우 놀랄 만한 일이었다. 나의 환자들은 정말 말 그대로 불가능한 것을 가능한 일로 바꾸었다.

나는 모든 지력은 나이에 따라 쇠퇴한다는 가정을 깨뜨리고 그들이 예전에 지녔던 '젊은 지력' 을 회복하도록 도와주었다. 이러한 성과는 어떤 측면에서는 최근에 뇌 연구 실험실에서 기억력 감퇴의 한 요소인 '코르티솔 연관성' 을 다루었기 때문에 이룰 수 있었다.

코르티솔 연관성

코르티솔은 부신에 의해 분비되는 호르몬 중의 하나로, 스트레스에 반응하여 분비된다. 적당한 양이면 해롭지 않으나 만성적이고 계속적인 스트레스의 결과로 과잉 분비되면 강한 독성으로 인해 뇌세포를 수십 억 개씩 파괴하게 된다.

뇌가 만성적으로 코르티솔의 독성에 노출되는 것이 노화에 따른 뇌의 퇴화의 주요 원인이라고 나는 확신한다. 수십 년에 걸쳐 분비되는 과다한 코르티솔이 뇌의 생화학적 통합성을 파괴하는 것이다. 또한 나는 코르티솔의 독성이 알츠하이머형 치매의 중요한 원인 중 하나라고 믿고 있다.

알츠하이머형 치매란 아주 간단히 말해 뇌세포가 광범위하게 파괴된 지적 상태다. 나는 연구와 임상작업에 근거하여 과도한 코르티솔의 생산이 뇌세포 파괴의 주요 원인 중 하나라고 확신한다. 그 밖의 요인으로는 유전적인 요소, 환경적 요인, 대사상의 문제와 뇌로 흘러 들어가는 혈액 감소 등이 있다.

아직까지 뇌세포 파괴의 유전적 요인들이 큰 영향을 미친다고는 볼 수 없으나 나머지 요인들은 상당한 영향을 끼칠 수 있다고 본다. 그러므로 알츠하이머형 치매나 노화 관련 기억력 손상의 주요 원인들은 피할 수 있다고 믿는다.

뇌 연구자들이 뇌세포 파괴 원인에 대해서 견해의 일치를 보지 못했고 알츠하이머형 치매의 원인에 대해서도 여전히 의견이 분분하다. 그러나 모든 연구자가 한 가지 사실에는 동의하고 있다. 즉, 사람들은 뇌도 단지 신체의 다른 부위와 마찬가지로 스펀지같이 부드러운 조직의 덩어리와 혈액으로 구성되었다는 명백하고도 단순한 사실을 그냥 지나쳐 버린다는 것이다. 사람들은 뇌와 마음은 완전히 다른 것인데도 뇌를 마음과 혼동하고 있다. 마음은 소프트웨어, 즉 존재가 지닌 신비스러운 창의적 산물이고, 뇌는 영양, 휴식, 활용과 적절한 의료적 관심이 필요한 신체기관인 하드웨어에 해당한다.

대부분의 사람들은 뇌가 조직 덩어리와 혈액으로 되어 있다는 사실을 잊어버리고 뇌에 대한 의료적 관심과 관리를 자주 무시한다. 심장과 근육을 위한 신체 건강 프로그램에는 막대한 경비와 에너지를 소비하면서도 신체의 가장 중요한 기관인 뇌에 대해서는 무관심으로 일관하고 있다. 그 결과 뇌가 서서히 죽어 가는 것이다. 대부분의 경우 일생 동안 모든 뇌세포의 20%가 파괴되고 이로 인하여 뇌의 크기가 눈에 띄게 줄어들면서 지적 능력은 서서히 감소되어 간다.

더군다나 뇌세포가 파괴되고 있는 같은 기간에 과도하게 분비된 코르티솔은 뇌의 기능을 점진적으로 떨어뜨린다. 코르티솔은 뇌의 유일한 원료인 포도당을 빼앗아 가고, 뇌세포 간 화학적 전달기능을 담당하는 신경전달물질을 파괴시킨다. 이렇게 신경전달물질 작용이 방해를 받고 포도당 부족으로 뇌 연료 공급이 떨어지면 집중과 기억이 힘들어진다.

시간이 흐르면서 뇌가 신체적으로 퇴화하면 신체와 마음의 주요 연결점인 호르몬을 분비하는 내분비선의 조절능력을 잃게 되고, 결국 에너지, 기분, 성욕과 면역기능이 저하되어 여러 가지 고통을 겪게 된다.

불행히도 많은 노인이 감소된 뇌의 기능, 성욕, 병에 대한 낮아진 저항력, 젊음의 활기 상실 등을 수동적으로 받아들이며, 이것이 그냥 노화의 자연스러운 부분일 것이라고 쉽게 속단한다. 그러나 꼭 그런 것만은 아니므로 그렇게 수동적인 결론을 내릴 필요가 없다.

뇌의 재건설

현대 의학은 새로운 시대로 접어들고 있다. 다양한 분야에서 새로운 기술들이 놀라운 결과를 내고 있고, 이에 따라 노화도 이전처럼 숙명이나 운명같이 수동적으로 받아들일 필요가 없어졌다. 특히 고대의 약초요법에서 최근의 의료기술을 아우르는 현대 대체보완의학이 이루어 낸 성과는 사뭇 고무적이다. 나는 이런 대체보완의학을 사용하여 경이로운 임상적 성공을 이루었다.

　　나는 중년의 변호사에게 그의 경우는 지적 능력의 감퇴로 힘들어진 것이라고 설명하였다. 간단히 말해 성취지향적인 사람들은 과도한 스트레스와 코르티솔의 과잉생산으로 인생의 목표를 이루기 전에 신경학적 소진을 경험한다는 것이다. 가만히 내 이야기를 듣고 있던 그 변호사는 침울해하면서 걱정스러워했다. 하지만 '뇌의 적응성'에 대해 듣자 굳었던 표정이 밝아졌고 다시 용기를 얻었다. 그가 지닌 경쟁적 불꽃이 자신의 뇌 재생을 위해 다시 타오르기 시작하였다.

　　얼마 전까지만 해도 대부분의 연구자들이 근본적으로 뇌는 일정 기간 성장하면 더 이상 변화가 없으므로 한 번 손상되면 돌이킬 수 없다고 여겼다. 그러나 지난 수십 년 동안 CAT, PET, MRI와 같은 새로운 기술 덕분에 뇌의 파괴된 부분도 독특한 재생력으로 다시 생명을 찾을 수 있음이 밝혀졌다.

　　나는 그에게 인간의 뇌는 이 우주에서 가장 복잡하고도 능력 있는 조직이라고 말해 주었다. 뇌는 기능을 회복하는 데 어떤 것에도 비할 수 없는 능력을 지니고 있다. 왜냐하면 각각의 기억을 하나의 별개 뇌세포에 저장하지 않기 때문이다. 전화가 전선과 기지국의 연결망으로 이루어진 것처럼 기억은 연관된 신경세포의 조직망에 존재하고 있다. 뇌는 신경세포의 연결망을 맺어 정보를 분산하여 기억시킨다. 이 때문에 한 신경세포가 파괴되면 다른 신경세포를 통해 기억 연결망을 옮길 수 있으므로 기억을 유지할 수 있다. 신경학자는 이것을 잉여회로라고 부른다.

　　그 변호사는 자신의 뇌세포가 너무 많이 파괴되지는 않았는지, 잉여회로가 충분히 남아 있는지 심각하게 걱정하였다. 그래서 그의 마음을 안정시키기 위해 그가 아직도 건강하고 발달된 많은 뇌세포를 가지고 있음을 예를 들어 설명하였다. 단지 그의 고차원 사고 부분에만 있는 연결망을 1초에 하나씩만 헤아린다고 하여도 3,200만 년이 걸려도 다하지 못할 것이라고 얘기해 주었다. 게다가 각각의 뇌세포에는 기억 연결망을 만들기 위해 다른 뇌세포로 뻗어 나간 '가지들(신경섬유)' 이 있는데 나무가 계속 가지를 만들듯이 나이가 들면서 점점 더 많은 가지를 갖게 된다. 그러므로 중년쯤 되었을 때는 젊은 시절보다 훨씬 더 많은 가지를 가지며 그런 여분의 가지는 뇌세포 파괴를 강력하게 보완한다는 점도 알려 주었다.

더군다나 그 변호사에게는 이미 젊은 경쟁자보다 훨씬 더 많은 지식을 쌓았다는 이점이 있었다. 예전에 그가 터득한 수많은 지적 사실 대부분이 여전히 그의 뇌 속에 남아 있으므로, 뇌의 생화학적 기능을 향상시켜서 그 사실에 잘 접근하기만 하면 된다.

그는 많은 지식과 경험에서 나온 지혜로 젊은 동료들보다 훨씬 더 나은 판결을 이끌었다. 그러나 지금 그에게는 인생이 가르쳐 준 교훈들을 노련하게 적용함으로써 자신의 경험들을 효과적으로 끄집어낼 수 있는 능력이 필요하였다.

나는 아직 그의 뇌에는 활용할 수 있는 부분이 많이 남아 있고 새로 개발된 뇌 장수법을 열심히 실천한다면 지난 몇 년간보다 훨씬 더 나아질 것이라고 안심시켰다. 그의 기억력은 분명 한 달 이내에 완전한 능력을 발휘할 것이며 집중력도 훨씬 더 예리해질 것이다. 기억력과 집중력이 좋아지면 학습능력이 높아질 것이고, 뇌 좌·우반구의 기능이 회복되면 문제해결 창의력이 더욱 확장될 것이다. 내분비 기능도 안정되어 오후에 피곤해지는 일도 없어질 것이며 좀 더 쾌활하고 기운차게 생활할 수 있을 것이다. 결국 직장에서나 가정에서 젊었을 때와 같은 활력을 느끼며 그의 뇌, 신경계, 내분비계, 대사가 물리적으로 재충전되어 모든 면에서 지금보다 호전된 상태를 보일 것이다.

그러면 회사 내의 위협적인 젊은 변호사들을 신경쓰지 않아도 되고, 오히려 그들이 그의 능력에 노심초사할 것이다. 그는 자신을 최고의 자리로 이끌어 주었고 유지하게 해 준 뛰어난 기억력과 수정처럼 맑은 집중력을 다시 회복할 것이고, 또한 가족들의 사랑을 받게 해 준 감정적 열정도 다시 찾을 것이다.

그가 뇌 장수 프로그램을 성공적으로 마치면 내가 21세기적 정신이라 칭한 지적 상태, 즉 스스로 재생을 지속하는 법을 알게 되는 상태를 획득할 것이다. 그는 더 이상 '노화 → 퇴화 → 죽음' 이라는 낡은 위계 양식에 갇히지 않아도 된다. 참으로 중요한 방식에 의해 노화 과정이라는 끔찍한 시간의 폭정에서 자유로워질 것이다.

내가 뇌 재생 프로그램이 가져다줄 이점과 실천하는 방법에 대한 이야기를 마치자 그는 무척 안심하였다. 나는 그에게 아주 소중한 것, 희망을 되돌려 주었다.

멋진 과학과 훌륭한 상식

진료소가 있는 애리조나 주 투산의 공기는 바삭거릴 정도로 건조했다. 다음 환자를 만나기 전에 잠시 숨을 돌리려고 진료소 밖 연못가에 걸터앉아 쏟아지는 햇살 속에서 심신의 여유를 가졌다.

그곳에 앉아 있다 보니 자연스럽게 뇌의 혈류와 에너지 흐름을 증가시키는 고대 요가의 심신수련법을 하게 되었다. 몇 분이 지나자 기적처럼 에너지가 밀려오며 고요해졌다. 바로 이 순간에 혈액검사를 하면 나의 혈청 코르티솔은 눈에 띄게 감소한 것으로, 인지기능 검사를 하면 집중력은 현저히 높아진 것으로 결과가 나왔을 것이다.

나는 해결해야 할 문제에 집중함으로써 지적 상승을 유도하였다. 다른 모든 문제를 제쳐 두고 오직 하나의 문제에만 집중함을 느꼈고 드디어 창의적인 해결책이 나오기 시작하였다. 잠시 동안 시간은 멈추고 신비로운 느낌만이 몸을 감돌았다. 완전히 몰입할 수 있으면 일상적인 걱정이나 후회, 권태로움에서 벗어나 여기 그리고 지금 이 순간에서의 생을 경험할 수 있다. 시계 소리 대신 자신의 심장박동에 맞추어 걸으면서 복잡한 심사로 인해 지나쳐 버린 해결책을 발견할 수도 있을 것이다.

나는 문제해결이라는 생각에서 벗어나 잠시 주위의 아름다운 것들을 관조하였다.

나의 진료소는 의사와 여러 건강 종사자가 모여 협력작업을 하는 곳으로 아름답고 햇빛이 잘 드는 캠퍼스 내에 있다. 진보된 대체보완의학 기준으로 봐도 우리 의료병동은 특별하였다. 이곳에는 의사, 지압사, 임상영양사, 마사지사, 한의사의 사무실이 각기 마련되어 있고 의사들은 환자를 각 담당자에게 보내 광범위하고도 종합적인 치료 프로그램을 받도록 한다.

서구의 의료 패러다임의 단점은 너무 단편적이라는 것이다. 실제로 서양의 전문의는 복잡한 건강문제에도 하나의 개별적 요소에만 초점을 맞추는 경향이 있다. 서양 의학은 각각의 병을 오직 하나의 '마법의 탄환' 으로 치료하려 하고 그 원인을 구체적이고 개별적인 것으로 축소하려고 한다.

예를 들어, 전통적인 알츠하이머형 치매 연구에서는 알루미늄 독성이나 유전적 소질과 같은 단일한 발병 요인을 찾으려는 경향이 강하다. 이런 환원주의적 접근은 발병원인을 객관화하고 과학화하는 데는 아주 효과적이지만 생물학의 근본 사실을 무시하게 된다. 알츠하이머형 치매를 포함한 대부분의 퇴행성 질병의 원인에는 다양한 요인이 있으며 사람에 따라 그 원인도 다르다. 많은 사람이 코르티솔의 과잉생산이 알츠하이머형 치매의 중요한 원인일 것이라고 믿지만 나는 다른 요인 또한 중요한 역할을 한다고 생각한다.

나는 어떤 단 하나의 약으로 알츠하이머형 치매를 치료하고 노화 관련 기억력 손상을 막으며 최적의 지적 기능을 만드는 것은 아니라고 확신한다. 알츠하이머형 치매와 노화 관련 기억력 손상을 치료하고 뇌의 기능을 최적화하는 유일한 효과적인 방법이란 다중치료 프로그램을 적용시키는 것이다. 내 프로그램에는 비타민과 미네랄 등을 섭취하는 특별한 영양요법을 비롯하여 미량 원소법, 천연 약물 강장제, 심혈관 운동, 지력 훈련, 요가식 심신 수련, 스트레스 관리, 약물 처방이 포함되어 있다. 프로그램의 각 요소는 상호 보완적이어서 프로그램의 어떤 한 가지 방법만 별도로 사용할 경우 충분한 효과를 얻기 힘들다.

이미 짐작했겠지만 이 조화로운 프로그램은 기억력과 집중력 향상 이상의 치료효과를 나타낸다. 인지적 능력, 특히 창의력과 학습력의 모든 면에서 실제적으로 도움이 된다. 게다가 아주 경미하거나 전혀 인지적 손상이 없는 사람들도 슈퍼 정신, 즉 아주 효율적으로 집중하고 학습하는 지력을 개발하기 위하여 이 프로그램을 사용하였다. 요컨대 똑똑한 사람을 지적으로 더 우수하도록 만드는 데 최적의 프로그램이었다.

뇌 장수 프로그램은 사고로 뇌를 다쳤지만 의료적 도움을 기대하기 어려운 환자들에게 기적을 일으켰다. 예를 들면, 교통사고와 고도 폐수종으로 대뇌 손상을 입은 환자의 회복을 도와주기도 하였다. 아울러 나의 프로그램은 내분비계에서의 효율적 작용으로 에너지와 기분에 아주 긍정적인 효과를 나타내었다. 어떤 환자는 제2의 어린 시절을 경험한다고도 말했다. 또한 이 프로그램은 광범위한 건강 양생법이므로 일반적으로 면역력을 향상시키고 여러 질병과 신체퇴화를 극복하도록 도와준다. 따라서 이 것은 노화의 진행을 느리게 하고 장수를 증진시키는 매우 훌륭한 일반적 프로그램이다.

이렇게 말하면 신비한 기적의 프로그램으로 여겨질지 모르나 실제로는 그렇지 않고 객관성이 확보된 과학의 결과물이자 지극히 실제적인 것이 다. 오히려 기적은 환자의 내부에 있다. 그들의 몸과 뇌가 지닌 치유력이 바로 신비이며 기적인 것이다.

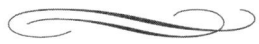

잠깐 새 기운을 충전하고 진료실로 돌아오자 다음 환자가 기다리고 있 었다. 그 환자를 보자 힘든 사례가 될 것 같은 느낌이 왔다.

도자기같이 매끈한 피부와 윤기 나는 은발을 지닌 아름다운 여자 환자 는 피곤에 지쳐 있었고 의기소침해 보였다. 마치 진흙으로 빚어 금방 햇볕 에 널어놓은 듯 흐느적거렸고 맥이 풀려 있었다. 내 소개를 할 때는 머리 를 가눌 힘도 없는 듯 손으로 턱을 받치고 들었다. 그녀는 그 정도로 피곤 에 지쳐 있기에는 너무나도 안타까운 나이였다. 64세라면 아직 강한 생명 력이 있어 삶에 활기가 있어야 했다. 그러나 그녀에게 인생에 대한 열정은 이미 사라지고 없었다.

그녀는 우울증으로 진단을 받았다고 했다. 그녀의 담당의사는 기억력 손상도 우울증의 한 증상으로 보았다. 임상적 우울증은 흔히 기억력 손상 을 동반한다. 그러나 의료기록을 보면 이 환자에게는 어떤 항우울 처방도 소용이 없었으므로 오진일 가능성이 있었다. 의사들은 구체적이고 조직적 인 문제를 밝히지 못할 경우 흔히 그것을 우울이라 진단한다. 코에 걸면 코걸이, 귀에 걸면 귀걸이 식의 편리한 진단이다.

내가 그녀에게 진단이 약간 의심스럽다고 하였을 때 그녀가 한 의외의 대답을 나는 아직도 분명하게 기억한다. "오진이거나 말거나, 어떻든 간에……"라며 말끝을 흐렸다. 이 말은 곧 '이 의사 양반아, 시시콜콜한 것으로 귀찮게 하지 말고 나를 좀 고쳐 주기나 해 봐라.' 는 뜻이었다.

나는 그녀의 증상이 임상적 우울과 비슷한 초기단계의 알츠하이머형 치매 증상이라고 확신하였다. 그래서 그녀의 인지능력을 측정하기 위하여 간단한 지적 상태 검사를 하였다. 먼저 그녀의 지남력부터 점검하였다. 당신은 누구인가, 어디 사는가, 오늘이 무슨 요일인가와 같은 질문에 대답하는 검사다. 이런 질문에는 아무런 문제점을 보이지 않았으므로 상당한 수준까지 진행된 알츠하이머형 치매는 아닌 셈이었다.

그런 후 그녀에게 즉각적 회상 검사를 하였다. 나는 세 가지 물건, 즉 책, 사과, 신발을 순서대로 말했고 그녀는 문제없이 되풀이할 수 있었다. 그러고 나서 100부터 거꾸로 7씩 헤아려 보라고 했다. 이 부탁을 듣자 그녀는 마치 쓸데없는 일을 시킨다는 듯이 나를 물끄러미 쳐다보았다.

그녀가 다 헤아린 후에 내가 좀 전에 물었던 세 가지 단어를 기억해 보라고 말하자, 그녀는 단지 두 개만 기억해 내었다. 이러한 일은 노화 관련 기억력 손상과 초기 알츠하이머형 치매 환자에게서 흔히 나타난다. 나는 그 단어들을 다시 말해 주었고 그녀는 따라 하였다. 그녀는 기억력 손상을 감추기 위해 본능적으로 청각을 이용하였다. 기억력 손상을 가진 환자들은 자신도 자각하지 못하는 사이 대체로 수십 가지의 기억력 보조 장치를 활용하려는 경향이 있다.

그 후 다음의 질문지에 답하도록 하였다.

당신은 인지적 쇠퇴를 경험하고 있는가

예 아니요

☐ ☐ 때때로 오늘이 무슨 요일인지를 잊어버린다.

☐ ☐ 때때로 뭔가를 찾는 중에 무슨 물건인지를 잊어버린다.

☐ ☐ 친구나 가족들이 내가 예전보다 잘 잊어버린다고 생각하는 것 같다.

☐ ☐ 때때로 친구 이름을 잊어버린다.

☐ ☐ 쓰지 않으면 두 자릿수 덧셈을 잘하지 못한다.

☐ ☐ 자주 약속을 잊어버린다.

☐ ☐ 거의 항상 힘이 없다.

☐ ☐ 사소한 일로 이전보다 더 힘들다.

☐ ☐ 한 시간도 집중하기 힘들다.

☐ ☐ 종종 열쇠를 잃어버리고, 찾았을 때도 거기에 두었던 기억이 없다.

☐ ☐ 자주 반복하여 말한다.

☐ ☐ 가 보았던 곳인데도 길을 잃어버린다.

☐ ☐ 종종 말하려는 요점을 잊어버린다.

☐ ☐ 정신을 맑게 하기 위해 카페인에 의존한다.

☐ ☐ 예전에 비해 무엇인가를 배우는 데 시간이 더 걸린다.

그녀는 모두 10문항에 '예'라고 표시하였다. 보통 '예'에 9개 이상 표시한 사람은 노화 관련 기억력 손상이 있을 수 있고, 12개 이상이면 좀 곤란한 상태라고 볼 수 있다. 만약 12개 이상인 경우는 알츠하이머형 치매의 초기단계이므로 좀 더 광범위한 검사를 받아야 한다.

질문지 검사를 끝내고 앞에서 제시했던 세 가지 물건을 다시 기억해 보라고 하자 그녀는 겨우 마지막 한 단어인 신발만을 기억해 낼 수 있었다. 그녀는 스스로 결과가 만족스럽지 못함을 알고 착잡해하였다. 눈물을 한껏 글썽이면서 노망이 나는 것이 몹시 두렵다고 하였다. 기억력이 희미해졌다는 것이 매우 큰 충격이며, 더구나 몇 분 이상 무엇에 집중하기가 어렵다고 하였다.

나는 노망이란 단어는 이제는 더 이상 사용하지 않는 세련되지 못한 구식 용어며, 당신의 상태는 정상적 노화에 따른 건망증에 해당된다고 하였다. 다시 말해, 노화 관련 기억력 손상이다. 그녀는 그저 '노망'이 들지 않았다는 한마디에 자신의 현재 상태와는 관계없이 기분이 한결 좋아졌다. 고령자일수록 늙어서 망령이 났다는 말을 끔찍하게도 싫어한다. 이 환자의 상태를 무엇이라고 부르든지 간에 인지기능의 중요한 손상은 확실하였다. 지금은 아직 증세가 그다지 심하지 않아 알츠하이머형 치매의 초기단계라 말할 수는 없지만 뇌의 물리적 퇴화를 막지 못하면 곧 알츠하이머형 치매로 진행될 가능성이 있었다.

이제는 점점 더 많은 의사가 노화 관련 기억력 손상과 초기 알츠하이머형 치매가 상호 연관성이 있다고 믿고 있다. 1990년대 중반까지만 해도 대부분의 연구자가 이 두 가지는 분명히 구별되는 병이라 생각했다. 그러나 아주 최근에 연방정부의 알츠하이머형 치매 연구센터는 노화 관련 기억력 손상을 가진 많은 사람이 곧 알츠하이머형 치매로 진행된다는 사실을 밝혀냈다. 매년 어느 정도 기억력 손상이 진행된 환자의 약 15%가 분명한 알츠하이머형 치매로 진행되는 데 반해, 65~70세에 이르는 인지적으로 건강한 사람들은 단지 0.3%만이 알츠하이머형 치매에 걸린다. 노화 관련 기억력 손상을 가진 사람 모두가 알츠하이머형 치매에 걸리는 것은 아니지만 다수의 사람에게서 발병하고 있다. 따라서 실제 나의 임상에서는 알츠하이머형 치매 환자와 노화 관련 기억력 손상 환자들을 함께 치료하며 중상이 심해질수록 치료의 수위를 더 높인다.

내가 중점을 두는 임상치료의 핵심은 인지적 쇠퇴의 가장 초기단계에 개입하는 것인데, 초기 개입이 후기 알츠하이머형 치매의 예방에 분명히 도움이 된다고 믿기 때문이다. 질환에 노출된 후 대중치료를 하는 것보다 질환의 예방이 중요하듯 기억력 손상에서도 인지적 쇠퇴의 역전보다는 예방이 훨씬 더 쉽기 때문이다.

누구도 알츠하이머형 치매를 '완치' 할 수 없듯이 나 역시 그럴 수는 없다. 그러나 나의 임상 경험에 따르면 알츠하이머형 치매의 진행속도는 늦출 수 있다. 이렇게 중상의 진행속도를 늦추면 20년 이상 걸려 진행되는 알츠하이머형 치매 후기단계의 고통스러운 중상을 경감시킬 수 있다. 알츠하이머형 치매에서 그나마 다행인 것은 일반적으로 노인에게서만 이 중상이 나타난다는 것이다. 다시 말하면, 이 병의 진행을 늦춤으로써 초기단계보다 훨씬 더 고통스럽고 감당하기 힘든 후기단계에서 최악의 상황을 겪지 않고 삶을 마감할 수 있을 것이다.

알츠하이머형 치매의 진행을 늦출 수 있다고 믿는 근본적인 이유는 나에게 치료받는 많은 환자가 이 병마와 싸우면서 진료 시작 때의 상태를 그대로 유지하는 것 같기 때문이다. 나는 그녀에게 코르티솔 이론뿐만 아니라 이러한 나의 생각도 설명하였다. 그러나 그녀가 나의 설명을 잘 이해하지 못한다는 것을 알고 있다. 노화 관련 기억력 손상 환자들에게서 정보처리의 어려움은 매우 흔한 일로 그들은 정보를 이해할 만큼 충분한 시간 동안 새로운 정보를 보존하지 못한다. 그들은 분명한 선택 '메뉴' 그림을 보유하지 못하므로 문제들을 창의적으로 해결할 수 없다.

나는 이것을 그림 식으로 설명하려고 위대한 신경학자 로버트 사폴스키 (Robert Sapolsky) 박사에게서 들은 이야기를 했다. 새로 찾아온 환자에게 종종 들려주는 이 이야기는 코르티솔의 신경독소 공격을 잘 설명해 준다. 나는 이것을 '연어의 이야기' 라 부르는데, 내용은 다음과 같다.

동물세계에서 알을 부화하려고 강을 거슬러 올라가는 연어의 여행만큼이나 극적인 것은 없다. 그들은 거센 물결과 싸우고 댐을 뛰어오르고 폭포를 거슬러 올라간다. 어디서 이런 에너지가 나올까? 대부분 아드레날린에서 분비되는 코르티솔에서 나온다. 연어가 이 역사적 여행을 할 때쯤이면 코르티솔의 정상적인 생산 통제가 작동을 멈추고 엄청난 양이 분비된다. 이 과잉생산으로 부신은 지치고 내분비계가 파괴된다. 연어가 알을 낳은 직후에는 거대하게 팽창된 부신을 지니고 호르몬의 균형은 완전히 깨진다. 소화기관에 궤양이 생기고 면역계는 저하되어 식별력을 잃으며, 신장이 손상되고 기생충과 감염에 쉽게 무너지고 마침내 연어는 삶을 마감한다. 그러나 연구자가 알을 낳은 직후 부신을 제거하여 코르티솔 생산을 멈추게 하면 연어는 다시 정상적으로 건강하게 움직이며 한 해를 더 살게 된다.

이 '연어 이야기' 의 교훈은 스트레스에 지친 사람들의 경우 코르티솔이 과잉 분비되면 신체, 뇌, 신경계가 망가지고 호르몬 균형이 깨져 뇌와 신경계의 기능이 급속히 떨어진다는 것이다.

내 이야기를 듣고 그녀는 수긍이 간다는 듯이 고개를 크게 끄덕였다. 자신이 종종 물결을 거슬러 분투하는 연어 같은 기분이 들었다며 지난 30년 동안 감내하기 어려웠던 심한 스트레스에 대해 털어놓기 시작했다.

나는 기억력과 집중력을 높일 수 있긴 하지만 열심히 노력해야 한다고 말했다. 그녀는 기꺼이 해 보겠다고 했으나 확신이 서지 않는지 미덥지 않은 눈치였다. 의지력조차 오래전에 사라진 게 분명했다. 내 프로그램 중 식단 변화와 심신수련 등에는 결단력이 필요하였기 때문에 그 점이 문제가 되었다.

일반 프로그램의 개요만을 대충 설명했는데도 그녀는 벌써 오그라드는 것 같았다. 그녀에게는 스스로를 위한 의지가 그리 많이 남지 않았기 때문이었다. 프로그램을 설명하면서 심신수련법 중 한 가지를 시범 보이고 나서 그다지 어려운 것은 아니었으므로 한 번 해 보라고 권하였다. 마지못해 따라 하긴 했지만 하고자 하는 의지와 신념이 없어 보였다. 나는 이 환자를 어떻게 도와야 할지 고민에 빠졌다.

여하튼 수련은 시작되었고, 그 수련 도중에 이 환자의 몇 가지 임상검사 결과를 전해 받은 나는 놀라지 않을 수 없었다. 일반적으로 코르티솔과 반비례하는 DHEA 호르몬 수치가 놀랄 만큼 낮았기 때문이었다. DHEA는 스테로이드, 아드레날린, 에스트로겐, 테스토스테론 같은 호르몬의 전 단계 호르몬이기 때문에 '모(母) 스테로이드 호르몬'이라고 불리는데, 이것은 에너지, 면역성, 적절한 신경학적 기능에 절대적으로 필요한 것이다.

이 환자에게는 당장 호르몬 대체요법이 필요하다고 판단하였다. 이것이야말로 환자의 뇌와 내분비계의 퇴화를 막기 위한 첫 번째 합리적인 조치다. 만약 내 생각대로 호르몬 요법의 효과가 나타나면 그녀의 잠자는 의지력을 다시 소생시킬 것이다. 그러고 나면 프로그램의 좀 더 어려운 부분에도 참가할 수 있는 힘을 가지게 되고 틀림없이 기억력, 집중력, 창의적 해결력을 가질 것이다.

사람들은 의지력과 같이 보이지 않는 것에 생화학적인 부분이 있다 생각하지 않겠지만 사실은 생화학적이다. 창의력도 마찬가지다. 창의력을 선천적인 것으로 생각하지만 그게 항상 참은 아니다. 뇌의 좌·우반구를 연결하는 뇌량을 자극하면 창의력이 눈에 띄게 좋아진다. 수많은 무형의 정신적인 면면이 생화학적으로 영향을 받는다는 게 너무나도 경이롭다. 'Mies van der Rohe.' 즉, '신은 분자 속에 존재한다.' 는 뜻이다.

이 환자의 치료에 호르몬 대체요법이 딱 들어맞을 거라고 확신이 서면서 치료할 수 있는 용기와 힘을 얻었다. 이제 그녀는 건강회복을 향한 긴 여정의 첫발을 내디딜 수 있을 것이다.

그녀에게 회복을 위하여 우리가 함께 최선의 노력을 다하면 지금 상태에서 극적으로 벗어날 수 있을 것이라고 설명하자 드디어 그녀의 눈이 희망으로 빛나기 시작하였다.

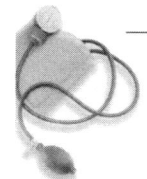

주·요·사·례

희망 없는 환자보다 좋지 않은 것은 없다.

S. L.은 자신의 신경과 주치의에게서 이제 더 이상 손쓸 것이 없다는 말을 들었다. 주치의는 그녀에게 뇌손상을 입은 사실과 이제 다시는 고도의 지적 능력을 가질 수 없다는 사실을 받아들이라고 하였지만 그녀는 운명을 그저 순순히 받아들이고 쉽게 포기하는 사람이 아니었다.

S. L.은 자신의 꿈을 실현하는 데 굉장히 적극적인 사람이었다. 그녀는 성공한 집안 출신으로 아버지는 웨스트버지니아의 저명한 의사였고, 어머니는 생화학 박사였다. 영리하고도 매력적인 S. L.은 공인회계사가 되었고, 하버드의 MBA 과정에 입학허가를 받기도 했다. 그러나 환경문제에 관심이 많았으므로 경영자 수업 대신 숲에 대한 연구를 시작하여 임업 석사 학위를 취득하고 마침내 미국 산림 보호국의 지역 담당 책임자가 되었다.

그런 그녀에게 예기치 않은 불운이 닥쳤다. 다른 차가 그녀의 차 운전석을 들이받아 골반과 갈비뼈가 부러지고 폐가 손상되었다. 매년 200만 명의 미국인이 당하고 있는 심한 머리 부상도 입었다.

S. L.은 엿새 동안의 혼수상태에서 사경을 헤매다 마침내 깨어나긴 했지만 퇴행성 기억상실로 인해 사고 직전의 일을 기억할 수가 없었다. 기억상실증으로 집중력이 결여되고 논리적인 추론이 힘들어졌다. 기억상실에 걸린 사람들이 지적 손상 없이 단순히 기억손상만 입는 경우는 거의 없는데, 그것은 드라마에서나 있을 법한 일이다.

그녀는 지적인 문제 외에 발작증세를 동반하였는데 EEG검사에서 간질로 밝혀졌다. 또한 심한 현기증이 생겼는데 분명 내이와 운동을 관장하는 소뇌의 손상 때문이었다.

그녀는 이런 여러 증상 때문에 일자리를 잃었고 스스로 생활을 꾸릴 수도 없는 처지에 놓였다. 웨스트버지니아 주의 복지계에서 일상생활을 챙겨줄 환자도우미를 배정해 주었다. 도우미가 집에서의 생활을 헌신적으로 도왔고 장애인 연금을 수령할 수 있도록 행정절차를 밟았으며 병원치료의 일정 계획을 잡아 주었다. 그녀는 언어치료를 비롯하여 직업치료와 물리치료를 받았다. 이러한 노력에도 그녀를 담당한 주치의는 그녀가 약간의 회복 기미를 보이자 더 이상 치료할 게 없다고 하였다. 그 의사는 S. L.에게 어떤 것이 도움이 될지 몰랐던 것이다.

나의 동료인 그 도우미가 그녀를 한번 만나 달라는 부탁을 하였다.

이른 봄에 이루어진 첫 만남에서 내가 분명히 기억하는 것은 그녀가 아직도 크리스마스트리 등을 내리지 않았다는 것이다. 그녀는 이 정도의 간단한 일을 할 수 있는 집중력도 가지지 못했다. 말을 할 때 방을 이리저리 산만하게 살폈고 대화에 집중할 수 없었다.

그녀는 곧 뇌 장수 프로그램의 네 가지 주요 영역인 영양요법(식단의 변화, 영양보충, 자연강장제 복용을 포함한), 운동(심혈관운동, 지력 훈련, 심신수련), 스트레스 대처법, 약물요법에 열정적으로 참여하기 시작하였다. 다른 환자와 마찬가지로 자신의 상태, 생화학적 보충, 생활양식에 따른 맞춤 프로그램으로 치료를 받았다.

그녀는 고지방식을 피하고 비교적 많은 양의 엽록소를 포함하는 음식과 신선한 주스로 된 농축영양 정화 식단을 시작하였다. 여러 가지 비타민과 미네랄뿐만 아니라 은행잎 추출물도 섭취하였다. 또 현기증 치료를 위해 동종요법으로 약과 주사를 받았다. 고도의 침술요법을 병행하였으며 집중력과 현기증 개선을 위한 심신수련을 매일 수행하였다.

침술은 주로 머리 부위에 집중되었는데, 수천 명의 기억상실증 환자에게서 놀랄 만한 효과를 나타낸 뇌전달 전기 뇌자극법과 약간 비슷한 것이었다. 이 치료법은 심한 뇌손상 환자에게 주로 사용된다.

몇 주가 지나자 그녀는 이야기를 나눌 때 산만하게 쳐다보는 일이 없어졌고 대화에 좀 더 집중하기 시작하였다. 뇌의 생화학이 다시 균형을 잡아 간다는 임상적 증거를 보였다.

6개월이 끝날 무렵이 되자 거의 기적적으로 회복하였다. 집중력이 돌아왔고 일상생활에 도우미도 필요하지 않게 되었다. 그녀는 곧 근처 대학에서 음악치료 프로그램 석사과정을 시작하였다.

뇌 장수 프로그램을 시작하고 1년도 채 되지 않아 뇌 손상에서 온 모든 증상이 없어졌다. 이제 그녀의 인생은 다시 완전해졌고 행복이 찾아왔다.

그녀의 말을 빌리면, "자신의 중심으로 다시 돌아왔다." 실제로는 '예전'의 그녀로 돌아간 셈이었다.

뇌 장수법의 개발

환자들과 면담을 하는 나의 긴 하루는 계속되었다. 시간이 지난다고 면담이 점점 더 쉬워지지는 않았다.

그날의 마지막 환자는 처음 볼 때부터 왠지 마음이 끌렸다. 내 앞에 앉아 있는 이 슬픈 눈을 가진 남자는 한때 존 F. 케네디의 최고의 지적 동반자였다. 1960년대에 그는 정열과 권력 그리고 두뇌를 모두 가진 초강대국 미국의 중요 인사였다. 해마다 그는 자신이 죽는 날까지 자랑스러워할 만한 업적을 이루면서 삶을 성공적으로 이끌어 나갔다.

그러나 이제 그의 삶의 일부였던 과거는 갈기갈기 찢겨 버렸다. 이제 그의 과거는 노화와 더불어 가물거리는 회상, 희미한 그림자와 블랙홀로 뒤엉켜 사라지고 그가 그토록 사랑했던 성공적 삶의 기억은 먼지만 날릴 뿐이었다. 그는 날마다 조금씩 생명력과 자존감이 없어지는 걸 느꼈으며, 공허하였다. 결코 어떤 것도 이루지 못했던 것 같았다. 결혼한 적도 없고 자식들도 없는 것만 같았다. 심지어 백악관에서 일한 것 그리고 살아 온 인생조차도 현실처럼 느껴지지 않았다.

그 이상의 고통이 있었다. 하루하루 일상생활을 해 나갈 능력을 잃어 가고 있었고, 많은 단순한 일조차 점점 힘들어졌다. 명예로운 박사학위를 가졌고 최근에는 큰 은행을 경영했지만 이제는 대부분 시간을 멍청한 상태로 흘려보냈다. 단단히 매듭이 묶인 것처럼 마음은 무뎌지고 혼란스러워졌고 1~2분 이상 복잡한 문제에 집중할 수 없게 되었다. 실제로 일상적인 일을 할 때도 다른 사람에게 의지해야 했다. 도움을 주는 사람들은 참을성 있고 겸손하게 행동하였다. 그는 자신이 우둔한 아이처럼 느껴졌고 살아 있다는 게 싫었다.

하지만 쭈글쭈글한 양복을 걸친 이 불행한 남자는 자신의 지적 능력과 인생을 붙잡기 위해 안쓰러울 정도로 고군분투하고 있었다. 한때 그에게 크나큰 만족감을 주었던 기억을 선명하게 기억하려고 애쓰면서 과거의 특별한 사건에 집중하려고 노력했다.

그가 지금 내 방에 앉아 있는 바로 이 순간에 하려는 것도 바로 그러한 옛 기억을 되살리는 것이다. 그와 내가 서로를 알아 가는 시각, 바깥에서는 애리조나의 노란 태양 아래 우물에서는 맑은 샘물이 솟아나고 있었다.

얘기를 나누는 중에 그는 백악관을 향한 출정식을 한 케네디 선거 팀에서의 첫 번째 모임에 대한 이야기를 꺼냈다. 그는 자신의 과거를 상기시키기 위하여 나뿐 아니라 자신에게도 말을 하는 것 같았다. 기억력 손상 환자들은 기억을 기억으로 남기기 위하여 흔히 자신의 사건들을 '암기하려고' 노력한다. 이렇게 함으로써 과거 사건들의 '녹음기를 돌릴' 수 있고 기억상실의 고통과 모욕감을 피하게 된다.

세부적인 사항들이 떠오르지 않으면 그는 방구석에서 자신의 인생을 찾으려는 듯이 불안스럽게 방을 둘러보곤 하였는데, 소위 스위스 치즈처럼 기억에 구멍이 숭숭 뚫린 상태였으므로 이런 행동을 반복하였다.

더불어 상황에 맞는 정확한 단어를 찾기 어렵게 되는 실어증 증세도 보였다. 기억력 감퇴의 첫 번째 신호 중 하나인 실어증을 가진 다른 사람들과 마찬가지로 그도 생각나지 않는 말 대신에 재빨리 동의어를 찾아내는 방법을 이미 습득하였다.

그는 플로리다 주 팜비치에 있던 조지프 케네디 저택에서의 첫 번째 선거 전략회의를 이야기하면서 케네디 가의 한 일화를 들려주었다. 거기 모인 모든 사람은 존 F. 케네디가 가톨릭 신자인 점을 몹시 걱정하고 있었다. 그는 "그러나 조지프 케네디는 그렇지 않았지요. 그는 '하느님과 싸울 생각이나 하지 말고 다른 후보들과 맞설 생각이나 하시오!' 라며 고함을 질렀지요."라고 말하였다.

그는 이때만큼은 조금의 주저함과 실어증 증세 없이 완벽하게 그 이야기를 재현하였다. 당시의 그 사건은 그에게 생화학적으로 거의 지울 수 없는 기억을 만들 만큼 크나큰 감동을 주었음이 틀림없다. 사건에 감정이 동반되면 기억을 만드는 좀 더 많은 신경화학물질이 생성된다. 그래서 외상적인 사건은 쉽게 기억할 수 있는 것이다.

그는 시카고의 자신의 신경과 의사에게서 실험적인 약이 개발 중이긴 하지만 기억쇠퇴를 막을 수 있는 방법이 없다는 말을 들었다고 하였다. 그 주치의는 그에게 희망이 없다면서 7, 8년 이내에 자기 아내도 알아볼 수 없을 것이라고 하였다.

하지만 그는 이런 예측을 받아들이고 싶지 않았다. 그는 자신에게 희망이 없다는 사실을 '믿지 않는다' 고 하였다. 그래서 그는 나를 만나러 왔다.

나는 "저 또한 희망이 없다는 것을 믿지 않아요. 지구상의 어느 누구도 희망 없이는 살 수 없지요."라고 말했다. "시카고 컵스 팀도 그렇고요."

표 2-1 전반적 퇴화 척도

단계	특성	진단	기간
1	기억력 감소 없음	정상	–
2	친지의 이름과 익숙한 물건의 위치를 잊어버림	노화 관련 기억력 손상	–
3	문서에 대한 기억력 감소 중요한 물건의 위치를 잊어버림 집중력 감소 건망증과 동반된 불안증 힘든 직업 상황에서의 눈에 띄는 결손	경미한 신경인지 장애	7년
4	최근 사건의 기억 감소 여행, 재정운용, 복잡한 일의 수행 능력 감소 감정의 결여	경미한 알츠하이머	2년
5	최근의 중요 사건 망각 보통 정도의 시간개념 혼란 가족 이름 망각	알츠하이머 중기	18개월
6	배우자 이름 망각 대부분의 최근 사건 망각 일상생활에서의 도움 필요 망상적, 편집적 행동 불안 초조 대소변 불편	다소 심각한 알츠하이머	2년
7	(순서대로) 언어능력 상실 보행능력 상실 똑바로 앉을 수 없음 미소 지을 수 없음	중증 알츠하이머	7~10년

대부분의 사람처럼 그도 내가 운동과 같은 세상사에 문외한일 거라고 짐작했었는지 이 말을 듣자 살짝 웃음을 보였다. 그들은 내 머리이 두른 시크교도 터번을 보고 내 머리가 구름 속에 있을 거라고 상상했을 것이다.

그가 나를 만난 것은 우연이 아니었다. 그는 가만히 앉아 의사의 선고를 받아들이는 사람은 아니었다. 그와 동료들은 전성기에 세계를 변화시킨 행동주의 시대의 주역들이었다. 그들은 '불가피한 것은 없다.'라그 믿었다. 많은 다른 베이비붐 세대처럼 나도 그런 태도에 감동을 받았그 지금 그것을 내 직업에 적용하고 있다.

나는 '전반적 퇴화 척도'로 진단을 시작했다. 이 척도는 뉴욕 의과대학 배리 라이스버그(Barry Reisberg) 박사가 개발한 것으로 뇌의 퇴화 정도를 평가하기 위하여 신경과 의사들이 자주 사용한다.

과도한 스트레스의 시대

이 환자는 의료기록으로 보아 세 번째 단계에 불확실하게 걸쳐 있는 상태였다. 나는 세 번째 단계의 초기이길 바라면서 프로그램을 성공적으로 마치면 더 이상 악화되지 않고 셋째 단계를 유지할 수 있을 거라고 하였다. 어쩌면 두 번째 초기 단계까지 향상될 수도 있으며 이렇게 되면 기억력이 향상되어 다시 그의 지식의 힘에 집중할 수 있을 것이라고 말하였다.

알츠하이머형 치매에 걸린 친한 친구의 급속한 쇠망을 보고 른 충격을 받았던 그는 이러한 사실을 알게 되자 아주 기뻐하였다. 주위의 많은 친구가 알츠하이머형 치매에 걸렸고, 심지어 어떤 사람은 60대 후반밖에 되지 않음에도 발병했다고 하였다. 그는 이 병의 발생이 증가하는지, 아니면

이 병에 대한 보고가 증가하는지가 궁금하였다.

나는 공공보건 기록에 따르면 보고가 증가되는 것을 감안하더라도 실제로 이 병이 급속도로 증가한다고 말해 주었다. 실제로 우리 세대는 지금 알츠하이머형 치매로 고통을 받고 있는 중이다. 증가의 한 가지 주요 원인은 길어진 평균수명으로, 나이가 들수록 이 병에 걸릴 가능성이 커진다는 것이다.

그러나 나는 또한 코르티솔 연관성 요인으로 알츠하이머형 치매가 증가한다고 믿는다. 지금 세대는 이전 세대보다 더욱 많은 스트레스와 그로 인한 생화학적 결과 때문에 죽어 가고 있다. 왜냐하면 요즈음이 과거보다 신경학적 스트레스 요인이 더 많기 때문이다.

아무도 후기 산업사회가 생활에 미치는 생물학적 영향의 결과에 대해 확실히 말할 수는 없다. 결코 예전에는 없었던 신경계에 대한 스트레스 요인이 지금은 너무나도 많다. 그중 한 가지는 과도한 정보 증후군, 즉 날마다 뇌에 들어오는 정보의 홍수다. 예를 들어, 미국인이 로고와 라벨을 포함해서 하루에 보는 광고가 얼마나 많은지 한번 추측해 보라.

답은 1만 6,000번이다. 물론 모든 광고가 우리를 끔찍한 공포로 몰아가지는 않지만 뇌의 신경계에 '등록되어' 뇌세포와 신경전달물질을 혹사하고 때로는 스트레스 호르몬을 분비시키기도 한다. 그리고 이것은 뉴스, 라디오 프로그램, 홍보용 음악, 직업과 관련된 정보, 영화, 책, 잡지 등이 아니라 단지 광고일 뿐인데도 그렇다. 만약 이런 과도한 정보 증후군의 효과가 의심스럽다면 닷새 동안 숲 속의 통나무집에서 보낸 다음 신경계와 사고방식에 일어나는 엄청난 변화를 살펴보라. 아마 다시 태어난 느낌을 맛볼 것이다.

이와 마찬가지로 기술에서 비롯되는 피곤함도 이제 절정에 달했다. 전화, 팩스, 컴퓨터, 텔레비전, 음성메일, 휴대용 스트레오, 카 라디오와 일상적인 '소음' 등이 매분 코르티솔을 동요시키면서 신경계에 큰 부담을 주고 있다. 지금은 매일 단 10분 동안 고요하게 앉아 있는 것조차 힘든 시대다. 게다가 지구의 다양한 곳에서 오는 많은 정보는 예전에 누렸던 지역적 안전감마저도 빼앗아 갔다.

또한 맞벌이 시대에서는 대부분의 사람이 날마다 적어도 두 가지 역할을 하거나 한 번에 두 가지 이상의 일을 처리하는 다중작업으로 생계를 유지하고 있다. 우리 모두 이런 것에 익숙해졌지만 신경학적인 대가를 치르게 된다.

하지만 오해하지 않길 바란다. 오늘날의 생활이 가장 어렵다고 믿지는 않는다. 여러 면에서 훨씬 더 쉬워지고 편리해진 점도 많다. 그러나 뇌와 신경계에 가해지는 영향 면에서 본다면 지금이 스트레스가 더 많다. 1900년대 초반에는 우물에서 물 한 양동이를 긷기 위해서 집 밖으로 나가야 했지만 그것은 일반적으로 평화로운 경험이었다. 오늘날 깨끗한 물 한 병을 사기 위하여 한 블록을 걷다 보면 경적, 네온사인, 서두르는 점원, 수백 개의 광고, 시끄러운 랩 음악을 견뎌야 한다. 육체적으로는 물 한 병 사는 것이 물 한 양동이를 길러 오는 것보다 쉬울 테지만 신경학적으로는 더 힘든 일이다.

불행히도 오늘날의 복잡한 환경은 거의 끊임없이 스트레스를 주고 있으며, 바로 이런 지속적인 공격이 만성적인 높은 코르티솔 수준을 유발시킨다. 이런 방식의 공격은 1,000번의 자해로 결국 생명을 잃게 되는 것이나 마찬가지다.

슬프게도 미래의 생활, 특히 베이비붐 세대의 생활에는 훨씬 더 많은 스트레스가 발생할 것이다.

현재의 경제 동향은 생활을 더 힘들게 하고 있다. 구조조정으로 종일 근

무자, 가정생계 책임자의 설 곳이 좁아지고 근로자의 75%가 직장을 잃을
까 봐 두려워한다는 조사 결과도 있다. 이런 구조조정은 더 치열한 경쟁을
부추기고 속도가 떨어지는 나이 든 직장인들은 별로 고려하지 않는다. 이
것은 많은 이가 중년에 이르러 새로운 지식과 경력을 쌓아야 한다는 뜻이
기도 하다.

게다가 앞으로는 베이비붐 세대들의 수입능력 감소를 받쳐 줄 안전망을
찾기가 더 어려워질 것이다. 사회보장제도는 제대로 작동하지 않고 의료
보험은 파산 직전이다. 정부는 분명 노인과 환자에게 종전과 같은 사회보
장을 제공하지 못할 것이다.

오늘날에는 가족에게 노후의 보살핌을 기대할 수 없다. 옛날에는 가족
들이 집안의 노인을 온전히 책임졌지만 정부가 이 책임을 맡은 지 50년이
지나자 이런 관습은 이제 더 이상 보기 힘들어졌다.

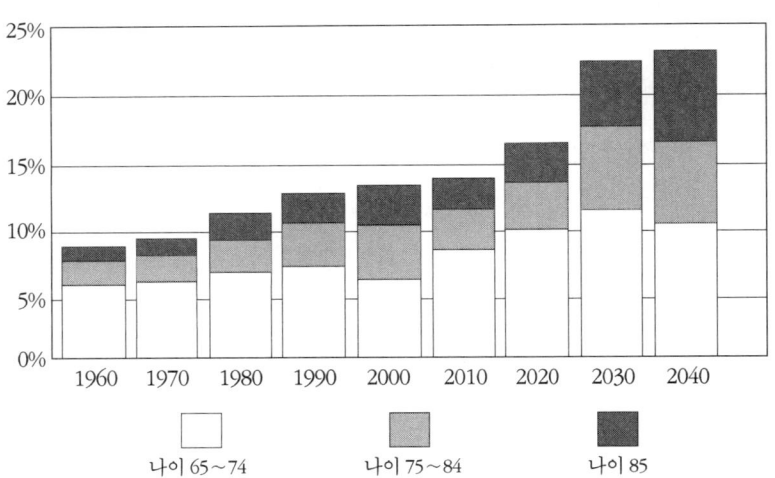

[그림 2-1] 앞으로 수십 년간에 걸쳐 사상 유례없는 대규모 인구가 노인 집단에
합류할 것이다. 인지기능 감퇴에서의 지금의 흐름이 역전되지 않는다
면 이 '회색 미국'은 공공의료의 위기를 불러올 것이다.

국립 노화연구소는 약 50년 이내에 1,000만 명에 이르는 사람이 알츠하이머형 치매에 걸려 자신을 돌보지 못할 것이라고 예측한다. 이것은 지금 알츠하이머형 치매를 앓고 있는 환자 400만 명의 2배 이상이다. 그리고 알츠하이머형 치매 환자가 이미 모든 보호시설의 거의 50%를 차지하고 있다. 85세가 넘으면 50% 정도가 알츠하이머형 치매에 걸리며, 늘어난 평균수명으로 인해 급속히 증가하는 추세다. 25년 이내에 미국의 85세 이상 인구는 2배가 될 것이다.

만약 최악의 시나리오가 실현되고 알츠하이머형 치매에 대한 사회적 예방 프로그램이 적극 시행되지 않는다면 2030년에는 65세 이상 인구의 20% 정도가 이 병에 걸릴 것이다.

생각만 해도 끔찍하다. 이렇게 되면 사회적 파국이 올 것이다. 시체 같은 수백만의 불쌍한 사람이 가득 찬 거대한 창고가 떠오른다.

그 대상자들은 과연 누구일까? 먼저, 좀 더 소수의 집단은 제2차 세계대전 세대들일 것이다. 이 세대는 이미 알츠하이머형 치매에 걸릴 나이에 접어들었다. 그러나 엄청나게 크고 충격적인 파도나 다름없는 대상자는 베이비붐 세대일 것이다.

하지만 한 가지 확실한 임상적 개입의 기제가 있다. 알츠하이머형 치매는 일반적으로 노인에게만 나타나므로 증상의 발현이 5년만 연기되더라도 발병률이 반으로 떨어지게 된다. 만약 10년 정도만 연기된다면 비교적 드문 질병이 된다.

또한 알츠하이머형 치매에 걸리지 않는 이들은 나이가 들면서 지력이 떨어지는 게 아니라 점점 더 현명해질 것이다. 점점 증가하는 신경세포 '가지들'이 풍요롭고도 복잡한 이해력을 갖게 할 것이다. 광범위한 경험으로 삶에 대해 깊고도 영속적인 통찰을 지니게 된 그들은 모든 노인이 갈망하는 지위, 즉 훌륭한 조언자로서의 위치를 누릴 수 있다.

D. S.와 나는 오렌지 빛의 이글거리며 지는 해를 바라보면서 이런 생각들을 주고받았다. 그는 공공정책에 대하여 잘 알았으므로 이 모든 것의 사회적인 의미를 확실히 이해하였다.

내가 뇌 장수 프로그램으로 거둔 임상적 성공에 대해 설명하자 그는 점점 더 낙관적으로 변해 갔다. 내가 말을 마치자 그는 자신이 운이 좋은 것 같다고 했다. 나는 왜 그런 생각을 하는지 물어보았다.

"할 수 있는 게 생겼으니까요."

나는 무슨 뜻인지 바로 알아차렸다. 그는 정말 운이 좋았다. 10년 전만 해도 기억력 장애를 위한 어떤 의료 프로그램도 없었다. 최적의 지적 기능을 위한 프로그램도 없었다. 10년 동안 할 수 있었던 일이라곤 앉아서 '불가피한 그날'을 기다리는 것뿐이었다.

기쁜 소식

10년 전, 나는 아직도 '코르티솔 연관성'의 신비를 푸는 중이었다. 하지만 그 당시에도 부신호르몬과 신경학적 퇴화 사이에 어떤 연관성이 있음을 믿고 있었다.

어떤 종류의 연관성일까? 어떻게 작용하는 걸까? 그 고리를 깨기 위한 방법은 무엇일까?

이 비밀에 대한 생각은 20년 넘게 나를 떠나지 않았다. 의대 학생 때부터 나는 계속하여 스트레스 호르몬과 뇌 기능장애 사이의 연관성을 연구하였다.

이 신비에 관한 관심은 어린 시절로 거슬러 올라간다. 출생 시 나는 산소 결핍으로 고생하였고 이로 인해 뇌에 작은 물리적 손상을 입었다. 이것 때문에 어린 시절 약간의 학습장애와 경미한 과잉행동 증상이 있었고, 집중하기도 힘들었다. 어린 시절에 이미 스트레스가 있으면 집중하기가 훨씬 힘들다는 사실을 알아채게 되었다. 그러나 적절한 치료를 받으면 효과적으로 집중할 수 있음을 알게 되었고, 학업도 무리 없이 잘할 수 있게 되었다.

나는 의과대학 시절 호기심에서 하타요가의 기본 스트레칭 동작을 시작하다가 곧 좋아하게 되었고 규칙적으로 하면 스트레스가 감소되고 좀 더 집중을 잘할 수 있음을 알게 되었다. 나는 아주 성실하게 지속적으로 하타요가를 실행하여 집중력을 위해 받던 기존의 치료를 끊을 수 있게 되었다.

나는 캘리포니아 오클랜드에 있는 알라메다 카운티 병원의 인턴이었을 때 요가 공부를 한 단계 올려 초월 명상을 시작하였다. 나는 초월 명상이 비틀스에게 좋았다면 내게도 좋을 거라고 생각했다. 역시나 그것은 나에게 많은 에너지를 주었고 학습 능력에 큰 영향을 끼쳤다. 이로 인해 나는 곧 레지던트 장이면서 동시에 UC 샌프란시스코의 '가장 유능한 레지던트'가 되었다.

그 당시 나의 주요 지적 관심사는 생리학이었으며 주된 직업적 만족감은 통증이 완화되도록 도와주는 것이었다. 그래서 나는 마취학과 통증조절에 매료되었다.

마취학을 공부하면서 나는 신체가 지닌 놀라운 감각과 믿을 수 없는 회복력과 적응력에 경외감을 가지게 되었다. 한 가지 예로 마취된 환자에게 절개를 하면 혈압과 맥박이 육체적인 스트레스에 저항하여 급격히 올라간다. 이러한 사실은 참으로 경이롭다. 몸 자체가 나름의 마음을 가진 것이다.

나는 마취학을 공부할수록 환자들의 지적 기능이 만성 통증이나 수술로 인한 스트레스에 얼마나 심하게 손상되는지를 알고 충격을 받았다. 아주 지적인 사람이라도 스트레스가 많아지면 지적 기능이 눈에 띄게 쇠퇴해졌는데, 이런 지적 쇠퇴의 일부는 걱정에서 비롯되는 것 같기도 하였지만 일부는 생화학적인 이유로 보였다. 나는 이런 인지적 기능 쇠퇴가 아이였을 때 겪은 스트레스 관련 집중력 문제와 유사한지 궁금해졌다.

스트레스의 생화학에 점점 흥미를 가지게 된 나는 스트레스 분야에서 그 당시 '성서'나 다름없었던 허버트 벤슨(Herbert Benson) 박사의 『이완 반응』을 읽어 보았다. 그 책은 나에게 지대한 영향을 끼쳤다. 고혈압을 전공한 심장병 전문의인 벤슨 박사는 스트레스의 생리학에 대해 정확하게 묘사하였으며 스트레스가 어떤 식으로 질병(특히 심혈관병)을 일으키는지 설명해 놓았다.

스트레스의 생리학에 푹 빠진 나는 하버드 의대 박사 후 과정에 들어가 그 유명한 벤슨 박사 밑에서 행동의학을 공부하였다. 그 연구 때문에 나의 직업이 변하게 되었고, 건강에 미치는 생활양식의 영향을 진정으로 이해하게 되었다. 그래서 나는 환자를 증상으로서가 아니라 전체적으로 보는 의사가 되기 위한 첫발을 내딛게 되었다. 나는 수십 년이 걸리는 퇴화 관련 질병을 예방하는 데 스트레스와 영양 등의 요소가 아주 중요하다는 사실을 알게 되었다.

벤슨 박사와 공부하는 중에 나는 찰스 가필드(Charles Garfield) 박사와 할 지나 베네트(Hal Zina Bennett) 박사가 쓴 『절정 경험(*Peak Performance*)』을 읽고 영향을 받았다. 가필드 박사는 자발적 이완과 정신적 예행연습 등과 같은 여러 지력 훈련 기술이 신체의 역량을 향상시키고 뇌파와 심장박동, 호흡을 변경시킬 수 있음을 분명히 보여 주었다.

스트레스의 유해한 효과와 이것을 어떻게 극복하는지를 알고 난 후 마취학 시험을 쳤다. 요가와 명상, 벤슨과 가필드의 스트레스 감소 방법을 동원하여 지적 에너지 상태로 몰입으로 그해의 누구보다도 시험 성적이 높았다. 나는 자신이 미국의 가장 유능한 의사 가운데 한 명이기 때문에 시험을 잘 쳤다고 생각하고 싶지만 과연 그런 것일지 의심스럽다. 나의 성공은 스트레스 감소 기술과 지력 훈련을 사용한 결과라고 확신한다.

나는 이 방법을 사용한 결과에 너무나 흥분되어 다른 의사들에게 시험 준비 과정을 가르치기 시작하였다. 거의 대부분의 의사가 준비과정을 거치는데도 평균 합격률이 약 50%였지만 우리 팀은 90%였다. 우리 프로그램이 집중력을 높이고 정신을 맑게 하여 문제해결 창의력을 향상시키게 도와주었던 게 확실하였다. 나는 그 어떤 중요한 지점에 와 있다는 걸 알았지만 그게 무언지, 그것을 어떻게 최고로 활용할 수 있을지 확신하지는 못했다.

나는 퇴화적 질병에 대한 벤슨 박사의 접근법에 자극을 받아 진지하고도 체계적으로 보완의학을 공부하기 시작했다. 임상영양학 고급수련을 하였으며 UCLA에서 시행하는 의사를 위한 침술 프로그램에도 등록하였다. 많은 동양적 방법이 서양식 이론적 설명은 부족해도 아주 효과적임을 알게 되었다. 동양적 방법들로 서양의학이 얻지 못한 성공을 거두는 것은 흔한 일이었다. 유일한 관심은 환자를 돕는 것이고 그것을 위해서는 뭐든지 할 수 있다는 실용주의자인 나는 이러한 방법도 받아들였다.

예를 들어, 한번은 눈 근육으로 고생하는 뇌졸중 환자가 찾아왔다. 그의 한쪽 눈은 사실상 무용지물이었고 어떤 의사도 그를 치료할 수가 없었다. 그러나 나는 야마모토가 개발한 새로운 뇌 침술법의 단 한 번의 시술로 완벽하고도 즉각적으로 해결하였다. 그것은 그 어떤 서양의학도 허벌 수 없는 획기적인 임상적 성공이었다.

나는 수년간 마취전문가로 일한 후에 피닉스에 있는 애리조나 대학 수련 병원의 '침술, 스트레스 의학, 만성 통증 프로그램'의 설립 책임자로 채용되었다. 나의 통증 조절 프로그램은 미국 최초의 보완의학 통증 프로그램 중 하나였는데 전통적 서양의학과 함께 침술과 영양 같은 기법을 사용하여 아주 성공적인 결과를 이루었다. 이 경험은 정말 뿌듯하고 감동적이었다. 고통에 빠진 이들을 돕는 게 나에게 너무나 큰 의미가 있었다.

통증 프로그램을 책임지고 있을 때 만성 통증이 주는 스트레스가 지적 기능에 미치는 대가를 점점 많이 알게 되었다. 만성 통증이 정서에 영향을 끼치리라고 예상은 했지만 그러한 스트레스가 정신적 선명함과 지적 능력에 많은 해를 끼치는지를 실제 확인하고 놀랐다. 그래서 나는 오래전부터 관심을 가졌던 지적 쇠퇴와 만성적 스트레스와의 관계에 더욱더 흥미를 느끼게 되었지만 그 신비로운 생리학적 관련성에 대해서는 알지 못하였다.

그 신비의 실마리를 찾느라 수년 동안 의료서적을 탐독하였고 단서들이 쌓여 갔다. 스트레스의 신체적 부산물 한두 가지가 인지기능에 부정적인 영향을 미친다는 게 분명하였다. 가장 가능성 있는 요인은 내분비물인 호르몬 아니면 뉴로펩티드라는 뇌의 화학물질이었다. 요인이 무엇이든 간에 이것이 단기 기억손상(아마도 신경전달물질을 방해하기 때문에)과 장기 기억손상(뇌세포의 파괴로 인하여)을 일으키는 것 같았다.

하지만 뇌를 파괴하는 이 신비에 싸인 복합물은 무엇이며 어떤 과정으로 파괴력을 휘두르는가?

이에 대한 답을 찾기 위한 연구는 참으로 힘겨웠다. 그러나 행동주의 시대에 성장한 나는 풀지 못할 문제는 없다고 생각했으므로 결코 포기하지 않았다. 게다가 고통받는 사람들로 항상 둘러싸인 환경이 연구를 포기할 수 없도록 만드는 책임감을 불러일으켰다.

나는 스트레스가 어떤 방식으로 생물학적으로 뇌에 독이 되는지 완전히 이해하지 못한 채 만성 스트레스 치료 프로그램을 개발하기 시작하였다. 나의 환자들, 특히 통증 환자들이 자신들의 높은 스트레스를 치료해 줄 방법을 절실히 필요로 했기 때문이었다.

나는 이완의 생리에 대해 배운 모든 것과 새롭게 부상하는 스트레스 대처 프로그램을 조합하기 시작하였다. 이렇게 만들어진 프로그램이 발전하여 결국 오늘날 내가 사용하는 치료법이 되었다.

바라던 대로 그 프로그램은 정말 많은 환자의 인지기능을 향상시켜 주었다. 혼란 증상이 줄었으며 더욱 능숙하게 정보를 처리하였다. 통증 환자의 정신이 맑아지는 것은 통증이 감소되는 것만큼 기쁜 일이었다.

나는 에너지에 초점을 두는 쿤달리니 요가를 배우기 시작하였다.

쿤달리니 요가와 명상은 시크교의 중요한 수련이었기에 나는 시크교에 끌렸다. 시크교는 교리 면에서 아주 단순한 종교로 유일신을 섬기면서도 이 유일신에 대한 독점권은 누구에게도 없다고 믿는다. 세계에서 다섯 번째로 큰 종교인 시크교는 인도 북부에서 시작되었으며 고통을 받고 있거나 행복하고 건강해지기 위해 열심히 노력하는 사람들을 돕는 것에 주안점을 두고 있다. 내가 이 종교에 매력을 느낀 이유 가운데 하나는 스스로에게 고행과 노력을 요구한다는 점이다. 시크교도들은 낙원을 수동적으로 기다리지 않으며 자신의 일상생활에서 기쁨을 만들어 내려고 노력한다.

통증 환자들과의 일이 점점 더 늘어나고 성과가 가시적으로 나타나자 행동의학을 심도 있게 수련하려고 하버드로 돌아왔다. 수백 명의 중증 스트레스 환자를 다루고 난 후에 나는 스트레스로 야기된 인지기능 쇠퇴는 경감되거나 예방될 수 있다는 확신을 가지게 되었다. 그러나 나의 스트레스 대처 프로그램이 뇌의 기능을 되살리는 데 왜 그토록 강력한 효과를 나타내는지는 그때까지도 알 수 없었다. 서양의학 의사인 나에게 이런 궁금증은 아주 답답하기 짝이 없었다. 나는 이 프로그램의 효과적 결과만을 이용하는 데 만족할 수 없었고 프로그램의 작용 기제를 확실히 이해하고 싶었다.

나는 몇 년간 통증 프로그램을 운영한 후에 적용의 폭을 확대하기로 결심하고 임상적 우울에서 약물중독, 심장병에 이르기까지 적용 가능한 모든 환자들을 대상으로 치료하기 시작하였다. 이런 환자에게 나의 스트레스 대처 프로그램을 받게 했더니 아주 고무적인 결과가 나왔다. 스트레스 조절 프로그램이 주요 질병의 신체적 증상을 개선하는 데 도움이 되었을 뿐 아니라 내가 기대한 인지기능의 향상을 가져온 것이다.

나는 계속 야심적인 임상연구를 하면서 스트레스가 정신작용에 끼치는 정확한 생화학적 효과를 알아내기 위하여 노력하였다.

수년간의 연구 끝에 마침내 그것을 발견하였다. 한 과학 잡지에서 스탠퍼드 대학의 로버트 사폴스키(Robert Sapolsky) 박사가 스트레스가 인지작용에 끼치는 생화학적 영향에 관하여 쓴 기사를 발견한 것이다.

이틀도 안 되어 나는 캘리포니아의 팔로알토로 달려갔다. 사폴스키 박사와 만날 약속을 했던 것이다. 나는 곧장 스탠퍼드 대학의 생물학과 건물의 복도를 지났는데, 그 길고 구불구불한 복도에서는 정말로 지식의 냄새가 풍기는 것 같았다. 또한 강박적으로 학문에 매달리는 천재들이 현미경 곁을 떠나지 않으려고 버너로 요리를 하면서 며칠씩이나 틀어박혀 지내서인지 음식 냄새도 풍겨 나왔다.

사폴스키 박사의 연구실은 지진이 지나간 도서관처럼 논문과 책으로 뒤덮여 있었다. 그는 정교수이자 아주 저명한 학자였지만 예상한 것보다는 훨씬 젊었고 사이먼과 가펑클 스타일이었다. 그러나 그가 아무리 수수하고 평범하게 보여도 신경과학자들에게는 절대적인 존재라는 것을 곧 알게 되었다.

나 자신을 소개하자 그는 "예, 당신이 바로 나의 스트레스와 기억에 관한 연구에 대해 알고 싶어 하는 의사시군요! 필요한 것을 가져가세요."라고 말하면서 팔을 등 뒤로 뻗어 뒤돌아보지도 않고 산더미 같은 자료 속에서 필요한 자료를 정확하게 뽑아냈다.

그는 마치 날씨 이야기를 하듯이 "스트레스가 기억에 영향을 주는 세 가지 이유가 있어요. 첫 번째가 포도당 활용을 감소시켜서고, 두 번째는……." 하고 말을 시작하였다.

"잠깐만요! 좀 적어야겠습니다."

나는 책상 위에 있던 펜으로 그가 건네준 연구 자료의 가장자리에 미친 듯이 메모하기 시작하였다. 나는 20년 동안 오르고 있던 산의 정상을 갑자기 본 것처럼 온몸이 짜릿해짐을 느꼈다.

그가 말한 것의 요점은 스트레스가 뇌의 최적 기능을 파괴하고 기억을 지우게 되는 데는 세 가지 근본적인 방식이 있다는 것이다.

먼저 스트레스 상황에서 코르티솔이 분비되면 뇌의 주요 기억 센터인 해마가 혈당을 사용하는 것을 방해한다. 해마에 혈당이 충분치 못하면 에너지가 모자라게 되고 뇌가 화학적으로 기억을 저장할 길이 없게 된다. 어떤 사람은 사건을 겪고도 그것을 거의 기억하지 못한다. 이것이 바로 스트레스를 받는 사람들이 즉각적인 단기적 기억 손상을 가지는 이유다.

둘째로 과잉 분비된 코르티솔이 뇌의 신경전달물질의 기능을 방해한다. 그래서 어떤 기억이 과거에 정상적으로 저장되었더라도 더 이상 쉽게 접근할 수 없게 된다. 쉽게 말하면 폭풍으로 전화선이 끊어지듯이 선이 불통되는 셈이다. 뇌세포가 서로서로 의사전달을 할 수 없게 되어 마음이 흐릿해지는 것이다. 이래서 나는 코르티솔을 집중력 살해자라고 부른다. 그러므로 높은 스트레스 상황에 놓인 사람들은 순간 당황하는 경우가 많다.

세 번째로는 지나치게 많은 코르티솔이 뇌세포를 파괴하게 된다. 이것은 코르티솔이 정상적인 뇌세포 대사를 방해하여 과도한 양의 칼슘이 뇌세포로 들어가게 하기 때문이다. 과도한 양의 칼슘은 결국 뇌세포를 내부로부터 파괴하는 유리기(free radicals)라는 분자를 만들어 낸다. 이런 식으로 오랜 기간이 지나면 과도한 코르티솔이 수십 억 개의 뇌세포를 파괴시키게 된다.

빠짐없이 적고 난 후 나는 흥분으로 손이 부들부들 떨렸다. 나의 수년간의 연구 경험으로 보아 그의 이론은 완전히 논리적이었고 사실적이었다.

사폴스키 박사는 "이러한 논리는 동물 실험의 결과에 기초하고 있음을 아시지요? 인간에게는 적용이 안 될 수도 있습니다. 게다가 인간에게도 마찬가지라고 하더라도 임상적으로 개입하기가 가능치 않을지도 모릅니다."라고 덧붙였다.

"하지만 당신은 이 발견을 확신하지요?"라고 내가 물었더니 그는 "우리가 한 모든 실험이 이 이론을 지지합니다. 더군다나 우리는 수많은 실험을 했고요. 완전히 과학적이지요."라고 대답하였다.

나는 가능한 한 세세한 것까지 질문하였고 그가 정말로 명석한 과학자임을 바로 알 수 있었다.

사폴스키 박사가 윤곽을 그린 것의 임상적 암시는 어마어마한 것이었는데, 이것은 알츠하이머형 치매와 노화 관련 기억력 손상의 예방은 물론 나아가 그 치료 가능성을 열어 주기 때문이다.

나는 서둘러 돌아왔다. 지적 쇠퇴로 고통받고 있는 나의 환자들이 기다리고 있었고 이제 그들을 도와줄 수 있다는 확신이 생겼다. 이 새로운 생화학적 정보와 내가 이미 알고 있는 스트레스 대처법을 결합하면 알츠하이머형 치매와 노화 관련 기억력 손상의 치료와 최적의 지적 기능을 위한 가장 근본적인 돌파구를 찾을 수 있을 것이라 믿었다.

그 거대한 스탠퍼드 대학의 교정에 발을 디뎠을 때 나는 기쁨으로 날아갈 것 같았고 나는 이 모든 상황에 그저 감사의 기도를 드리지 않을 수 없었다.

앞으로 몇 달 동안 연구의 초점을 코르티솔에 맞추고 사폴스키 박사의 발견을 확증해 줄 이론적 체계를 구안해 볼 작정이었다. 한편 몬트리올의 두 생물학자가 사폴스키의 동물 연구가 인간에게도 적용됨을 증명하였다. 또한 애리조나 대학의 심리학 교수인 알프레드 카즈니크(Alfred Kazniak)는 노인의 스트레스 수준이 기억력 손상 수준과 직접적으로 관련이 있다는 것을 밝혀내었다. 이 두 가지 발견 모두가 나에게 엄청나게 고마운 것이었다. 이것들은 나의 이론을 확인시켜 줄 것이며 내가 개발하고 있는 임상적 접근에 기여하리라 확신한다. 나의 스트레스 관리 프로그램의 원형을 기반으로 한 이러한 접근은 곧 전례가 없는 임상적 성공을 이루어 낼 것이다.

예를 들어, 4장에서 알게 되겠지만 나의 뇌 장수 프로그램은 이미 내가 언급한 세 환자에게 말 그대로 경이로운 결과를 일으켰다. 나는 의료적 도움의 한계를 넘어선 세 환자에게 '불가능'을 이루게 할 수 있었다.

그러나 인지적 손상의 정교한 퍼즐 중 중요한 한 조각을 발견했던 스탠퍼드 대학에서의 그날만큼 흥분되었던 때는 없었다.

그때 느꼈던 만족감과 낙관성을 무엇이라 표현할 길이 없다. 말할 수 있는 것은 그저 그 몇 시간 동안 온 세상이 떠오르는 태양의 황금빛으로 불타고 있었다는 것이다. 새로운 날이 밝아오고 있었다.

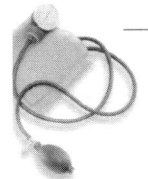

스트레스는 뇌의 균형을 깨뜨린다.

54세의 C. B.는 한평생 일에 묻혀 살았고 과중한 의무감을 습관처럼 지니고 살았다. 그는 많은 이가 그에게 오랫동안 의지할 정도로 유능한 유럽의 중요한 사업가였다.

그러나 C. B.는 자신의 인생에 스트레스가 많다고 생각해 본 적이 없었고 내가 보기에도 과도하게 스트레스가 많지는 않았다. 벤슨 박사에게서 배운 대로 스트레스에 관한 나의 정의는 아주 단순하다. 즉, 스트레스란 만족시켜야만 하는 요구에 수행능력이 미달될 때 가지는 느낌이다.

능력이 많은 C. B.는 항상 자신에게 부과된 요구를 성공적으로 다룰 수 있을 것이라고 확신하였다. 그래서 그는 이러한 요구들을 항상 스트레스 원인이 아닌 도전으로 받아들여 열심히 즐겁게 대처하였으며 스트레스가 주는 압도적 불안감을 거의 느끼지 못하였다.

빛나는 푸른 눈과 환한 미소를 가졌고 영화배우 못지않게 잘생긴 그는 세련되고 부유하였다. 유럽 최고의 학교에서 교육받았고 아이비리그 대학에서 박사 과정을 마치고 사업계에서 고속성장을 거듭하여 50세에 아주 유명한 회사의 회장이 되었다. 그러나 2년 후 그 나라에서 가장 큰 회사의 책임자가 된 직후부터 그의 문제가 시작되었다.

내가 그와 상담을 한 것은 이때였다. 그때 나는 유럽에서 면담을 하고 있었는데 C. B.의 가족이 소문을 듣고 면담을 청했다. C. B.의 담당의사에게서 어떤 실질적인 도움을 받을 수 없다는 통보를 들은 후였다.

접수 면접을 해 보니 C. B.는 해결할 수 없는 문제점을 지닌 게 분명하였고 모두 그의 새로운 일과 관련이 되어 있었다. 그는 인생에서 처음으로 자신의 일을 도전이 아닌 스트레스의 원인으로 감지하고 있었던 것이다.

이러한 인식의 변화는 그에게 상당한 부담으로 작용하였다. 그는 더 이상 회사에 출근하는 것을 기다리지 않았고 때때로 중대한 결정을 해야 할 때 온몸이 마비되는 것을 느꼈다. 이로 인해 자주 절망감을 느꼈으며 초조해졌다. 신경질적으로 대응하는 게 잦아졌으며 사소한 골칫거리에도 과민하게 반응하였다. 그는 만성적으로 '스트레스–반응' 체계를 경험하는 사람에게 나타나는 전형적인 여러 증상을 보여 주고 있었다. 그가 겪는 스트레스가 정신과 육체 모두에 심각한 영향을 끼치고 있었다.

C. B.는 두 가지 주요한 인지 기능장애 증상을 보인다고 털어놓았다. 가장 힘든 것은 기억력 손상이었다. 그는 여러 가지 노화 관련 기억력 손상 증상을 나타내고 있었다. 적절한 단어를 찾아내려고 애를 써도 기억해 낼 수 없는 경우가 많아졌고 세부적인 사항도 떠오르지 않았다. 기억체계는 거의 손상되지 않았지만 회상능력에 구멍이 생긴 전형적인 '스위스 치즈' 식의 기억 사례였다.

기억력 문제뿐 아니라 하루 내내 고도의 집중력을 유지하기가 힘들게 되었다. 늦은 오후에는 정신적으로 파김치가 되었으며 주위 사람에게 고-민반응을 하였다. 그의 오랜 보좌관들이 한결같이 그가 심한 정신적 · 정서적 변화를 겪고 있다고 말하였다. 그들은 그가 더 이상 예전의 그가 아니라고 하였다.

그는 인지적 문제 외에도 최근에 갑자기 늘어난 체중 때문에도 고민을 하였다. 그 거대한 회사를 맡은 이후로 평상시보다 더 많이 먹거나 운동을 적게 하지 않았는데도 배와 엉덩이가 풍선처럼 살이 찌기 시작하였다.

체중 증가와 정서적 스트레스가 또 다른 신체적 문제인 요통을 일으켰고, 이러한 통증은 그에게 더 큰 스트레스를 주었다. 스트레스의 고리에 걸려든 셈이었다. 그에게 뇌 장수 프로그램을 시작할 때 요통을 없애기 위해 침술요법을 하였다. 곧 통증이 없어졌고 그는 다시 활기를 되찾았다.

서양식 해석에 따르면 침술은 그의 요추 신경의 통증을 없애 에너지를 얻게 해 준 것이고 동양식에 따르면 신장의 양기 균형을 맞춰 준 것'다. 동양의 의사들은 신장의 양기가 생명력의 원천이라 믿는다. 동양적 관점에 따르면 이 활력의 회복이 그에게 힘을 주었을 뿐 아니라 허리의 통증을 없앤 것이다. 나는 두 가지 해석이 모두 타당하다고 믿는다.

C. B.가 뇌 장수 프로그램의 다른 영역에도 참여하기 시작하자 살이 빠지고 인지기능의 향상을 느끼기 시작하였다. 그는 스트레스 조절 프로그램에서 많은 도움을 얻었으며 마침내 인생에서 처음으로 스트레스 상황에 직면했다는 것을 인식하였다. 스트레스란 인생에서 피할 수 없는 부분임을 받아들인 그는 스트레스를 다루는 효과적인 전략을 개발하기 시작하였다. 자신이 불가능한 상황에 처했을 때 더 이상 불가능을 이루려고 애쓰지 않았고 대신 가능한 것을 하고 자신의 통제 밖에 있는 것을 조절하는 것에 안달하지 않으려고 노력했다. 마음에 걱정이 밀려들면 간단한 이완요법을 하거나 잠시 조용히 명상을 하여 마음을 가다듬었다.

요통이 완전히 없어지자 육체적으로 좀 더 활발하게 되었고 이런 활동성으로 인해 스트레스가 줄어들었다. 게다가 그것은 에너지를 유발하는 카테콜라민 신경전달물질의 방출을 자극하였다. 그의 몸무게는 곧 정상으로 돌아왔다. 그는 기억력 문제에서 비교적 빨리 회복하였다. 그의 빠른 회복을 보고 나는 기억력 문제는 주로 코르티솔에 의한 신경전달물질의 역기능이지 뇌세포의 파괴가 아니라고 믿게 되었다. 완전히 회복한 C. B.는 여태껏 경험한 최고의 효율성과 열정을 지니고 활동하기 시작하였고 나의 치료법에 고마움을 표하였다.

그러나 나는 최상의 회복을 위하여 열심히 노력하는 모든 환자에게 감사하듯이 그에게도 고마움을 느꼈다. 환자가 회복될 때마다 나는 항상 새로운 무엇인가를 배운다. 나는 C. B.에게서 아무리 스트레스를 잘 다루는 사람이라도 초과되어서는 안 되는 스트레스의 한계, 즉 '낙타의 허리를 부러뜨릴 수 있는 지푸라기'가 있다는 것을 배웠다.

C. B.는 수년간 자신의 일과 에너지의 균형을 잘 맞추어 정신적 · 신체적인 평형을 유지할 수 있었지만 그 균형을 무너뜨리는 감당하기 과중한 일을 맡게 되자 뇌와 신체의 최적 기능을 잃어버렸던 것이다. 나는 그에게서 중요한 교훈 한 가지를 얻었는데, 모든 사람은 나름대로의 균형을 발견하여 그것을 유지해야 한다는 것이다.

프로그램 시행 방식

코르티솔에 관한 놀라운 정보를 지니고 팔로알토에서 돌아온 나는 뇌 장수법을 위한 총체적인 계획서를 만들기 시작하였다. 나는 이 일에 혼신의 정열을 쏟아부었으며 이 일이야말로 나의 인생에서 가장 보람 있고 흥미로운 일임을 깨달았다.

수개월 동안 나의 지성과 영혼은 이 도전에 초점을 맞추었다. 많은 의학 서적을 뒤적이고 토론을 거듭하며 기억 연구와 노인신경학의 최근 연구들을 추적하였다. 심신의 통합을 강조하는 동양의학은 마음을 파괴하는 신체적 질병에 대한 특별한 치료적 통찰을 제공할 거라 확신하여 도완 의학 공부도 한층 강화하였다.

거의 날마다 인지기능장애의 퍼즐 조각이 나타났다. 새로운 발견을 할 때마다 너무나 기뻤다. 뇌 노화 세계로의 탐험은 질병으로 고통에 빠진 사람들을 도우려는 마음에서 비롯되어 내가 가진 지성과 감성을 온전히 쏟아부은 영적 경험이었기에, 나는 이 일로 인하여 좀 더 완전한 사람이 되었다고 여긴다.

나는 노화 관련 기억력 손상과 알츠하이머형 치매의 예방과 지연 그리고 최적의 지적 기능을 위한 포괄적이며 통합적인 프로그램을 만들었다.

이 프로그램은 임상에 적용되기 전부터 프로그램의 여러 개별적 요소가 긍정적인 반응을 이끌어 냈으므로 나는 이 프로그램의 효과를 확신하였다. 따라서 이 요소들을 통합하면 상호 작용하여 각 요소의 힘을 증가시킬 거라고 믿었다.

이 가정은 곧 사실로 드러났다. 나의 뇌 장수 프로그램은 처음부터 절망적인 상황에서도 종종 성공적인 결과를 낳았다.

네 가지 기본 요소

나는 특별한 이유로 단순하고 상식적인 프로그램을 만들기 위해 애썼다. 이 치유법은 '마법의 탄환' 이 아니라 생활양식 프로그램이므로 의사보다는 환자 중심으로 만들려고 하였다. 이 프로그램은 보통 사람들이 이해할 수 있고 조정할 수 있는 것이라야 했다. 나는 의사로서 구체적이고 개별적인 프로그램을 제안하고 환자의 진척을 감독할 수 있지만 그 프로그램을 매일 감독해야 하는 것은 바로 환자들 자신이었다.

개개 환자의 생활을 세세하게 관리할 시간이 없었기 때문에 환자 중심 접근법은 실제적으로도 필요했다. 또한 이러한 접근법은 환자 자신이 궁극적으로 치유에 책임이 있으며 의사가 할 수 있는 것은 그 과정을 시작하게 하고 감독하는 것이 전부라는 나의 치유 철학과도 일치한다.

나는 뇌 장수 프로그램을 단지 4개의 주요 영역으로 통합하였다. 첫째,

식단 요법, 비타민 및 미네랄과 미량 원소의 보충, 자연 의료 강장제의 사용을 포함한 영양 요법과 둘째, 명상과 생활양식상의 스트레스 요인 제거를 포함하는 스트레스 관리, 셋째, 심혈관 운동, 지력 훈련과 심신수련을 포함하는 훈련요법, 넷째, 다양한 인지기능 고양 의약품과 호르몬 대체 요법을 포함하는 약리학이다.

이 프로그램의 배경에 깔린 중요한 의학적 가정은 코르티솔 연관성에 의해 스트레스야말로 가속화되는 뇌 노화의 중요 원인이라는 것이다.

그러나 이 프로그램은 스트레스가 문제의 주요 원인이 아닐 경우라도 치유적 가치가 있도록 고안되었는데, 이는 무엇보다도 어떤 두 환자도 똑같은 경우는 없기 때문이다. 어떤 환자에게는 스트레스가 인지적 손상의 주요 원인이 되는 반면, 다른 환자에게는 사소한 것일 수 있다. 그런데도 두 환자가 신경세포의 파괴와 뇌의 생화학적 기능장애라는 같은 결과를 가진 것도 당연하다. 그러므로 근본적으로 두 환자는 신경세포를 구하고 회복시키며 뇌의 생화학을 최적화하는 비슷한 치료법으로 혜택을 볼 수 있다.

이런 보편적인 임상 철학은 많은 다른 퇴행성 질병에도 적용할 수 있다. 나는 실제로 퇴행성 질병인 암, 심혈관계 질병, 알츠하이머형 치매 등은 다중적인 원인을 가지고 있어 여러 가지 양식의 접근법이 필요하다고 믿는다. 예를 들어, 심장병은 주로 스트레스, 나쁜 식습관, 유전적 요인 혹은 운동부족에서 비롯되는데, 중요 원인에 상관없이 환자는 분명 스트레스 감소, 식단 변경, 운동, 약을 포함하는 포괄적인 치유법의 도움을 받을 것이다.

서양 의학의 패러다임은 무조건 하나의 원인에 하나의 결과라는 일대일 인과 관계를 중시한다. 서양 의사들은 흔히 근대 과학의 추진력인 연역법을 사용하여 환자의 병리를 단 하나의 획일적 원인으로 축소한 후 단 한 가지 별개의 양식으로 치료한다. 그러나 복잡한 생물학적 조직에 이러한 접근법을 적용하는 것은 현실적이지 않다. 마치 '인간은 살기 위해서 음식이 필요합니까, 물이 필요합니까?' 라는 등의 질문을 하는 것과 마찬가지다.

문제의 구체적인 원인에 상관없이 기억력 상실과 인지적 손상 환자들에게 포괄적인 치유법을 적용시키는 또 다른 이유가 있다. 즉, 기억력 상실과 인지적 손상에는 노화와는 아무 상관이 없는 다양한 이유가 있을 수 있다. 나는 초기 알츠하이머형 치매나 노화 관련 기억력 손상과 증상은 유사하지만 이런 병에 걸리지 않은 경우를 발견하였다. 기억력 손상 환자의 약 50%가 알츠하이머형 치매와 무관한 우울, 반복되는 약한 심장발작, 약에 대한 과민반응, 알코올 중독의 장기적 결과, 뇌손상, 만성 피로 증후군, 심한 알레르기 등의 문제를 지니고 있었다.

이런 문제는 원인의 다양성에도 불구하고 뇌 장수 프로그램에 긍정적인 반응을 나타내었다. 이것은 이 프로그램이 특별한 질병에 대처하는 치유법이 아니라 일반적인 건강증진 기능을 하도록 설계되었기 때문이다. 뇌 장수 프로그램은 뇌와 신체에 최적의 생물학적 환경을 만들어 줌으로써 자가 치유력을 활성화한다.

이런 포괄적인 긍정적 영향으로 해서 뇌 장수 프로그램은 뇌뿐만 아니라 전반적인 신체에도 도움이 된다. 예를 들면, 고혈압과 면역기능장애 등의 문제를 역전시키기도 한다.

이제 이런 철학체계를 바탕으로 네 가지 주요 요소를 간략하게 살펴보기로 하자(좀 더 자세한 내용은 제3부 참조).

영양요법

적절한 영양요법은 손상된 신경세포를 고치고 신경세포와 신경전달물질의 손상을 막으며, 손상된 뇌의 생화학적 작용이 점진적으로 향상되도록 도와준다. 건강한 환자의 경우 식이요법, 특별 영양제, 자연 강장제의 보충은 실제로 '슈퍼 뇌'를 만들어 준다.

뇌 장수를 위한 가장 중요한 식단 규칙은 바로 '심장에 좋은 것이 머리에도 좋은 것이다.' 라는 것이다. 실제로 모든 뇌 장수 프로그램의 환자에게는 혈류를 최적화하는 것이 중요하다. 노화 관련 기억력 문제는 종종 원활하지 못한 혈류로 인하여 악화된다. 코르티솔과 다른 부정적인 요인 때문에 파괴된 신경세포는 기억력 감소와 집중력 문제를 증가시키며 혈액이 건강한 신경세포로 흐르는 것을 방해한다. 또한 과도한 지방으로 야기된 혈관 플라크는 혈액이 뇌세포로 흐르는 것을 감소시킨다. 뇌는 심장에 의해 분출되는 혈액의 25%를 소모할 만큼 풍부한 혈류에 전적으로 의지하는 셈이므로 대뇌의 혈류를 방해하는 것 모두가 뇌에 아주 부정적인 결과를 일으킨다.

게다가 좋지 못한 식이법의 직접적 결과인 고혈압은 최적의 인지 기능에 아주 위협적이다. 뇌에서의 높은 혈압은 혈액이 필요한 곳에서 빼앗아오는 전환효과를 일으킨다. 이러한 '반-로빈 후드 효과(anti-Robin Hood effect)' 는 기억력과 집중력을 방해한다.

또한 과도한 지방은 유리기 생산을 엄청나게 증가시켜 수십 억 개의 신경세포를 죽인다. 그러므로 저지방, 적절한 단백질, 높은 복합 탄수화물의 위주의 상식적인 식단을 권한다. 이런 식단은 소화흡수기관에 최소한의 스트레스를 주면서도 중요한 영양소를 많이 함유하는 '농축 영양소'를 이루어야 한다.

건강한 식단은 뇌의 중요한 요소인 혈당 수치를 안정시킨다. 혈당은 뇌 연료의 유일한 공급원이므로 저혈당은 적절한 뇌 작용에 아주 부정적 영향을 끼치며 집중력과 새로운 기억의 저장을 생화학적으로 방해한다.

만성 스트레스로 인하여 기억력 감소와 집중력 문제를 가지게 된 이들은 아주 단순한 이유로 식단에서도 결핍을 보인다. 스트레스가 많은 이들은 운동선수처럼 충분한 영양이 필요하다. 그러나 그들은 이런 영양 대신 카페인, 설탕, 니코틴과 알코올을 섭취하는데, 이런 물질은 도리어 신경세포와 신경전달물질에 해가 될 뿐 아니라 스트레스를 성공적으로 다루는 능력을 감소시켜 악순환의 원인이 된다.

뇌 장수 식단은 극단적이거나 제한적이지는 않지만 35~40%의 지방과 많은 가공식품, 정제설탕을 포함하는 평균적인 미국의 식단과는 확실히 다르다. 나는 정제되지 않은 곡물, 야채, 식물성 단백질, 과일, 가끔씩 생선으로 구성된 식단을 권하고 있다. 일반적으로 이 식단은 개별적 요구와 기호에 맞게 조절한다. 예를 들어, 어떤 사람들은 고기를 먹지 않고 견디는 것을 아주 힘들어하기 때문이다. 뇌 장수 프로그램에서의 초기 단계 식이요법은 뇌 재생의 힘찬 출발을 위하여 다소 강경할 것이다.

영양요법에서 절대적으로 중요한 보조물은 보충 형태의 집중 영양소다. 나는 비타민 A, C, E, B 복합 비타민, 콜린이 풍부한 레시틴, 마그네슘이 포함된 미량원소, 미네랄 복합체 등의 항산화물을 권한다. 좀 더 최근에 사용하기 시작한 항산화물로는 뇌 보호에 효과적이라고 증명된 조효소 Q-10가 있다.

항산화물은 코르티솔을 비롯한 다른 파괴적 요소들의 영향에서 신경세포를 보호하므로 매우 중요하다. 항산화물은 신경세포를 죽이는 유리기 분자를 방해하기 때문에 '유리기 제거제' 로 알려져 있다. 또 다른 제거기로는 셀레늄, 아연, 크롬이 있다.

몇몇 보충제는 인지 기능에 직접적으로 긍정적 효과를 일으키는데, 예를 들면 비타민 C에는 진정제 효과가 있다.

마그네슘에도 진정효과가 있어 결핍되면 불안해진다. 게다가 소위 타입 A 성격의 사람들은 쉽게 마그네슘이 결핍된다. 한 연구에 따르면 스트레스 상황에 있는 타입 A인 사람들은 타입 B의 통제집단보다 거의 2배나 더 마그네슘을 배출하였다.

마그네슘은 혈류부족으로 인한 부정적 효과를 최소화하고 신경세포가 영양분을 받는 능력인 세포막 유연성을 증가시켜서 뇌세포를 활기차게 하며, 뇌세포 안에 칼슘이 생성되어 뇌세포를 파괴하는 현상도 막는다. 알츠하이머형 치매 환자의 뇌세포 안에 흔히 칼슘이 형성되며, 어떤 연구에서는 알츠하이머형 치매 환자의 경우 마그네슘에 대한 칼슘 비율이 비정상적으로 높다고 한다.

비타민 B군은 적절한 신경학적 기능에 절대적으로 중요하다. 나는 매일 B 복합체를 적어도 50mg 정도 섭취할 것을 권장한다. 혈청 B 비타민의 결핍은 전형적으로 기억력 감퇴, 방향감각 상실, 혼수, 조울증과 우울을 일으킨다.

콜린은 기억의 주된 신경전달물질인 아세틸콜린의 영양학적 전구물질이기 때문에 특히 중요하다. 레시틴에 들어 있는 콜린은 '뇌의 적응성'—낡은 전달통로가 파괴되었을 때 새로운 생각 '통로' 를 발견할 수 있는 능력—유지에도 중요하다. 콜린은 새 기억통로를 만들기 위해 다른 세포로 뻗어 나가는 뇌세포 가지를 보호하고 회복시킨다. 그래서 콜린은 이전 관계가 파괴되었을 때 수지상돌기가 새로운 기억관계를 맺는 것을 도와준다. 한 연구에 따르면 기억력 감퇴를 가진 환자들에게 콜린만 보충해도 50%까지 향상되었다고 한다.

나는 여러 가지 기관과 체계의 작용을 향상시키거나 강화시키는 강력한 영양물질인 몇몇 자연 강장제에서 엄청난 효과를 보았다. 이런 것에는 은행잎 추출물이나 인삼과 같은 다양한 아시아의 약초가 있다. 그 밖에 특별한 효과를 나타낸 자연 강장제로는 포스파티딜세린, 포스파티딜콜린, 아세틸-L-카르니틴이 있다.

내가 자주 추천하는 다른 자연 강장제로는 푸른 잎 식물, 갯보리류와 스피루리나 같은 성분이 포함된 '녹즙' 이다. 이런 것에는 뇌에서 뉴로펩티드로 전환되는 펩티드라는 부분 단백질이 아주 풍부하게 들어 있다.

이런 자연 강장제는 인지 기능에 영양제라기보다는 강한 약품과 거의 같은 효과를 일으킨다. 예를 들어, 최근 초기 알츠하이머형 치매 환자를 대상으로 한 실험에서 인삼 추출물을 섭취한 환자들의 인지 기능, 기억력, 집중력이 한 달간에 걸쳐 모든 영역에서 향상되었다. 살펴본 것처럼 비교적 간단한 영양학적 변화가 뇌의 기능에 큰 영향을 끼칠 수 있다.

스트레스 조절

기억력 감퇴로 고생하는 사람들에게는 스트레스 수준을 낮추는 것이 참으로 중요하다. 스트레스가 계속되면 신경학적 손상이 깊어진다.

노화 관련 기억력 손상의 중요한 모순 중의 하나는 뇌의 손상으로 고통받을수록 스트레스에서 '벗어나기' 가 점점 더 힘들어진다는 것이다. 뇌에

서 코르티솔 생산을 '중지시켜' 스트레스의 유해효과를 감소시키는 부분
은 나이가 듦에 따라 일반적으로 악화된다. 이렇게 되면 스트레스에 훨씬
더 강하게 반응하게 되고 그 손상으로 인해 더욱 고통을 받는다. 그리하여
점점 나쁜 쪽으로 악순환하게 되는 것이다.

그러나 이런 생물학적 악순환 속에서도 스트레스와 스트레스 반응을 줄
이는 많은 방법이 있다.

최근에 연구자들은 스트레스에 대한 신체반응에 관한 몇 가지 환상적인
새로운 사실을 밝혀내었다. 그중 한 가지는 스트레스의 신체적 반응은
'통제를 할 수 없을 때' 아주 커진다는 것이다.

또 다른 최근 연구를 보면 스트레스에 대한 대비를 하지 않았을 때 스트
레스가 신체에 영향을 미치는 정도가 훨씬 더 높아진다고 한다. 갑자기 나
타난 스트레스는 예상된 스트레스보다 훨씬 더 큰 신체적 스트레스를 일
으킨다.

스트레스가 신체에 미치는 부정적 영향은 품고 있지 않으면 피할 수 있
다는 연구도 있다. 스트레스를 놓아 보낼 수 있다면 신체에 미치는 영향을
최소화할 수 있다.

스트레스의 신체적 영향이 사회적 지지체계를 가진 사람의 경우에는 상
당히 감소된다는 것도 밝혀졌다. 한 흥미로운 연구에서 원숭이들에게 전
기충격을 가한 후에 불빛에 노출되도록 조건화시켰다. 원숭이들은 곧 불
빛에 코르티솔을 분비하는 반응을 보였다. 그러나 1명의 동료가 있을 경
우 코르티솔 분비가 현저하게 감소되었고 5명의 동료가 있을 때는 코르티
솔이 전혀 분비되지 않았다. 이런 연구결과는 상식적인 것이지단 멋지지
않은가! 일리가 있다면 환자들도 시도해 볼 것이다.

어렵지만 훨씬 더 상식적인 스트레스 관리법은 인생에서 스트레스 요인

의 수를 줄이는 것이다. 뇌 장수 프로그램에서 환자들은 자신의 인생을 돌아보고 가장 스트레스를 많이 주었던 상황을 적어 본다. 또한 스트레스 요인에 노출되는 것을 최소화하는 삶을 어떻게 설계하는지에 관해서도 도움을 받는다. 스트레스를 일으키는 사건을 최소화하는 것은 운동을 하는 것과 흡사하다. 시작하기는 어렵지만 하면 할수록 더 쉬워진다.

스트레스에 맞서는 또 다른 아주 강력한 방법은 바로 명상이다. 여러 가지 형태의 명상이 있고 아마 자신도 모르는 사이에 이미 경험했을 수도 있다. 예를 들어, 텔레비전을 보다 보면 금방 명상적인 상태로 빠져들곤 하는데, 연구결과를 살펴보면 텔레비전을 볼 때 뇌파는 명상적 상태인 알파파로 변한다고 한다. 텔레비전 시청은 불구경과 마찬가지로 최면효과가 있으므로 사람들은 흔히 프로그램의 실제 내용에 집중하지 않고 아무 생각 없이 빠져드는 것이다.

명상에는 여러 방법이 있는데 모두 다 아드레날린이 이끌어 내는 '스트레스 반응'과 정반대인 '이완반응'이라는 신체적 효과를 나타낸다. 이완 반응 상태일 때는 혈압이 내려가고 알파파가 나타나며 산소 소비가 줄어든다. 또 근육 긴장이 감소되면서 코르티솔 생산이 감소되며 면역력이 증가된다. 주의집중이 증가되고 기억력이 좋아지며 또한 뇌로 들어가는 혈액이 25%까지 증가한다. 게다가 이완 반응을 규칙적으로 이끌어 내면 명상을 하지 않더라도 신체는 스트레스 반응에 훨씬 덜 취약하게 된다.

명상 중 가장 흔한 형태는 초월 명상과 점진적 근육이완이나 자율 훈련법과 같은 자발적 명상이다. 기도도 역시 강력한 명상 중 하나다.

나는 뇌 장수 프로그램 환자들에게 나드 요가라는 아주 독특하고 특별한 명상을 가르친다. 이것은 뇌와 신경계 치유를 위해 내가 특별히 채택한 아주 효과적인 동양의 명상형태다. 나는 특별한 만트라를 암송하는 나드 요가가 가장 진보된 명상형태라고 생각한다. 5,000년 이상 동안 인도 요기들은 집중력을 높이고 정신적 예민함을 키우고 행복감을 얻기 위하여 이 명상법을 사용해 오고 있다.

나드 요가를 신경학적 방법으로 사용하는 것이 전위적으로 보일지도 모르겠지만 수천 년 동안 그런 특별한 목적으로 사용되고 있다는 점을 생각해 보면 모순이기도 하다. 그런데도 나는 그것이 뇌 장수 프로그램에서 가장 효과적인 요소 중 하나임을 임상적 경험으로 확신하게 되었다. 현대 치유의 가장 역동적인 접근법은 이와 같은 보완 의학에서 비롯된다는 것이 나의 변함없는 이론이며 소신이다.

뇌 장수 프로그램에서는 환자의 스트레스를 감소시킬 수 있는 어떠한 기법에도 가치를 둔다. 스트레스란 아주 주관적인 경험이므로 그것에 대처하는 어떤 방법도 간과되어서는 안 된다.

운동요법

나는 뇌 장수 프로그램을 임상에 적용하면서 일반적인 유산소 운동이 신경학적으로 아주 큰 이점이 있고 특정한 심신수련뿐 아니라 지적 훈련도 효과가 있음을 알았다.

유산소 운동은 뇌와 내분비계에 직접적인 영향을 미쳐 뇌로 가는 혈류를 증가시키며 새로운 수지상 돌기를 자라게 한다. 또한 간접적인 이점도 있어 신체가 스트레스 반응에 대항하도록 보호하며 유해한 스트레스 호르몬을 태워 버린다.

운동이 주는 가장 큰 직접적인 인지적 효과는 뇌로 들어가는 혈액을 증가시키는 것이다. 이것은 즉각적으로 신경기능을 향상시킬 뿐 아니라 지속적으로 뇌가 활성화되도록 도와준다. 뇌가 신체의 혈액 사분의 일을 사용하므로 혈류를 증가시키는 모든 운동은 거의 뇌를 도와준다. 엔도르핀 분비로 인한 '달리기 주자의 흥분(runner's high)' 현상은 사실 부분적으로는 뇌의 혈류가 증가되기 때문이다.

운동의 또 다른 직접적 이점은 신경전달물질로 작용하는 뇌 화학물질인 노르에피네프린을 비롯한 여러 가지 신경학적이고 내분비적인 분비를 일으킨다는 것이다. 노르에피네프린은 새로운 기억의 저장에 가장 중요한 신경전달물질 중 하나로 단기 기억을 장기 기억으로 변환시키는 데 특히 중요하며 좋은 기분을 유지하는 데도 아주 중요한 역할을 한다.

운동은 기분에 직접적인 영향을 끼친다. 운동을 하면 노르에피네프린과 엔도르핀 생산이 증가하므로 우울감이 없어지기도 한다. 우울은 그 자체만으로도 고통스럽지만 기억에도 치명적이다. 우울은 노화 관련 기억력 손상, 알츠하이머형 치매, 복합적인 경미한 심장발작과 더불어 기억력 감퇴의 가장 일반적 원인 중 하나다. 많은 연구에서 우울을 없애는 데 운동이 확실히 효과적임을 밝히고 있다. 흔히 운동이 심리상담 같은 전통적 치료법보다 훨씬 더 효과적이다.

운동은 스트레스에 대한 효과적인 완충기이기도 하다. 운동을 하는 사람들은 하지 않은 사람보다 스트레스 반응에 덜 취약하다. 운동은 끝난 후 약 네 시간 동안 스트레스에 대한 신체적 반응을 감소시키는 진정효과를 경험할 수 있을 정도로 효과적이다.

진정효과를 가장 잘 누리기 위해서는 적절한 시간 동안 운동을 할 필요가 있다. 30분 미만의 짧은 운동시간은 진정효과를 효과적으로 유발시키지 못하며 한 시간 이상 너무 오래 운동하는 것도 마찬가지다. 한 달리기 연구에 따르면 진정 효과를 가장 많이 본 경우는 일주일에 38.4km를 달린 사람이었다. 너무 적게(일주일에 24km)나 너무 많이(일주일에 83.2km) 달리면 그만큼 진정효과를 경험하지 못하였다.

어떤 연구자는 지나치게 격렬한 운동은 잘못이라고 생각한다. 이러한 연구자들은 지나치게 빠른 속도의 운동이나 격한 운동을 하면 적당한 운동을 할 때 얻는 높은 수준의 장수나 면역력을 얻지 못한다고 한다. 이들은 강렬한 운동은 실제로 산소 독성으로 유리기 세포를 증가시킨다는 이론을 내놓았다. 지나치게 많은 산소가 유리기를 증가시킨다는 뜻이다.

한편 이 이론에 동의하지 않는 다른 연구자들은 운동을 강하게 할수록 더욱 건강해진다고 한다. 여기에 관한 논박은 아직 진행 중이므로 여기서는 중용을 취하고자 한다. 나는 환자에게 일반적으로 최대 산소 능력의 50~75% 이상은 초과하지 말라고 충고한다. 또한 아주 강한 운동을 한 환자들에게는 비타민 C와 E 같은 유리기를 잡는 보충제를 섭취해서 유리기의 형성을 보상해 주길 권한다.

유명한 전문의 앤드류 웨일(Andrew Weil) 박사도 중용을 지지하고 있다. 그는 자신의 책 『자연 치유(*Spontaneous Healing*)』에서 걷기를 주된 운동으로 권장한다.

운동은 스트레스에 대해 주로 심리적으로 반응하는 사람들보다는 신체적 반응을 보이는 사람들에게 특히 더 도움이 된다. 신체적 반응을 하는 사람들이란 스트레스에 대하여 두통, 복통, 안절부절못함, 불안의 신체적 표현으로 반응하는 이를 말한다. 이런 사람들에게 운동은 스트레스에 갇힌 긴장된 근육을 풀어 준다.

운동은 또한 코르티솔을 포함한 과도한 아드레날린 호르몬을 분산시켜 준다. 나는 모든 뇌 장수법 환자에게 가능한 한 즐겁게 운동하라고 권장한다. 이는 규칙적인 참여를 북돋울 뿐 아니라 이완이라는 심리적 오아시스를 제공한다.

하지만 일반적인 유산소 운동보다 훨씬 더 효과적인 것은 내가 특별히 채택한 요가 심신수련법이다. 당신이 지금 읽고 있는 이 책이 아마 서구 문헌으로는 이 수련법을 알려 주는 유일한 출처일 것이다.

나의 임상경험으로 보아 이 독특한 심신수련법은 확실히 정신적인 건강을 증가시킨다. 심신수련법은 새로운 기억을 저장하고 긴 시간 동안 강력하게 집중할 수 있는 뇌의 생화학적 능력을 회복시킨다. 또한 오래전에 경험하였던 사건과 같은 과거의 먼 기억에 접근하도록 자극한다.

나는 특별히 뇌의 기능을 고양시키는 약 40개의 고대 요가 수련법에서 다시 골라낸 4~5개의 심신수련법을 권한다. 요가의 생리학에 대해 공부하던 나는 17년 동안 2,000개가 넘는 요가 수련법을 조사하던 중 이 수련법을 발견하였다.

나는 강력하면서도 비교적 쉬운 수련법을 자주 추천한다. 호흡법, 자세, 만트라와 연결된 일련의 특별한 동작으로 구성된 각 크리야(kriya)는 수련의 효과를 극대화시키는 명상적 요소와 합쳐진다.

심신수련법의 주목적은 영양이 풍부한 혈액을 뇌와 특별한 내분비선으로 보내기 위해서다. 이렇게 하면 금방 집중력, 단기 기억, 학습력을 증가시켜 정신적 에너지가 만들어진다. 많은 환자가 이 수련법으로 즉각 에너지가 분출되었다고 말한다. 이런 에너지의 분출은 24시간까지 지속될 수 있으므로 아침에 일어나자마자 규칙적으로 수련하기를 권한다.

나는 개인적으로 근 15년 동안 해 온 이 심신수련법을 무척 좋아한다. 나는 이것에서 깊은 활력을 얻으며 신체적 안녕뿐 아니라 영적 평화에도 크게 도움을 받는다.

다른 한 가지 중요한 수련법은 지력 훈련이다. 최근의 많은 연구에서 뇌의 사용 그 자체가 실제로 뇌의 크기와 뇌세포의 수지상 돌기 수를 증가시킨다는 것이 증명되었다.

세계적으로 저명한 뇌 과학자인 캘리포니아 대학교의 매리언 다이아몬드(Marian Diamond) 박사는 최근 동물실험에서 물리적 손상을 입은 이후에도 지적 풍부함은 뇌의 재생을 도울 수 있음을 발견하였다. 또한 뇌가 규칙적으로 지력 훈련을 하지 않는다면, 사용치 않는 근육이 없어지듯 뇌도 물리적으로 위축될 수 있다는 것도 밝혀내었다. 이런 뇌의 위축은 기억과 관련된 부분에서 가장 두드러지는 듯한데, 25%까지 위축된다.

그러므로 모든 뇌 장수 환자들에게 매일 적어도 두 시간 동안 어떤 식으로든 지력 훈련을 하도록 권한다. 이런 지력 훈련에는 독서에서 카드놀이, 텔레비전의 퀴즈쇼 보기까지 어떤 것이든 다 좋다.

지적 풍부함에 가장 많은 영향을 받는 뇌세포는 수지상 돌기를 가장 많이 가진 세포, 즉 노인의 성숙된 뇌세포이기 때문에 특히 노인에게 지력 훈련은 아주 바람직하다. 연구에 따르면 적당한 즐거움을 주는 지력 훈련을 하는 사람들은 지식을 넓힐 뿐 아니라 뇌의 효율성과 힘을 증가시킨다고 한다.

약리학

알츠하이머형 치매는 치료될 수 없다고 알려져 있고 그 원인도 아직 의견이 분분하기에 의사들은 보통 수동적인 약리적 접근을 한다. 간병인이 환자를 쉽게 다룰 수 있도록 하는 진정제를 처방하는 것이 흔하며 '마법의 탄환'을 찾는 담당 의사가 한 가지 약만 처방하기도 한다. 현재 FDA에서는 알츠하이머형 치매 치료에 태크린과 아리셉트라는 단 두 가지 약만을 허용하고 있다. 태크린은 어떤 환자에게는 약간 효과가 있긴 하지만 심각한 부작용이 따르며 단지 극소수의 환자에게 제한된 시간 동안만 도움을 줄 수 있다. 아리셉트는 태크린에 비해 부작용은 적은 편이다.

알츠하이머형 치매 환자에게는 물론 약의 처방이 흔하고 유익한 효과가 있다고 입증되었다. 그러나 투여량이 너무 작아서 유의미한 긍정적 반응을 나타내기는 어렵다. 또한 병의 아주 초기단계에서는 노화 관련 기억력 손상으로 나타나므로 공격적 처방을 하는 경우가 드물다. 많은 신경학자가 노화 관련 기억력 손상을 관대하게 다루므로 처방을 꺼린다.

병리학적 요소를 진단할 수 없는 상황에서 최적의 지적 상태만을 목적으로 처방하는 것은 극히 드물지만 나는 공격적인 약물학적 접근으로 큰 임상적 성공을 이루었다. 이런 공격적 접근으로 명백한 알츠하이머형 치매 환자뿐 아니라 노화 관련 기억력 손상 환자도 도울 수 있었다. 또한 아무런 부정적인 증상을 보이지 않은 사람들이 인지적 기능을 최적화하는 것도 도왔다.

내가 처방한 FDA 승인 약 중에는 알츠하이머형 치매나 노화 관련 기억력 손상에 잘 사용되지 않는 것도 있다. 그렇지만 나는 이런 약으로 몇몇 괄목할 만한 임상적 성공을 이루었다. 내가 처방한 어떤 약들은 미국보다는 유럽에서 훨씬 더 널리 처방되기도 한다. 물론 약을 복용하기 전에 반드시 먼저 담당의사와 상의해야 한다.

나는 자주 서로 다른 작용을 하는 약을 조합하여 처방한다. 예를 들어, 한 가지 약은 신경전달물질 작용을 향상시키는 것이고 다른 하나는 뇌의 전반적인 대사작용을 도와주는 것일 수 있다.

다른 많은 학자의 실험뿐 아니라 나 자신의 임상 경험으로 보아 나는 알츠하이머형 치매의 진행을 유의미하게 늦출 수 있다고 확신한다. 또한 적절한 약물로써 초기 단계 노화 관련 기억력 손상도 완전히 없앨 수 있는 듯하다. 게다가 어떤 약물치료는 명백한 인지적 병리가 없는 환자들이 매우 높은 수준의 집중력, 학습력, 창의력을 갖게 도와준다.

환자들을 가장 눈에 띄게 회복시킨 약물로는 디프레닐, 피라세탐, 하이더진과 프레그네놀론과 DHEA을 포함한 여러 가지 호르몬 대체 매개물이 있다. 이런 뇌 보약 약물은 주의 깊게 조합될 때 가장 효과적이다. 이 모든 것은 부작용이 거의 또는 하나도 없다고 해도 과언이 아니다. 현재 이런 뇌 보약 약물은 세계적으로 볼 때 네 번째로 큰 약물시장 목록에 해당된다.

인지적 향상과 알츠하이머형 치매의 진행을 느리게 하는 데 특별히 효과가 있다고 증명된 약물 중의 하나는 디프레닐이다. 이 약물은 실제로 부작용이 없으므로 노화 관련 기억력 손상 환자와 초기 알츠하이머형 치매 환자들에게 자주 처방하며 알츠하이머형 치매의 효과적인 예방책임이 증명되었다. 지금 유럽에서는 알츠하이머형 치매의 치료에 이 약의 사용을 선호하며 미국의 많은 다중연구에서도 사용되고 있다. 그러나 미국에서는 대개 파킨슨 병 치료에 사용된다.

디프레닐은 손상된 신경세포가 파괴되기 전에 '구조하는' 역할을 한다. 한 실험에서 신경독소를 주사 맞은 후 디프레닐 치료를 받았던 쥐에게서 이미 독이 퍼진 신경세포의 69%가 구조되었다. 디프레닐이 없었다면 실제로 뇌세포가 완전히 파괴되었을 것이다.

디프레닐은 신경전달물질인 도파민의 파괴를 예방하는 '모노아민 산화효소(MAO-B) 제거제'며 다른 신경전달물질의 수치도 높여 준다. 따라서 파괴된 뇌세포보다는 신경전달물질의 기능장애가 주요 문제인 초기 기억력 손상환자에게 특히 효과적이다. 디프레닐은 신경전달물질의 기능장애로 흐릿해진 오래전 사건에 대한 '옛' 기억에 접근하도록 하며 신경전달물질 기능장애가 원인인 집중력 문제에도 아주 효과적이다.

피라세탐은 아직 FDA에서 승인된 것이 아니므로 내가 추천하는 약 중에서 유일하게 논란이 되는 약이다. 그러나 유럽에서는 광범위하게 처방되며 여러 구매자 동아리를 통해 미국에서도 쉽게 구할 수 있다. 독성이 없는 피라세탐은 뇌의 좌우 반구를 연결하는 신경섬유대인 뇌량의 기능을 향상시키는 데 독특하고도 뛰어난 효과를 보인다. 그래서 피라세탐은 창의력을 자극시킨다고 여겨져 유럽의 작가나 예술가가 널리 사용하고 있다. 유럽의 알츠하이머형 치매 환자들에 관한 실험에서 이 약의 사용이 지적 기능 검사 점수를 올려 주었다.

루시드릴은 지능을 올린다는 평을 듣고 있는 강력한 유리기 제거제로 학습력 증가에 효과적임이 드러났다. 실험실 연구에서 디프레닐처럼 유리기에 공격적으로 대항하여 지적 기능뿐 아니라 동물의 수명을 평균 30% 늘린다는 것이 나타났다.

내가 사용하는 것 중 아주 고무적인 결과를 나타낸 것에 하이더진이 있다. 하이더진 사용의 성공은 부분적으로 미국의 평균 투여량인 3mg 수준을 유럽 수준인 9mg까지 올린 덕분이기도 하다. 하이더진은 뇌의 포도당 대사작용을 안정시키는 데 아주 유용하므로 과도한 코르티솔 생산으로 인한 포도당의 파괴에 대항하여 뇌를 보호해 준다. 포도당 대사 작용에 미치는 이런 효과 때문에 기억력뿐 아니라 집중력도 높여 준다.

기억력 손상 환자에게 커다란 임상적 성공을 거둔 다른 약물적 접근은 호르몬 대체요법이다. 여성에 대한 에스트로겐 대체법은 기억력 장애의 치료법으로 연구가 진행 중인데 최근의 록펠러 연구에서 보듯이 에스트로겐은 뇌의 기억 센터인 해마의 신경 연결망의 수를 증가시킨다.

에스트로겐은 알츠하이머형 치매 환자에게 부족한, 기억에 아즈 중요한 신경전달물질인 아세틸콜린의 생산을 증가시킨다. 에스트로겐 대체요법의 지적 향상력은 최근에 뉴욕의 마운트 시나이 의료센터에서 에스트로겐 대체요법을 3주간만 받은 초기 알츠하이머형 치매 환자들이 괄목할 만한 향상을 보인 것에서 증명되었다. 에스트로겐은 기분을 좋게 하고 주관적 안녕감을 증가시키는 데도 효과적이다.

하지만 어떤 연구자들은 에스트로겐 요법이 어떤 부작용을 동반할지도 모르며 자칫 암의 유발과 관련될 수 있다고 한다. 모든 다른 약물에서와 마찬가지로 에스트로겐 대체요법을 사용할 때도 아주 신중해야 한다. 나는 신체 안에서 에스트로겐과 다른 호르몬으로 변화할 수 있는 프레그네놀론이라는 훨씬 더 안전한 호르몬 대체 요법을 선호한다. 나는 그것이 에스트로겐보다 훨씬 더 효과적이라고 믿는다. 많은 환자들이 프레그네놀론 요법을 한 후 인지 기능과 정서적 안정성에서 극적인 향상을 보였다.

내가 흔히 강조하는 또 다른 호르몬은 DHEA인데 일반적으로 코르티솔에 반비례한다. '모성 스테로이드 호르몬'인 DHEA는 해마다 규칙적으로 그 분비가 줄어드는 것이기에 노화의 가장 정확한 생물학적 지표가 된다. 사실 80세가 되면 대부분 20대의 10~20%밖에 만들지 않는다. 게다가 알츠하이머형 치매 환자의 혈청 DHEA 수준은 일반 노인보다 항상 훨씬 더 낮다. 뇌와 내분비계의 최적의 작용을 위해서는 DHEA가 필요하기 때문에 아주 조금만 수치가 낮아져도 집중력과 성욕을 감퇴시키는 결과를 낳는다.

많은 의사가 흔히 하는 임상적 실수는, 노인의 DHEA 수준이 같은 연령층 대부분의 수치와 비슷하다면 그 수준이 적절하다고 생각하는 것이다. 하지만 나는 DHEA 수준이 DHEA 감소가 시작되기 전의 20대의 수치에 근접할 때만이 최적이라고 믿는다.

나는 약물을 적당히 사용하면 좋은 결과가 나올 수 있다고 확실히 믿는다. 그러나 뇌 장수 프로그램에서 가장 독특한 부분은 약물에 광범위하게 의존하지 않고 대신 환자의 몸이 스스로 치유하도록 자극시킨다는 점이다.

나는 프로그램의 초기단계에 좀 더 적극적인 약물개입을 권하고 환자의 몸과 마음이 차츰 힘을 얻게 되면 약의 종류와 용량을 점점 적게 처방한다.

지금까지 뇌 장수 프로그램의 네 가지 주요 부분을 살펴보았다. 보다시피 나의 프로그램은 훌륭한 과학일 뿐더러 상식적인 것이다.

프로그램에서 아주 어려운 것은 없다. 이미 건강한 생활방식을 추구한다면 그 방식에서 크게 변화할 필요는 없다. 그러나 설령 근본적인 변화가 요구되더라도 낙담할 필요가 없다. 프로그램을 시작하면 즉시 그 효과를 알게 된다. 마음은 점점 더 맑고 강하게 될 것이고 기분이 좋아지고 힘이 넘치기 시작할 것이다. 이 모든 효과가 서서히 나타나면 프로그램을 계속하고 싶다는 동기, 즉 고도의 지적 활동으로 가득 찬 인생을 이루고 싶다는 생각이 용솟음칠 것이다.

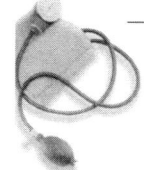

다중-양식 뇌 장수법은 상승작용을 일으킨다.

나는 41세의 의사 D. G.를 학술회의에서 만났다. 그는 가정의학 의사일 뿐 아니라 전기 기술 분야에도 해박한 지식을 가진 유달리 똑똑한 사람이 었다. 게다가 사업에서도 매우 활동적이어서 일련의 의료장비 프랜차이즈 를 개발하고 있었다. 하지만 이런 D. G.에게 한 가지 걱정이 있었다. 바로 자신의 예리했던 지성이 감소되기 시작했기 때문이다.

때때로 단기 기억상실을 보였으며 이름을 기억하지 못하는 건망성 실어 증 증세가 자주 나타났다. 그래도 그의 기억력은 대부분의 사람보다는 평균 적으로 웃돌았다. 일반적 인지기능도 평균 이상이었으며 확고하고 유머감 각이 있고 창의적 문제해결능력을 가지고 있었다. 그러나 자신의 인지능력 이 평균 이상이라는 데 전혀 만족할 수가 없었다. 그의 인지 기능은 일생 동 안 말 그대로 정말 빛난 것이었기에 그는 그런 상태가 유지되기를 원했다.

D. G.는 일반인이 이해하기 어려운 추상적 원리도 재빨리 파악할 수 있 었다. 전광석화처럼 의료지식에 몰두할 수 있었고 자신만의 독특한 이론을 만들어 냄으로써 기존의 지식을 뛰어넘었다. 하루 동안에도 한 분야에서 다른 분야로—의학에서 전기로, 사업으로— 자유자재로 넘나들 수 있었 다. 방대한 범위의 세부사항을 기억할 수 있었고 자기 마음대로 끌어낼 수 있었다. 몇 시간씩 계속 예리하게 집중하여도 피곤하지 않았다.

그러나 사업에 한창 활동적이던 40대 중반이 되자 그의 남달랐던 인지 능력이 다소 줄어듦을 느끼게 되었다. 사실 그는 사업에 매력을 느끼지 못 했고 여러 가지로 스트레스를 받고 있었다. 그에게 의사란 것은 도전이었 고 사업가란 것은 부담이었다. 사업에 깊이 관여하게 되자 인생이 더 이상 자신의 것이 아니란 생각이 들고 마치 자신의 인생을 구경하는 느낌이 들 었다.

50세에 가까워지자 그의 놀라웠던 지적 능력이 뚜렷하게 쇠퇴하기 시작하였다. 자신의 기억을 믿지 못하게 되었으며 점점 더 여러 가지 정보체계에 의지하게 되었다. 집중은 그럭저럭 할 수 있었지만 수 시간 동안 완전히 자신을 잊고 몰입할 수는 없게 되었다. 한마디로 말해 여전히 좋은 두뇌를 가지고 있었지만 예전만 하지는 못했다. 그 정도로는 그는 만족할 수 없었다.

그 회의 후에 그는 환자로서 나와 상담하였다. 접수면접을 한 결과 그의 인지기능은 평균 이상으로 아주 정상이었다. 하지만 난 그를 전반적 악화의 2단계로 처방하였다. 왜냐하면 그는 지적 수행에서 주관적 감소를 보고하였고 이런 징후가 2단계의 진단 지표 중의 하나였기 때문이다. 만약 당신이 예전처럼 영민하지 못하다고 느낀다면 실제로 그럴지도 모른다는 것을 기억해 두어야 한다.

D. G.가 인지 기능 쇠퇴에 민감하게 염려하는 이유는 지적·신체적 건강을 유지하기 위하여 할 수 있는 모든 것을 다했는데도 주관적 퇴화를 경험하기 때문이었다. 그는 종교 활동에 열심이었고 신체 건강상태도 아주 좋았다. 식단도 건강식이었고 콜레스테롤 수치도 괜찮았으며 혈행도 원활히 되고 있었다. 정기적으로 비타민, 미네랄 약초, 은행잎 추출물, 레시틴과 뇌세포 영양제인 DMAE 같은 많은 뇌 영양소를 섭취하기도 하였다. 또한 스트레스 요인에 노출되지 않기 위하여 최선을 다했으며 과음과 같은 어떤 부정적 생활 습관도 가지고 있지 않다고 하였다. 그는 이미 DHEA라는 기능성 건강식품을 복용하고 있었다. 그가 지적 건강을 위하여 많은 시간과 에너지를 쏟아붓는다는 것은 의심의 여지가 없었지만 어쨌든 뇌 재생을 위한 퍼즐의 여러 조각이 잘 들어맞지 않고 있었다.

그와의 면담 중에 나는 아주 효과적인 동양의 심신수련법 중 한 가지를 소개하였다. 이 수련법은 마음을 맑게 하고 인지적 에너지와 내분비계의 균형을 자극하기 위한 것이었다.

그가 수련에 응했고, 결국 삶이 달라졌다. 이 단 한 번의 수련은 그에게 심오한 영향을 끼쳤다. 그것은 자신을 짓누르며 숨 막히게 하였던 부담스러운 지적 상태를 단숨에 없애 주었다. 그는 사업 때문에 더 스트레스가 많아진 수년 동안 점점 더 정신적 분열감을 절감하지 않을 수 없었다. 그는 이

것을 자신을 세상에서 분리시키는 '얇은 막'이라고 표현했다. 그런데 이 수련을 하자 그는 막이 걷히는 것을 느꼈다. 마음이 자유로워졌고 정돈되었으며 힘이 생겼다. 이 수련으로 다시 예전의 자기 자신이 된 느낌이 들었다고 말했다.

그는 또 다른 심신수련법들을 가르쳐 달라고 하였다. 비록 처음 것만큼 극적인 효과를 나타내지는 않았지만 각각의 수련법은 그의 전체성과 세상과의 연결감을 조금씩 더 증가시켜 주었다.

내가 다음에 만났을 때 그는 몇 달째 심신수련을 하고 있었고 그 수련법은 여전히 그의 심리에 강한 영향을 주고 있었다. 심신수련법이 너무나 도움이 되었기에 그는 뇌 건강 프로그램의 다른 부분에도 노력하기 시작하였다. 좀 더 열량이 적고 채식 위주로 된 음식을 먹었으며 내가 추천한 펩티드가 풍부하고 녹조류 타입인 몇몇 보충제를 섭취하기 시작하였다. 또한 규칙적으로 명상을 하고 사업에 관련된 일을 줄였다.

이 모든 노력 끝에 그의 뇌가 다시 예전처럼 기능하기 시작하였다. 더 이상 만성적인 해리감을 느끼지 않았으며 기억 감소도 아주 드물어졌다. 다시 이전처럼 명료하게 세세한 것도 기억해 낼 수 있었다. 또한 자신을 잊어버릴 정도로 몰두할 수 있게 되어 의료계에서 사업계로 혼란 없이 마음대로 업무를 전환할 수 있었다. 뇌의 최적 상태를 회복했던 것이다.

내가 D. G.에 대해 가장 흥미로웠던 점은 그가 심신수련법을 포함한 뇌 장수 프로그램에 완전히 몰두하기 전까지는 향상이 되지 않았다는 점이다. 이런 사실은 보충제, 주의 깊은 식단, 유산소 운동이 급격한 쇠퇴를 막았을 수는 있다 하더라도 완전한 프로그램만이 기능장애에서 재생으로 진행을 역전시킬 수 있다는 증거다. D. G.의 경우를 보고 나는 뇌 장수 프로그램의 다양한 요소가 상승작용을 일으킨다는 확신이 더욱 굳어졌다. 뇌 장수 프로그램에서는 보통의 덧셈이 아니라 일 더하기 일은 삼이 되는 특별한 셈법이 적용되는 것이다.

세 환자의 결과

나의 뇌 장수 프로그램은 경험적 이성적 근거에 기반하므로 기적적인 것은 아니지만 환자들의 삶에 때로 기적을 일으키기도 한다. 그래서 이제 내가 앞서 이야기한 세 환자에게 무슨 일이 일어났는지 이야기하려 한다.

한 사람은 노화 관련 기억력 손상을 가진 중년의 변호사고 다른 한 사람은 정신적·정서적으로 좀 더 나은 상태를 유지하고 싶지만 의지가 부족한 64세의 여성이었다. 세 번째는 알츠하이머형 치매 초기 단계에 접어든 케네디 대통령의 전 보좌관이었던 노인이었다.

이 세 사람 모두 내가 개발하고 개별적으로 적용한 뇌 장수 프로그램에서 아주 큰 변화를 보였다. 각각의 환자에게 완전히 다른 증상이 있었고 병력도 달랐지만 모두 긍정적 반응을 보여 주었다. 물론 이런 성공은 뇌 장수 프로그램이 폭넓은 치료법을 망라하고 있었기 때문에 가능했다. 그들 모두는 비교적 유사한 프로그램을 실천했지만 프로그램의 다른 요소들에서 주요 반응을 나타냈다.

벨트웨이 변호사

일반적으로 신경학적 손상이 가장 적은 사람이 가장 빠른 반응을 보이므로 나는 세 환자 중 변호사가 가장 빨리 회복하리라 기대하였다. 또한 이런 경우 대개는 가장 완벽하게 회복하기도 한다.

이러한 사실은 매우 중요한 점을 시사한다. 즉, 신경학적 기능장애에서는 회복보다 예방이 훨씬 쉬우므로 노화 관련 인지기능감소 환자들은 가능한 한 빨리 자신의 문제를 알려야 한다는 사실이다.

나는 그 변호사의 의료기록을 보고 비타민 B군의 동화, 전달력을 제한하는 경미한 대사장애가 있을 것이라 의심하였다. 그의 행동증상, 특히 기분과 에너지가 날마다 저하되는 것으로 보아 그것을 짐작할 수 있었다. 비타민 B군은 정신적 인내심, 안정적인 신체 에너지, 긍정적 기분을 지속시킨다. 벨트웨이(Beltway) 변호사에게는 이 세 가지 모두가 없었다.

공교롭게도 내가 치료를 시작한 그의 15세 된 딸에게도 이 세 가지 특징이 결핍되어 있었다. 그의 딸은 모범생이 되기에 충분한 지능과 성공적인 운동선수가 될 수 있는 신체능력을 가졌지만 학교성적이 좋지 않았고 좋아하는 수영에서도 마찬가지였다. 그녀는 아버지처럼 인생에서 가능하면 많은 것을 얻고 싶었지만 목표를 이룰 수 있는 신체적 · 정신적인 활력이 없었다. 아버지처럼 오후만 되면 바람이 다 빠진 상태가 되곤 하였다. 이런 비슷한 증상을 두 사람 모두 보이는 것을 볼 때 대사장애의 유전적 소질이 의심되었다.

나는 그에게 다량의 비타민 B 복합체 처방을 했다. 그는 매일 세 번 100mg의 B 복합체를 섭취하였다. 물론 이것은 대량 투여였다. 그는 거의 즉각적인 반응을 보였다. 불안정한 기분과 불안이 정말 하룻밤 사이에 감소되었고 닷새도 되지 않아 몇 달 걸렸던 것보다 효과를 보여 더욱 편한 나날을 지내게 되었다.

비타민 B 활용을 억제하는 그의 유전적 장애를 역전시키지 않았지만 그 대신 비타민 B를 과감히 섭취시킴으로써 효과적으로 보상을 해 주었다.

물론 비타민 B군은 뇌 장수 프로그램의 단지 한 요소에 지나지 않았고 그의 회복에는 프로그램의 다른 부분들도 똑같이 중요한 역할을 하였다. 그러나 확실히 말하기는 어렵다. 솔직히 말해 나는 정확히 어떤 방법으로 그를 도울 수 있는지 확인하는 것보다는 단지 그를 도울 수 있다는 점에 훨씬 더 관심이 많다.

그에게 적용된 프로그램의 다른 요소로는 식이요법, 스트레스 관리, 심혈관 운동, 심신수련법과 자연강장제 조절 등이 있다.

그는 프로그램의 일부인 자연적 요소에 너무나 잘 반응하였기 때문에 약물처방을 하지 않았다. 나는 약물처방을 좋아하지 않는다. 대부분의 환자에 대한 나의 목표는 영양 강화, 스트레스 관리, 운동을 통하여 신체가 치유력을 갖도록 북돋워 주는 것이다.

그 변호사의 식단에는 아주 약간의 변화만 주면 되었다. 그는 이미 건강에 유익하고 균형 잡힌 식단을 실천하고 있었다. 단지 육류 섭취를 줄이고 그 이외의 단백질이 많고 영양이 풍부한 음식을 더 많이 먹도록 권하였다.

그의 프로그램에는 광범위한 비타민과 미네랄 이외에 은행잎 추출물을 포함한 많은 자연 강장제를 규칙적으로 섭취하는 내용도 들어 있었다. 양질의 중국산 인삼제품인 청춘보(Ching Chun Bao), '녹즙' 제품, 다량의 비타민 C(매일 7mg까지) 등이다.

서양의 영양요법에 따르면 이런 처방은 인지기능을 위한 최적의 생화학적 환경을 만들어 주는 것이며, 동양의 해석에 따르면 기를 단단하게 하여 뇌로 올려 주어 강화시키는 것이다. 나는 동서양의 해석은 서로 다르지만 정확하다고 생각한다.

스트레스와 퇴화의 악순환에 아주 심하게 걸려든 그에게 스트레스 감소 또한 프로그램의 중요한 부분을 차지할 수밖에 없었다. 지적 능력이 떨어질수록 점점 더 스트레스가 쌓였고 스트레스가 많아질수록 지적 능력이 감소되었다. 그는 수 년 동안 더욱 많은 시간을 일하고 자신을 점점 더 밀어붙임으로써 인지적 쇠퇴를 보상하려고 하였다. 이런 결과 만성적인 코르티솔 과다분비를 일으켰고 지적·정서적 문제를 악화시켰다.

코르티솔로 인한 스트레스 반응을 생화학적으로 중지시키는 능력이 감퇴되어 그에게 이러한 고통이 시작되었다는 임상적 증거도 있었다. 이렇게 되면 뇌 퇴화의 악순환을 벗어나기가 매우 힘들어진다.

그는 스트레스에 대처하기 위하여 규칙적으로 명상을 하였다. 비록 편협한 합리주의자이긴 해도 그는 과학적으로 검증된 스트레스 관리요법에 열중하였다. 그는 사실 수년 동안 스스로 명상이라 부르지는 않았지만 여러 가지 명상을 하고 있었다. 이렇게 한 이유는 단지 이완하고 자신의 근심을 지워 버리고 싶었기 때문이었다.

그가 일관성 있는 조화로운 명상을 시작하자 스트레스 대처능력이 급속도로 좋아졌다. '이완반응'과 비슷한 명상수련을 하자 스트레스에 대한 그의 신체적 반응이 줄어들었다. 골치 아픈 상황에 대한 '불 같은 반응'이 줄어들었고 혈압도 내려갔으며 스트레스가 높은 상황에서도 비이성적 결정을 내리는 횟수가 훨씬 적어졌다.

이것을 서양식 용어로 말하면 신체적 스트레스 반응을 좀 더 효과적으로 통제하는 법을 습득하게 된 것이고, 동양식으로 말하면 자신의 초점을 유한에서 무한으로 옮겨 물질적 세계의 변화에 덜 취약해지는 법을 배운 것이라 말할 수 있다. 아무튼 훨씬 더 행복한 사람이 되었다.

그는 또한 명상요법과 함께 일련의 심신수련법을 시작하였다. 그는 수련과 명상을 동시에 하여 서로 간의 상승작용으로 두 가지 모두 증가되었다. 심신수련과 명상이 결합되면 긴장과 이완이 동시에 고양되므로 신체적 효과가 탁월하다. 이런 상태가 되면 기분이 좋아지고 신체적 치유가 일어난다.

그 변호사의 심신수련에는 약 30분간의 호흡, 운동, 명상이 들어 있는 기초척추보강훈련이 포함되어 있었다. 어려운 요가동작은 포함하지 않은 대신에 척추를 유연하게 하는 간단한 수련으로 구성하였다. 유연운동은 매우 긴장된 척추 아랫 부분에서 시작하여 중간으로, 그 다음 목으로 머리로 계속된다.

이 운동을 서양식 관점에서 보면 호흡과 신경전도가 이루어질 때마다 갇혀 있던 스트레스와 충돌하게 되는 부위인 허리, 명치, 목 부위의 근육 긴장을 풀어 주는 것이다. 또한 신경전달물질인 카테콜라민을 방출시켜 인지기능을 높인다. 그렇게 하여 뇌로 들어가는 산소를 증가시키며 포도당 대사를 도와준다. 또한 중추신경계 액이 척수에서 뇌로 잘 순환되도록 자극한다.

동양적 관점에서 보면 하단부 에너지 센터에 있는 근본적 생명에너지 혹은 차크라를 뇌에 있는 상단부 에너지 센터로 보내는 것이다. 다시 말하면, 개인적 에너지를 우주의 에너지와 연결하면서 에너지가 뇌에서 우주로 향하게 되는 것이다.

동서양 관점 모두에서 이 척추 에너지 수련은 유연성을 아주 높여 준다고 보지만, 동양의료 전통이 유연성을 비교적 더 중시한다. 사실 많은 동양 의사는 노화를 측정하는 데 나이보다는 유연성을 중요시한다. 나는 이 것에 전적으로 동의하지는 않지만 생각할 만한 가치는 있다고 본다. 유연 성은 근육뿐만 아니라 인생에서도 우리가 젊음을 유지하도록 도와준다. 만약 '부러지기보다 휘어지는' 것을 배울 수 있다면 더 건강하고 행복하 게, 더욱 젊게 살 수 있을 것이다.

변호사는 이 수련에 아주 긍정적인 반응을 보였다. 생활에 쫓겨 수련할 시간이 없었을 때는 전반적인 지적 에너지가 눈에 띄게 감소하였고, 수련 하면 실제로 지적 에너지가 솟아올랐다.

이 수련으로 그 변호사가 우주의 힘과 만날 수 있었는지는 알 수 없으 나, 그의 신념체계에 따르면 그는 단지 자신의 힘과 만났다. 그러나 결과 는 같았기 때문에 그가 어떻게 해석하는지는 문제가 되지 않았다.

프로그램을 한 지 5주가 되었을 때 그는 상태가 얼마나 호전되었는지 알 수 있었다. 보좌관과 고객이 함께 한 한 중요한 모임에서 그는 유달리 집중이 잘 되었으며 맑은 정신 상태를 느꼈던 것이다. 이런 상황에서 그를 괴롭히곤 했던 스트레스나 지적 쇠퇴를 거의 경험하지 않았다. 그는 그 모 임을 통제하였고 자신의 새로운 지적 활기를 보며 동료들이 놀라워하고 감동했다고 얘기해 주었다.

1년이 지나자 그는 완전히 다른 사람이 되었다. 오후만 되면 그를 괴롭 혔던 지적 피로감이 없어졌다. 하루 종일 정신이 맑았고 집중도 잘 되었고 변덕스러운 기분도 완전히 없어졌다. 직장의 업무에서 훨씬 더 강력한 능 력을 발휘하였고 가족과의 관계도 훨씬 나아졌다. 이제 더 이상 아내와 아 이들에게 민감하게 반응하지 않았다.

또한 어떤 기억력 보조장치 없이도 어렸을 때의 기억력을 되살리곤 하 였다. 중요한 정보를 쉽게 기억해 냈고 자동차 열쇠를 둔 장소와 같이 의식적으로 기억하지 않았던 사소한 사건들도 더욱 잘 기억할 수 있었다. 새로운 기억을 저장하고 이미 기억된 것을 효과적으로 끄집어내는 데 필요한 적절한 뇌의 생화학적 상태를 만들었다. 그는 다시 태어난 느낌이라고 말했다. 이것은 그의 뇌가 다시 생명을 얻었음을 의미하는 것이다.

3년 뒤 워싱턴에서 의학 강연으로 다시 만났을 때, 그는 10년은 더 젊어 보였다. 분명 그는 재생하는 중이었다.

의지력이 없었던 여자 환자

이미 말했듯이 그 변호사는 의지가 없었던 64세의 여성 환자보다 더 빨리 회복하였다. 변호사와는 달리 그녀에게는 신경학적 손상이 있었고 변호사만큼 프로그램에 성실하게 참여하지 않았기에 좀 더 느린 반응을 보였다.

예를 들어, 그녀는 식단에 변화를 주는 것을 싫어하였다. 일반적으로 뇌장수 프로그램의 가장 초기 단계에서는 적극적으로 참여해야 하고 첫 주 동안에는 자신의 식사요법을 최대화해야만 했다. 혈장 콜레스테롤을 감소시켜서 대뇌로 가는 혈액을 증가시키도록 해야 하기 때문에 잠시 동안 채식으로 전환할 것을 충고하였지만 그녀는 계속 비교적 지방함량이 높은 식사를 고집하였다. 자신의 인지능력을 향상시키길 원했지만 절제를 잘하는 타입은 아니었다.

이처럼 어떤 수련에도 성실하게 참여하지 않았다. 프로그램 초기에도 별로 탐탁지 않아 하면서 심신수련을 했고 약간의 변화만 일어났다.

당신은 내분비계 이상과 인지적 쇠퇴가 분명했던 그녀가 자신의 상태를 호전시키기 위해 아주 적극적이었을 거라고 생각했을 것이다. 하지만 불행히도 그녀의 상태는 불가능해 보였다. 그녀의 신체적 문제가 그녀의 의지를 파괴했지만 신체적 문제의 해결을 위해서는 진정 의지력이 필요하였다.

나는 이 악순환에 개입하기 위하여 디프레닐과 DHEA를 처방하였다. 나는 이 약들이 의지력을 다시 불러일으킬 것이라 믿었다.

약 30년 전에 항우울제로 개발된 디프레닐은 뇌가 신경전달물질 도파민을 만들도록 자극한다. 도파민이 극도로 모자라면 파킨슨 병에 걸리고 적절한 수준에 못 미치면 우울증, 무기력, 인지장애, 성욕감소 등이 생긴다.

도파민은 에너지를 불러오는 신경전달물질이므로 부족하면 무감각한 마비증세를 일으킬 수 있다. 그렇지만 디프레닐은 도파민을 적절한 수준으로 회복시키며 손상된 뇌세포를 복구시키며 학습력, 체력, 운동력을 자극한다. 동물실험에서는 수명을 40%까지 연장시켰으며 인간을 대상으로 한 실험에서는 기억력과 집중력, 언어 능력을 향상시켰다. 이 64세의 여성은 디프레닐에 신속하고도 고무적인 반응을 보여 다시 활력과 에너지를 되찾았다.

DHEA에 대한 반응도 마찬가지였다. DHEA는 보통 나이가 들면서 감소하는 스테로이드 호르몬의 형태다. 이것은 신경계에서 신경보호 성장 요인의 역할을 하므로 뇌세포의 대사이상을 막아 준다. DHEA가 부족하면 종종 기억력 손상이 온다. 사실 뇌 속의 DHEA의 양은 기억력이 최고조에 달하는 25~30세 즈음에 절정을 이룬다. 그러나 DHEA는 코르티솔과 비슷한 생화학적 과정에 사용되므로 코르티솔에 반비례하여 코르티솔이 증가하면 DHEA는 감소한다.

나는 DHEA를 25~30세 수준의 용량으로 처방한다. DHEA가 이 수준으로 회복되면 보통 기억력 증가, 성욕 증가, 부드러워진 관절, 에너지 증가, 집중력 향상 같은 재청춘 효과가 분명 나타난다.

의지력이 약해진 이 환자와의 첫 면담 때, 그녀는 머리를 들기 위하여 턱을 받쳐야 할 정도로 힘이 없었다. 내 말에 집중하는 것조차 힘들었고 아무런 의욕도 남아 있지 않았다. 치료 초기에 나는 그녀를 격려하였으나, 그녀는 거의 귀를 기울이지 않았다.

게다가 처음 만났을 때 그녀는 부어 있었으며 너무나 창백하였다. 아마 그녀가 수년 동안 견뎌 왔던 만성적 스트레스가 항이뇨 호르몬을 분비하여 수분을 품게 했을 것이다. 그녀의 혈색이 나쁜 것도 머리와 얼굴을 비롯하여 말초 부위의 순환이 원활하지 않은 결과라고 짐작했다.

그러나 디프레닐과 DHEA를 섭취하자 이런 신체적 증상이 급격히 사라졌다. 한 달도 안 되어 그녀의 뺨은 불그레해졌고 부기도 빠졌다. 더 이상 손으로 머리를 받칠 필요도 없었다. 이제 바른 자세와 훨씬 활기찬 표정으로 나를 바라보기 시작하였다.

분위기도 밝아졌고 섬세해졌다. 그녀의 치료를 맡았던 전통 중국 의사가 기가 훨씬 잘 모이고 순환이 잘 된다고 하였다. 그녀의 기분과 지적인 면도 놀랄 만큼 향상되었다. 우울증이 없어졌으며 지적 집중력도 더 예민해졌다.

두 달이 채 안 되어 단기 기억이 눈에 띄게 향상되었다. 그녀의 기억력 문제의 근본 원인은 우울증과 집중력 감소가 더해져 생긴 것으로 보였다. 이것은 흔히 심각한 기억장애와 유사한 증상을 보인다. 이러한 사람들의 문제는 단지 새로운 기억을 저장할 수 있을 정도로 오랫동안 충분히 집중할 수 없다는 것뿐이다.

DHEA와 디프레닐은 우울증을 감소시키고 집중력을 높였다. 두 가지 약 모두 그녀에게 엄청난 에너지를 주었다. 에너지가 생기자 의지력이 되살아났다. 내가 생각한 것처럼 향상하고 싶은 의지가 부족한 것이 아니라 단지 욕망을 일으키는 데 필요한 생명 에너지가 없었을 뿐이었다.

의지력이 생기자 뇌 장수 프로그램에 훨씬 더 열심히 참여하기 시작하였다. 식단을 향상시켰고 인삼과 같은 자연강장제를 꾸준히 섭취하였다. 점차 약물처방을 자연 강장제로 대체하기 시작하였다. 그녀의 자연적 에너지가 돌아왔고 디프레닐이 너무 자극적인 것 같다며 용량을 줄여 줄 것을 요구하였다.

1년이 채 되지 않아 그녀는 현저하게 회복되었다. 쾌활해졌고 빈틈이 없어졌고 자신만의 독특한 관점과 양식이라는 삶의 본질을 다시 파악했다. 그녀는 낭만적인 새로운 인간관계를 시작했으며 문제 청소년을 돕는 도전적인 일도 시작하였다. 이제 새로운 자신의 삶을 살기 시작한 것이다.

이 환자의 회복은 나에게 중요한 점을 시사해 주었다. 태도가 새로워지고 긍정적으로 향상되려면 생화학적인 새로운 변화가 필요하다. 요즈음 긍정적인 태도가 기적적으로 신체적 치유를 일으킨다는 믿음이 널리 퍼져 있다. 이것은 흔히 사실이기는 하지만 극단적이고 비논리적으로 이런 식의 접근을 하는 의사가 너무나 많다. 그들은 항상 긍정적인 태도야말로 신체적 치유로 가는 첫 단계라고 주장한다. 하지만 때로는 신체적 치유가 긍정적 태도를 가지게 하는 첫 번째 단계일 수도 있다.

태도와 생화학은 상호 보완적 관계다. 나는 의사와 환자가 치유 철학에서는 아주 실용적이고도 유연해야 한다고 믿는다. 어떤 제한되고 고립된 철학에 매몰되어서는 안 되며 치유를 일으키는 한 무엇이든지 받아들여야 한다.

케네디의 보좌관이었던 환자

이제 나를 가장 감동시킨 환자의 경우를 이야기해 보기로 한다. 그는 한 때 케네디의 보좌관이었던 나이 든 신사였다. 그는 투쟁가였고 그의 투쟁 은 항상 힘든 것이었다.

이미 앞에서 말한 대로 그가 나를 만나러 왔을 때는 이미 알츠하이머형 치매의 세 번째 단계에 이르렀을 때다. 그는 자신의 담당의사가 이후 7~8 년 내에 알츠하이머형 치매로 뇌가 파괴되어 자신의 정체성을 잃게 될 것 이라고 말했다고 하였다.

첫 번째 만남에서 그는 집중력이 이미 떨어진 상태였는데도 내가 추천 하는 것을 아주 주의 깊게 열심히 들었다. 그러나 예기치 않은 일이 발생 하였는데 간호대학 학생이었던 그의 딸이 나의 보완의학에 대한 염려를 나타낸 것이다. 전통의학을 공부하는 그녀는 영양요법이나 자연강장제 같 은 치유법의 효과에 대해 매우 회의적이었다. 그녀는 자신의 아버지에게 주치의가 진단하고 처방한 치료법으로 하자고 재촉하였다. 이 노신사는 딸의 의견을 거절할 정도로 매정하지 않았기에 우리의 면담은 여기서 끝 났다.

몇 달 뒤 그가 잘 지내는지 연락을 해 보았다. 그는 내가 우려했던 것보 다 잘 지내고 있었다. 다행히도 나의 치료철학에 훨씬 더 수용적이었던 자 신의 아들과 함께 내가 제안했던 것과 아주 비슷한 뇌 장수 프로그램을 스 스로 하고 있었다.

그는 고지방이고 혈행을 방해하는 음식을 제한하고 단백질과 복합 탄수 화물이 풍부하고 영양이 농축된 건강 식단을 실행하고 있었다. 게다가 인삼이나 은행잎과 같은 중요한 자연강장식품으로 보충을 하고 있었고 기억의 주요 화학적 전달자인 아세틸콜린의 영양적 전구물질인 기억강화 영양제 레시틴을 다량 복용하고 있었다. 그는 지적 활발함을 유지하고 스트레스를 통제하려고 노력하면서 운동도 겸하고 있었다.

그의 딸이 아직도 보완의학에 대해 망설이기 때문에 자기 나름대로 만든 프로그램을 한다고 말했다. 가족과 불화를 일으키는 것은 도움이 되지 않기에 나는 이러한 의견을 존중하였다.

더군다나 아들이 포괄적이고 조화로운 뇌 장수 프로그램을 실천하는 것을 도와주고 있었는데, 그는 1980년대 가장 성공적인 회사의 회장이었고 부친의 건강을 위한 길을 아주 잘 안내할 수 있는 사람이었다.

만난 지 1년 6개월쯤 지난 후에 다시 그와 연락이 닿았는데 그의 상태를 듣고 정말 기뻤다. 그는 처음 만났을 때보다 지적으로나 신체적으로 훨씬 더 좋은 건강상태였다. 그리고 여전히 자신의 뇌 장수 프로그램을 정열적으로 실천하고 있었다.

이론적으로는 그가 이때쯤이면 상태가 더 악화되었어야 했다. 표준의학적 예측으로는 단기 기억이 없어지고 장기 기억이 점점 더 사라지는 알츠하이머형 치매 후기에 근접해야 했다. 그러나 그는 병의 진행을 멈추게 했을 뿐 아니라 오히려 상태가 더 좋아졌던 것이다.

삶의 남은 기간 동안 알츠하이머형 치매 증세가 더 악화되지 않고 살 수 있을지는 예견하기 어렵지만 적어도 진행을 느리게 할 수는 있을 것이다. 알츠하이머형 치매가 그의 지력을 파괴하기 전에 삶을 마감할 수 있다면 그것이야말로 효과적으로 그 병을 물리친 것이다.

알츠하이머형 치매에 대한 이 노신사의 용기 있는 투쟁으로 말미암아 나는 의사가 감독하지 않더라도 프로그램이 효과적일 수 있다는 중요한 교훈을 얻게 되었다.

결국 이 프로그램은 환자 자신이 설계하여 실천하는 생활습관 프로그램인 것이다. 동기와 지식만 충분하다면 누구나 자신의 뇌를 잘 돌보그 영양공급을 하여 아주 놀라운 결과를 얻을 수 있다.

이제 제1부를 마치려 한다. 이 장에서 뇌 장수법을 완전히 소개한 셈인데 내 프로그램의 원칙을 알게 되었을 것이다. 다음 장에서는 자신의 뇌장수 프로그램을 시작하기 전에 알아야 할 뇌 장수 프로그램의 다섯 가지원칙을 배울 것이다. 제2부의 나머지 장에서는 기억이 어떻게 형성되고, 일반적으로 세월에 의해 뇌가 어떻게 노화되는지를 배운다. 그런 후 제3부에서는 뇌 장수에 성공할 수 있는 방법을 자세히 공부하게 될 것이다.

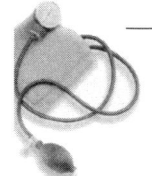

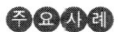 주·요·사·례

너무 빠르거나 늦은 때란 없다.

M. B.는 벨트웨이 변호사의 딸이었다. 내가 처음 이 소녀를 만났을 때 그녀는 학업과 가장 좋아하는 운동인 수영을 뛰어나게 잘하기 위하여 무진 애를 쓰고 있었다. 그러나 애석하게도 계속하여 목표에 도달하지 못했다. 그녀는 아버지처럼, 특히 늦은 오후만 되면 지적 에너지가 눈에 띄기 감소하곤 하였다. 이런 상태가 되면 집중을 잘하지 못하였고 수영할 에너지를 모을 수 없었다.

불행히도 그녀는 너무 어렸기에 그런 문제가 타고난 것이라고 믿기 시작하였다. 그녀는 그런 문제가 없는 자신은 상상할 수가 없었던 것이다. 그래서 자신을 그저 그런 학생이고 보잘것없는 운동선수라고 여기게 되었으며, 스스로를 승리자라고 보지 않았다.

그녀의 뇌 장수 프로그램은 아버지의 것과 비슷하였다. 그녀는 아버지의 도움과 격려로 성실하게 프로그램을 따라 하였다. M. B.의 반응은 빠르고도 놀라웠고, 주기적이던 지적 피로감을 극복하였다. 성적이 극적으로 향상되었고 수영선수로서의 실력도 향상되었다. 몇 달 만에 그녀는 완전히 새로운 자기개념을 갖게 되었고 이제 자신을 승리자로 바라보았는데, 실제로 그러했기 때문이었다. M. B.는 다행스럽게도 삶의 초기에 뇌 장수 프로그램을 시작하였다.

또한 아주 늦게 프로그램을 시작한 한 환자가 있었다. P. L.은 의지가 약했던 여성 환자의 어머니였다. 이 의지가 약한 환자는 프로그램에 자신이 반응을 보이기 시작하자 너무 흥분되어서 자신의 어머니를 나에게 데려왔다.

P. L.은 91세였고 이제 양로시설에 들어가려는 참이었는데, 그녀의 인지기능이 쇠약해지고 있었다. 그녀는 말하는 중간에 자주 멍해졌으며 무엇을 얘기하는지를 잊어버렸다. 또한 스토브 위에 음식을 올려놓고 나간다든지 사소한 집안일에 멍청해지는 때가 많았다. 그녀와 딸은 모두 그녀에게 도움이 필요한 상황이 왔다고 생각했다. 그러나 누구도 어머니가 그러한 상태에 내몰리는 것을 원치 않았다.

내가 이 91세 환자에게 한 첫 번째 일은 프레그네놀론이라는 약을 처방하는 것이었다. 이 약은 딸이 효험을 보았던 DHEA 호르몬 같은 몇몇 호르몬의 전구물질이다. 이 노인에게 DHEA를 처방할 수도 있었지만 나의 임상경험에 따르면 고령의 노인은 DHEA보다 프레그네놀론에 더 잘 반응하였다.

그 노인의 결과는 아주 좋았다. 이 처방이 그녀의 인지기능을 강력하게 자극하여 건망증을 없애 주었다. 그녀는 곧이어 디프레닐을 복용하였고 지적 기능이 훨씬 더 좋아졌다. 몇 달 만에 그녀는 자원봉사활동에 적극적으로 참여하기 시작했으며, 심리학 박사인 그녀는 교회 모임을 지도하기 되었다. 그녀는 정말 스타 환자여서 텔레비전 뉴스 프로그램에서 내 프로그램에 관한 인터뷰를 하기도 하였고 학회를 지도하는 모습이 녹화되기드 하였다.

이 두 환자에 관해 내가 말하려는 것은 무엇인가? 대답은 명백하다. 뇌장수 프로그램을 하기에 너무 늦은 때나, 빠른 때는 없다는 것이다. 어떤 나이든지 최적의 지적 상황이야말로 누구나 누려야 할 가장 소중한 경험 중 하나이기 때문이다.

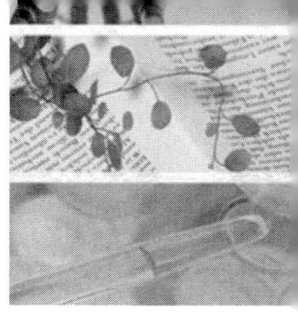

PART 2
뇌는 어떻게 작용하는가

뇌 장수법의 다섯 가지 원칙

자, 이제 당신과 함께 뇌로의 멋진 여행을 출발하려 한다. 그곳에는 당신이 아는 것보다 훨씬 더 많은 것이 있다. 당신의 뇌에 지식과 지혜가 가득 차 있지만 기억력과 인지능력이 닳고 상하고 발달되지 않아서 이 순간 부분적으로 접근이 안 될 수도 있다.

그러나 그 이해의 창고는 절대 없어지지 않고 아주 활발하게 물리적으로 부호화되어 당신을 기다리며 분명히 그곳에 있다. 당신이 그곳에 닿으면 아마 새로운 사람이 된 것처럼 느낄 것이다. 더 이상 지금의 늙고 오래된 당신으로 느끼지 못할 것이다. 그렇다고 해서 전혀 다른 새로운 사람으로 탄생하는 것은 아니며 태어난 날부터 당신 안에 존재하던 진정한 자아로 돌아가는 것이다. 진정한 자아는 삶에서 밀려오는 스트레스와 피로, 신경학적 독소와 두려움과 분노로 상처를 입었던 것이다. 이 모든 삶의 처벌에도 불구하고 그것은 여전히 그곳에서 당신을 기다리고 있다.

아마 자신의 풍요로운 지각상태인 진정한 자아를 얼핏 짧은 순간 맛보

앉을 수도 있다. 그러한 순간의 경험은 강력하고 특별하여 아주 신비스럽게 보인다.

그러나 당신의 진정한 자아를 느끼는 것에 대해 신비스러워해야 할 것은 하나도 없다. 도리어 가장 불가해한 것은 왜 우리 인간들은 가장 잘 알아야 하는 주제, 즉 바로 우리 자신에 대해 많은 시간을 무지의 안개 속에서 보내느냐는 것이다.

아마도 마음이 지닌 풍성한 힘을 느꼈던 시기는 아이였을 때일 것이다. 시간의 촉박함 속에서 생존, 성공하려는 투쟁 등으로 약해져 버린 인지적 힘을 아이들은 가지고 있다. 예를 들면, 아이 10명 중 1명은 선명한 사진 같은 기억을 할 수 있는데, 어른이 되면 이 중 10%만이 이 능력을 유지하고 있다. 또한 새로운 언어를 원어민처럼 표나지 않게 말하는 것을 배울 수 있는 이도 18세 이하의 아이들이다.

이런 마음의 잠재력을 경험할 수 있는 또 다른 시간은 아마 요가와 같은 공식명상이나 아름다운 일몰에 도취될 때와 같은 자발적 명상의 순간일 것이다. 이러한 순간에 당신의 뇌는 인지의 통찰력을 제공하는 세타파의 힘으로 물결칠 것이다.

또한 순간적인 도전을 할 때도 마음의 기적을 경험했을 것이다. 직업적인 도전 또는 중요한 운동경기에 참여할 때 이런 현상이 일어난다. 아마 당신 앞에 이러한 도전이 있다면 무조건적으로 준비하고 성공을 기원하며 온 힘을 모아 두려움과 의심을 떨쳐 내고, 맑고 투명한 마음으로 지성과 감성을 완벽하게 조화시켜서 도전을 헤쳐 나갈 것이다. 이런 상황에서는 그야말로 시간이 멈춘다. 이런 현상을 한 번이라도 경험한 적이 있다면 때로 그러한 순간을 꿈꾸며 그리워할 것이며, 승리의 결과가 아니라 성공을 이루었을 때의 느낌을 음미할 것이다.

만약 당신이 이러한 경험을 한 적이 있다면 이미 당신 안에 있는 광대한 힘과 이해의 창고를 알고 있는 것이다. 지금 당신에게 필요한 것은 그 창고에 접근하는 것이다. 당신이 뇌 장수법의 원칙을 적용하면 날마다 고양된 인지기능과 내적 지각에 접근하고 실제로 날마다 완전한 뇌력의 순간을 경험하기 시작할 것이다. 그러한 정신적 절정 경험은 길 수도 짧을 수도 있지만 그 순간 영원한 영감을 경험할 것이므로 그 길이는 문제가 되지 않는다.

하루를 마감하는 시간에도 문제를 해결하고 결정을 내릴 수 있는 큰 능력을 가졌던 오전과 똑같이 인지력이 향상될 것이다. 그러한 시간에 당신의 기억은 아이 때만큼 예리하고 맑을 것이다.

게다가 뇌 장수 프로그램에 참여하면 할수록 높은 지력의 미래를 보장받을 수 있다. 모든 생명체에는 생물학적 쇠퇴가 있듯이 반대로 지적 존재가 밟을 수 있는 재생의 계단도 있다.

성공은 성공을 낳는다. 힘 위에 힘이 쌓인다. 이제 당신이 지을 차례다. 뇌 장수법의 원칙들을 당신의 생활에 적용할 때가 되었다. 이제 당신은 인지적 능력을 높여 주는 다섯 가지 원칙을 안내받을 것이다.

뇌는 살과 피로 되어 있다

당신이 소유하는 모든 지식과 당신이 가졌던 모든 기억은 물리적 실체로서 존재한다. 만약 아주 성능 좋은 현미경이 있다면 당신의 생각과 기억을 볼 수 있을 것이다. 생화학적 구조물, 세포 속의 DNA 코드의 변화물과 에너지의 생체전기를 보게 될 것이다.

당신의 마음, 기억과 사고는 살과 피로 이루어져 신체적 훼손과 남용으로 인해 상처를 입는다. 알코올과 향정신성 약품 같은 화학물질이 뇌를 손상할 수 있다는 것은 분명하며 스트레스와 영양 부족, 신체 및 지력 훈련 부족, 여러 가지 독소로 손상을 입는 것은 다소 덜 분명하다.

그러나 광범위한 신체적 생화학적 접근으로 뇌를 보호하고 고칠 수 있다. 나는 이 책을 통하여 당신의 인지기능과 기억을 향상시키기 위해 취할 수 있는 단순하지만 효과적인 물리적 방법들을 소개할 것이다.

나는 이런 물리적 방법들이 많은 기억 보조 장치나 기술을 배우는 것보다 기억력 향상에 더 도움이 될 것이라고 확신한다. 다른 책에 나오는 기억법으로 기억을 그럭저럭 유지할지 모르지만 근본적으로는 별 도움이 안 된다. 나의 목표는 물리적으로 좋지 않은 기억력을 좋은 기억력으로 변화시키는 것이다.

당신의 생각과 기억이 살과 피로 되어 있다고 생각하는 것이 낯설 수도 있다. 기억이 물리적으로 존재한다는 것을 가장 극적으로 증명하는 것 중의 하나가 플라나리아라는 원시적 벌레에 대한 실험이다. 과학자들이 한 무리의 플라나리아를 어두운 상자에 두었다가 빛을 비추는 실험을 하였다. 빛을 비출 때마다 그 벌레에게 전기 충격을 주었다. 벌레들은 빛을 볼 때마다 충격을 예상하고는 몸을 돌돌 마는 것을 학습하였다. 후에 과학자들은 이 벌레들을 가루로 만들어서 새로운 벌레에게 먹였다. 이 벌레들도 공처럼 말렸다. 그들은 기억을 먹음으로써 학습한 것이 분명했다.

이 실험은 보통 본능이라는 기억형태가 물리적으로 존재하는 것을 증명하는 것이다. 우리는 모두 많은 본능적인 기억을 갖고 태어난다. 그러한 본능들은 눈동자 색과 마찬가지로 우리의 유전적 부호의 한 부분인 것이다.

치료적 관점에서 볼 때 마음과 기억이 물리적 존재라는 것은 상당히 중요하다. 그것은 물리적 수준에서 마음과 기억에 관여할 수 있음을 의미한다. 우리는 '마음 위에 물질을 둘' 수 있다. 또한 '물질 위에 마음을 둘' 수도 있다.

뇌가 지닌 힘은 무한하다

뇌는 세상에서 가장 복잡하고도 무한한 능력을 지닌 존재로 어떤 별보다 화학적으로 정교하고 다양하며 컴퓨터보다 더욱 광범위한 사실을 저장하고 있어서 언제나 정보에 접근할 수 있다. 사실 뇌는 너무 복잡해서 인간이 완전히 이해할 수는 없다. 뇌가 이해될 수 있을 만큼 단순한 것이라면 인간이 너무 단순해져 오히려 이해할 수 없을 것이라는 말도 있다.

뇌의 능력은 믿기 어려울 정도로 무한하지만 아직 완전한 능력은 개발되지 않은 채 미지의 영역으로 남아 있다. 1980년대까지만 해도 인간은 뇌의 일부분만을 사용한다고 믿었다. 그러나 이것은 사실이 아니다. 최근에는 영상 기법과 같은 과학기술의 진보로 인하여 실제로 뇌의 모든 것을 사용한다는 사실이 밝혀졌지만 최대한 효과적으로 사용하지는 않는다.

그러나 많은 뇌 장수 프로그램 환자는 뇌의 효율성을 증가시켜 이제 더 빨리 생각하고 정보를 더 잘 받아들일 수 있게 되었다.

뇌 장수 프로그램에 참가한 환자에게 흔히 나타나는 또 다른 흔한 반응은 일상 경험에서의 풍경과 소리, 냄새와 질감 등 주위 환경에 대해 더욱더 전방위적으로 감지하고 기억할 수 있게 된다는 것이다.

나는 이렇게 감지능력이 높아진 것은 부분적으로 그들의 이완 수준이 일반적으로 높아졌기 때문이라고 믿는다. 모든 뇌 장수 프로그램 환자들은 코르티솔이 뇌에 미치는 악영향을 피하도록 하는 이완 계획을 세운다. 고요함에 대한 느낌은 심리적으로 일상생활을 더 잘 지각할 수 있도록 도와준다.

그러나 환자들이 주위 세상에 대해 더욱 민감하게 알아차릴 수 있게 된 것은 뇌를 더 발달시켰기 때문이다. 그들 대부분은 변연계라는 뇌의 중요 부위가 눈에 띄게 활성화되는 것을 경험한다. 변연계는 정서와 기억을 맡고 있으며 코르티솔에 의해 가장 많이 손상되는 부분이다. 변연계가 활성화되면 환자들의 기억력과 정서적 안녕감이 확실히 높아진다.

몇몇 환자의 경우 변연계의 활성화는 신경학의 가장 흥미로운 현상 중의 하나인 공감각(synesthesia)이라는 능력을 약간 높이기도 한다. 공감각이란 간단히 말해 감각들을 섞고 조합하는 것이다. 어느 정도의 공감각은 아주 흔한 것이기에 당신도 느꼈을지 모른다. 예를 들면, 미각과 후각은 아주 가깝게 연결되어 있다. 냄새가 좋지 않다면 맛도 좋지 않을 것이다. 대부분의 사람은 아주 높은 소리에는 밝은 색을 연상하고 낮은 소리에는 어두운 색을 떠올린다.

10만 명당 1명꼴인 예민한 공감각을 지닌 사람들은 문자 그대로 소리를 볼 수 있고 색을 냄새 맡을 수 있다. 정신분열적 환각과 비슷한 다소 혼란스러운 특징처럼 보일지 모르지만 병리학적 현상이 아니며 그것을 경험하는 사람들에게 어떤 고통도 일으키지 않는다. 실제로 공감각을 지닌 이들은 세상에 대해 너무나 풍부하고 감각적인 경험을 가질 수 있으므로 일반적으로 이런 현상을 즐기며 그러한 감각이 약해지면 대개 그 상실을 애석해한다.

공감각은 창조적인 사람들에게서 더욱더 높게 나타난다. 작가 블라디미르 나보코프(Vladimir Nabokov)는 색깔 있는 청취를 했고 화가 조지아 키페(Geiorgia O' Keeffe)는 음악을 볼 수 있었다. 제리 가르시아(Jerry Garcia)는 "나에게 악보는 모양과 형태, 색을 가진 것이다." 라고 말한 적이 있다.

공감각이 높아지면 기억력이 믿을 수 없을 정도로 좋아진다. 예를 들면, 유명한 심리학자 루리아(A. R. Luria)가 연구한 셰르셰프스키(Shereshevskii)라는 러시아의 한 유명한 공감각자는 그가 알지 못하는 언어로 된 수백 개의 숫자와 시 그리고 끝이 없는 철자의 연속물들을 기억할 수 있었을 뿐만 아니라 이것을 거꾸로 외울 수 있었고 수년간이나 기억할 수 있었다. 사실 그의 관심은 오히려 정보를 잊어버릴 수 있는 방법을 찾는 것이었다. 그는 칠판에다 적고 다시 지워 버리는 방식으로 이 문제를 해결했다.

공감각이 어떻게 기억을 돕는지는 아무도 확신할 수 없다. 그러나 아마도 공감각이 개개의 기억을 더 잘 연상하도록 해 주기 때문일 것이다. 즉, 숫자를 보고 큰 소리로 읽으면 기억하기가 더 좋아지는 것과 마찬가지다. 예를 들면, 아무 특징이 없는 날보다 매섭게 춥고 화창한 날에 한 산책은 모든 감각이 경험을 기억하기가 더 쉬울 것이다.

환자 중 어느 누구도 깊은 공감각을 이루지도 못했고 원하지도 않았으나 많은 이가 자신의 정신적 도구를 정교하게 조정함으로써 자신의 주위를 좀 더 풍부하고 질감 있고 충족시키는 쪽으로 경험하였다.

그러나 공감각이 향상되지 않은 사람들도 실제로 완벽한 기억을 할 수 있다. 유명한 기억 전문가인 에딘버그 대학교의 에이킨(A. C. Aitken) 교수는 거의 초자연적인 기억을 수행할 수 있었다. 그는 일단 25개의 단어를 문학작품 한 구절과 함께 외웠다. 그리고 27년이 지난 후에도 그 단어를 순서대로 기억하고 그 구절을 실수 없이 암송할 수 있었다.

이런 수준의 암기는 완전히 당신의 능력을 넘어서는 것이나 놀랍게도 사실은 그렇지 않다. 만약 전극을 대부분의 장기 기억을 보관하는 뇌의 측두엽에 직접 붙인다면 거의 사진같이 완벽하게 과거의 사건을 기억할 수 있다. 이런 절차를 여러 번 시행해도 거의 항상 동일한 효과, 즉 실제 사건을 되살리는 것과 거의 같은 느낌의 경험 반응을 보였다. 이런 사람은 오래전 잊힌 장면에 관한 축어록과 세세한 부분을 기억할 수 있다.

요컨대 장기 기억으로 간 대부분의 기억이 아직도 그곳에서 당신이 부활시켜 주기를 기다리고 있다. 비록 지금은 기억력이 좋지 않더라도 기억력을 향상시킬 수 있는 훨씬 더 많은 가능성이 있음이 거의 확실하다. 예를 들면, 철학자 윌리엄 제임스(William James)는 삶의 마지막 몇 년 동안 자신의 기억력이 걱정되어 강력한 의지로 존 밀턴(John Milton)의 열두 권짜리 실낙원을 모두 외워 버렸다. 이 과제를 마치는 데는 한 달이 걸렸는데 그는 진실로 영감을 주는 경험이었다고 말했다.

그러나 특별한 기억력을 개발하기 위하여 위대한 사상가가 될 필요는 없다. 나폴레옹은 수천 명의 휘하 장병 이름을 외웠고, 사업가 찰스 슈와브(Charles Schwab)는 8,000명이나 되는 종업원의 이름을 알고 있었다. 정치가 제임스 팔리(James Farley)는 5,000명의 사람을 일일이 이름으로 불렀다. 조지 마셜(George Marshal) 장군은 실제로 제2차 세계대전의 모든 사소한 사건을 기억했으며, 지휘자 아르투로 토스카니니(Arturo Toscanini)는 100개의 오페라와 250개의 교향곡의 각 악기 악보를 모두 암기할 수 있었다. 반드시 알아야 할 것은 마음과 기억의 힘은 정말 끝이 없다는 사실이다. 뇌는 현재 상태에 상관없이 물리적으로 훨씬 더 큰 효율성으로 작동할 수 있다.

뇌는 무한한 기쁨과 즐거움을 선사한다

당신이 지금 무엇인가 최대한의 생산적 결과를 위하여 고군분투하는 상황이라면 일상의 기쁨과 즐거움을 거의 잊어버렸거나 즐거움을 느낄 수 있는 생물적 능력에 문제가 생겼을 수도 있다. 하지만 이 능력은 다시 찾을 수 있다.

만약 최상의 지적 능력을 원한다면 반드시 이 능력을 다시 획득해야 한다. 온전한 지적 능력을 재생시키는 가장 좋은 방법 중의 하나는 다시 한 번 어린아이 때처럼 생활 속에서 가능한 많은 즐거움을 찾는 것이다.

오랫동안 스트레스로 가득 찬 하루하루를 힘겹게 헤쳐 가면서 당신의 기억과 유연성 있는 지능 혹은 뇌 능력은 물리적 손상을 입었을 것이다. 계속 쌓이는 스트레스 상태에서 벗어나지 못하면 만성적으로 뇌를 파괴하는 코르티솔을 과잉 분비하게 되어 뇌의 기능이 떨어진다.

불행히도 인지적 기능이 떨어지면 사람들은 그 인지기능 감퇴를 보충하기 위하여 더욱 심하게 자신을 몰아붙이는 경향이 있는데, 이 때문에 악순환이 시작된다. 일반적으로 악순환이 시작되면 기쁨을 상실하고, 삶이 너무나 힘겹게 느껴져서 즐거움이 사라진다.

이 악순환은 기쁨을 느낄 수 있는 능력에 생물학적인 대가를 치르게 하여 안녕감, 행복감과 흥미로움을 일으키는 뇌 안 생리적 기능과 구조에 손상을 입힌다.

만성적 스트레스로 인해 빼앗기는 중요한 뇌 화학물질은 신경전달물질 노르에피네프린인데, 이것은 기억을 고정시키고 긍정적인 행복감의 유지를 도와주는 것으로 뇌의 쾌감 과정에 꼭 필요한 성분이다.

그러나 행복감에 훨씬 더 파괴적인 또 다른 생리적 현상이 있다. 뇌의 생화학이 지나치게 오랫동안 혼란상태에 있으면 결국 쾌감상실증 (anhedonia) 상태로 가게 되어 더 이상 생화학적으로 흥분되거나 행복해하고 즐거워질 수가 없게 된다. 이런 상태는 코카인 같은 아주 자극적인 약물을 만성적으로 남용한 이들에게서도 흔히 나타난다. 이런 사람들은 노르에피네프린과 카테콜라민이라는 신경전달물질을 비롯한 기쁨을 불러 일으키는 화학물들을 완전히 소모해 버린 것이다.

오랫동안 스트레스가 많은 작업을 마치면 약한 쾌감상실증을 경험할 수 있다. 드디어 일을 끝내고 기뻐해야 하지만 실제로는 아무런 기쁨도 느낄 수가 없고 그냥 무감각한 상태인데 이것이 바로 쾌감상실증이다. 당신의 뇌가 가진 행복 화학물이 과도한 스트레스로 인해 소진되어 버린 것이다.

다행히도 이런 상태는 일반적으로 회복할 수 있다. 이완하고 뇌가 화학적 결핍을 다시 채우면 쾌감상실은 사라진다. 뇌 장수 프로그램의 환자들은 프로그램이 뇌의 결핍된 생화학적 환경을 다시 형성하므로 비교적 빨리 이런 상태를 극복한다.

그러나 많은 환자는 보통의 기쁨과 즐거움을 느낄 수준을 얻는 것에만 만족하지 않는다. 최적의 지적 기능을 원한 것처럼 가능한 최고의 행복수준을 추구하려 하고 이러한 소망을 가진 많은 사람이 이전의 어느 때보다도 더 행복하게 된다.

뇌의 쾌감 과정의 최적 기능을 얻기 위한 첫 번째 단계는 전반적인 뇌의 생화학적 균형을 맞추고 채우는 것이다. 두 번째 단계는 정서적 투입을 진행하는 뇌의 기쁨 센터인 변연계의 편도체 기능을 생화학적으로 도와주는 것이다.

예를 들어, 외과수술로 편도체를 제거하면 행복감을 느낄 수 있는 능력을 잃는데, 실제로 정서를 느낄 수 있는 모든 능력을 상실하게 된다. 그들은 정서적으로 사망한 것이나 다름없기 때문에 정서를 잃어버린 것을 후회할 능력도 상실해 버린다.

동물의 편도체를 제거하면 공포와 분노의 능력을 잃어버리고 다른 동물과의 사회적 관계도 피하게 된다. 하지만 동물의 편도체에 자극을 주면 어떻게 될까? 물론, 반대 현상이 나타난다. 동물의 편도체가 약한 전기 자극을 받았을 때 가장 극적인 증거를 볼 수 있다. 여러 실험에서 고양이와 원숭이에게 자신의 편도체를 자극할 수 있는 기회를 주었더니 한 시간에 만 번 이상 끊임없이 자신에게 자극을 주었다.

비슷한 실험에서 배가 고픈 쥐들이 $60\,\mu A$의 전기선이 깔린 마루를 건너 먹이를 가지러 가기를 거부하였는데, 이것은 쥐에게 전기 충격은 배고픔보다 더 견디기 어려운 것이기 때문이었다. 그런데 연구자들이 먹이 대신 쥐의 편도체를 자극하는 장치를 설치하자 쥐들은 기꺼이 전기마루를 건너 자극을 받으러 달려갔다. 다음으로 연구자들이 전기충격을 60에서 450으로 쥐를 기절시킬 정도로 증가시켰지만 쥐들은 정신을 차리자마자 다시 편도체를 자극받으러 돌진하였다. 또 다른 실험에서 쥐들에게 먹을 수 있거나, 혹은 편도체를 자극할 수 있는 시간을 하루에 한 시간씩 제공하였다. 당신이 짐작한 대로 쥐들은 굶어 죽었다.

내가 말하고 싶은 것은 뇌는 깊은 기쁨과 즐거움을 일으킬 수 있으며, 행복을 최대화할 수 있는 많은 단순한 신체적 방법이 당신 내부에 있다는 것이다.

뇌 장수 프로그램을 하면 쾌감 과정에 영양을 공급하고 활성화시키는 방법을 배우게 된다. 또한 뇌를 해치고 즐거움을 느낄 수 있는 능력을 감소시키는 스트레스, 독소, 운동부족, 빈약한 영양상태와 같은 생활방식적 요인들을 피하는 방법도 배우게 될 것이다.

뇌에 해악을 끼칠 수 있는 것을 피하는 방법을 배우면 재생적 순환을 시작할 수 있다. 즐거움을 느낄 수 있는 뇌의 생화학적 능력이 높아지면 쾌감 과정을 손상시키는 알코올, 카페인 같은 행복감을 일으키는 도구들을 더 적게 원하게 되어 긍정적이고도 재생적인 순환이 일어나기 시작한다.

게다가 기쁨을 많이 느낄수록 스트레스에 대한 반응이 적어지며 따라서 코르티솔로 인한 뇌손상이 적어져 인지능력뿐 아니라 쾌감 능력도 올릴 수 있다. 이렇게 되면 당신의 재생적 순환은 더욱 가속화될 것이다.

적응성을 가진 뇌는 스스로 재생할 수 있다

뇌는 아무리 많이 손상되더라도 새로운 세포를 만들 수 있고, 이미 존재하는 세포에서 더 많은 사고력을 얻을 수 있다.

일반적으로 1990년대까지는 뇌가 새로운 세포를 만들 수 없다는 이론이 널리 인정받았다. 실제로 모든 연구자는 신체의 다른 세포들과는 달리 뇌세포는 출생 후 그 수가 증가되지 않는다고 믿었다.

그러나 이 전통적 학설은 과학자들이 '카나리아 속임수(canary scam)' 라는 신비를 풀자 폐기되었다. 이것은 1930년대에 흔했던 속임수 기법으로, 악랄한 애완동물 가게 주인들이 노래할 수 없는 암컷 카나리아에게 남성 호르몬인 테스토스테론을 주사하여 잠시 노래를 할 수 있도록 한 방법이었다.

최근에 신경학자들이 이 현상을 연구하다가 카나리아에게 호르몬을 주사하면 새로운 뇌세포, 즉 신경세포가 만들어지는 것을 발견하였다. 실제로 이 암컷 카나리아의 뇌 부위 중 노래를 할 수 있도록 관장하는 부분에서 새로운 신경세포가 만들어졌다. 이것은 살아 있는 동안 새로운 뇌세포가 만들어질 수 있음을 보여 주는 것이다.

현재 인간의 뇌세포를 새로 만들 수 있는 어떠한 임상적 기법도 수용된 것이 없다. 그렇지만 이 발견이 철학적으로 암시하는 바는 대단히 크다. 이것은 인간이 단지 태어날 때 지녔던 뇌세포에만 의존하지 않음을 의미한다.

나는 뇌의 생화학적 환경이 최적화될 때 뇌세포가 생성될 가능성이 가장 많다고 믿고 있으나 아직 증명된 것은 아니다.

그러나 이미 존재하는 뇌세포의 기능을 향상시켜 뇌를 새롭게 할 수 있다는 건 확신한다. 이것은 뇌세포 사이의 연결을 활성화시킴으로써 가능하다. 모든 뇌세포에는 다른 뇌세포로 뻗어나가 연결하는 수지상돌기가 있다. 생각이 움직이는 것은 바로 이 연결망을 통해서며 연결망을 많이 가질수록 뇌의 활동이 활발하다. 그러나 다른 뇌세포로 뻗친 수지상돌기는 쉽게 손상되거나 파괴된다. 예를 들면, 알츠하이머형 치매 환자는 수지상돌기가 심하게 결핍되어 뇌세포가 심하게 가지치기된 나무와 같은 모습이다.

최근까지 신경세포의 연결이 한 번 끊기면 영원히 제 기능을 하지 못한다고 여겼지만 이제는 그렇지 않다는 것을 알고 있다. 한 연결망이 없어지더라도 다른 연결망이 대신할 수 있다. 뇌세포는 새로운 가지를 만들 수 있으므로 심장 발작이나 머리 부상으로 뇌를 다친 사람들도 회복될 수 있다. 누군가가 '다시 걷는 법을 배웠어.' 라는 말을 했다면 그 사람이 새로운 뇌세포 가지를 만들어 새로운 사고의 통로를 개척했다는 의미다.

아주 최근에는 새로운 연결망은 실제로 나이에 관계없이 만들어질 수 있고 또한 기억센터인 해마상 융기는 노인에게서조차 탄력성이 있음을 알게 되었다. 해마상 융기는 새로운 수지상돌기를 만들고 새 연결망을 놀라울 정도로 잘 만들어 냈다.

새 연결망을 만드는 한 가지 효과적인 방법은 생각을 하는 것이다. 실제로 당신이 생각을 할 때마다 뇌는 그 생각의 전달을 돕는 몇몇 새 연결망을 싹 틔운다. 그래서 나는 환자에게 사고활동을 통하여 지적 활발함을 유지하도록 권한다. 알츠하이머형 치매와 노화 관련 기억력 손상에서 지적으로 활발한 사람들은 그렇지 않은 사람보다 진행이 더 느리다.

연결망이 없어지는 것을 막고 없어진 것을 대신하는 또 다른 방법은 뇌에 적절히 균형 잡힌 생화학적 환경을 제공하는 것이다. 만약 뇌가 영양결핍, 과도한 스트레스, 좋지 않은 혈액순환 등으로 만성적 상처를 받으면 그 어떤 지적 활동도 연결망이 시드는 것을 막지 못한다.

뇌의 적응성은 뇌 장수 프로그램을 실천하는 모든 이에게 너무나 소중한 것이다. 뇌를 재생시키는 것은 절대로 늦지 않았다.

뇌의 많은 부분이 여전히 신비에 싸여 있다

이 책을 읽다 보면 인지의 가장 기본이 되는 사항들이 사실이라기보다는 이론이라는 것을 알고 놀랄지 모르겠다. 예를 들면, 아무도 기억이 어떻게 형성되는지 확실히 알지 못하고 있다. 몇몇 주된 이론이 있지만 절대적인 동의를 얻은 것은 아니다. 게다가 뇌 연구 분야에서는 몇몇 사실이 거짓으로 판명되고 있다.

또한 뇌에 관한 가장 중요한 것들은 아주 최근에야 밝혀진 것들이다. 예를 들면, 편도체가 뇌의 '정서 센터' 임을 1990년대까지도 확신하지 못하였다. 1975년쯤까지만 해도 뇌가 주요한 세 부분(뇌간, 소뇌, 대뇌)으로 나뉜다는 것도 몰랐을 정도니 여러 면에서 뇌 연구는 아직 유아기 수준에 머물고 있다.

어떤 임상가는 뇌의 신비적 속성은 수동적인 치료적 접근 때문이라고 한다. 그들은 의사가 처치의 작용에 관해 정확하게 알 때 비로소 치료해야 한다고 믿고 있다. 물론 이것은 훌륭한 과학적 접근이긴 하지만 환자를 항상 만족시키는 것은 아니다. 나는 이해하기 어려운 문제를 접하는 의사들은 때로는 이해하기 어려운 치료법도 사용해야 한다고 생각한다. 만일 어떤 처치가 같은 증상을 가진 다른 환자에게 효과가 있다는 증거가 있으면 당연히 사용해 보아야 한다. 예를 들어, 편두통이 생기는 이유와 때로 편두통을 없애는 데 침을 사용하는 이유를 모르지만, 편두통 치료에 침술을 사용하는 것은 분명히 올바른 것이라고 생각한다.

전에도 말했듯이 나는 실용주의자다. 효과가 있다고 증명된 것은 어떤 방법이라도 적용할 것이다. 이러한 접근법 덕분에 뇌 장수 프로그램이 많은 부분에서 성공했다고 믿는다. 그렇다고 내가 다른 의사들보다 뇌에 대해 더 많이 안다는 것은 절대 아니다.

몇몇 의사는 실제보다 더 많이 아는 체를 하며 성급히 신과 같은 역할을 하려 한다. 나는 대부분의 의사처럼 단지 환자들을 돕고 싶을 뿐이며, 환자들에게 큰 도움이 되었지만 이해되지 않는 방법들도 사용해 본다. 나는 왜 그런지 알지만 확신하지는 못한다.

나는 임상학자이긴 하지만 단순하고 논리적인 이유로 신비를 포용한다. 나는 최상의 치료법은 거의 항상 다중 양식의 치료라고 믿으며 한 가지 방법, 즉 '마법의 탄환' 치료법이 효과적이라고 생각하지 않는다. 하지만 다중 치료법에서는 정확히 어떤 요소가 작용했고 작용하지 않았는지를 따로 떼어 생각하는 것이 불가능하므로 항상 신비적 요소가 있게 마련이다.

나는 엄격한 과학적 수련을 받았지만 신비로운 것에 관한 정서적 거부감이 없다. 오히려 즐기는 편이다. 경외감을 일깨우고 존경심을 불러일으키는 것은 바로 신비로움이기 때문이다.

인간의 뇌에 대해 우리가 지녀야 할 유일한 태도는 경외감과 존경심이다.

지금까지 언급한 다섯 가지 원칙은 사실이며, 동시에 철학이다. 이 원칙의 바탕에 깔린 철학은 뇌를 물리적으로 향상시킴으로써 삶을 향상시킬 수 있다는 것이다.

당신에게는 그럴 만한 힘이 있다. 당신이 가진 한계란 단지 당신의 선택에 달렸다는 점이다. 물론 당신이 극복해야 할 주된 한계점 중 하나는 뇌에 대한 기본지식 부족이다. 이제 그것을 치료하기로 하자.

다음 장에서는 뇌가 어떻게 작용하는지에 관한 최근의 과학적 발견을 다루려고 한다. 이것은 당신의 '신경학 101조'가 될 것이다. 다음 장이 당신의 인생을 바꾸지는 못하겠지만 인생을 바꾸기 위해 알아 두어야 할 지식을 가르쳐 줄 것이다.

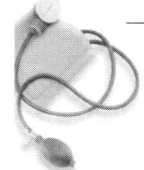

뇌는 적응성을 가지며 스스로 재생할 수 있다.

49세의 K. D.는 뇌의 신경학적 재생이 절실히 필요한 여자 환자였다. K. D.와 동년배의 여성들에게 뇌 재생이 필요하다는 사실은 특별한 게 아니다. 인생의 이 단계에 있는 많은 이가 활기차고 만족스런 중년을 누리기 위하여 뇌를 부활시킬 필요를 느낀다. K. D.의 상태에서 특별한 점은 딸들도 역시 신경학적 회복이 매우 필요함을 느낀다는 것이다.

그녀의 딸 둘은 이제 겨우 10대였으므로 신경학적 퇴화로 고생하기에는 너무 어렸다. 사실 학습과 기억의 생물학적 절정은 아직 10년이나 남아 있는 나이였다. 그런데도 그들은 능력에 비하여 학업결과가 좋지 않으며 만성적 피로를 느꼈고 무감각했으며 자주 짜증을 내었다. 큰딸은 오후 6시만 되어도 자주 잠이 들곤 하였다.

그러나 K. D. 자신은 50세에 가까운 나이에 흔한 몇 가지 증상을 가지고 있었다. 자주 자신의 기억이 미덥지가 않았고, 예전처럼 집중력이 좋지 않았다. 두 가지 일을 한꺼번에 하는 것이 힘들었고 젊었을 때보다 더 쉽게 우울해지곤 하였다. 그녀를 가장 슬프게 한 것은 생에 대한 열망이 사라진다는 것이다. 예전에 그녀에게 크나큰 기쁨을 준 많은 것이 이제는 지루하거나 골칫거리로 보였다.

스트레스가 그녀의 신경학적 쇠퇴를 일으키는 듯이 보였다. 몇 년 전에 남편이 아이들을 남긴 채 암으로 세상을 떠났다. 그녀는 투자지분고 조그마한 사업을 물려받게 되었고 사업과 투자에 항상 신경을 써야 했다. 긴 시간 일에 매달려야 했으며 업무에 따른 잦은 여행을 하였고 중요한 결정을 혼자 해야 했다. 그녀는 아이들에게도 많은 시간과 에너지를 할애하여 같이 보냈으며 친구들에게도 소홀함이 없었다. 한 친구가 사업을 시작할 때 많은 시간 동안 함께 계획을 세우기도 하였다.

이 모든 역할의 결과로 그녀의 노화가 가속화되었다. 인지 기능이 동년 배보다 더 빠르게 쇠퇴하고 있었다. 또한 만성적 내분비계 이상으로 신체적 에너지가 소진되어 갔다. 여전히 매력적이긴 하지만 스트레스로 인해 외모가 전과 같지 않았다. 눈 주위는 검게 변하고 피곤해 보였으며, 안색이 좋지 않았다.

그녀는 뇌 장수 프로그램을 시작했지만 내가 기대했던 만큼 반응이 좋지 않았다. 그녀는 훨씬 나아진 것 같다고 했지만 객관적인 평가에서는 여전히 기억력과 집중력에 큰 문제가 있었다. K. D.가 프로그램을 시작한 후 곧 두 딸을 도와주려고 노력하였다. 그들의 반응도 고무적이긴 하나 결코 만족스럽지는 않았다.

나는 나이와 경험이 완전히 다른 이 세 사람이 왜 모두 인지적 쇠퇴로 고생하는지 그 단서를 찾기 시작하였다. 한 가지는 이들이 모두 그 문제와 연관된 유전적 소질을 가지고 있을 가능성이다. 그렇다면 왜 K. D.는 좀 더 일찍 그런 증세를 보이지 않았을까?

또한 이 세 사람 모두가 인지적 장애의 유전적 소질이 스트레스로 인해 나타났을 경우로 K. D. 남편의 죽음이라는 공통점이 장애를 야기시킨 것일 수도 있었다. 또 다른 가능성은 그들 모두 영양이 빈약한 식사나 독소에 노출되어서 문제가 발생했을 수도 있다는 것이다. 그러나 식사법이 많이 개선되어도 인지 기능에서 뚜렷한 향상을 보이지 않았다.

나는 환경적 독소가 원인일 수 있다고 의심하였고, 곧 문제가 정확히 무엇인지를 발견하였다. 단서는 큰딸이 비교적 심하다는 것이다. 셋 중에서 그녀가 가장 심하게 고통을 받았는데 때로 현기증이 일어났고 의식을 잃은 적도 있었다. 그래서 이유를 알기 위하여 그녀의 방을 면밀히 살펴본 후 환기에 문제가 있음을 알게 되었다. 방에는 환기창조차 없었던 것이다.

K. D.는 환기공사를 시켰고 나는 그 가족의 진짜 문제가 무엇인지 비로소 알게 되었다. 바로 일산화탄소 독소였다. 집 난로의 불완전한 연소로 인하여 실내에 일산화탄소가 가득 찼던 것이다. 일산화탄소는 환기창이 없고 난로와 가장 가까이 있던 큰딸 방에 가장 많이 모였다. 정말로 위험한 독소

환경을 만들어 낸 것이다.

이 세 사람 모두 만성, 저수준의 일산화탄소 중독으로 고생했던 것이다. 증상은 두통, 메스꺼움, 혼란상태, 집중력감퇴, 피로감 그리고 창백해지는 것 등이다.

벽난로 수리와 동시에 그들은 훨씬 빠른 속도로 향상되기 시작하였다. 이전에는 두 발짝 앞으로 가다가 한 발짝 뒤로 가는 식의 진전을 하였는데 벽난로가 수리되자 훨씬 더 빠른 속도로 향상되었다.

K. D.에게 뇌의 적응성을 개선시키는 자극제인 디프레닐을 처방하자 상태는 더욱더 향상되었다. 딸들에게는 디프레닐이 필요하다고 생각지 않았다. 그들의 뇌는 아직 젊기에 어머니보다 자연적인 뇌 적응성의 범위가 컸다.

1년 안에 세 사람 모두 매우 높은 단계에 도달했다. K. D.는 기억력이 아주 좋아졌으며 집중력은 예리한 칼과 같았고 한꺼번에 많은 일을 쉽게 할 수 있게 되었다. 생화학적으로 안정된 것은 물론 새로워진 자신의 능력에 만족하여 전반적인 기분도 근본적으로 개선되었다. 두 딸들도 성적이 아주 좋아져서 한 명은 모두 A를 받았다. 큰딸은 이제 초저녁에 잠드는 일이 없으며, 두 사람 모두 또래의 아이들처럼 강한 힘을 느끼게 되었다.

나는 이 가족의 치료 결과에 아주 감사하였다. 왜냐하면 강력하고도 위험한 환경적 독소로 인한 심한 손상 후에도, 심지어 스트레스가 심한 비극적 경험을 하고 난 뒤에도, 가장 개선이 잘되는 신체조직의 하나인 뇌는 다시 제자리로 돌아갈 수 있다는 실증적 가능성을 보여 주었기 때문이다.

뇌로의 여행

이제 자신의 뇌에 관해 배울 시간이 되었다. 이 장이 끝날 때쯤이면 신경학의 기본을 충분히 이해하게 되어 뇌의 기본 작용방식을 알게 될 것이다. 그리하여 영양섭취, 약물, 스트레스 관리와 자연강장제가 지능과 정서에 왜 그리 중요한지를 알 수 있을 것이다.

이 장을 주의 깊게 읽으면 1960년대의 신경학자보다 신경학의 핵심 정보를 더 많이 알게 될 것이다. 왜냐하면 지금 우리가 알고 있는 많은 부분이 최근의 연구결과이기 때문이다. 당신이 1960년대의 유명한 노 외과의사인 벤 케이시(Ben Casey)보다 더 훌륭한 신경학자가 된다는 것을 상상해 보라.

이 장에서는 또한 뇌와 밀접하게 작용하는 호르몬 분비선 망인 내분비계도 배우게 된다. 내분비선은 기분과 뇌기능에 깊은 영향을 미친다. 아마도 생각이 기분을 통제한다고 가정할 것이지만 실제로는 생각이 뇌분비선을 통제하고 내분비선이 정서를 통제한다. 내분비계는 흥분이나 우울, 행복감, 슬픔, 분노를 느끼게 한다.

　이런 단순한 사실의 임상적 의미는 대단히 크다. 이것은 생각을 통제함으로써 내분비계를 통하여 몸을 통제할 수 있음을 의미한다. 물질의 상위 계층에 마음을 둘 수 있는 것이다.

　한편, 물리적으로 내분비계를 통제하여 정서를 조절할 수도 있다. 즉, 앞에서와는 반대로 마음 위에다 물질을 둘 수도 있다.

뇌 여행

　물질 위에다 마음을, 마음 위에다 물질을 두는 법을 잘 이해하기 위해서는 신경학의 기본을 알아야 한다. 자, 이제 목 위에서 출발하여 뇌로 향하는 짧은 여행을 떠나 보자. 우리는 뇌의 세 주요 부분인 뇌간, 대뇌, 소뇌에서 쉴 것이다.

　첫 번째 정류장인 뇌간으로 가 보자. 뇌간은 척추 위에 있으며 자궁 속에서 처음으로 만들어지는 부분이다. 또한 진화상으로도 첫 번째 뇌 형태다. 2억 8,000만 년 전에 지구 위를 걸었던 최초의 동물인 파충류는 뇌간만을 가졌는데, 지금과 아주 흡사했다. 그래서 흔히 인간의 뇌간을 파충류 뇌라고 부른다.

　뇌간은 감각에서 정보를 중계받고 호흡, 심장박동과 같은 기본적인 것을 통제하지만 어떤 것을 생각하거나 느끼지는 않는다. 그래서 도마뱀이 애완동물로는 그리 사랑받지 못하는 것이다. 당신의 도마뱀은 절대로 당신을 사랑하지도, 이름을 익히지도 못할 것이다.

　뇌의 두 번째 부분인 소뇌로 가 보자. 소뇌는 뇌간보다 더욱 흥미로운

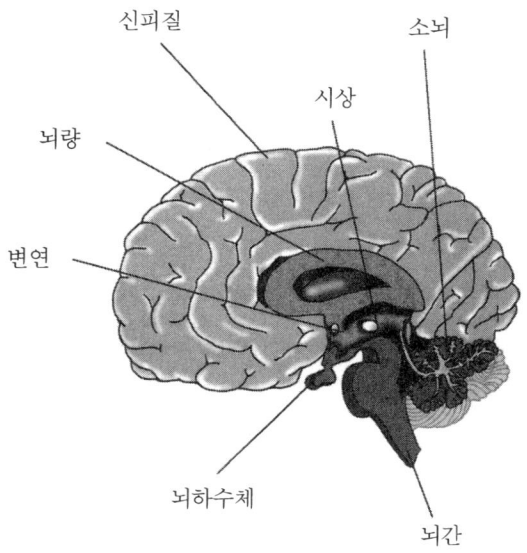

신피질

소뇌

시상

뇌량

변연

뇌하수체

뇌간

[그림 6-1] 뇌는 살과 피로 이루어진 것이므로 물리적 재생이 가능하다.

능력을 지니고 있다. 소뇌는 뇌간 바로 뒤에 있으며 신체가 움직이는 걸 도와주며 근육 조절을 담당하는데, 약간의 동작을 기억한다. 뛰어난 운동선수나 무용가는 대부분 잘 발달된 소뇌가 있어서 멋진 동작을 할 수 있다. 훌륭한 운동선수는 복잡한 동작을 기억하는 근육 기억력도 매우 뛰어나다.

나이가 들고 성숙할수록 소뇌는 훈련으로 기능이 향상된다. 신생아는 소뇌가 발달되지 않았으므로 운동을 거의 통제하지 못한다. 예를 들어, 모든 신생아에게는 잡으려는 본능이 있지만 손발 모두를 오므리며 심지어 몸통까지도 움직이려고 한다. 자라면서 손만을 이용하여 물건을 잡는 법을 배우기는 하지만 움켜쥐기와 같은 단순한 기본동작도 절대로 완벽하게 통제하지는 못한다. 스스로를 통제하기 어렵다는 것을 알려면 다른 손가락을 움직이지 않고 새끼손가락이 손바닥에 닿게 하면 잘 알 수 있다.

능숙하지 못하여 아기와 같은 서투름을 느낄 것이다. 다른 손가락을 움직이지 않고 손바닥에 닿을 수 있는 것은 두 손가락뿐이다. 그것은 다른 손가락보다 훨씬 더 많이 사용한 엄지와 검지다. 한번 해 보아라.

다른 손가락에 비해 두 손가락이 쉽게 되는 것은 엄지와 검지가 영리한 손가락이기 때문이다. 이 영리한 손가락들은 더 많이 훈련되었으므로 그것들을 통제하는 뇌의 부분이 새끼손가락을 통제하는 뇌 부분보다 더 나은 운동기억을 지니고 있다. 그래도 나머지 손가락을 가만히 둔 채 움직이게 하려면 집중해야 한다.

이제 더 위로 올라가서 세 번째이자 마지막 층인 대뇌를 살펴보자. 그곳이 진정한 활동인 사고, 정서, 기억이 있는 곳이다.

대뇌는 뇌 가운데 가장 최근에 발달되고 가장 복잡한 부분으로, 진화상에서도 마지막 단계다. 대뇌는 8,000만 년 전까지도 존재하지 않았는데, 그때 어떤 동물들이 우리의 온혈동물 조상이 되었다. 그래서 대뇌는 때로 '포유류 뇌'라고 불린다. 개가 도마뱀보다 정이 많고 영리한 것은 대뇌가 있기 때문이다.

대뇌는 우리가 일반적으로 '뇌'라고 시각화하는 부분으로, 호두 절반이 붙어 구를 이룬 것처럼 보인다. 그것은 겨우 1~2mm 두께의 '표면막' 층으로 덮여 있는데, 이것이 바로 신피질이라 불리는 당신의 생각하는 뇌다. 당신 신체의 어떤 곳보다도 이 신피질 막이야말로 '당신'인 것으로, 그것이 없으면 식물인간으로 존재할 것이다. 베이지 색이지만 어떤 이유에서인지 모두 회색 물질로 부른다.

신피질은 약 76cm²를 덮지만 겨우 삼분의 일만 볼 수 있고 나머지는 많은 홈과 틈새에 숨어 있다. 대부분의 경우 홈과 틈이 많을수록 신피질을

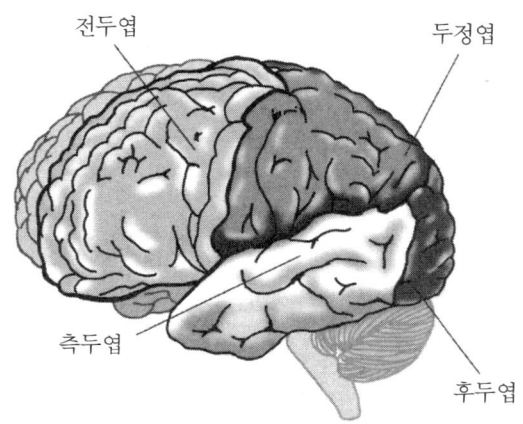

전두엽

두정엽

측두엽

후두엽

[**그림 6-2**] 뇌의 네 가지 엽은 최적 상태가 되면 서로 아주 조화롭게 활동한다.

위한 자리가 더 많아지므로 머리가 더 좋다고 한다.

예를 들면, 고양이는 거의 홈이 없는 아주 매끄러운 뇌를 가졌는데 이는 신피질이 분포할 면적이 그리 많지 않다는 의미다. 인간과 비교하면 원숭이같이 아주 영리한 동물들도 신피질이 절대적으로 부족하다. 몇 가지 실험에서 한 무리의 원숭이에게서 신피질을 몽땅 빨아들였는데도 행동은 수술 전과 거의 동일했다.

새 머리라며 비웃는 이유도 새들에게는 신피질이 거의 없기 때문이다. 그런데도 한 실험에서 비둘기에게 피카소 그림과 모네 그림을 구별하게 훈련시킬 수 있었는데, 이것은 가장 원시적인 신피질조차도 특정의 능력이 있음을 보여 주는 예다.

신피질 막 아래에는 신체가 살아 있도록 집안 살림과 같은 많은 생화학적 작용을 하는 고밀도의 하얀 물질이 있다. 그러나 이 하얀 물질이 진정한 사고나 정서는 아니다.

대뇌는 네 부분의 엽, 즉 전두엽(추상적 문제 해결 대부분을 담당하는), 두정엽(감각에서 정보를 얻는 것을 도와주는), 후두엽(시각을 다스리는), 측두엽(기억, 청각, 언어를 담당하는)으로 나뉜다. 전두엽은 이름에서 알 수 있듯이 뇌의 앞쪽에, 두정엽은 그 뒤에 위치한다. 그보다 훨씬 작은 후두엽은 뇌의 밑 부분에 있고 측두엽은 관자놀이 근처 양쪽에 있다.

보다시피 뇌의 다양한 부분은 서로 다른 인지 기능을 담당하고 있다. 뇌연구의 아주 초기에는 각 부분이 독립적으로 작용한다고 생각했다. 예를 들어, 동물에 관한 지식을 보유하는 부분이 있고, 인간의 종교적 신념에 대한 것을 가진 부분이 따로 있다고 생각하였다. 그러나 이런 생각은 각각의 기억과 사고는 뇌의 몇 부분, 흔히 여러 엽의 작용이 필요하다는 생각으로 바뀌었다. 이런 새로운 생각은 고도의 영상기술로 증명되었으며 이를 '다중 지도' 라고 부른다.

다중 지도 개념에 따르면 '내 빨간 자동차' 라는 생각은 뇌의 수십 군데 다른 장소에 있을 수 있다. 그것은 자동차에 대한 생각을 가진 신경세포 연결망과 빨간색 물건들을 기억하는 영역 그리고 당신 차고에 있는 물건들을 기억하는 영역에 존재할 것이다.

그러한 각각의 영역이 의식으로 들어오면 당신의 빨간 자동차에 관한 기억을 도와줄 것이다. 만약 당신의 빨간 자동차를 생각할 때 PET 스캔으로 뇌를 볼 수 있다면 몇몇 작은 영역이 전기화학적 활동으로 반짝일 것이다.

뇌 장수 프로그램을 하는 이들에게 다중 지도 현상은 두 가지 중요한 효과가 있다. 첫째, 기억이 완벽하려면 반드시 뇌의 모든 부분을 여행해야 하므로 뇌의 신경전달물질 운송체계가 적절히 유지되어야 한다는 것이다. 둘째, 기억의 여러 부분이 여러 곳에 퍼져 있으므로 기억을 완전히 없애는 것은 비교적 어렵다. 이것은 기억이 부분적으로 파괴되더라도 건강한 영역에 영양을 공급함으로써 대부분의 기억을 보존할 수 있다는 것이다.

성인의 뇌 세 층의 전체 무게는 1,350g 정도로 9,000g이나 되는 향유고래의 뇌에 비하면 그리 대단한 것은 아니다. 그러나 고래의 뇌는 전체 몸무게에 대한 비율이 인간의 뇌에 비해 훨씬 작다. 전체 몸무게로 따지면 인간의 뇌가 250 대 1의 비율로 고래보다 무게가 더 나간다.

하지만 인간끼리는 뇌 크기 간의 차이가 거의 없다. 두 위대한 사상가인 조나단 스위프트(Jonathan Swift)와 이반 투르게네프(Ivan Turgenev)는 모두 1,980g에 달하는 큰 뇌를 가졌다. 그러나 노벨 문학상 수상자인 아나톨르 프랑스(Anatole France)는 겨우 990g의 뇌를 가졌고, 알베르트 아인슈타인(Albert Einstein)은 정상 크기의 뇌를 가졌다. 여성들은 일반적으로 신체가 더 작기 때문에 남성보다 10% 정도 더 작은 뇌를 가지고 있으나 남성과 여성 사이에 어떠한 명백한 지적 차이는 없다.

사실 지능을 주로 결정하는 것은 뇌의 크기가 아니라 신경세포 사이의 연결부위의 수며, 이러한 연결 부위가 바로 뇌 장수 프로그램의 주 목표 영역이다. 이 연결 부위는 실재물이므로 다양한 물리적 방법으로 영양을 주고 자극할 수 있다.

이미 알고 있듯이 대뇌의 좌·우반구는 다소 다른 기능을 한다. 좌반구는 언어, 시간, 연속물의 분류 등 비교적 분석적인 사고에 관련이 더 많다. 우반구는 음악, 얼굴 인식, 공간 조직, 이미지 시각화 등 창의적이고 상상력을 발휘하는 기능과 좀 더 관련되어 있다.

일반적으로 남성은 우반구가, 여성은 좌반구가 더 두껍고 발달되어 있다. 그래서 여성이 남성보다 언어를 빨리 배우는 경우가 많으며 대개 더 숙달되고 혀 꼬부라진 소리도 남성보다 더 잘 반복할 수 있다. 또한 일반적으로 여성이 세밀한 운동신경 조절에 능하기 때문에 남성보다 글씨도 더 잘 쓴다. 또한 나는 수술실에서 수년간 근무하면서 여성이 뛰어난 외과

의라는 것을 알게 되었다. 이에 비해 보편적으로 남성은 지도를 읽거나 미궁을 빠져 나가는 것과 같은 공간 작업에 더 능하다.

이미 말하였듯이 뇌의 좌·우반구는 서로의 기능을 조절하는 뇌량이라는 신경섬유 다발로 연결되어 있다. 극도로 정교한 이 의사전달 체계는 여성에게 더 큰 경향이 있어 뇌의 두 영역 사이의 소통을 비교적 더 원활하게 한다.

여성이 더 커다란 뇌량을 가지고 있는 데는 이유가 있다. 성장하면서 두 반구는 각각 자신의 일을 하는 것에 더 흥미를 가지면서 점점 전문화된다. 이 전문화가 증가할수록 뇌량은 점점 더 얇아지고 약해지다가 사춘기가 되면 이 현상이 멈춘다. 여성은 대개 남성보다 빨리 사춘기에 이르기 때문에 뇌량이 얇아지는 것이 남성보다 먼저 멈추게 되어 더 두꺼운 뇌량을 가지게 되는 것이다.

그래서 남성은 두 반구 사이에 의사전달을 비교적 적게 하므로 더욱 전문화된 뇌를 가진다. 이것으로 인해 몇 가지 특징이 나타나는데, 먼저 남성은 난독증, 과잉 활동성과 같은 문제에 더 취약하다는 것이다. 이는 반구 간의 조절력이 결핍되어 악화되는 것들이다. 다른 하나는 남성이 심장발작이나 뇌 손상에서 회복하기가 더 어렵다는 것으로, 이것은 뇌의 손상된 부분이 본래 수행하던 기능을 다른 건강한 부분으로 넘겨 주기가 좀 더 어렵기 때문이다. 또 다른 특징은 여성에게는 여성적 직감이라는 것이 나타나는데, 이는 논리와 감정을 조화시켜서 감정적으로 지적인 결정을 하는 능력이다.

그러나 반구별 전문화로 인해 수학, 기계학, 공학에서는 남성이 더 우수하며 일반적으로 남성의 사고가 구획정리가 더 잘 되므로 구체적 문제도 더 잘 분류할 수 있다.

그러나 내 생각에 '논리적인 좌반구'와 '정서적인 우반구' 사이의 차이점이 지나치게 부각된 것 같다. 뇌에서 논리와 정서의 기능적 차이가 없다는 말은 아니지만 논리와 정서 사이의 이분법이 좌우 뇌 사이의 차이 때문이라고는 믿지 않는다. 그것은 신피질과 변연계 사이의 차이 때문에 존재한다.

'정서 뇌'의 지능

신피질과 변연계는 모두 대뇌의 피질 부분이나 기능은 아주 다르다. 기본적으로 신피질은 생각하는 뇌고 변연계는 감각하는 뇌다.

나는 변연계를 좋아하지만 오랫동안 과소평가되어 왔다. 변연계는 놀랄 만한 능력을 가지고 있으며 심신의 연결체다. 변연계는 정서뿐만 아니라 기억에도 지대한 영향을 미치는데, 뇌의 주 기억 센터인 해마가 변연계에 있기 때문이다.

진화상으로 변연계는 약 1억 5,000만 년 전 대뇌에서 가장 먼저 발달하였다. 변연계를 지닌 동물의 출현은 사회적 협동의 시작을 알렸는데, 이는 변연계가 발달되기 전에는 동물들에게 서로에 대한 감정이 전혀 없었기 때문이었다. 그래서 변연계가 없는 파충류는 자주 자신의 새끼를 먹어 버린다.

변연계는 한 입 베어 먹은 도넛 모양이다. 실제로 변연계(limbic)란 말은 라틴어의 '고리(ring)'를 의미하는 'limbus'에서 나왔다. 변연계는 뇌간 꼭대기에 자리하고 있다.

변연계의 주요 부분은 해마, 편도체, 시상하부, 시상, 뇌하수체 분비선이다. 자신의 정서와 기억을 이해하기 위해서는 이 부분에 대해 적어도 피상적이나마 알아 두어야 한다. 아래의 간략한 설명을 통해 이것들이 심신을 얼마나 아름답게 연결하는지 살펴보자.

해 마　　해마는 뇌의 기억센터로서 단기 기억과 몇 가지 장기 기억을 저장하고 있다. 그러나 대부분의 장기 기억은 신피질로 이동시킨다. 해마는 특히 무미건조하고 비정서적인 사실의 저장을 관장하고 있다. 따라서 그것은 대부분의 '책을 통한 학습' 혹은 의미론적 기억을 진행시키는 부분인 셈이다.

해마는 한 살 내지 한 살 반에서 두 살 때까지는 완전하게 발달하지 않으므로, 많은 연구자가 유아기를 기억할 수 없는 것은 기억을 장기 기억 저장으로 옮겨 주는 해마가 없어서라고 생각한다.

알츠하이머형 치매 환자들의 경우 해마가 가장 먼저 손상된다. 그래서 알츠하이머형 치매 환자들은 장기 기억을 잃기 전에 단기 기억을 먼저 잃는다. 그 이유는 대부분의 장기 기억은 벌써 신피질 속 장기 기억 저장고에 안전하게 저장되어 있기 때문이다. 해마는 특히 코르티솔에 의한 손상에 취약하다.

편도체　　최근 연구에 따르면 편도체는 정서적 기억을 위한 영역이다. 편도체는 해마가 기억을 분류하고 저장하는 것을 돕지만 대부분 정서적인 영향을 끼치는 정보에 초점을 맞추고 있다. 예를 들면, 첫 키스의 기억은 주로 편도체에 의해 진행된다.

편도체는 '생각하는' 신피질과 함께 각각의 생각에 정서적인 영향을 얼마나 실을 것인지 결정한다. 생각에 정서를 더 많이 실을수록 장기 기억으로 옮겨 갈 가능성이 많다. 만약 외과적으로 편도체를 제거하면 도가뱀처럼 정서 자체를 상실할 것이다. 편도체는 해마와 함께 신체와 '생각하는' 신피질에게 상황에 정서적으로 어떻게 반응할지를 일러 준다.

한편 '생각하는' 신피질도 편도체와 해마에게 지적인 정보를 제공해 준다. 신피질은 편도체와 해마가 '지적인' 정서적 반응을 하도록 자료를 제공한다.

시상하부　시상하부는 편도체와 가까이 연결되어 있고 다양한 상황에 신체가 어떻게 반응할지 일러 준다. 그러나 이것은 해마, 편도체, 신피질이 그 상황의 중요성을 결정한 후에만 그러하다.

시상하부는 메시지를 뇌하수체로 전하고 뇌하수체는 자신의 호르몬과 다른 호르몬을 촉발시키는 '분비 요인'을 통해 나머지 신체 부분으로 전달한다. 또한 시상하부는 체온, 갈증, 배고픔, 성기능을 조절한다. 위기상황일 때 아드레날린을 더 많이 분비하라고 가장 먼저 명령을 내리는 것이 시상하부다.

시　상　시상은 주로 신체의 계속되는 감각의 포격을 감지하는 책임을 지고 있다. 시상은 모든 감각 메시지(후각을 제외한)를 포착하여 뇌의 적절한 처리센터로 보내 준다. 그래서 시상은 기본적으로 연결 정류장인 셈이다.

뇌하수체　뇌하수체는 땅콩 크기만한 타원형의 내분비기관으로 다른 분비선에게 정보를 제공한다. 뇌하수체는 시상하부에서 메시지를 받아 다양한 상황에서의 반응에 필요한 호르몬 분비를 도와준다.

심신 연결 조절

변연계는 마음이 몸과 만나는 곳으로, 내분비계가 뇌와 직접 대면하고 생각이 정서와 만나는 곳이다. 이미 말했듯이, 변연계는 허공에서 정서를 만들지 않는다. 그 대신 생각하는 뇌, 즉 신피질과 밀접하게 협조하여 정서—정서에 대한 신체적 반응—를 만든다. 변연계는 어떤 사건에 대해 흥분할 것인지 혹은 낙담할 것인지 결정하기 전에 가능한 많은 정보를 얻기 위하여 신피질과 상의를 한다. 변연계와 신피질은 공조하여 생각과 정서를 형성하고 그러한 생각과 정서에 대한 신체 반응을 결정한다.

예를 들어, 당신이 뱀을 밟았다고 하자. 당신의 감각들이 뱀에 대한 정보를 모아서 변연계로 전달해 준다. 변연계는 이 정보를 조직하여 분석 담당인 신피질로 보내고 신피질은 변연계에게, '이것은 뱀이고, 위험할 수도 있다.' 라는 정보를 준다. 변연계는 놀라서 내분비계를 통하여 아드레날린을 분비하고 당신은 펄쩍 뛰게 된다. 그러나 당신의 감각은 계속하여 뱀을 감시한다. 그래서 실제 뱀이 아니라 플라스틱 뱀인 것을 알았다고 하자. 신피질이 이것을 알아내고 변연계에게 '안심해, 별거 아니야.' 라고 일러 준다. 그러면 변연계는 신체에게 진정하라고 이르고 아드레날린은 더 이상 분비되지 않으며, 위기상황은 끝난다.

만약 당신이 신피질이 없는 새라면 플라스틱 뱀을 보고도 계속 놀랄 것이다. 그것은 '새 머리' 는 플라스틱 뱀은 물지 않는다는 사실을 깨닫기가 어렵기 때문이다.

또한 뱀을 밟았는데 방울소리가 났다면, 신피질은 변연계에게 그건 방울뱀이라고 가르쳐 줄 것이다. 신피질은 변연계에게 '조심해. 정말 조심해야 해.' 라고 말할 것이다.

그때 변연계는 뱀에게서 달아날 수 있는 힘을 줄 엄청난 양의 자극적 화학물질을 분비할 것이다. 주 자극 화학물질은 노르에피네프린이며, 근육을 자극하여 기억을 강화시킨다. 그래서 방울뱀을 밟았다는 경험은 당신의 기억을 대단히 활성화시킨다. 노르에피네프린으로 인해 뱀이 당신의 기억 속에 아로새겨지는 것이다.

정서적 위기상황에서 노르에피네프린이 쏟아진다는 것은 정서적으로 불쾌한 사진을 또렷이 기억하는 이유를 잘 설명해 준다. 사람들이 케네디 암살 사건을 그토록 잘 기억한다는 사실이 이를 뒷받침한다. 우리는 그 사건이 나라의 경제정책이나 외교정책에 미치는 영향 때문이 아니라 개인적으로 우리 자신에게 중요했기에 기억하고 있다. 그 암살 사건을 선명하게 기억하게 한 화학물질을 방출하는 것은 감정을 가진 우리에게 가해진 정서적 충격이었다. 만약 어떤 이유에서 아드레날린을 방해하는 베타 수용체 계열의 약을 그 당시에 복용했다면 그 사건을 잘 기억하지는 못할 것이다.

그 암살의 영향을 가장 많이 받은 가족들은 정서적 반응이 너무나 강한 나머지 도리어 우리만큼 또렷이 기억하지 못할 수도 있다. 지나치게 많은 노르에피네프린은 전혀 없는 것만큼이나 기억에 좋지 않다. 만약 어떤 사건으로 스트레스가 너무 심해지면 변연계 자극이 쉽게 과부하된다. 기억하는 데 필요한 화학물질이 심한 외상으로 인하여 짓눌리고 부서질 수 있어서 종종 엄청난 개인적 시련에 관한 기억상실증을 겪는 것이다. 또한 스트레스가 극심한 상황에서 '공황 효과'에 굴복하여 비이성적으로 행동하기도 한다. 학창시절 중요한 시험을 앞두고 때로 멍청하게 되는 것도 바로 이런 이유다. 신경을 안정시켜 뇌의 생화학적 균형을 정상적으로 되돌리기 전까지는 집중할 수 없다.

뇌 장수 프로그램을 실행할 때 변연계가 기억에 얼마나 중요한지 명심해야 한다. 기억력을 높이기 위해서는 변연계가 깨어 있고 활발하며 심지어 흥분되어야 하지만, 압도되어서는 안 된다. 변연계가 불안이나 공포로 압도되어 있으면 기억이 힘들어지고, 권태로 무디어져도 그렇다. 소음과 소동으로 인해 감각이 지나쳐도 변연계를 방해하여 기억에 해가 된다. 게다가 변연계에 필요한 신체상의 보살핌(좋은 영양과 좋은 혈행처럼)이 부족하면 기억이 아주 힘들어진다.

뇌 장수 프로그램의 다양한 요소가 변연계의 물리적 건강을 자극한다. 변연계의 물리적 건강을 자극하면 지적으로 더 잘 기능하고 정서적으로 더 잘 느끼게 될 것이다. 변연계가 잘 조율되면 기분이 눈에 띄게 향상되는데, 이런 정서적 활성화는 지적인 활성화보다 훨씬 더 만족감을 준다. 게다가 변연계 기능이 향상되면 신체적 안녕도 향상된다. 변연계는 마음과 몸의 주된 연결점이기 때문에 면역력, 에너지, 성욕, 지구력, 체중조절 능력들을 모두 향상시킬 것이다.

이러한 현상은 뇌가 내분비계에 미치는 영향력과 내분비계가 뇌에 미치는 영향력 때문에 가능하다. 당신은 물질 위에 마음을, 마음 위에 물질을 두는 법을 배우게 될 것이다.

내분비계는 심신 조화의 기적과 같은 존재다. 당신의 몸과 마음을 하나로 해 주는 놀라운 내분비선을 염두에 두면서 뇌를 향한 여행을 계속하자.

내분비계와 정서

변연계의 시상하부, 해마, 편도체, 뇌하수체는 매우 중요하여 때로 '제

2의 뇌'라고도 불린다. 이 신경학적 연결 조직은 인간의 몸과 뇌의 안정성을 믿기 어려울 정도로 능숙하게 유지시키므로 때로 별도로 자신만의 마음을 가진 것처럼 보이기도 한다. 이 변연계 조직이 뇌와 내분비계를 연결시켜서 몸을 조절하는 것이다.

내분비계는 호르몬을 분비하는 선의 연속물이며, 호르몬은 신체의 많은 조직을 활성화시키고 뇌에 영향을 주는 신호 화학물이다.

내분비선 분비물은 정해진 관으로 흐르는 게 아니라 내분비선은 혈액으로 직접 호르몬을 분비한다. 그러한 호르몬들이 신체와 뇌를 돌아다니면서 조직 속의 목표 세포를 찾아 세포를 통과하여 조직으로 들어가 여러 신체 활동을 자극한다. 호르몬은 뇌에서 정서를 불러일으킨다.

우리 몸에는 8개의 내분비선이 있고, 간과 신장도 호르몬을 분비한다. 일부 분비선은 비교적 제한적인 기능을 가지는데, 예를 들면 흉선은 면역계가 사용하는 호르몬만을 분비한다.

다른 내분비선은 좀 더 극적인 기능을 하며 우리의 사고와 감정과 밀접하게 관련이 있다. 인지 기능과 정서에 가장 영향을 미치는 것은 부신선, 생식선, 송과선과 뇌하수체다. DHEA와 같은 호르몬들은 뇌의 서포 기능 유지를 도와준다.

남성과 여성의 생식기에 있는 생식선은 성 호르몬인 테스토스테론, 에스트로겐과 프로게스테론을 분비한다. 이런 호르몬들은 특히 성욕과 근육대 지방의 비율을 포함한 2차 성징에 영향을 준다. 대개의 남성이 나이가 들면서 살이 찌는 이유 중 하나는 테스토스테론 수준이 감소하여 지방 저장이 증가되고 근육은 감소되기 때문이다. 그러나 이런 테스토스테론의 감소는 역전될 수 있는 듯하다.

또한 성 호르몬은 마음에도 강력한 영향을 끼친다. 성 호르몬은 우리가 얼마나 효과적으로 사고하고 기억하는지, 신체적인 작업을 얼마나 잘하는지, 그리고 어느 정도로 기분이 좋은지에 영향을 끼친다.

여성은 배란과 생리 전 호르몬 수준이 변할 때 감정이 격양되기 쉬우며 지적·신체적 능력도 영향을 받는다. 일반적으로 에스트로겐이 높은 배란기 전에는 언어적 능력과 근육 간 조화가 향상된다. 에스트로겐이 낮은 생리 시작기에는 흔히 공간 관련성이 있는 작업 능력이 향상되기도 한다.

성 호르몬은 기억에도 다소 영향을 미친다. 나이 든 여성에게 에스트로겐 대체 요법을 하면 알츠하이머형 치매를 포함한 몇몇 기억장애의 진행을 더디게 하기도 한다.

이제 다른 중요한 내분비선인 송과선의 기능을 알아보자. 송과선은 수면을 조절하는 호르몬인 멜라토닌을 분비하며 면역기능과 같은 광범위한 생물적 활동과 연관이 있다. 특히 멜라토닌이 젊은이보다 훨씬 더 적게 분비되는 노인에게 멜라토닌은 수면 도우미로서 중요하다. 전통적으로 노인이 일반적으로 잠을 적게 자는 것은 잠이 덜 필요하기 때문이라고 믿었다. 그러나 나는 신체적·지적 장수를 유지하고 싶은 노인에게는 젊은이만큼의 수면이 필요하며, 노인은 멜라토닌이 적게 분비되기 때문에 잠자기가 어려워서 적게 자는 것뿐이라고 믿는다.

뇌 화학물질인 세로토닌이 각성기의 안녕을 증진시키는 것처럼 멜라토닌은 밤의 고요함을 만들어 준다. 나는 낮 시간의 세로토닌과 저녁 시간의 멜라토닌을 생화학적으로 자극시킬 것을 권한다. 이러한 이유로 나는 '낮에는 세로토닌, 밤에는 멜라토닌' 이라는 말을 즐겨 한다.

나이가 들면서 멜라토닌이 감소하는 이유는 송과선이 점차로 약해지고 석회화되기 때문이다. 오랫동안 의사들은 이것을 불가피한 것으로 믿어왔지만 나는 이제 이런 석회화가 피할 수 없다고 믿지 않는다. 최근 서양

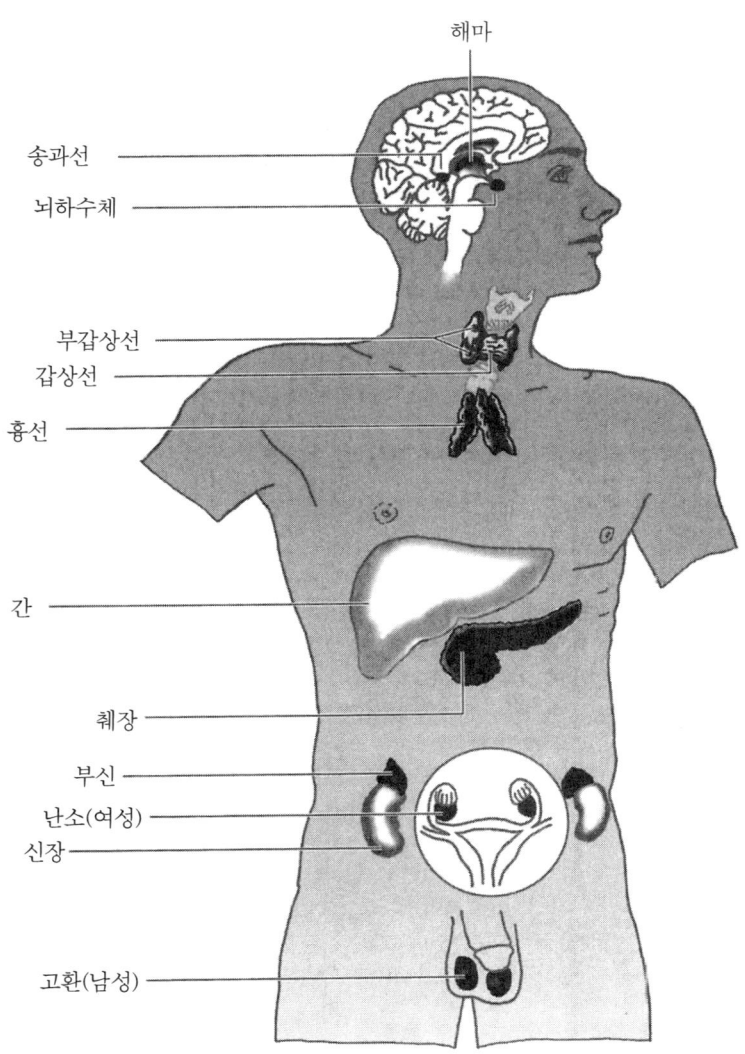

[그림 6-3] 내분비계선은 뇌와 함께 노화기의 기분, 에너지, 성욕 감퇴에 부분적 책
임이 있다. 하지만 이런 감퇴를 멈추게 할 수 있다.

의학에서의 기술적 증거와 동양 의학에서의 경험적 증거로 인하여 노인에게서도 송과선이 적절히 작용할 수 있음을 알게 되었다.

동양 의사들은 발달된 심신수련법과 자연 강장제를 사용하여 노인의 송과선 기능을 유지하기 위하여 상당한 노력을 하고 있다. 일반적인 동양적 개념으로 상단전(crown chakra)은 송과선을 가리킨다고 한다. 나는 송과선이 신체가 원래 가지고 있는 자연적인 힘을 모아 주기 때문에 송과선을 지원해 주는 것이 멜라토닌 보충제를 섭취하는 것보다 낫다고 믿고 있다. 또한 최근에는 멜라토닌 보충제의 장기 복용이 몇 가지 부작용을 가질 수 있다는 의견이 대두되었다. 이런 부작용이 아직 증명되지는 않았지만 약물을 처방할 때는 매우 신중하게 하는 것이 현명하다.

이제 뇌하수체를 살펴보자. 뇌하수체는 많은 호르몬을 분비하는데, 일부는 여러 기관에 직접적으로 효과를 끼치고 일부는 다른 내분비선을 활성화시킨다. 뇌하수체는 다른 선들을 각성케 하는 능력 때문에 대장선이라 불린다.

뇌하수체는 뇌의 시상하부에서 바로 메시지를 받는 곳이므로 몸과 마음의 만남의 장소인 셈이다. 동양의 우주학에서는 송과선을 제3의 눈이라 여기며 직관과 관련이 있다고 믿는다. 실제로 요가 스승들은 송과선을 자극하는 심신 수련법에 의해 직관력이 고양될 수 있다고 믿는다.

뇌하수체가 자극하는 선은 부신, 갑상선, 생식선과 유방이다. 뇌하수체는 성장을 촉진하고, 체중 증가와 뇌 기능을 포함한 여러 생물학적 기능의 한 요소일지도 모르는 성장 호르몬을 분비한다.

스트레스 반응과 뇌의 퇴화

이제 당신이 가장 잘 알고 있는 내분비선인 부신선에 대해 알아보자. 아침마다 한 잔의 커피로 이 호르몬 분비를 자극하고 있다면 이미 잘 알고 있는 셈이다. 사실 당신이 때로 '나의 혈액에 카페인이 너무 많아.' 라고 걱정하는 유형이라면 자신의 부신과 아주 친하다는 말이다.

아드레날린(에피네프린이라 부르기도 하고 노르에피네프린과 아주 밀접한 관계가 있는)은 혈당 수준을 증가시키고, 혈관의 수축을 일으키고, 성징에 영향을 주며, 염분과 물의 균형 조절과 지방과 단백질 대사 작용을 돕는다.

그러나 아드레날린의 주요 기능은 '스트레스 반응' 이라 불리는 '투쟁-혹은-도피 반응' 을 작동시키는 것이다. 수백만 년의 진화를 통해 스트레스 반응은 우리를 위협적인 것에서 도망치게 해 준다. 사실 정서는 '움직여라' 를 뜻하는 라틴어의 'motere' 에서 나왔다.

스트레스 반응이 신체에 미치는 영향은 크고도 깊다. 첫 단계는 청각이나 시각과 같은 한두 가지 감각이 주변의 변화를 감지하는 것이다. 감각은 원 감각 자료를 조직화하는 시상으로 입력하고, 시상은 사고하는 신피질과 느끼는 변연계(특히 해마와 편도체로)로 정보를 준다. 그러면 신피질과 변연계가 그 정보에 대하여 대화를 한다. 만약 그 정보가 매우 위협적인 것으로 보이면 신피질은 변연계에게 주의하라고 경고할 것이다.

변연계가 공포를 접수하면 시상하부에게 경고를 전달하고 시상하부는 송과선에 경고신호를 보낸다. 그러면 송과선은 부신을 자극하는 호르몬을 분비하여 부신을 깨우는 것이다.

그러면 활성화된 부신이 몇 가지 부신 호르몬을 분비함으로써 신체에 큰 충격을 준다. 부신 호르몬이 첫 번째로 하는 일 가운데 하나는 심장으로 가서 심장 박동률을 증가시키는 것이다. 그래서 더 많은 피를 근육으로 보내고 뇌를 활성화시킨다. 또한 부신 호르몬은 혈관을 수축시켜 혈액을 빨리 흐르도록 도와준다. 이런 수축 현상으로 특히 말초 부위에 서늘함을 느끼는데, 공포 때문에 발이 차가워지는 것이 바로 이런 경우다.

부신 호르몬은 일시적이나마나 근육을 경직시켜 공포에 질린 얼굴 표정을 짓게 만든다. 또한 잠시이긴 하지만 움직이지 못하게 하여 그 자리에 얼어붙게 하는데, 이것은 바로 우리 조상들을 육식 동물의 눈에 덜 띄게 해 준 생존 기제였다. 이 얼어붙는 기제는 다른 식으로 생존을 보장하기도 한다. 즉, 합리적인 신피질에게 생각할 시간을 1, 2초 더 주어서 변연계의 비이성적인 본능을 다스리게 한다.

그런 다음 아드레날린은 간과 지방, 근육에서 혈당이 나오게 하여 급박한 신체적 필요성을 충족시키는 데 필요한 에너지가 더 많이 나오도록 한다.

또한 부신 호르몬은 비본질적인 대사작용을 느리게 하거나 멈추게 한다. 혈액이 위에서 나감에 따라 소화 작용이 크게 방해를 받아 위가 조마조마하게 되어 식욕이 달아난다. 아마 스트레스가 사라질 때까지 식욕이 떨어지는 경험을 종종 했을 것이다.

부신 호르몬은 인지기능도 활성화시킨다. 노르에피네프린으로 꽉 찬 뇌는 아주 효율적으로 기능하고 능숙하게 기억하여 모든 진행상황과 환경의 미세한 변화까지도 예리하게 감지한다. 따라서 그 일이 느린 동작으로 진행되는 것처럼 보일 것이다. 또한 노르에피네프린에 의해 기억도 아주 효율적으로 뇌에 저장될 것이다. 만약 당신이 공포의 희생자가 될 경우에는 그 스트레스 사건에 대하여 기억상실증에 걸릴지도 모른다.

순환이 끊어지는 또 다른 비본질적 기능은 성욕이다. 이와 마찬가지로 생식력이 손상되고, 스트레스 사건이 지속되면 질병에 대한 면역력도 급속히 떨어진다. 스트레스 반응이 당신의 급박한 문제를 해결하는 것은 당연하다. 보다시피 스트레스 반응은 강력하고 광범위하며 신속한 멋진 생물학적 기제이나 불행히도 심장과 순환계에 해를 끼치므로 관상성 심장병과 관련이 있다.

스트레스 반응은 부신 호르몬인 코르티솔을 과잉 분비시키기 때문에 뇌에 해롭다. 코르티솔은 아드레날린과 동시에 분비되나 아드레날린보다 훨씬 더 오래 남아 있으므로 치명적인 문제를 일으킨다. 코르티솔은 뇌의 다른 부분뿐만 아니라 해마에도 아주 파괴적인 독소 목욕을 시킨다. 코르티솔은 매우 파괴적이어서 뇌가 인지 기능을 온전히 회복하지 못하게 될 수 있다.

만일 당신이 날이면 날마다 스트레스 반응을 경험한다면 이런 독성 효과는 점점 수십 억 개의 뇌세포에 상처를 주고 파괴한다. 스트레스가 아주 많은 생활이 지속되면 이런 공격이 뇌에 재앙을 안겨 줄 것이다.

스트레스 반응은 멋진 기제이지만 단지 단기적 문제를 해결하기 위한 것이다. 그것은 펄쩍 뛰어서 달려오는 차를 피하거나 격렬한 운동 경기에서 목을 부러뜨리는 것을 피하게 함으로써 한두 번쯤 당신의 목숨을 구했을 것이다. 또한 직업적 위기상황에서 불가능한 것을 이루게 하여 당신의 업적을 뒷받침했을 것이다.

하지만 불행히도 스트레스 반응은 실제로 모든 위협에 강한 신체적 반응이 필요했던 수천 년 전에 만들어진 것이다. 요즈음의 위협은 대부분 신체적인 것이 아니며 위협에 대한 신체적 반응은 득보다는 해가 될 수 있다. 오늘날에는 기분 나쁜 전화, 낮은 신용지수, 주식시장에서의 손실, 기계화된 현대 생활에서의 여러가지 문제점처럼 스트레스 반응을 유발하는 위협들이 대개 심리적인 것들이다.

하지만 이런 만질 수 없는 비물질적인 문제가 있을 경우 활발한 신체 반응만으로 스트레스 반응을 해소할 수가 없다. 또한 이 고속의 하이테크 세계에서는 끊임없이 스트레스를 주는 사건들의 공격을 받을 게 틀림없다. 현대의 스트레스는 산업사회의 복잡성으로 매일 지속되어 만성적으로 되는 경향이 있다. 바쁜 삶 속에서 만성적 스트레스를 견디는 것은 자신의 심장과 뇌를 죽이는 것과 다름없다.

뇌 장수 프로그램에서는 만성 스트레스 반응을 차단하는 것이 아주 중요하다. 가장 확실한 방법은 당신의 인생을 가능한 편안하게 유지하려고 노력함으로써 스트레스 요인을 피하는 것이다. 문제에 과잉 반응하지 않으며 당신의 논리적 신피질이 정서적 변연계에 이성적으로 대처하라고 이르도록 해야 한다. 다른 말로 하면 물질 위에 마음을 두도록 노력하라는 것이다.

그러나 또한 마음 위에 물질을 둠으로써 만성적 스트레스 반응을 피할 수 있다. 방법은 당신의 내분비계와 뇌를 생화학적으로 조절하는 것이다. 한 예로 커피를 적게 마셔라. 만약 당신의 부신이 카페인으로 인한 소란상태에 있지 않으면 사소한 문제마다 스트레스 반응을 하지 않을 것이다. 또 다른 쉬운 방법으로 신경이 예민할 때 그냥 마음 내키는 대로 천천히 걸어 보아라. 신체는 부신 호르몬을 다 써 버리기를 원할 것이고 걸으면서 소진해 버리는 것이 부신 호르몬이 당신의 뇌를 '주무르게' 두는 것보다 낫다.

물론 뇌와 내분비계가 만성적 스트레스 반응의 결과를 피하도록 하는데는 그냥 걷는다든지 커피를 적게 마시는 것보다 더 정교한 여러 방법이 있다. 이러한 방법에는 뇌를 작동시키는 화학물질에 영양을 공급하고 주의 깊게 조절하는 것 등이 포함된다. 따라서 뇌를 정말 믿기 어려운 생각하는 기계로 만들어 주는 신경학적 화학물질을 살펴보는 것이 우리의 뇌여행의 종착역이 될 것이다.

사고 화학

생각을 전구로 그리는 만화가의 발상은 실제와 별반 다르지 않으며, 실제로 뇌세포는 전기로 작동된다. 이 순간 당신의 뇌에는 25W 전구를 밝힐 정도의 전류가 흐르고 있다.

생각은 전류로 뇌세포를 돌아다닌다. 뇌세포의 긴 줄이 전기 에너지로써 불을 밝혀 완전한 생각과 기억을 형성하는 것이다. 만약 이런 생체 전기의 일부 고리가 방해를 받으면 기억이나 생각은 불완전해지거나 파괴된다.

뇌세포만이 기억 흔적이라고 알려진 기억 고리를 만들 수 있다. 다른 세포 모양과는 달리 대부분의 뇌세포는 길쭉하다. 실제로 한쪽 끝은 '가지', 다른 쪽 끝은 '뿌리' 체계를 가진 나무처럼 생겼다. 물론 그것은 2만 개가 모여야 핀 머리만한 상상할 수 없을 정도로 작은 '나무들' 이다.

신경세포의 뿌리를 축색돌기라 한다. 정보는 인접한 신경세포의 나뭇가지 모양의 가지들에서 축색돌기로 흘러들어가고 전기 충격의 형태로 이 정보가 세포체인 신경세포의 줄기로 간다. 마침내 정보는 '가지' 혹은 수지상돌기에 도착하며 신경 충격은 수지상돌기에서 다른 신경세포의 축색돌기로 간다. 결국 이것이 완전한 사슬 모양 같은 생각 혹은 기억을 형성하는 것이다.

수지상돌기는 생각과 기억을 발생시키는 연결을 형성하므로 뇌기능에서 굉장히 중요하며, 자주 뇌 장수 프로그램의 주요 초점이 된다. 대부분의 경우 수지상돌기 혹은 연결이 많고 건강할수록 머리가 좋다.

알츠하이머형 치매 환자들은 수십 억 개의 수지상돌기가 점차 시들어서 죽는다. 알츠하이머형 치매 환자의 뇌를 파괴하는 것은 다름 아닌 바로 수지상돌기의 부족일 것이다.

하지만 최근 연구자들은 새 수지상돌기가 자라도록 자극할 수 있음을 증명하였다. 뇌 장수 프로그램 환자들이 취한 많은 치료 방법은 새로운 수지상돌기의 성장을 최적화하기 위한 것이다.

수지상돌기 가지들이 생각과 기억을 전달하기 위하여 근접한 신경세포의 축색돌기 뿌리로 뻗지만 실제로 뇌세포를 건드릴 수는 없다. 뇌세포 사이에는 항상 미세한 간격이 있는데 이것이 시냅스다. 생각과 기억은 신경전달물질이라는 화학물질을 통해 헤엄을 쳐서 이 간격에 다리를 놓는다.

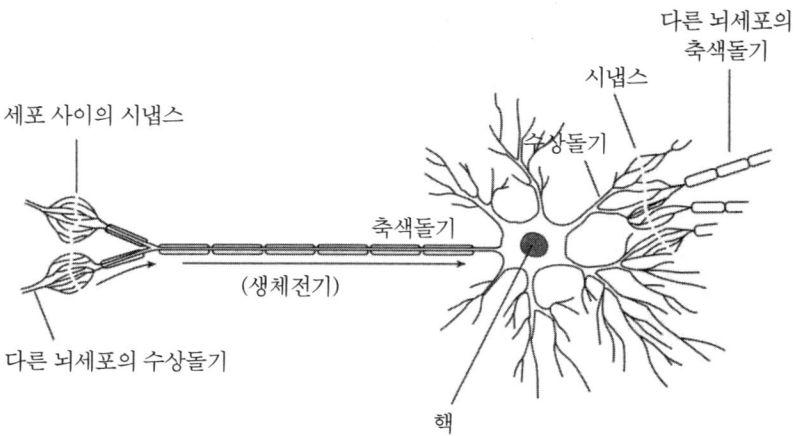

[그림 6-4] 신경전달물질에 의해 연결되는 긴 뇌세포 고리는 완전한 사고와 기억을 형성한다. 기억을 보존하기 위해서는 뇌세포와 신경전달물질 모두 건강하고 풍부해야 한다.

생각의 전기적 충격이 수지상돌기의 맨 끝에 다다르면 그것은 신경전달 물질로 변하게 된다. 그런 후 이 신경전달물질이 세포들 사이의 간격 속으로 흘러가서 옆 세포에 스스로 달라붙는다. 이것은 그 세포에서 전기 충전을 하고 생각은 계속 여행을 한다.

아마 적어도 100개의 신경전달물질이 있는데 많은 것이 뉴로펩티드라 불린다. 그러나 주요 6개만이 대부분의 인지 과정과 관련이 있다. 나는 신경과학에서 가장 환상적인 것 중의 하나가 이 신경전달물질(혹은 뉴로펩티드)이 각각 다른 기능을 하며 다른 기분과 감정을 전달한다는 것이라고 생각한다. 예를 들면, 어떤 것은 흥분을, 어떤 것은 이완을, 또 어떤 것은 기억의 대부분을 전달한다. 우리는 다양한 신경전달물질의 방출 자극만으로도 기분을 조절하고 기억력을 아주 많이 향상시킬 수 있다. 그래서 다시 한 번 마음 위에 물질을 두는 극히 막강한 기제를 지니는 것이다.

아래에 6개의 주요 신경전달물질이 나온다. 그 기능을 이해하면 자신의 지적 능력과 정서적인 지혜로 향하는 문을 열 수 있는 또 다른 열쇠를 가지게 될 것이다.

아세틸콜린　아세틸콜린은 기억과 사고에서 슈퍼스타격인 신경전달 물질이다. 노화 관련 기억력 손상으로 고생할 만큼 나이가 들지 않은 경우의 기억력 부족은 단순히 아세틸콜린이 부족해서 그럴 가능성이 많다. 또한 아세틸콜린이 부족하면 집중력이 떨어진다. 수백만 명의 미국인이 아세틸콜린의 생산을 촉진하는 영양을 적절히 섭취하기만 해도 대부분 집중력을 즉시 향상시킬 수 있다. 이러한 영양소에는 레시틴, 비타민 B군, 비타민 C 그리고 몇몇 미네랄이 포함되는데, 이 중에 레시틴이 가장 중요하다.

아세틸콜린은 뇌에 가장 풍부한 신경전달물질로, 특히 뇌의 기억센터인 해마에 집중되어 있다. 하지만 아세틸콜린은 근육 속의 신경세포가 근육 활동을 하도록 돕는 등 뇌 밖의 많은 기능 수행을 도와준다.

아세틸콜린은 신경세포 안에서 산소, 포도당, 콜린(레시틴의 주성분)을 필요로 하는 복잡한 화학 과정을 거쳐 생산된다. 내가 추천하는 심신수련법은 뇌에 산소와 포도당을 전달하도록 도와줌으로써 아세틸콜린의 생산을 돕는다. 뇌 장수 식단 역시 아세틸콜린을 만들어 내는 풍부한 영양소를 공급해 준다.

노르에피네프린　스트레스에 관한 논의에서 알았듯이 노르에피네프린도 신경전달물질로 작용하는 호르몬이다. 노르에피네프린(노르아드레날린)은 뇌를 각성시키는 흥분성 물질이다. 노르에피네프린은 기억을 해마에 있는 단기 저장소에서 신피질에 있는 장기 저장소로 이동시키는 데 절대적으로 필요하다. 노르에피네프린은 흥분되고 스트레스가 많았던 사건들을 평생 기억하도록 하는 화학물질이다. 그러나 이미 말했듯이 너무 많은 노르에피네프린은 새로운 기억의 저장과 이성적 사고와 결정을 방해할 수 있다.

또한 노르에피네프린은 수면 양식을 조절한다. 너무 많은 노르에피네프린이 있으면 잠들기가 거의 불가능하다. 또한 노르에피네프린은 성욕조절을 도와주는데, 그 수준이 낮으면 성욕이 급속하게 감소한다.

과도한 노르에피네프린은 식욕을 감퇴시킨다. 그래서 자극적인 다이어트 알약을 복용하면 배고픔을 느끼지 못하게 된다. 노르에피네프린은 대사율을 자극해 주기도 한다.

노르에피네프린의 다른 중요한 작용은 긍정적인 기분의 유지를 도와주는 것인데, 낮은 노르에피네프린 수준은 우울의 고전적인 원인이다. 노르에피네프린이 기분을 좋게 해 주는 작용은 특히 코카인과 같은 강력한 자극제를 사용할 때 잘 드러난다. 직업도, 돈도, 사랑도 없이 절망적이고 우울한 고통 속에 빠져 있던 코카인 남용자도 뇌 화학에 미치는 코카인의 영향인 노르에피네프린 중독이 일어나는 몇 분 동안에는 기분이 붕 뜨게 된다. 커피를 마셨을 때도 미약하지만 이와 비슷한 효과가 나타나는데, 이때 인지력이 증가될 뿐 아니라 기분도 좋아진다.

노르에피네프린을 위한 영양학적 재료는 주로 L-페닐알라닌과 L-티로신이라는 두 개의 아미노산 혹은 부분 단백질로 되어 있다. 하지만 노르에피네프린을 만들기 위해서는 이 아미노산이 비타민 C, B3, B6, 구리가 결합해야 한다. 뇌 장수 식단과 보충 프로그램은 이런 영양소를 충분하게 제공하며 운동도 노르에피네프린을 유의미하게 증가시킨다.

도파민　도파민의 주작용은 신체운동 조절을 돕는 것이다. 다른 신경전달물질이나 호르몬처럼 일반적으로 도파민은 나이가 들면서 감소한다. 수준이 너무 낮으면 근육 통제 상실이 특징인 파킨슨 병이 발병한다.

평생 높은 수준의 도파민을 유지하는 것은 신체적 장수와 뇌 장수에 도움이 된다. 내가 자주 처방하는 약 중 하나인 디프레닐은 도파민 수준을 높게 유지하도록 도와준다.

높은 도파민 수준은 기분과 성욕, 기억력 회복을 향상시키며 면역계가 적절한 기능을 유지하도록 한다. 게다가 도파민은 뇌하수체가 성장 호르몬을 분비하도록 자극하여 지방을 태우고 근육을 만들며 운동성을 향상시킨다.

세로토닌   세로토닌은 기분을 좋게 하는 뇌의 중요한 신경전달물질이다. 뇌의 전반적인 기능에 세로토닌보다 더 중요한 신경전달물질은 아세틸콜린뿐이다.

프로작(Prozac)이란 약물은 이용 가능한 세로토닌의 양을 증가시키는 작용을 하는데, 이 약이 널리 사용되는 것으로 보아 세로토닌 결핍이 얼마나 흔한지 알 수 있다. 또한 세로토닌은 수면을 유도하고 통증을 조절한다.

세로토닌은 아미노산 L-트립토판에서 나오는데 이것은 뇌 장수 식단에 풍부하다. 뇌 장수 프로그램에서 환자들은 영양요법과 심신수련법으로 자신의 세로토닌 수치를 최적화하려고 애쓴다. 낮에는 세로토닌, 밤에는 멜라토닌이라는 나의 경구를 기억하여라.

L-글루타메이트   이 신경전달물질은 다른 것만큼 잘 알려지지 않았으나 이제는 기억에 아주 중요하다고 인정된다. L-글루타메이트는 새로운 기억의 정착과 이미 있던 기억을 되살리는 데 모두 중요하다. 게다가 그것은 만성적 스트레스 반응을 저지함으로써 코르티솔의 과잉분비를 막아 뇌 장수에 특히 도움이 된다. 뇌 속에 L-글루타메이트의 수준이 낮으면 일반적으로 인지 기능이 감소된다.

GABA   진정 작용을 하는 이 신경전달물질(감마-아미노부티릭 산)은 이완과 수면에 절대적으로 필요하다. GABA가 없으면 마음이 점점 더 과잉 자극되어서 신경 쇠약에 걸리게 된다. GABA는 신경계에 엄청난 감각을 투입하는 '메가-정보 증후군'에 대항하여 싸우는 데 꼭 필요하다. 많은 약물학적 진정제가 뇌의 GABA 수용기를 활성화시킨다. 예를 들어, 발리움(Valium)은 뇌에 있는 GABA-형 수용기에 붙는다.

알코올 중독의 믿을 만한 예보 중 하나는 GABA의 만성적인 저튼비다. GABA가 충분치 못한 사람들은 거의 모두 높은 수준의 긴장과 불안을 경험하므로 그런 사람들은 흔히 자가 진단으로 알코올을 가까이 한다.

지금 한 주요한 제약회사가 알츠하이머형 치매 환자를 대상으로 GABA 체계에 영향을 주는 약을 실험하고 있다. 이것만 보아도 GABA의 중요성을 알 수 있다.

엔도르핀　이 뇌 화학물질은 전문적으로 말하면 신경전달물질이 아니지만 효과는 비슷하다. 엔도르핀이 '달리는 사람의 홍분'을 일으킨다는 것을 들었을 것이다. 실제는 그 이상의 일을 하여 모든 종류의 중요한 신체적·정서적 스트레스에 반응하여 분비되며 통증과 불안을 없애 준다.

엔도르핀의 한 가지 실용적인 목적은 홍미, 초점, 집중을 자극하여 당신이 하던 일을 계속하도록 격려한다는 것이다. 엔도르핀의 다른 역할은 극심한 스트레스에서 오는 심리적이고 신체적인 결과를 막아 주는 것으로서 스트레스가 높아지면 엔도르핀은 몇몇 스트레스 반응 결과에 저항한다. 엔도르핀이 가지는 또 다른 효과는 통증을 막아 준다는 점인데, 심한 상처에 느린 반응을 보였다면 그것은 엔도르핀이 잠시 통증을 막아 주면서 뇌로 흘러가고 있기 때문이다.

물론 엔도르핀의 생산을 물리적으로 자극할 수 있다. 운동으로 신체를 단련함으로써 엔도르핀 생산을 증가시킬 수 있고 침으로도 증가시킬 수 있다. 동양의학에서는 외과수술 중 마취에 침술을 효과적으로 사용하며 심신수련법으로 엔도르핀 생산을 자극할 수 있다.

고통을 없애는 플라시보 효과는 엔도르핀 생산으로 잘 설명된다. 여러 실험에서 플라시보를 제공받은 통증 환자의 약 30%가 편안함을 경험했다고 보고하고 있다. 편안함을 경험할 거라는 환자들의 믿음이 엔도르핀 생산을 촉발시킨 것으로, 이것이 고전적인 물질 위에 마음을 두는 예다.

지금까지 살펴보았듯이 모든 신경전달물질은 당신의 삶에 깊고도 중요한 영향을 미치고 있다. 신경전달물질이 적당한 생화학적 환경을 제공받지 못한다면 당신의 지성, 기억, 정서는 고통받을 것이다.

하지만 신경전달물질의 문제는 흔히 아주 신속하고 즉각적으로 치료될 수 있다. 이것은 신경전달물질이 복원에 수년이 걸리는 영구한 신경학적 구조가 아니라 단지 자유롭게 떠다니는 화학물질이기 때문이다.

그러므로 신경전달물질이 인지 결함의 주원인일 경우, 뇌 장수 프로그램은 거의 기적적으로 빠른 반응을 보일 것이다. 집중력과 단기 기억의 심각한 결핍 문제로 프로그램을 시작한 비교적 젊은 환자 한 사람의 경우 겨우 2주 만에 현저한 회복을 나타냈다. 그의 회복은 예상했던 일로, 특별하지는 않았다. 하지만 당사자에게는 자신의 치유가 정말 기적과도 같았다.

사람들은 이 남자의 뇌가 치유된 것이 기적인지 아니면 예측할 수 있는 과학적 적용인지에 관해 관심을 가지는데, 분명 둘 다 모두 맞는 말이다.

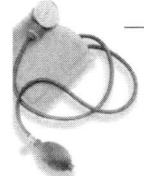

주·요·사·례

뇌의 많은 부분은 아직 신비에 싸여 있다.

J. L.과의 첫 면담에서 나는 아주 어려운 경우가 될 거란 느낌을 받았다. 그의 증상은 심각하고 이해할 수 없는 것이었기에 많은 의사는 희망이 없다고 보았다. 그러나 나는 아무리 이해되지 않더라도 문제를 해결하기 위하여 노력해야 하며 계속 애쓰다 보면 항상 희망이 생긴다고 믿는다.

J. L.의 주치의는 현재 치매 증상이지만 알츠하이머 형은 아니라고 진단했다. 그는 기억 손상과 추론 능력의 감소를 보였고, 여러 면에서 알츠하이머형 치매 증상과 비슷한 좀 더 뿌리 깊고 다루기 어려운 증상을 나타냈다. 마치 알츠하이머형 치매의 일반적인 진행과정을 거치지 않고 마지막 단계 증상들을 겪는 것 같았다.

예를 들어, J. L.은 특히 밤늦은 시각에 망상에 빠졌다. 그는 '석양증(sundowner's syndrome)', 즉 밤 시간의 망상 증상으로 고생하고 있었다. 새벽 2시경에 그는 갑자기 망상에 빠져 깨어나서는 아침이라 믿으면서 옷을 입고 산책을 가야 한다고 우기곤 했다.

때때로 옷장에서 옷을 다 끄집어내곤 했는데 자신의 옷을 알아보지 못하였다. 사람들이 이상한 옷을 자신의 옷장에 놓았다고 믿었다. 이런 행동에 그의 아내는 무척 당황하였고 제대로 잠을 잘 수가 없었다.

J. L.은 완전히 부인에게 의존하고 모든 결정을 그녀에게 미루었다. 물론 다른 알츠하이머형 치매 환자의 보호자들처럼 그녀의 역할은 스트레스가 많았다. 실제로 스트레스 연구자들은 우리 사회에서 가장 스트레스를 많이 받는 알츠하이머형 치매 환자 보호자들을 피험자로 선택한다.

J. L.은 예리한 유머 감각으로 오랫동안 유명했지만 이제는 위트의 즐거움을 누릴 수가 없게 되었다. 아직도 자주 농담을 하지만 의미가 통하지 않았고 자신만 이해했지만 농담을 할 때의 그의 눈은 즐거움으로 반짝였다. 또한 걸음이 불안정했으며 자신이 걷고 있는지를 확신하지 못하는 것 같았다.

접수 면접에서 자신이 어디에 있는지조차 알지 못하였다. 의료기록상 특이한 점은 그가 의사의 처방 없이 구할 수 있는 식욕 억제제인 페닐프로파노라민을 습관적으로 사용했다는 것이었다. 그 약은 혈압을 높이기 위해서 처방되는 약이다.

그 약은 그의 혈압은 높여 주었지만 별로 도움이 되지 않은 처방인 것 같았다. 페닐프로파노라민은 장기간 사용하면 몇 가지 부작용이 나타나기 때문에 계속 매일 복용해서는 안 된다. 부작용 중의 한 가지인 인지적 기능 저하는 잘 표시가 나지 않기 때문이다.

J. L.이 프로그램을 시작할 때 나는 그의 주치의와 만나서 페닐프로파노라민을 다른 약으로 대체해 줄 것을 제의하였고 그는 약속하였다. 그러나 J. L.이 프로그램을 시작하자 혈압이 안정되어서 대체처방도 필요가 없어졌다.

J. L.은 보충제와 변경된 식단을 실천하고 많은 자연 강장제(은행잎 추출물과 인삼을 포함한)를 사용하였고, 디프레닐을 복용하였다.

그가 프로그램을 시작한 후 곧 나의 동료이자 아내인 키르티가 진행상황을 알아보려고 전화를 했는데 그는 키르티의 이름도, 그녀가 누구인지도 몰랐다. 그녀와 이야기를 할 자신이 없는 그가 "아내를 부르겠소."라고 우물거리면 그의 아내가 진행 상황을 보고하곤 하였다.

그러던 중 몇 달이 지나서 키르티가 전화를 했는데 그가 받았다. 이번에는 '아내를 데려오겠소.'가 아니었다.

그 대신 그는 "안녕하세요, 어떻게 지내세요?"라고 말하였다.

키르티가 "제가 누군지 아시겠어요?"라고 물었다.

그는 "의사 선생님의 부인이지요."라고 대답하였다.

"제가 왜 전화한지 아세요?"

"나를 체크하든지, 혹은 체크 (수표)를 얻으려고." 키르티가 웃었다.

"정말 당신이 맞나요?"

"아마 그럴 겁니다. 그렇지 않다면 우리 마누라가 곤란할 거요." 그가 말했다.

　나는 전화 내용을 듣고, 그가 얼마나 조리 있고, 명랑하고, 유머스러운지 알고 깜짝 놀랐다. 그의 인지기능 감퇴는 훨씬 더 줄어들었다. J. L.은 자신의 인생을 위하여 투쟁하였고 다시 그것을 돌려받았다.

　어떻게 이런 일이 일어날 수 있었을까? 확신하지는 못하지만 아마 페닐 프로파노라민을 중단한 것이 큰 변화를 일으킨 것 같다. 디프레닐이 주 요소였을 수도 있고 보충제나 강장제가 회복을 도왔을 수도 있다. 혹은 모든 프로그램이 상승작용을 일으켜 회복을 촉진했을지도 모른다.

　나는 무엇이 그의 회복을 도왔는지 모르지만 그의 회복이 마냥 기쁘다. 그의 회복이 다소 신비롭다는 사실이 나를 괴롭히지도 않는다. 뇌는 정말 강력하고도 복잡하기 때문에 그것의 많은 부분이 여전히 신비에 싸여 있다. 과학을 존경하는 사람으로서 나는 그러한 신비를 도전으로 받아들이며, 신을 사랑하는 사람으로서 그 신비를 축복으로 받아들인다.

기억의 작동 방식

이제 기억이 어떻게 형성되는지 간단히 살펴보자. 이것을 이해하면 어떻게 하면 기억을 좀 더 효율적으로 형성할지도 알게 될 것이다.

이미 말했듯이, 기억은 단 하나의 세포 속에 들어 있는 것이 아니라 기억 흔적이라는 방대한 뇌세포 사슬 속에 있다. 각 세포는 전체 기억의 단지 작은 부분만을 보유하는 것이다.

그러나 각 세포가 어떤 식으로 전체 기억 흔적의 작은 부분을 보유하는지는 알려지지 않았다. 하지만 현재로서는 기억 흔적의 각 조각들, 즉 사고나 감각의 파편들이 뇌세포의 RNA를 물리적으로 변경할 때 형성된다는 것이 주된 이론이다.

뇌가 신체의 기억은행인 것처럼 RNA는 각각의 뇌세포의 기억은행이다. RNA는 세포의 핵과 핵을 감싸고 있는 젤리 같은 세포질에 들어 있고, 핵과 세포질은 모든 유전자 코드가 저장되어 있는 세포의 정보 센터다.

또한 RNA는 신체에 필요한 단백질을 합성하도록 도와준다. 그러므로 기억은 RNA 속에 암호화된 단백질로 저장되어 있다고 이론화할 수 있다.

물론, 정보가 뇌세포에 의해 기억으로 부호화되기 위해서는 먼저 뇌 속으로 들어가야 한다. 정보가 이렇게 할 수 있는 세 가지 주요 방법이 있다. 보는 것, 듣는 것, 움직이는 것이다. 이런 세 가지 형태의 기억을 청각, 시각, 운동 기억이라 한다. 실제로 지금 우리가 가진 모든 기억은 이 세 가지 형태 중 한 가지다. 자, 이제 정보가 뇌 속으로 들어가는 세 가지 방법을 한번 알아보자.

기억의 세 가지 형태

대부분의 청각 기억은 뇌 신피질의 왼쪽에, 시각 기억은 오른쪽에, 운동 기억은 신피질 밖 소뇌에 저장되어 있다.

대부분 사람은 어느 한 가지 기억을 다른 두 가지 기억보다 비교적 더 잘 저장한다. 시각 기억을 약 65%, 청각 기억은 20% 정도를 가장 잘 저장하고, 약 15%는 운동 기억에 가장 능숙하다.

어떤 사람이 무언가를 묘사하는 것을 들어 보면 그 사람이 어느 형태의 기억에 능한지 맞출 수 있는데, 그가 시각 이미지를 많이 사용한다면 대개 시각적 학습자다. 대화 부분을 특히 잘 기억하는 사람은 아마도 훌륭한 듣기 학습자일 것이다. 만약 그가 경험을 촉각적 표현으로 묘사하는 사람이라면 대부분 주로 운동 기억을 타고난 사람일 것이다.

몇몇 사람은 이 세 가지 기억 양식 모두에 능할 수 있다. 이런 특징이 있는 사람은 기억력이 아주 좋은 특별한 학습자일 가능성이 높다. 왜냐하면 그런 사람들은 한 가지 방법이 나머지 두 방법의 회상을 유발시켜 각 기억을 세 가지 다른 방법으로 강하게 부호화할 수 있기 때문이다. 전에 언급했듯이 기억의 지속성은 그 기억이 얼마나 정서적으로 입력되었는지뿐 아니라 얼마나 풍부하게 부호화되었는지에 달려 있다. 만약 기억이 시각적, 청각적, 운동적으로 부호화된다면 그것은 최대한 여러 군데 뇌세포에 존재할 것이다.

홀륭한 교사는 개개의 학생이 더 선호하는 학습법에 맞추어서 수업을 하려고 노력한다. 전설적인 농구 코치 겸 교사였던 텍스 윈터(Tex Winter)는 항상 선수들을 시각적 학습자, 청각적 학습자 그리고 운동적 학습자로 구분하려고 노력하였다. 예를 들어, 윈터가 시카고 불스(Chicago Bulls)에서 일할 때 호러스 그랜트(Horace Grant) 선수는 운동기억으로 연습할 때 가장 학습을 잘한다는 사실과 존 팍슨(John Paxson)은 'X 혹은 O' 선수, 즉 도표로 학습하는 것을 좋아하는 시각적 학습자임을 알게 되었다. 그러나 세 가지 기억 양식에 모두 능숙한 선수가 있었는데 바로 마이클 조든(Michael Jordan)이었다. 윈터는 조든의 특별한 능력의 상당 부분이 높은 인지 능력에서 나온다고 믿었다.

일반적으로 시각 학습자가 청각과 운동 학습자보다 빨리 학습하며 기억에서 좀 더 자신감을 보인다. 하지만 그들은 종종 세부 요소를 이해하지 않고 큰 그림에 지나치게 집중하는 경향이 있다. 또한 큰 그림 안의 무관한 정보를 무시하지 못해 너무 많은 불필요한 정보를 학습하는 경향이 있으며 구분하는 것에 능숙하지 않아 순서를 혼동하는 경우가 많다.

청각 학습자는 복잡한 것을 잘 구분하지만 기억의 정확성에는 자신감이 없다. 시각, 청각 학습자의 기억 능력은 근본적으로 같으나 시각 학습자는 청각 학습자보다 학습을 제대로 하지 않았을 때도 학습한 것에 대해 확신을 보여 주는 경우가 많다.

운동 학습은 대부분의 학업 과목에서 그리 효과적이지 않지만 가장 오래 기억할 수는 있다. 운동 기억이 저장된 소뇌는 시각, 청각 학습이 진행되는 신피질과 해마보다 퇴화 손상에 비교적 덜 취약하기 때문에 기억이 오래 간다. 운동 기억이 지니는 강철 덫과 같은 성질은 '자전거를 타는 법은 한번 배우면 절대로 잊지 않는다.'는 말에 잘 나타나 있다. 알츠하이머형 치매 환자들은 병의 마지막 단계에서도 운동 기억은 잃어버리지 않는다.

운동 기억은 가장 특이한 신경학적 상황 중의 하나, 즉 지적 · 사회적으로 지체된 사람이 특별한 기억 기술을 지니는 '학자 증세(savant symdrome)'에도 기여한다. 이런 증세를 가진 인물이 바로 영화 '레인맨(Rain Man)'에 나오는 더스틴 호프만(Dustin Hoffman)이다. 이런 상태는 극도로 활발한 운동 기억에 의해 일어난다는 설이 있다. 이론적으로 레인맨의 인물과 같은 자폐적 학자는 실제 모든 기억을 운동적으로 진행한다. 그래서 그들이 전화번호부를 읽으면 대부분 사람이 자전거를 타는 법을 배울 때 얻는 숙달 기억처럼 지울 수 없는 기억이 만들어진다.

운동 기억이 지니는 또 다른 흥미로운 점은 뇌의 다른 부분과 연합된 기억의 도움 없이 기능하는 유일한 기억 형태란 것이다. 사실 피아노를 치거나, 야구공을 맞추는 것과 같은 숙달 기억은 많이 생각하면 할수록 잘하지 못한다. 그래서 경기를 하는 운동선수들은 회상적인 신피질적 사고가 없는 명상과 같은 정신적 영역에 도달하려고 애를 쓴다. 그냥 자신의 근육 기억의 흐름에 따라 가려고 할 뿐이다.

장기 기억과 단기 기억 저장

운동 기억이 가장 오래 가는 기억 형태이긴 하지만 뇌가 신체적으로 건강하기만 하면 시각, 청각 기억도 쉽게 장기 저장 기억으로 옮겨 갈 수 있다.

단기 기억을 장기 기억으로 옮겨 주는 뇌의 주 영역은 변연계, 특히 해마와 편도체다. 이미 얘기했듯이 변연계는 정서 뇌며, 가장 중요한 역할 중 하나는 어떠한 기억의 저장 필요 여부를 결정하는 것이다. 정보를 제공받은 변연계는 신피질과 함께 신피질에 있는 장기 기억 저장소로 보낼 만큼 중요한지를 결정한다.

해마는 비정서적 기억에 관하여 이런 결정을 하고 편도체는 가장 정서적인 정보에 관하여 결정한다. 만일 변연계의 해마와 편도체에게 이런 분류하고 나르는 능력이 없으면 사실 어떤 새로운 정보도 장기 기억 저장소로 갈 수 없다. 실제로 알츠하이머형 치매 환자와 경미한 노화 관련 기억력 손상 환자에게 이러한 현상이 일어난다. 그들의 해마는 기억을 장기 기억 저장소로 보낼 수 있는 생물학적 능력을 잃어버린 것이다. 알다시피 해마는 생물학적 공격, 특히 코르티솔의 공격에 약한데 이런 공격이 장기간에 걸쳐 심각한 해를 끼치면 기억을 신피질로 효과적으로 전달하는 것을 점차 중지하게 된다. 해마의 퇴화가 심각해지면 단기 기억(해마 자체 안의) 저장 능력도 상실하기 시작한다.

그래서 일반적으로 기억력 감퇴의 첫 단계는 새로운 기억을 만들 수 없는 것이 특징이다. 그래서 흔히 노인은 수년 전 일은 기억하면서 어제 일은 기억하지 못하는 것이다.

그러나 모든 단기 기억이 해마에 저장되는 것은 아니다. 많은 단기 기억이 임시로 신피질의 전두엽에 저장된다. 이것은 일반적으로 '작업 기억'이라는 초 단기 기억을 위한 임시 저장소다. 작업 기억이란 다이얼을 돌릴 동안만 기억하면 되는 전화번호처럼 뇌가 사소하다고 결정한 기억이다.

가장 짧은 작업 기억은 무언가를 보거나 들은 즉시 가지는 잔상 같은 '감각 기억'이다. 사실 이러한 잔상으로 인하여 사진같이 100% 정확한 기억을 가졌다고 주장할 수도 있다. 문제는 완벽한 사진 같은 기억이 단지 1/10초 정도 지속된다는 점이다.

한 가지 예를 들어 보겠다. 서커스의 칼 던지는 사람은 실제로 칼을 던지는 것처럼 보이려고 할 때 초상 기억이라는 시각 기억을 이용한다. 목표 지점에 묶인 사람을 가까스로 피하는 칼은 사실 과녁 뒤에서 뚫려 들어와 있다. 그러나 던지는 사람 손에서 칼이 떠나는 것을 볼 때, 관객들의 머리는 목표를 향해 따라가며 잔상 현상 때문에 실제로 칼이 공중을 날아가는 것처럼 보인다. 현실에서 그들이 보는 것은 칼의 초상 잔상인 것이다. 칼은 관객의 눈이 목표물을 향하여 움직이는 것만으로 목표를 향해 날아가는 것처럼 보인다.

손가락을 펴서 눈앞에서 앞뒤로 움직여 봄으로써 이 형상 지속 현상을 실험할 수 있는데, 빨리 하면 할수록 각 손가락의 형상이 흐릿해지는 것은 뇌가 각 손가락의 이미지를 따라갈 수가 없기 때문이다. 손은 눈보다 더 빠를 수 없지만 뇌보다는 더 빠르다.

듣기에서 오는 감각 기억은 1/10초의 시각 기억보다 다소 더 길게 가기 때문에 비교적 더 믿을 만하다. 예를 들어, 숫자 10개를 보여 주었을 경우 불러 주었을 때만큼 잘 기억할 수 없을 것이다. 그래서 흔히 전화를 걸기 전에 번호를 혼잣말로 반복한다. 당신은 본능적으로 청각, 메아리 기억이 시각, 초상 기억보다 더 믿을 만하다는 것을 알고 있기 때문이다. 물론 그 기억을 두 가지 다른 장소에 저장하여 하나가 나머지를 촉발하여 이중으로 부호화하면 번호를 더 잘 기억할 것이다.

그러나 모든 작업 기억은 아주 피상적으로 저장되어 쉽게 파괴될 수 있다. 예를 들어, 전화번호를 보고나서 명예 선서문을 말하면 그 전화번호를 아마 잊어버릴 것이다. 이런 식으로 스트레스는 작업 기억을 손상시킨다. 변연계가 좀 더 많은 스트레스를 받으면 전기화학적 공전으로 대부분의 작업 기억이 저장되어 있는 전두엽에 예리한 폭격을 가하므로 작업 기억이 단기 기억, 장기 기억으로 되는 것이 방해받는다. 정확히 말하면, 지니지 않은 것을 잃어버릴 수는 없으므로 기억 손상은 아니다.

이상적인 생화학적 환경에서조차도 작업 기억은 아주 제한적이다. 사람들은 일반적으로 작업 기억에서 한 번에 7개의 정보만 보유할 수 있는데, 보통 사람들은 대개 숫자 7개만 암기할 수 있다. 이런 '한 자릿수 길이' 현상을 알아보기 위하여 다음에 나오는 숫자 한 줄을 읽고 난 후 고개를 돌리고 반복해 보아라. 만약 9개 이상 수가 있는 줄을 기억할 수 있다면 작업 기억력이 아주 좋은 것이다. 단기 기억과 장기 기억과는 달리 작업 기억은 기억술로 보강될 수 없는 것이기에 좋은 작업 기억은 뇌의 생화학적 기능이 좋다는 뜻이다.

8 9 3 2
1 4 6 7 8
9 3 2 6 4 1
5 2 8 3 6 4 2
7 4 9 8 3 7 4 5
2 4 6 1 4 0 0 1 2
3 0 9 7 3 4 7 5 4 5

대부분 사람은 7자리까지 기억할 수 있기 때문에 7은 인기가 있고 다소 기적적인 수가 되었다. 예를 들어, 전화번호는 더 길면 기억하기가 훨씬 힘들기 때문에 7자리다. 오스트레일리아 원주민의 언어에서 수는 단지 8개의 단어만 있다. 1, 2, 3, 4, 5, 6, 7 그리고 '많은' 이다. 일주일에는 7일이 들어 있고, 세계 7대 불가사의가 있고, 7개의 대죄가 있는 식이다.

만약 당신이 앞의 연습에서 아홉 자릿수를 기억할 수 있다면 아마도 '덩어리 짓기' 기법을 사용했을 것이다. 아마 아홉 자릿수를 각 3개씩 세 덩어리로 나누었거나 '1과 9'를 '1, 9' 대신에 '19'로 기억하면서 두 수를 한 덩어리로 묶었을 것이다.

비슷한 덩어리 짓기 전략이 철자에도 적용될 수 있다. 예를 들어, 'AMTCTI'라는 연속 철자는 기억하기가 어렵지만 이 철자들을 'ATT-MCI'으로 덩어리 지으면, 6개의 의미 없는 기억 조각이 기억 연관성을 가진 2개의 의미 있는 것으로 줄어들어 기억하기가 쉬워진다. 우리는 이러한 전략을 M. A. D. D.(Mothers Against Drunk Driving)와 같은 약어를 사용할 때마다 쓰고 있다.

우리가 늘 사용하는 많은 기억법을 이 책에서 언급하겠지만 그것이 나의 주된 관심사는 아니다. 나의 관심은 나쁜 기억력을 최대한 잘 사용하는 것이 아니라 생물학적으로 훌륭한 기억력을 만들어 내는 법을 배우도록 도와주는 데 있다.

나는 한 가지 단순한 요점을 말하기 위해 '덩어리 짓기' 기법을 소개하였다. 즉, 작업 기억과 대부분의 단기 기억은 매우 쉽게 파괴되므로 종종 보강 전략이 필요하다. 뇌 장수 프로그램을 시작한 후라면 이런 전략에 그리 많이 의지할 필요는 없을 것이다. 그래도 이런 전략이 그르다는 것은 아니다. 실제로 모든 것을 기억할 수 있었던 기억 전문가 애이킨(A. C. Aitken) 교수조차도 이런 덩어리 짓기 기법을 사용하였다.

기억은 변연계에 의해 두 가지 방법으로 장기 기억으로 옮겨 간다. 한 가지 방법은 정서적 변연계가 어떤 사건이나 사실에 대하여 흥분하거나 자극받을 때다. 이렇게 되면 자연스럽게 뇌에다 강력한 기억을 심어 주는 노르에피네프린과 같은 카테콜라민 신경전달물질을 분비하게 된다. 노르 에피네프린은 신경전달물질로만 작용할 뿐 아니라, 신체가 뇌로 산소와 포도당을 특별 공급하도록 하여 뇌가 기억을 저장하는 것을 도와준다. 전에 말했듯이 케네디 암살사건은 대부분 극히 정서적인 사건이었기에 생생하게 기억되는 것이다.

메시지를 장기 기억 저장으로 보내는 나머지 방법은 그것을 되풀이하는 것이다. 가장 지루한 사실조차도 반복을 통해서 암기될 수 있다.

기억을 탄탄하게 하는 데에는 종종 이 두 가지 방법이 함께 작용한다. 먼저, 당신은 노르에피네프린을 쏟아 냄으로써 그 사건의 기억을 견고히 한다. 그런 후 그것이 당신에게 중요한 사건이기 때문에 되풀이하여 생각한다. 그날이 저물어 갈 때쯤 되면 마음속으로 10번 혹은 20번 되풀이하였을 것이다. 이런 반복 때문에 그 기억은 실제로 지워질 수 없게 된다.

반복으로 학습을 도와주는 중요한 생물학적 기제를 장기 기억 강화라 부른다. 이 현상은 1973년에 발견되었고, 생물학적으로 기억력을 발달시키기를 원하는 모든 이에게 크나큰 희소식이 되었다.

장기 기억 강화 덕분에 어떤 정보를 보거나 생각한 후 다음번에 만나면 기억하기가 생물학적으로 더 쉽다. 노출될 때마다 기억에 더해지기만 하는 게 아니라 기하급수적으로 더해진다. 다시 말해, 같은 정보를 5번 보면 5배 더 잘 기억하는 것이 아니라 20배쯤 더 잘 기억하는 것이다.

이것은 정보에 의해 만들어진 기억 흔적이 결과적으로 자주 다닌 길이 되기 때문이다. 말하자면, 기억의 통로가 신경전달물질이 다니기 더 쉬운 길을 만들면서 다져졌기 때문이다.

생화학적 용어로 이 작용을 정리하면 다음과 같다. 기억이 처음 만들어 지면 뇌세포 사이에 있는 시냅스의 생화학적 성분을 잠시 변화시킨다. 변화 중 한 가지는 신경전달물질 글루타메이트와 함께 시냅스로 칼슘이 유입되는 것으로 NMDA(N-methyl-D-aspartate)라는 흥분성 아미노산도 분비된다. 이 세 가지 화학물이 있으면 시냅스가 사고를 더 쉽게 교류한다. 같은 시냅스를 활성화시키면서 10번쯤 같은 생각을 반복하면 말 그대로 시냅스 사이를 순풍에 돛 달 듯이 흘러갈 수 있다.

이런 상태는 영원하지는 않겠지만 수일 혹은 수주간 지속될 수 있다. 최초의 자극이 강할수록 그 상태는 더 오래 지속되고, 초기 자극이 비교적 약하면 장기 기억 강화 상태는 겨우 몇 분간만 지속될 것이다.

장기 기억 강화는 해마, 즉 장기 기억의 주 선적장에서 가장 흔히 일어나지만, 뇌의 다른 부분에서도 일어날 수 있다. 장기 기억 강화 현상 덕분에 대부분의 사람은 정보를 반복적으로 복습함으로써 거대한 학습 활성화를 얻게 된다. 대부분의 학생이 알고 있듯이 최선의 학습 방법은 한 번 철저하게 읽은 후 긴 시간에 걸쳐 몇 번 더 대강 훑어보는 것이다. 이런 방법은 장기 기억 강화를 활성화하면서 기억을 가두어 놓는다.

불행하게도 장기 기억 강화는 나이가 들면서 저하되는 경향이 있다. 코르티솔과 유리기의 생물학적 공격, 특히 해마에 대한 공격은 장기 기억 강화가 요구하는 안정적인 생화학적 환경을 방해한다.

그러나 뇌의 고양된 생화학적 환경, 즉 장기 기억 강화가 요구하는 적절한 양의 화학물을 제공받는 뇌 장수법 환자들은 장기 기억 강화의 붕괴에 맞설 수 있다. 뇌 장수 프로그램은 장기 기억 저장을 방해하는 코르티솔 생산을 조절한다.

장기 기억은 형성하기도 어렵지만 접근하기는 훨씬 더 어렵다. 그러나 현재의 주요 기억 이론가들은 실제로 모든 장기 기억은 깊게 묻혀 있지만 그대로 존재한다고 믿는다. 하지만 이런 기억의 최대 적은 시간이라는 생물학적 약탈이다.

다음 장에서는 시간, 즉 노화가 뇌에 가할 수 있는 위협과 노화를 극복하면서 그 위협을 역전시키는 방법을 살펴볼 것이다.

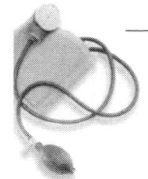

주·요·사·례

영혼의 여행

A. I.는 사회적으로 성공한 64세의 남자였다. 그는 큰 회사의 총수였고, 멋진 가정을 가졌으며, 존경받는 자선가였지만 행복하지 않았다.

그는 인지 기능 감퇴를 느끼고 나를 찾아왔다. 매년 수억 달러를 벌어들이는 회사의 경영자인 그에게는 그 위치가 요구하는 책임도 컸다. 그는 직업상 뇌 능력의 사소한 감퇴에도 영향을 받는데 그의 기억은 이제 더 이상 예전처럼 예민하지 않았다.

접수면접 결과, 실제로 그는 중간 정도의 노화 관련 기억력 손상으로 고생하고 있었다. 장시간 집중이 힘들었고 한낮이면 에너지가 고갈되어 낮잠을 자거나 쉬운 일만 해야 했다. 몸무게가 늘어났고 이마에는 걱정 때문에 주름살이 생겼다.

개인적인 생활도 고통스러워지기 시작하였다. 부인과 딸들에게 사소한 일에도 화를 냈다. 전반적으로 막연한 불안감에 휩싸였고 인생에 더 이상 만족하지 못하였다.

최근에 유명한 병원에 갔으나 그곳의 의사들은 그를 도울 수 없다고 말했다. 그들은 그에게 노화 관련 기억력 손상이 있음을 확인시켜 주었지만 약물을 처방하지는 않았다. 접수면접할 때 신장 기능이 약간 손상되었다는 검사실 보고가 있었는데, 때때로 신장의 기능 장애가 고혈압을 유발하기도 한다. A. I.는 고혈압이 있었는데 아마 이것이 인지 기능 감퇴에 영향을 주었을 것이다.

하지만 동양적 관점에서 보면, 신장이 제대로 기능할 수 없다는 것은 다소 더 불길한 것이었다. 전통적인 중국 의학에서는 신장 양기가 몸 전체의 기 흐름의 원천이며 지적 기능과 밀접한 관련이 있다고 간주한다.

이 관점에 따르면 신장 양기의 부족이 낮은 에너지, 불안정한 기분, 막연한 불안감의 원인이다. 신장과 부신은 서로 가까이 있으므로 전통 중국 의학자들은 둘을 같은 에너지 체계로 여긴다. 그러나 서양 의학에서는 이런 근접성을 단지 해부학적 우연으로 간주한다. 일반적으로 대부분의 서양 의사도 스트레스가 신장에 나쁜 것으로 믿긴 하지만 신장 기능과 부신 기능 사이에 어떠한 관련이 있다고 믿지는 않는다.

내가 A. I.에게 뇌 장수 프로그램을 설명하자 그는 무표정하게 나를 바라보았다. 그는 "글쎄요, 내가 나아질 것 같진 않군요. 나는 할 수 있는 모든 것을 이미 해 보았거든요. 난 세계를 돌아다녀 보았고, 세 번 결혼했고, 수백만 달러를 벌지요. 무엇을 안 해 보았겠소?"라고 다소 독선적으로 말하였다.

그 순간 그 어떤 과학적 실험보다 그를 통찰할 수 있게 해 준 어떤 직감이 떠올랐다. 나는 그의 눈을 바라보면서 말했다. "난 당신이 뭔가를 놓쳤다는 생각이 드는군요. 당신이 가질 수 있는 가장 중요한 관계, 즉 자신의 영혼과의 관계를 놓쳤다고 생각해요."

그는 조용히 앉아서 나를 바라보았다. 나는 그가 일어서서 나가려 할지, 혹은 울음을 터뜨릴지, 혹은 내 코를 잡아 비틀지 알지 못했다. 잠시 후 그는 의자 모서리에 걸터앉은 채로 천천히 고개를 끄덕이기 시작하였다. 그가 부드럽게 말하였다. "내 생각에 그게 내가 당신을 만나러 온 진짜 이유인 것 같군요. 나는 단지 영혼의 재생을 갈망하고 있어요."

그 다음 날 그는 프로그램을 시작하였고 진심으로 열심히 하였다. 그는 식사습관을 완전히 바꾸었으며 채식 위주의 식단을 시작하였다. 그는 디프레닐뿐 아니라 비타민과 자연 의료 강장제를 복용하기 시작하였다. 심신수련법을 일과표에 넣었으며, 일상의 스트레스를 명상을 비롯한 다양한 스트레스 관리 요법으로 대처하기 시작하였다.

12주 안에 그는 실제로 완전한 전환을 경험하였다. 약 9kg의 살이 빠져 알맞고 균형 잡힌 몸매를 가지게 되었다. 혈압이 정상으로 돌아왔고 신장 기능도 많이 향상되었으며 부신은 훨씬 많은 에너지와 쾌활함을 제공하였다.

인지 기능도 가파르게 향상되어 기억력이 다시 좋아졌고 집중하는 것도 힘들지 않았다. 만성적 초조함이 없어졌고 가족에게 화를 내지도 않았고, 오후에 피곤하지도 않았다. 스트레스가 없어지자 이마에 있는 깊은 주름살도 희미해지기 시작하였다.

그는 자신의 재생된 에너지를 어린이 암 환자들을 위한 여름 캠프를 계획하는 데 사용하였다. 나는 그가 자신의 신체적 · 지적 재생을 다른 이들을 돕는 데 사용하는 것에 커다란 자부심을 느꼈다.

나는 그가 약 1년쯤 프로그램을 실천한 뒤 아주 근본적인 깨달음을 얻었다고 느꼈다. 이 말은 그가 하루 종일 지혜의 싹을 틔우면서 가부좌를 한다는 말은 아니다. 내가 의미하는 것은 그가 자신의 최선의 자아 혹은 참 나와 분명하게 연결되었다는 말이다. 그것은 오랫동안 그의 내면에 숨죽이고 있었으나 이제는 날마다 느낄 수 있었다. 그는 신체적 에너지와 지적 힘이 내면 깊은 곳에 있는 자아에 도달했음을 깨달았다.

어떤 면에서 그의 인생 여정은 완벽하였으나 영적 여정은 이제 막 시작한 셈이다. 풍족한 인생 후에 드디어 자신의 가장 중요한 관계, 자신의 영혼과의 관계를 탐험하기 시작하였다.

　그의 영적 여행은 이제 막 출발하려 하지만 그는 마침내 행복한 사람이 되었으므로 이미 도달한 것이나 다름없다.

45세 이후의 뇌의 최적 작용

이 시대의 끔찍한 모순 한 가지는 수백만의 사람이 장수로 인해 오히려 벌을 받는다는 것이다. 대부분 사람은 4명 가운데 3명꼴의 치사율을 가진 질병, 즉 암과 관상성 심장병 관련 위험 요소를 피하려고 노력해 왔는데, 평균수명이 길어짐에 따라 그만 가장 소중한 소유물인 자신의 마음을 잃고 있다.

뇌는 아주 상처받기 쉬운 조직이다. 많은 경우, 노인의 뇌는 심장이나 폐 혹은 신장보다 먼저 망가진다. 사실 대부분의 노인학 연구자에 따르면 요양소에 거주하는 노인의 90%가 보통 정도에서 심각한 수준까지의 인지 기능 상실로 고통받고 있다. 대부분 85세 이상의 50% 정도가 알츠하이머형 치매에 걸린다.

일반적인 믿음처럼 노인이 되면 갑자기 지력, 기억력, 창조적 문제 해결력과 같은 것이 손상되는 것이 아니라 그것은 알아채지 못할 만큼 서서히 진행된다.

하지만 몇몇 연구자는 대부분 성인 초기만 되어도 시냅스 연결의 약 반을 잃는다고 믿는다. 적절히 활용되지 않은 시냅스 연결들이 사용 결핍으로 고사하는 것이다. 이 말이 곧 나이가 들수록 인지적 능력이 절반으로 감퇴한다는 뜻은 아니지만 어느 정도의 인지적 감퇴는 시사해 준다. 그것은 또한 젊음으로 넘치는 생화학적 상태에서도 뇌가 얼마나 쉽게 손상되는지를 알려 준다.

우리의 대부분은 20대에 지적 능력의 최고조에 달했다. 그때가 장기 기억을 저장하고 길고도 복잡한 사고 과정에 몰두한 최적의 시절이었다. 이 시절의 인지 능력 고양은 50대와 60대의 사람들이 30대와 40대보다 20대를 더 잘 기억한다는 사실을 설명해 준다. 물론 20대의 변화, 혼란, 흥분이 기억이 생물학적으로 고정되는 것을 도와준다.

하지만 30대가 되면 뇌는 눈에 띌 만큼 위축되기 시작한다. 그러나 위축의 정도와 인지적 쇠퇴의 정도가 정확히 일치하지는 않는다. 달리 말하면 뇌가 10% 줄어든다고 반드시 지능이 10% 감소한다는 말은 아니다. 그 대신 뇌의 적응성 덕분에 새로운 시냅스 연결이 생기기 때문에 단지 1% 정도 인지 능력이 감소하는데, 그런데도 수축이 계속 증가한다면 인지적 쇠퇴도 증가할 것이다.

이유는 알려지지 않았지만 남성이 여성보다 뇌 조직을 훨씬 더 빨리 잃는다. CAT와 PET 스캔으로 한 최근 연구에서는 남성이 여성보다 3배 정도 빨리 뇌세포를 잃는다는 것을 보여 준다. 중년이 되면, 여성보다 컸던 남성의 뇌는 대사활동의 증가가 크기 감소를 어느 정도 보상해 주더라도 여성의 뇌와 거의 같은 크기가 된다. 어떤 연구자는 이런 현상 때문에 여성이 남성보다 더 오래 살지도 모른다고 생각한다.

40세에서 50세가 지나면 10년마다 전체 뇌 무게가 적어도 2%씩 감소한

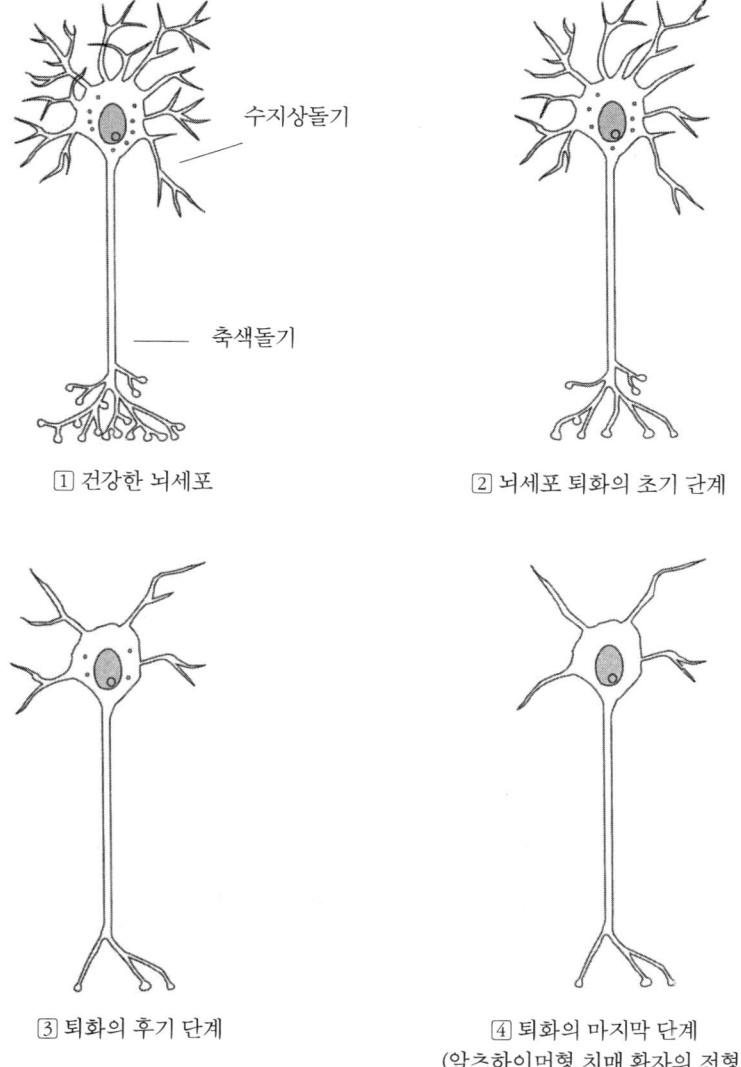

① 건강한 뇌세포

② 뇌세포 퇴화의 초기 단계

③ 퇴화의 후기 단계

④ 퇴화의 마지막 단계
(알츠하이머형 치매 환자의 전형)

[그림 8-1] 해가 지날수록 알츠하이머형 치매 환자들의 뇌세포는 시들어서 죽는다. 수지상돌기의 수가 가파르게 감소하여 뇌세포의 퇴화를 가져온다.

다. 이 말이 사소하게 들릴 수도 있지만 사실 기억과 가장 밀접한 관련이 있는 부분이 가장 타격을 많이 받으므로 심각하다. 예를 들면, 변연계의 해마와 편도체는 60, 70세가 되면 약 20~25%가 줄어들며 신경세포를 격리시키는 수초도 다른 부분보다 변연계에서 더 많이 감소되는 듯하다.

창의력은 기억력과 밀접하기 때문에 기억력이 감퇴되면 대개 창의력도 감소되기 마련이다. 창의력에 관한 최근의 가장 유명한 이론은, 창의력이란 뇌가 어떤 주제에 관하여 알고 있는 모든 목록을 가지고 공통점이 없는 요소들을 새롭고 창의적인 방법으로 연결하는 능력이라는 것이다. 이렇게 하기 위해서는 기억을 회상할 수 있는 능력을 가져야 하며 그 기억에 의도적으로 집중할 수 있어야 한다.

창의력에 관한 연구들을 보면 소설가나 수학자들을 비롯한 많은 창의적인 사람은 20대였을 때 가장 활발한 활동을 하였다. 이와 마찬가지로 논리뿐 아니라 창의력에 의지하는 체스 선수들도 일반적으로 40대가 되면 실력이 감소하기 시작한다. 좀 더 젊은 체스 선수들이 나이 든 선수들보다 판의 움직임을 더 잘 예상할 수 있다는 연구들이 있다. 이것은 젊은 선수가 나이 든 선수보다 더 큰 신경망의 기억 흔적을 가지기 때문이다.

대부분의 사람은 60대가 되면 인지 능력이 눈에 띄게 감소하기 시작하여 기억력과 집중력을 상당 부분 잃어버린다. 이런 인지적 쇠퇴는 주로 이름과 얼굴을 연결하고, 전화번호를 외우고 혹은 새로운 것을 학습하는 능력이 감소되는 것이 특징이다. 게다가 이 나이의 대부분 사람은 유동성 지능, 즉 지식이 아니라 현재 진행 중인 기술에 근거한 지능이 감소한다.

또한 60세가 넘으면 신경계의 전반적인 속도가 느려지기 때문에 복잡한 과제를 젊은이만큼 빨리 해낼 수 없다. 55~60세가 되면 흔히 두 가지 일을 한꺼번에 할 수 없게 되는데, 다중작업을 요구하는 시대에서 이것은 심각한 문제가 될 수 있다. 복잡하고 새로운 지적 기술을 학습하는 데 젊은이보다 더 많은 문제점을 가지기 시작한다.

우리가 아는 것처럼 나이가 들면서 감소하는 것은 기억력뿐만 아니라 전반적인 인지 기능이다. 사실 일반적으로 알츠하이머형 치매는 기억력 감소보다는 인지능력 감소에 의해 더 잘 구별할 수 있다.

물론 50세쯤 되면 기억력도 눈에 띄게 약화되기 시작한다. 그 나이가 되면 시각과 청각 기억은 감소하기 시작하는 반면에 운동 기억은 거의 손상받지 않는다. 약 80세가 될 때까지 청각 기억은 시각 기억보다 약간 더 빨리 쇠퇴하지만 80세쯤 되면 시각 기억 손실이 청각 기억 손실을 앞지른다. 최근의 한 횡단연구에서 일반적으로 건강한 사람들은 25~80세에 기억력이 평균 25% 감소한다고 밝혔다.

같은 시기에 뇌와 관련된 내분비 기능의 감소는 훨씬 더 심하다. 여기에는 에너지의 유지, 성욕의 안정성, 수면 능력, 근육질 유지 능력 등이 포함된다. 또한 일반적으로 노화 과정 동안 내분비 관련 기분장애도 증가된다. 기분 장애는 예민해서 생에 대한 열망이 사라지는 것으로 나타난다.

노인에게 기억력 감퇴가 일어나는 한 가지 명백한 이유는 일반적으로 젊은이처럼 기억을 다양한 버전으로 풍부하게 부호화할 수 없기 때문이다. 각 기억을 지지해 줄 연합이 풍부하지 않으므로 회상이 잘되지 않는 것이다. 하지만 정상적으로 기억을 유발시키는 단서로 연상을 하더라도 노인에게는 심한 기억력 감퇴가 나타난다. 새로운 기억의 다중 버전을 저장하는 능력이 감소하였을 뿐 아니라 이미 존재하는 기억을 불러내는 능력도 감소한 것이다.

대부분 사람의 뇌는 나이가 들면서 퇴화하지만 이런 퇴화가 모든 사람에게 일어나는 것이 아님은 분명하다. 사람의 거의 1/3이 나이가 들어도

안정적으로 맑은 정신을 유지한다. 한 연구에서 모든 80세 노인의 25~
30%가 인지 능력 시험에서 젊은이와 마찬가지로 잘 수행하였고, 80대와
90대의 일부는 보통 젊은이보다 뛰어났다.

그러므로 노화 중 일어나는 인지적 쇠퇴를 피하기는 비교적 어렵겠지만
불가피한 것은 아니다. 인지적 쇠퇴를 극복하기 위한 뇌 장수 프로그램으
로 가장 효과적으로 뇌의 노화를 피할 수 있다는 게 나의 신념이다.

이러한 프로그램의 가치를 더 잘 알아보기 위하여 뇌가 노화로 퇴화하
는 이유를 살펴보기로 하자. 그 이유를 이해한 후 그것을 피하게 하는 생
물학적 전략을 알아볼 것이다.

나이가 들면서 뇌가 퇴화하는 이유

뇌는 왜 퇴화하는가? 대답은 의외로 간단하다. 살과 피로 조직을 이루기
때문이다. 이것은 별로 좋지 않은 소식이기도 하지만 좋은 소식이기도 하
다. 살과 피로 된 모든 조직은 올바른 유지, 회복 프로그램을 통하여 전 일
생 동안 제대로 기능하도록 할 수 있기 때문이다.

노화 관련 인지적 퇴화의 주된 이유 중 하나는 신경전달물질의 유의미
한 감소다. 아마도 가장 중요한 신경전달물질 결핍은 아세틸콜린의 감소
다. 기억할지 모르겠지만 아세틸콜린은 기억의 주 전달자다. 대부분의 알
츠하이머형 치매 환자에게서 아세틸콜린 결핍이 뚜렷하다. 이런 결핍은
많은 장기 기억이 저장되는 측두엽의 기억 순환에 특히 심각한 영향을 미
친다.

아세틸콜린이 부족하다는 것은 기억 흔적 부분이 신경세포 속에서 손상

되지 않더라도 운송 체계가 적절히 작동하지 않기 때문에 다른 신경세포 속의 기억과 연결될 수 없다는 뜻이다. 또한 이런 현상은 노화 관련 기억 손상의 특징인 단편적 기억을 설명하기도 한다. 많은 환자가 자신의 기억에 스위스 치즈라고 불리는 구멍을 가지고 있다.

아세틸콜린만이 노화 관련 기억력 손상 환자에게서 감소하는 신경전달 물질은 아니며, 고갈되는 다른 신경전달물질에는 세로토닌, 도파민, 노르 에피네프린이 있다. 또한 엔도르핀과 같은 뉴로펩티드도 흔히 감소된다. 엔도르핀의 감소는 기분에 영향을 끼칠 뿐 아니라 면역성에도 해를 미친다. 일반적으로 엔도르핀을 그냥 기분에 좋은 것이라고 생각하지만 그것은 마음과 면역체계 사이의 중요한 연결고리다.

세로토닌과 노르에피네프린은 좋은 기분 유지에 중요하기 때문에 이것이 부족하면 많은 노인이 부정적인 기분과 우울을 겪는다. 그러므로 '심술궂은 노인네', '변덕스러운 할망구'란 상투적 표현은 생물학적 근거가 있는 셈이다.

또한 노화 과정에 분명히 임상적·생물학적 우울이 증가하는 경향이 있다. 현재 65세 이상인 4,000만 명의 미국인 중 600만 이상의 사람이 우울을 겪을 것이다. 최근의 한 연구를 보면 미국 노인의 반 이상이 우울을 노화의 자연스러운 과정으로 여기고 있다.

그러나 우울을 비롯한 기분장애를 일으키는 신경전달물질의 결핍은 대개 여러 영양학적, 약물적 접근을 통하여 신속하게 극복할 수 있다. 환자들이 프로그램을 시작하자 인지적 감퇴나 기분장애를 즉각 역전시키는 것은 흔한 일이다.

예를 들면, 55세 된 환자 한 명은 신경전달물질을 회복시키는 특별 집중 영양소(포스팔티딜콜린, 포스팔티딜세린, 아세틸 L-카르니틴)를 처방한 지 한 시간 만에 크게 향상되었다. 물론 이 환자는 매우 놀랐고 반응의 신속함에 기뻐하였다.

노화되는 뇌에 해를 입히는 다른 요소는 손상된 혈액순환이다. 노인의 감소된 혈행은 뇌를 포함하여 실제로 모든 주요 기관의 기능에 해를 입힌다. 뇌는 심장에 의해 펌프질되는 피의 25%를 사용하기 때문에 순환계의 결함에 특히 상처를 받기 쉽다.

노인에게 나타나는 모든 경우의 심각한 인지적 쇠퇴의 약 20%가 나쁜 순환의 결과다. 알츠하이머형 치매에 걸렸다고 생각하는 사람들이 실제로는 심하게 뇌를 손상시킨 일련의 경미한 뇌졸중의 희생자인 경우가 아주 많다.

경미한 뇌졸중보다 훨씬 더 흔한 것은 뇌로 가는 혈액의 감소로 인한 지적 피로감인데, 이것 역시 수백만 개의 신경세포를 점차 죽여 뇌를 천천히 퇴화시킨다.

뇌 장수 프로그램을 하는 환자들은 일반적으로 대부분 사람보다 손상된 혈행에서 오는 뇌손상에 훨씬 덜 민감하다. 뇌 장수 프로그램의 많은 면이 혈액순환에 역점을 두고 있다. 이러한 것에는 영양요법, 자연 의료 강장제와 몇 가지 약물 처방, 음식 보강 그리고 운동(특히 심신수련법) 등이 포함되어 있다. 스트레스 감소만으로도 고혈압을 낮추게 하여 혈액순환을 돕는다.

전에 언급한 대로 심장에 좋은 것이 뇌에도 좋다. 노화하는 뇌의 쇠퇴의 또 다른 주요한 원인은 코르티솔이다. 2장에서 알아보았듯이 코르티솔은 세 가지 경로를 통해 뇌에 해를 입힌다.

먼저 포도당, 즉 뇌에다 힘을 제공하는 연료 공급을 방해한다. 이렇게 되면 새로운 기억의 저장과 기존 기억의 회상이 힘들어진다.

둘째로, 코르티솔은 신경전달물질의 기능을 방해한다.

셋째로, 코르티솔은 과도한 칼슘을 뇌세포로 유입시키고 이 칼슘은 오랜 기간에 걸쳐 뇌세포의 기능장애를 일으키는 유리기 분자를 만들어 낸다. 이렇게 하여 수십 억 개의 신경세포가 파괴되고 수십 억 개 이상이 치명적으로 손상된다.

알츠하이머형 치매 환자들의 뇌를 해부해 보면 실제로 상당한 양의 칼슘이 뇌세포 안에 형성되어 있다. 과도한 코르티솔로 인한 신경파괴는 특히 해마와 편도체에서 뚜렷하다. 이 부분은 기억의 주요한 분류와 이동 구역이기 때문에 특히 코르티솔에 의해 노화 중 기억력이 손상된다.

과도한 코르티솔에 의해 기억만 손상되는 것은 아니다. 코르티솔에 의해 뇌가 손상된 사람들은 긴 시간 동안 집중하는 것을 어려워한다. 그래서 기억을 적절히 저장하지 못하고 전반적인 지적 기능도 방해를 받는다. 이것은 고속의 인지 과정을 방해하여 창의력에도 해가 된다.

또한 과도한 코르티솔 생산은 반복 노출 동안 뇌세포가 더욱 쉽게 기억을 진행시키는 장기 강화작용 현상도 심하게 방해한다. 과도한 코르티솔은 시냅스를 거치면서 기억을 붙잡는 신경 수용기를 방해하여 장기 강화를 억압하는 것이다. 이렇기 때문에 과도하게 코르티솔을 분비하는 이들은 재빨리 복습함으로써 정보를 쉽게 흡수하는 능력을 잃어버리게 된다. 그러한 사람들은 이미 학습한 정보를 다시 볼 때에도 처음 본 것처럼 학습의 진행이 더디며 학습이 훨씬 더 어렵게 된다.

코르티솔이 기억, 학습 그리고 전반적인 인지 기능에 미치는 해는 최근 몬트리올 대학교와 맥길 대학교에서 한 합동 연구에서 밝혀졌다. 이 연구는 미국 알츠하이머형 치매 협회와 국립 연구소에서 기금을 제공하였다. 소니아 루펜(Sonia Lupien) 박사가 지도한 이 연구는 4년에 걸쳐서 노인 환자 그룹을 연구하였다. 연구자들은 환자들의 코르티솔 수준이 기억과 인지 기능의 감소를 정확하게 예측한다는 사실과 코르티솔 수준이 낮은 환자들은 젊은이만큼 잘 수행한다는 사실도 알아내었다.

코르티솔 수준이 낮은 노인이 젊은이와 똑같은 지적 기능을 할 수 있다는 사실은 아주 고무적이다. 이것은 노화로 오는 뇌의 퇴화가 불가피한 것이 아님을 알려 주는 것이다.

그 연구의 건강한 뇌를 가진 피험자들은 분명 자신의 코르티솔 수준을 조절하는 방법을 알아낸 사람들이다. 불행히도 코르티솔 수준 조절은 나이가 들면서 아주 어려워지는데, 이는 노화하는 뇌에 영향을 미치는 가장 나쁜 문제점 중의 하나인 '피드포워드(feedforward) 기제' 때문이다.

정상적인 경우 코르티솔이 과잉분비되면 뇌가 이를 감지하고 더 이상 생산하지 않는다. 이것이 뇌의 정상적인 피드백(feedforward) 기제지만 코르티솔에 의해 손상이 계속되면 해로운 피드포워드(feedforward) 기제로 변화되면서 제어 기제가 망가진다.

정상이라면, 시상하부는 스트레스에 대한 반응으로 코르티코트로핀(부신피질자극호르몬) 분비 요소라는 물질을 분비하고, 이것은 뇌하수체가 코르티코트로핀이라는 호르몬(ACTH)을 분비하도록 한다. ACTH는 부신이 코르티솔을 분비하도록 하고 코르티솔 수준이 어느 정도, 즉 '세트 포인트' 까지 오르면 뇌의 몇몇 영역에서 시상하부에게 코르티솔 분비 기제를 정지하라고 알린다. 이것이 적절한 피드백 반응이다.

하지만 시상하부에 코르티솔 분비를 정지하도록 알려 주는 일에 가장 큰 책임을 맡고 있는 영역 중의 하나가 해마다. 이미 알고 있듯이 해마는 코르티솔에 의해 가장 손상을 많이 받는 영역이다. 해마 세포의 20~25%를 잃는 노인이 있을 정도로 노인의 해마는 심하게 손상되므로 시상하부에 적절한 피드백을 줄 수가 없다. 이렇게 되면 시상하부는 코르티솔의 과 잉분비를 일으키는 화학물질을 계속 내보내게 된다.

이러한 반복이 해마에 더 심한 손상을 입히고 결국 훨씬 더 많은 코르티 솔을 생산하게 되어 코르티솔 과잉분비라는 악순환이 시작되며 이것은 멈 추기가 아주 힘들다.

이 결과 많은 중년과 노년이 자신의 코르티솔 생산을 조절할 수 없다. 스트레스가 없을 때조차도 코르티솔을 많이 분비하게 되는 것이다. 이 악 순환 때문에 기억력과 집중력 손상은 물론이고 불안, 초조, 수면장애가 생 긴다.

최근 한 흥미로운 연구에서 이러한 피드포워드(feedforward) 기제가 노 인의 스트레스에 대한 생물학적 반응을 막는 것을 얼마나 어렵게 하는지 를 보여 주었다. 이 연구에서, 노인 집단과 좀 더 젊은 집단이 미니어처 골 프를 하는 동안 두 집단의 스트레스를 관찰하였다. 미니어처 골프는 집중 력과 자기 통제가 많이 필요하기 때문에 스트레스 실험으로 선택되었다. 선수들은 편안하게 연습 라운드를 한 후 강렬한 경쟁 라운드를 하였다. 연 구자들은 노인 선수들이 연습 라운드에서는 젊은이 집단만큼 하였으나 스 트레스가 많은 경쟁 라운드에서는 수행 능력이 떨어짐을 발견하였다.

경쟁하는 동안 젊은이 집단은 샷에 집중을 하면 심장박동률이 떨어지고 샷을 하고 나면 다시 올라감이 밝혀졌다. 샷 전의 낮아진 심장박동률은 집 중력이 스트레스를 낮춘다는 것을 보여 준다. 그러나 노인은 샷을 준비할 때에 심장박동률이 떨어지지 않았다. 이것은 집중력이 강하지 않고, 침착 하게 스트레스를 낮출 수 없음을 말해 준다.

프로 골퍼에게도 노화 과정 시 감퇴하는 첫 번째 기술은 퍼팅이다. 힘과 유연성을 요구하는 드라이브가 가장 먼저 나빠지는 기술이라고 생각하겠

지만 침착함과 집중력을 요하는 퍼팅이 먼저 나빠진다. 나는 이것이 피드
포워드 기제 때문이라고 믿는다. 거의 일평생 극심한 스트레스를 겪은 나
이 든 프로 골퍼는 젊은 프로 골퍼만큼 스트레스를 없애 줄 생물학적 능력
이 충분치 않기 때문이다.

일반적으로 만성 스트레스의 심각도가 얼마만큼 피드포워드 기제로 고
생할지를 결정한다. 예를 들어, 외상 후 스트레스 장애를 겪는 베트남 참
전 군인에 대한 연구는 스트레스에 대한 생물학적 반응을 차단하는 것이
얼마나 어려운지를 잘 보여 준다. 한 연구에서 그들에게는 자동적으로 피
드포워드 기제를 꺼 버리는 화학물질이 40%나 적게 생산됨을 보여 주었
다. 달리 말하면 이 군인은 신경에 총알을 맞은 셈이다.

나는 피드포워드 기제가 외상 후 스트레스 장애의 주범일 것이라고 믿
는다. 외상 후 스트레스 장애를 가진 사람들은 자신들을 괴롭히는 기억이
있고 피드포워드 기제의 생물학적 존재가 이 고통스러운 기억을 가둔다.
그러고는 스트레스를 일으키는 그 기억들이 피드포워드 기제를 영속시켜
서 다른 악순환이 일어난다.

나의 뇌 장수 프로그램은 이 악순환의 심리적 요소뿐 아니라 생물학적
요소에 접근하여 개입한다.

어떻게 하면 스트레스를 가져오는 피드포워드 기제를 피할 수 있는지
예를 들어 보겠다. 유명한 코르티솔 연구가인 로버트 사폴스키(Robert
Sapolsky) 박사는 실험용 쥐를 태어난 몇 주 동안 매일 15분씩 쓰다듬으면
나중에 피드포워드 기제로 고생하는 것을 막아 줄 수 있음을 밝혔다. 이런
간단한 양육 태도가 동물들을 피드포워드 기제 문제로부터 막아 준다는
것이다.

인간은 분명 실험용 쥐보다 훨씬 더 복잡한 생물이며 더욱더 정교한 양

육 체계가 필요하지만, 심리적인 양육이 피드포워드 기제를 영속시키는 스트레스를 없애 줌으로써 피드포워드 기제를 크게 방해할 수 있음은 사실이다. 물론, 나의 뇌 장수 프로그램은 단순한 심리적인 양육 이상을 제공한다. 그것은 심리적인 것 그리고 생물적인 양육의 전 영역을 망라하여 많은 환자가 피드포워드 기제를 피하거나 치료할 수 있게 해 준다.

유리기가 뇌의 노화를 일으키는 방식

나는 신경독소인 코르티솔을 만들어 내는 스트레스가 많은 생활양식이 뇌의 노화를 가속화시킨다고 믿는다. 하지만 스트레스만이 뇌의 퇴화를 일으키는 유일한 요소라고는 생각하지 않는다.

앞서 말한 것처럼 코르티솔은 뇌세포를 직접 파괴하지는 않고, 유리기 분자를 만들어 파괴한다. 즉, 뇌세포를 직접 죽이는 것은 바로 유리기이므로 뇌 속에 유리기를 만드는 것은 무엇이든지 신경학적 퇴화를 가져온다.

유리기는 여러 가지 요소로 만들어진다. 산화의 자연스러운 과정의 부산물로 산소도 유리기를 만들어 낸다. 그러므로 유리기가 끼치는 해를 약간이라도 피할 수 있는 방법은 없으며, 실제로 어느 정도의 유리기는 건강한 것이며 필요하다. 예를 들면, 유리기는 면역계의 활동에서 중요한데, 면역의 한 요소는 외부에서 온 세균을 죽이는 유리기의 생산이기 때문이다.

유리기에 의해 뇌만이 해를 입는 것은 아니며 몸 안의 모든 세포가 당할 수 있다. 예컨대, 유리기는 자주 암세포를 형성시킨다. 노화에 관한 한 가지 인기 있는 이론은 노화 과정은 유리기가 징수하는 점진적인 통행세라는 것이다.

유리기는 짝이 없는 전자를 가진 모든 원자를 말한다. 정상적으로는 모든 원자는 쌍으로 존재하며 이것이 자연스럽고도 건강한 상태다. 그러나 이 쌍들은 코르티솔을 비롯하여 농약과 같은 환경적 독소나 과도한 지방 섭취와 같은 여러 가지 요인으로 인하여 갈라질 수 있다. 전자가 갈라지면, 짝을 잃은 두 전자는 다시 한 번 쌍을 이루어 원자의 생물학적 건강을 유지하기 위하여 다른 전자를 찾아 나선다. 곧 짝이 없는 전자는 새로운 짝을 발견하고 다른 원자에게서 그 짝을 훔친다. 그러면 도둑맞은 원자는 계속하여 훔칠 다른 원자를 찾는데, 이런 식으로 파괴의 연쇄반응이 일어나는 것이다.

세포 가운데서 특히 유리기의 파괴에 약한 부분은 미토콘드리아라는 에너지 생산 부분이다. 미토콘드리아가 많이 손상되면 세포가 손상되어 결국 파괴된다. 이러한 일이 뇌세포를 포함하여 당신의 수백만 개의 세포에서 날마다 일어난다. 긴 기간에 걸친 유리기에 의한 이러한 파괴로 피부는 딱딱하고 주름지며, 뼈는 물러지고 줄어들며, 근육이 약해지고 뇌는 퇴화한다.

하지만 뇌 장수법 환자들이 활용할 수 있는 유리기 제압법이 있다. 가장 효과적인 것은 항산화제라는 유리기 제거제로 하는 영양 요법이다.

가장 효과적인 항산화제는 비타민 C와 E, 조효소 Q-10 그리고 미네랄 Zn과 셀레늄(selenium)이다. 아미노산 L-메티오닌(L-methionine)과 L-타우린(L-taurine)과 마찬가지로 펩티드 글루타티온(glutathione)도 효과 있는 항산화제다. 후에 항산화제의 놀라운 회복력에 대해 좀 더 알아볼 것이다.

이 모든 것을 종합하여 요약한다면, 아무 조치도 취하지 않는다면 결국

노화 관련 기억력 손상은 물론 알츠하이머형 치매까지도 올 것이라는 것
이다.

다음 장에서는 알츠하이머형 치매를 살펴보려고 한다. 어떻게 발병하고
진행되는지 그리고 그러한 고통을 피하기 위해 우리가 할 일은 무엇인지
알아볼 것이다.

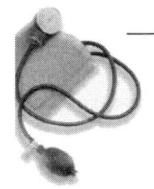

·· 주**요**사례

마음과 몸은 하나다.

67세의 B. J.는 수년간 술로 찌든 듯한 모습이었다. 반백의 수척하고 피
곤한 얼굴에 탄력을 잃은 피부는 마치 두꺼운 비닐자루를 얼굴에 마단 것
같았다. 하지만 나는 그가 알코올을 남용하지 않았다는 말을 믿었다. 그는
오래전에 음주 문제가 있었지만 극복하였고, 15년 동안 알코올을 입에 대
지 않았고, 담배도 끊었다.

일반적인 원기가 부족한 것 외에 그는 노화 관련 기억력 손상으로 고생
하고 있었다. 표현을 명확하게 하는 지식인이었던 그는 아직도 뛰어난 말
솜씨를 가졌지만 스위스 치즈와 같은 기억력을 지니고 있었다.

그의 상태는 정상적 진행일 경우 아마 5~10년 내에 주요한 인지적 기능
장애를 일으킬 것이다. 적극적인 개입이 없다면 10년 안에 초기 단계 알츠
하이머형 치매와 유사한 인지적 증상을 가질 가능성이 엿보였다. 하지만
나는 그의 증상과 임상력에 비추어 고전적인 알츠하이머형 치매는 아니라
고 확신하였다.

자신의 상태가 고전적인 알츠하이머형 치매처럼 생명을 위협하는 것은
아니지만 증상이 점점 심해질 가능성이 있다는 사실이 B. J.를 괴롭혔다.

그는 자신의 예리한 지성을 자랑스러워했다.

게다가 그는 쉽게 좌절하고 인내심이 없어지는 기분장애로 고통스러웠고, 불안정한 걸음걸이도 그를 아주 힘들게 하였다. 그는 걸음이 흔들리는 것이 자신을 노인처럼 느끼게 한다고 말하였다.

처음에는 그의 여러 증상으로 인해 혼란스러웠다. 피부에 탄력성이 없고 창백한 것은 노화 관련 기억력 손상 환자들에게 흔한 것이 아니었다. 하지만 접수 면담을 한 후 문제의 근본이 무엇인지 알게 되었는데, 당뇨였다. 이런 문제가 어찌하여 눈에 띄지 않았는지 모르겠으나, 그것은 틀림없었다.

내가 처음으로 그의 혈당을 검사하였을 때, 수치가 매우 높았다. 밤새 먹지 않은 후에도 혈당이 여전히 높다는 것은 당뇨의 가능성을 보여 주었다. 상태가 너무나 심각하였기에 언제라도 그가 케토산증(ketoacidosis)이라는 당뇨병 증상으로 혼수상태에 빠지지나 않을까 걱정이 되었다.

나는 그를 입원시킬 것도 고려하였지만 식단의 변화와 운동으로 이루어진 외래환자 수칙으로 조절할 수도 있었다. 혈당이 안정되자 그는 뇌 장수 프로그램을 시작하였다. 그는 더 이상 단 것을 좋아하지 않았으므로 식단을 상당히 변화시켰으며, 이것은 그리 어렵지 않았다. 그는 심신수련법을 시작하였으며 디프레닐과 많은 영양 보조제와 자연 의료 강장제를 복용하였다.

그의 인지 기능이 극적으로 변하였다. 그는 나와 면담을 마치고 집으로 가는 길에 댈러스 공항에서 기분이 상하지 않고도 오랜 기다림을 견딜 수 있었다. 예전 같으면 그와 같은 상황은 그를 미치게 했을 것이라고 했다.

기억력이 거의 즉시 향상되었으며 집중력도 상당히 높아졌다. 짧은 시간에 피부색이 훨씬 더 정상적으로 되었으며 다시 어느 정도 자연스러운 탄력도 되찾았다. 점차 불안정했던 걸음걸이도 극복하였다. 나는 B. J.가 경험한 감동적인 급속 효과는 뇌 장수 프로그램보다는 당뇨병을 적절히 치료한 덕분이라고 믿는다.

당뇨를 비롯한 심각한 신체적 질병이 인지에 깊은 영향을 줄 수 있음을 깨닫는 것은 대단히 중요하다. 예를 들어, 당뇨병은 뇌에서 포도당, 즉 에너지의 원천을 고갈시키고 이러한 고갈은 기분뿐 아니라 인지 기능을 방해한다. 만약 그가 뇌 장수 프로그램에만 매달려서 당뇨를 치료하지 않았다면 분명히 퇴화가 계속되었을 것이다.

만약 B. J.가 광범위하게 보지 못하는 전문가에게서 인지 기능 치료를 받았을 경우를 생각하면 아찔하다. 혹시 그가 당뇨를 알아채지 못한 신경학자에게 치료를 받았다면 결말이 정말 끔찍했을 것이다.

나는 B. J.의 사례에서 다시 한 번 한 가지 중요한 현상의 증거를 보았다. 뇌가 신체를 조절할 수 있는 것과 똑같이 신체도 뇌를 조절할 수 있다. 신체가 심각한 질병으로 고통받고 있다면 뇌도 똑같이 고통스러울 것이다. 그러므로 뇌에 효과적으로 영양을 공급하기 위해서는 신체에도 반드시 영양을 공급해야 한다.

뇌 장수 프로그램은 뇌의 장수를 높이기 위해서 설계된 프로그램 그 이상이다. 마음과 몸은 하나이므로 그것은 신체 장수 프로그램이기도 하다.

알츠하이머형 치매의 비극을 피하는 방법

알츠하이머형 치매는 임상적으로 1907년 독일의사 알로이스 알츠하이머(Alois Alzheimer) 박사가 처음으로 발견하였다. 알츠하이머 박사는 비교적 젊은 사람에게서 이 병을 발견하였지만 곧 노인에게 훨씬 더 흔하다는 게 밝혀졌다.

현재 알츠하이머형 치매의 공식 의학 용어는 '노인성 치매/알츠하이머형(senile dementia/Alzheimer's type)' 혹은 SDAT다. 대부분의 선진국에서 알츠하이머형 치매는 관상성 심장병과 암에 이어 세 번째 사망 원인이다. 알츠하이머형 치매로 진단을 받으면 수명이 같은 나이의 건강한 사람에 비하여 1/3로 줄어든다.

기억력 감퇴가 알츠하이머형 치매의 가장 널리 알려진 증상이긴 하지만 이 병은 많은 다른 인지기능 요소도 손상시킨다. 예를 들면, 추상적 사고 능력과 판단력이 떨어지며 정서, 행동상의 변화도 흔하다. 흔히 알츠하이머형 치매에 가까워진다는 첫 신호는 기억력 감퇴가 아니라 복잡한 사고

과정의 수행이 어려워지는 것이다.

알츠하이머형 치매의 후반기에 이르면 뇌의 기능이 깊고도 광범위하게 손상된다. 환자들은 흔히 자신의 모든 기억뿐만 아니라 자신의 인격, 심지어 자신의 신체를 제대로 움직이는 능력까지 잃게 된다.

알츠하이머형 치매 환자가 죽을 즈음이면 뇌는 일반적으로 두 가지 생물학적 변화를 겪게 된다. 하나는 뇌세포의 세포질, 즉 핵을 감싸는 젤리 같은 물질에 비정상적인 섬유질이 널리 퍼지는 것이다. 이 비정상적인 섬유질은 엉킨 실타래 같아서 신경섬유 다발이라 하며, 뇌세포의 기능에 해를 끼치고 결국 파괴시킨다. 이 다발은 정상적인 경우 부드럽고 크기와 형태가 같은 선으로 뇌세포를 통과하는 아주 작은 관과 필라멘트로 구성되어 있다. 이 관과 필라멘트가 건강할 때는 구조를 지탱해 주고 영양소가 세포 속으로 들어가게 도와준다. 하지만 알츠하이머형 치매 환자는 이 조직이 실타래처럼 엉망으로 묶여 있어서 결국 뇌세포를 파괴하는 것이다. 이것은 뇌의 주 기억센터인 해마에서 가장 자주 발생한다. 그래서 뇌에서 알츠하이머형 치매로 가장 쉽게 손상되는 곳이 해마다.

알츠하이머형 치매 환자의 뇌세포에서 일어나는 또 다른 끔찍한 변화는 죽은 세포 물질의 덩어리가 쌓이는 것이다. 대략 BB탄 크기의 이 쓰레기 덩어리는 노인반점이라 하며, 아밀로이드라는 부분 단백질의 핵 주위에 축적된다. 노인반점도 신경섬유다발처럼 뇌세포 기능을 방해하여 결국에는 파괴시킨다.

신경섬유다발과 노인반점은 뇌세포의 섬세한 수상돌기에 특히 해롭다. 알츠하이머형 치매 환자들의 경우 수십 억 개의 수상돌기가 시들어 죽는다. 노인반점과 신경섬유다발은 뇌의 대부분을 감염시키지만 소뇌에서는 그리 널리 발견되지 않는다. 소뇌는 당신도 알다시피 신체의 움직임을 관장한다. 그러므로 운동 기억이 거의 항상 가장 늦게 파괴되는 것이다. 운동 기억은 소뇌를 에워싸는 부분이 완전히 파괴될 때까지는 손상이 시작되지 않는다.

노인반점과 다발 이외에 알츠하이머형 치매 환자들의 뇌에서 일어나는 뚜렷한 변화는 신경전달물질인 아세틸콜린 양의 감소다. 기억의 주 이동자인 아세틸콜린은 알츠하이머형 치매 환자에게서 90% 이상 감소한다. 이 정도로 낮은 수준까지 내려가면 새로운 기억을 형성하거나 이미 존재하는 기억에 효과적으로 접근할 수가 거의 없다.

알츠하이머형 치매 환자는 뇌세포가 파괴되면서 뇌가 오그라들고 모양도 변하게 된다. 젊은 알츠하이머형 치매 환자의 뇌는 노인의 뇌 크기까지 줄어든다. 뇌의 크기가 감소되면, 신피질의 바깥층이 얇아지고 세포가 줄어드는 반면에 내부의 빈 공간(뇌실)은 커진다.

이 모든 변화가 왜 일어나는지에 관해서는 연구자들 간 합의가 되지 않고 있다. 한 가지 이유는 유전적 소인이다. 1990년대 중반에 연구자들은 apo E(apolipoprotein E)라는 유전인자가 알츠하이머형 치매와 관련됨을 발견하였다. Apo E는 E-2, E-3, E-4의 세 가지 변형이 있다. E-2는 알츠하이머형 치매를 막아 주고, E-4는 알츠하이머형 치매에 쉽게 걸리게 하고, E-3는 가장 흔한 형태의 apo-E로 알츠하이머형 치매의 위협 요인과 관련이 있다.

부모에게서 유전자의 두 복사판을 받은 당신은 이 세 가지 apc-E의 여섯 가지 조합 중 하나를 가지게 된다. 최악의 유전적 운명은 2개의 E-4를 가지는 것인데 인구의 2~3%에 해당된다. 그런 경우 80세가 되기 전까지 알츠하이머형 치매에 걸릴 가능성이 90%까지 높아지지만 뇌 장스 프로그램을 열심히 실천하면 이 확률을 줄일 수 있다. 최상의 유전적 운명은 두 개의 E-2를 받는 것이다. 이런 상태는 비록 드물긴 하지만 알츠하이머형 치매에서 아주 안전하다.

만약 당신이 한두 개의 E-3를 가졌으면 알츠하이머형 치매에 걸릴 가능성이 중간 정도며, 이것이 가장 흔한 유전적 상황이다.

하지만 알츠하이머형 치매는 유전적 소질에 상관없이 신경세포를 직접 죽이거나, 뇌의 정상적인 세포 기능을 파괴하는 유리기 분자를 만드는 여러 가지 부정적인 힘에 노출되기 때문에 시작된다고 연구자들은 믿는다.

이런 힘이란 정확히 무엇을 말하는가? 최근까지 일부 연구자는 알루미늄에 노출되는 것이 신경 파괴와 손상의 부정적인 힘이라고 생각하였다. 사실 해부 결과에 근거하면 거의 모든 알츠하이머형 치매 환자의 뇌에 과도한 알루미늄이 보인다. 하지만 그 초과량은 극히 적어서 보통의 유리 비커로는 측정할 수가 없다.

알츠하이머형 치매와 관련 있다고 보는 또 다른 부정적 힘은 수년간 신체 안에 잠복할 수 있는 특별한 형태의 느린 바이러스의 존재다. 이런 주장을 하는 연구자들은 이 바이러스가 노년기에 이르러서야 활동을 시작하여 뇌세포의 유전 코드를 공격한다고 믿는다.

어떤 의사들과 연구자들은 신체의 다른 조직에 해를 입히는 일반적인 독소가 뇌에도 해를 입힌다고 생각한다. 이러한 것에는 농약, 제초제, 다양한 환경오염물질 그리고 많은 산업 화학물 등이 있다.

또한 자신의 면역계에 의해 뇌가 손상된다고 믿는 이들도 있다. 즉, 면역계가 실수로 뇌세포를 공격하는 항체를 생산한다는 이론을 주장한다. 한편 뇌세포가 신경 성장 요소 같은 호르몬을 적절한 양만큼 받지 못하여 파괴된다는 이론도 있다.

많은 연구자는 신경세포의 미토콘드리아 전력 공장의 유전적 변화가 알츠하이머형 치매를 일으킨다고 생각하고 있다. 에모리 대학교의 더글러스 왈라스(Douglas Wallace)는 나이가 들면서 미토콘드리아의 변이가 증가되어 알츠하이머형 치매에 걸릴 가능성이 높아진다고 한다.

또한 충격과 같은 뇌 손상이 후에 알츠하이머형 치매의 발병에 영향을 줄지 모른다는 가설도 있다. 다른 일반적 위험 인자로는 관상성 질환, 다운증후군이 있고, 늦게 발병되는 경우에는 10년 이상 전의 우울 병력도 포함된다.

물론 만성적 스트레스로 인한 과도한 코르티솔 생산이 병을 유발한다는 이론도 있다. 내가 확실하게 보장하는 이 이론은 급속도로 지지 세력을 넓히고 있다. 나는 코르티솔 이론을 선호하지만 다른 이론을 모두 거부하는 것은 아니다. 어떤 또는 모든 이론이 적어도 이 병의 시작에 부분적인 역할을 한다고 믿으며, 더 나아가서 각 요소들이 끼치는 손상 정도는 환자마다 다를 수 있다고 믿고 있다.

알츠하이머형 치매를 비롯한 대부분의 퇴화성 질병에 단 하나의 마법의 탄환식 치료법이 있다고 믿지 않듯이, 단 하나의 독자적인 원인만 있다고도 생각지 않는다. 관상성 질환, 암, 알츠하이머형 치매를 포함하는 모든 퇴화성 질병은 각 개인의 독특한 생화학, 유전적 기질, 면역성, 심리, 건강, 습관 그리고 환경을 포함하는 복잡한 연결망에 걸려 있다.

그래서 나는 알츠하이머형 치매를 비롯한 퇴화성 질병의 가장 효과적인 치료법은 영양 요법, 스트레스 관리, 운동, 생활습관 변경 그리고 약물학으로 된 포괄적·다면적 치료 프로그램이라고 확신한다. 이런 양식의 프로그램만이 상상 가능한 모든 수준에서 그 병을 공격하게 될 것이다.

그래서 나의 뇌 장수 프로그램에는 알츠하이머형 치매의 원인에 관한 모든 합리적인 이론이 포함되어 있다. 이 프로그램은 과도한 코르티솔로 손상받은 뇌뿐만 아니라 다른 이유로 손상된 뇌에도 활력을 준다. 방법은 아주 단순하다. 병과 싸우는 대신 건강을 회복시킴으로써 뇌의 활력을 찾아 주는 것이다. 최종적으로 분석해 보면 나의 프로그램은 '반-알츠하이머형 치매' 프로그램이 아니다. 그것은 '찬-뇌' 프로그램이다.

알츠하이머형 치매 진단

알츠하이머형 치매를 진단하는 유일하고 절대적인 정확한 방법은 알츠하이머형 치매로 사망한 환자의 뇌 조직을 조사하는 것이다. 하지만 인지 기능 검사와 영상 기법을 통하여 95%까지 정확하게 진단할 수 있다.

영상 기법의 기술적인 진전은 극히 고무적이다. 실제로 애리조나 대학교에서는 알츠하이머형 치매의 초기 단계, 심지어 증상이 나타나기 전에 발견할 수 있는 뇌 스캔을 개발하였다.

하지만 많은 환자의 경우 비교적 간단한 인지기능 검사만으로 알츠하이머형 치매를 드러낼 수 있다. 나는 인지 손상이 분명한 환자에게 여러 검사를 한다. 어떤 것들은 손상의 심각성을 결정하기 위한 것이고, 또 어떤 것들은 원인을 규명하기 위한 것이다.

나는 환자를 처음 만나면 그들의 완전한 의료 기록을 살펴본다. 기억력 손상이 광범위한 경우는 가족 중 누군가가 의료 내력을 준비하고 제출하는 것을 도와준다. 또한 환자의 개인사도 알려고 노력한다. 이렇게 하면 그들이 얼마나 많은 스트레스를 받아왔는지, 스트레스를 어떻게 다루는지 알 수 있으며, 문제의 원인이 될지도 모르는 식사법이나 만성적 독소 노출 같은 다른 생활양식 요소도 알 수 있다. 게다가 이렇게 하면 환자를 잘 이해할 수 있는데, 나는 질병이 아니라 사람을 대하는 것이므로 중요한 일이라고 여긴다.

또한 각 환자가 철저한 신체 검사를 받도록 한다. 이렇게 하면 감각, 운동 기능의 상실을 예측할 수 있을 뿐 아니라 때때로 인지적 손상을 일으키는 신체적 조건을 밝히는 데 도움이 된다. 이런 검사에는 혈액검사(빈혈증, 백혈병, 만성적 감염)와 소변 분석(당뇨병과 신장과 간질환), 전해질 검사(대사장애)가 포함된다. 또한 모든 주요한 조직의 기능검사를 행한다. 그 밖의 검사에는 콜레스테롤, HDL, LDL, 트리글리세라이드, DHEA와 IGF-1 호르몬(성장호르몬의 표식)의 분석이 포함된다.

인지기능 장애 범위를 결정하는 데 가장 좋은 검사는 아마 내가 실시하는 지적 능력 검사로, 그중 하나가 1장에 나오는 인지기능 설문지다. 하지만 나는 주로 전반적인 인지 기능을 평가하는 간단한 일반 선별검사를 한다. 이 검사에는 방향, 집중, 단기 회상, 간단한 수학 능력, 세 단계 명령을 따르는 능력, 일상 물건을 식별하는 능력 그리고 시공간 능력 검사가 포함된다. 나는 또한 환자의 전반적 악화 척도(Global Deterioration Scale)에서의 위치를 정확히 알아낸다.

내가 환자에게 하는 또 다른 자가 평가 검사는 14장에서 보게 될 뇌 장수법 스트레스 영향 지수(Brain Longevity Stress Impact Index)다. 이 검사는 표준 스트레스 목록을 적용한 것이지만 다소 수정하여 얼마나 많은 스트레스 사건을 경험하였는지뿐 아니라 이러한 사건들을 어떻게 지각하는지를 평가한다. 예를 들어, 직장을 잃은 것은 사람마다 아주 다른 영향을 줄 수 있다. 이 직업을 무척 좋아했던 사람은 상처를 많이 받는 반면에, 그 직업을 너무나 싫어했던 사람은 그것에서 벗어나서 기뻐할 것이다.

다른 의사들도 인지 기능을 알아보기 위하여 비슷한 검사를 한다. 흔한 검사로는 웩슬러 성인 지능 검사(Wechsler Adult Intelligence Test)와 웩슬러 기억 척도(Wechsler Memory Scale)가 있다. 지능 검사는 '단추 2개가 15센트라면 12개 값은 얼마일까?' 와 같은 추론 문항으로 구성되어 있다. 기억 척도 검사에는 7씩 계속 빼는 것이라든지 간단한 이야기의 기억 검사 등이 들어 있다. 여기 예가 되는 이야기가 있다.

> 시카고의 어떤 사람이 8층에서 승강기를 타고 10층으로 갔다. 10층에서 승강기가 멈추게 되어 수리공이 와서 그 사람을 나가게 하였다. 그 사람은 계단을 이용해야만 해서 약속시간에 늦게 되었다.

환자는 이 이야기를 즉시, 그리고 15분 안에 다시 반복하도록 요청받는다. 그들은 다음 각각의 세부사항을 기억하면 1점을 받는다.

> ① 시카고   ② 승강기   ③ 8층   ④ 10층
> ⑤ 멈춘   ⑥ 수리공   ⑦ 계단   ⑧ 약속에 늦은

인지적으로 건강한 대부분 사람은 그 이야기를 듣자마자 즉시 5~8개를 기억한다. 하지만 이 검사의 중요한 요소는 15분 뒤에도 세부사항을 얼마나 기억하는가다. 인지적으로 건강한 사람들은 보통 한두 개를 잊어버리지만, 초기 알츠하이머형 치매 환자들은 겨우 한두 개를 기억한다.

인지 기능 검사 이외의 아주 유용한 다른 진단 방법은 발전된 심상 기법을 사용하는 것이다. 이러한 것들로는 CAT 스캔(컴퓨터 축 결합식 단층 사진), MRI(자기 공명 심상법), PET(양전자 방출 트랜스액슬 단층 사진 촬영 장치)가 있다.

CAT 스캔은 근본적으로 컴퓨터 고 엑스레이다. 이것은 뇌의 수축, 신피질의 얇아짐, 뇌의 빈 공간 확대 그리고 신경섬유다발과 노인반이 생긴 것을 감지할 수 있다. CAT 스캔은 알츠하이머형 치매를 확정적으로 진단할 수는 없으나 가능성을 제시할 수는 있다.

MRI는 CAT 스캔보다 더 섬세하다. 인지 기능에 해를 끼치는 터진 모세혈관까지도 감지할 수 있다. PET 스캔은 뇌 내부의 움직이는 그림을 제공하고 얼마만큼의 포도당이 뇌의 여러 부분에서 사용되는지를 보여 준다. 비정상적으로 소량의 포도당이 사용된다는 것은 손상을 의미한다. 알츠하이머형 치매 환자의 뇌는 뇌세포 파괴로 인하여 건강한 사람보다 훨씬 더 적은 포도당을 사용한다.

이런 포괄적인 진단 방법으로 알츠하이머형 치매의 존재를 거의 항상 정확하게 알아낼 수 있다.

알츠하이머형 치매의 단계와 증상

기억할지 모르겠지만 알츠하이머형 치매는 10~20년에 걸쳐 마음을 파괴하는 질병이다.

환자는 알츠하이머형 치매가 명백히 시작하기 7년여 전부터 경미한 노화 관련 기억력 손상과 아주 비슷한 인지적 감퇴를 경험할 것이다. 증상이 심해지다가 약해지다가를 반복하지만 뇌의 전반적인 퇴화는 변할 수 없는 사실이 된다.

물론 알츠하이머형 치매의 진행에 대한 이런 부정적인 평가는 공격적이지 않은 전통적인 양식으로 치료할 때의 이야기다. 나는 임상적 성공과 최근 연구로 미루어 보아 공격적인 개입이 진행을 매우 늦춘다고 믿는다.

흥미로운 점은 알츠하이머형 치매의 아주 초기의 경미한 증상이 실제로는 뚜렷하게 나타나기 시작한 시점의 60년 전부터 나타날 수도 있다는 것이다. 다소 충격적인 이 사실은 1996년 유명한 '수녀 연구'가 발표됨으로써 알려지게 되었다. 수녀 연구는 노트르담 수녀회의 수녀 104명을 장기간에 걸쳐 조사한 연구다. 사망한 25명 수녀의 뇌를 사후에 조사한 것도 포함되어 있는데, 그들 중 10명은 알츠하이머형 치매환자였다.

이 연구는 수녀들의 생의 초기, 평균 22세 때의 초기 작문들을 연구하여 언어능력을 알아보았다. 알츠하이머형 치매가 발병했던 10명 중 9명은 20대 초기인데도 비교적 낮은 언어 능력을 가졌던 반면에, 20대에 훌륭한 언어 능력을 가졌던 수녀는 단지 13%만이 알츠하이머형 치매에 걸렸다. 연구자들은 이 병이 20대에도 여성에게 영향을 줄 수 있다고 결론지었다. 하지만 대부분의 사람에게는 중년을 훨씬 더 지나서야 눈에 띌 만한 부정적인 증상들이 나타난다.

정상적인 노화 관련 기억력 손상과 초기 알츠하이머형 치매를 구분하는 증상은 근본적으로 정도의 문제다. 초기 알츠하이머형 치매 환자들과 마찬가지로 노화 관련 기억력 손상을 가진 이들도 어떤 단어나 친구의 이름 혹은 물건의 위치(자동차 열쇠 같은)를 회상하는 것을 어려워한다. 또한 집중하고 장기간 복잡한 사고 과정을 유지하는 것을 힘들어한다. 정보 보유 능력이 떨어지며 낯선 곳으로 여행을 가서 자주 길을 잃어버리곤 한다. 이런 증상을 가진 사람들은 흔히 이것들로 인하여 불안해하면서도 자신의 인지적 문제에 관하여 방어적이다. 하지만 이런 문제들이 해마다 악화되어 진전되기까지는 초기 알츠하이머형 치매라고 간주되지 않는다.

초기 알츠하이머형 치매의 진단은 흔히 증상이 생활을 심하게 방해하기

시작할 때까지 미루게 된다. 이렇게 되면 더 이상 노화에서 오는 건망증이
라고 생각지 않고 초기 알츠하이머형 치매로 여긴다.

알다시피 알츠하이머형 치매를 진단하는 데 사용되는 증상의 구별은 다
소 임의적일 수 있다. 진단은 부분적으로 그 환자의 일상생활에서의 비중
에 좌우될 수 있다. 그가 중요한 책임이 없는 사람이라면 건망증은 사소한
문제로 대체로 관대하게 넘어간다. 하지만 책임이 큰 업무를 맡는 사람이
라면 기억감퇴는 아주 부정적 영향을 끼치므로 초기 알츠하이머형 치매로
진단될 것이다.

시작 부분에서 말했듯이 결국 치매로 판정되는 환자는 7년 동안 노화
관련 기억력 손상과 알츠하이머형 치매 사이의 회색 지대에 머무른다. 만
약 환자가 치료에 수동적이고 뇌 장수 프로그램을 행하고 있지 않다면 그
기간을 지나면 알츠하이머형 치매의 증상이 분명하게 나타날 것이다.

초기 알츠하이머형 치매 진단

대개 2년쯤 지속되는 알츠하이머형 치매의 초기 단계 환자들은 일반적
으로 개인의 재정 운영이나 사업 전략 수립과 같은 비교적 복잡하고 전문
적이며 개별적인 작업을 수행할 수가 없다.

알츠하이머형 치매의 초기 단계 증상은 심각한 노화 관련 기억력 손상
과 비슷하다. 물론 이것은 알츠하이머형 치매 가능성을 두려워하는 노화
관련 기억력 손상 환자들에게 아주 끔찍한 일이지만, 대부분의 노화 관련
기억력 손상 환자들은 알츠하이머형 치매로 진전되지 않는다.

하지만 알츠하이머형 치매 환자 대부분은 중년기에 노화 관련 기억력

손상과 비슷한 증상으로 고생하였다. 게다가 초기 알츠하이머형 치매 증상이 노화 관련 기억력 손상 증상과 너무나 비슷하기 때문에, 나는 많은 환자의 경우 이 두 가지 문제가 연속체로 존재한다고 믿고 있다.

비록 노화 관련 기억력 손상 환자의 부분 모집단이 알츠하이머형 치매로 진행되긴 하겠지만 그래도 나는 노화 관련 기억력 손상이 알츠하이머형 치매의 확실한 예언자는 아님을 강조하고 싶다.

초기 알츠하이머형 치매 환자들은 해마의 손상 때문에 새로운 기억을 만드는 데 항상 어려움을 겪는다. 일반적으로 최근 사건을 기억하는 능력이 감소하고 현재의 시사적 사건을 잘 회상하지 못한다. 또한 7까지 거꾸로 헤아리는 것과 같은 비교적 간단한 인지적 과정 기술에도 문제가 생기며 이로 인하여 문제해결력도 줄어든다.

그들은 익숙한 장소에 가는 것도 어려워하며 자신의 개인사를 회상하면서 몇 부분을 건너뛰기도 한다. 이것은 아세틸콜린 수준이 감소하기 때문에 회상 기제가 약해졌음을 뜻한다.

또한 의사들이 '무덤덤한 정서'라고 부르는 정서적 반응 감소가 흔한데, 이것은 대부분의 경우 뇌의 정서 센터인 변연계가 퇴화되기 때문이다.

이런 초기 알츠하이머형 치매 증상은 대응책이 없다면 일반적으로 약 2년간 지속되고 대부분이 이에 대응하지 않고 있다. 불행히도 대부분의 의사가 취하는 접근방법은 단지 증상이 나빠지는지 '한번 두고 봅시다.'라는 식이다. 아무 치료도 하지 않는다면 증상이 나빠질 것은 거의 확실하다.

이런 수동적인 접근은 다음과 같은 두 가지 이유로 곧 변할 것이다. 첫째는 나의 뇌 장수 프로그램과 같은 다중 양식적 치유 프로그램 수용의 증가, 둘째는 현재 사용하는 것보다 더 효과적일 것이라고 기대하는 신약의 개발이다.

하지만 불행히도 많은 환자가 자신의 문제를 부정하므로 수동적인 치유법을 받아들이고 있다. 정확히 말하면 아무것도 할 수 없다는 말을 들었기 때문에 부정하는 것이다. 도움을 받을 수 있다는 말을 듣는다면 아마 자신의 부정적 인식과 화해하고 문제에 정면 대응할 것이다.

중기 알츠하이머형 치매 진단

확실한 초기 알츠하이머형 치매 증상이 2년쯤 지나면 일반적으로 '중기 알츠하이머형 치매' 단계로 진행된다. 18개월에서 2년쯤 지속되는 이 단계의 특징은 주소, 가족의 이름 같은 생활에서의 중요하고도 간단한 면들을 점점 기억할 수 없게 된다는 점이다. 또한 시각, 요일 혹은 계절 같은 것을 혼동하면서 시간 개념이 혼란스러워지기 시작한다. 어떤 옷을 입을지 결정하는 것도 힘들 정도로 인지적 과정 기술이 크게 악화된다. 직업상의 복잡한 문제는 사실 더 이상 해결이 불가능해진다.

이 단계에서 환자들은 해마가 진행하는 현재 기억뿐 아니라 먼 과거의 기억까지도 잊게 된다. 수년 동안 잘 기억했던 것도 더 이상 회상할 수 없게 된다. 이것은 신피질의 신경 파괴뿐 아니라 여러 가지 신경전달물질(특히 아세틸콜린)의 부족 때문이다. 자신이 다녔던 학교를 비롯한 과거의 중요한 사항들을 잊게 될 수 있다.

이 단계에서는 대부분 다른 사람의 도움 없이는 살 수 없다. 이 단계의 끝 무렵이면 미미한 인지적 문제가 시작된 시점에서 약 11년이 경과하는 셈이다. 불행히도 이 병의 진행은 공격적인 치료 프로그램이 없을 경우 이 지점에서 가속화되기 시작한다. 이 단계에서도 몇몇 환자는 자신의 증상을 부정하긴 하지만 가족에게는 아주 분명하게 드러낸다.

약간 심한 알츠하이머형 치매 진단

약 2, 3년 지속되는 다음 단계에서는 해마와 편도체의 기능이 총체적으로 떨어지면서 새로운 기억 저장 능력을 대부분 잃어버린다. 대개 더 이상 하루하루의 사건들을 기억할 수 없게 되며 현재의 사건을 이해하는 능력도 잃는다. 그래서 그들은 영원한 현재 안에 살게 된다.

또한 신경 손상으로 신피질이 점점 더 손상되고 신경전달물질 수준이 계속 감소하면서 이전에 진행되었던 기억을 상당량 잃어버린다. 흔히 자신이나 배우자의 이름을 기억하지 못한다. 70세였던 나의 한 환자는 호주머니에 배우자의 이름이 적힌 쪽지를 가지고 다녔다.

정서적인 변화는 이 시기에 훨씬 더 심해진다. 정서적인 변연계와 이성적인 신피질은 더 이상 행동에 관한 일관성 있는 대화를 나눌 수 없게 된다. 변연계가 신피질에서 고립되면서 환자들은 점점 더 정서적으로 자신을 만족시키는 행동을 하는데, 실제로는 아주 비이성적인 행동들이다. 약물이나 알코올은 흔히 신피질과 변연계 사이의 대화를 단절시키는데, 때로 알츠하이머형 치매 환자들의 행동이 약물이나 알코올에 중독된 사람들의 행동과 비슷하기도 하다.

정서적 혼란의 또 다른 이유는 정서와 관련된 신경전달물질과 호르몬의 기능장애다. 이런 정서적 변화로는 충동성 증가, 망상적 사고, 편집증, 강박 관념 등이 있다. 정서적 변화는 기억력 손상보다도 환자에게 훨씬 더 해롭다. 정서적 혼란은 고통스러울 뿐 아니라, 환자와 그가 절대적으로 의지하는 가족이나 간병인과의 관계를 소원하게 한다. 환자들은 자주 가족에게 심하게 화를 내며 괴상한 비난을 퍼붓는다.

이때쯤 되면 인지 진행 능력이 심하게 손상된다. 환자들은 10부터 1씩 거꾸로 헤아릴 수 없게 되며 사실 어떠한 창의적인 문제 해결력도 가지지 못한다. 관련된 기억 흔적들 사이의 논리적인 연합을 하는 신피질의 능력이 사라지기 시작한다. 어휘가 가파르게 감소하고 심지어 양치질과 같은 일상적인 기술도 어려워진다.

이 단계에는 이전까지 손상에서 벗어나 있던 소뇌까지 퇴화가 오기도 한다. 소뇌는 신체의 운동을 주관하는 부분이므로 동작의 조화가 상실되거나 감소된다. 그 한 증상이 요실금, 변실금이다. 이 단계 끝 무렵이면 미미한 기억력 손상이 시작된 지 13~14년쯤 되는데도 환자는 7년 가까이 더 살 수 있다.

이런 긴 과정은 흔히 가정의 재정과 가족 간의 유대감을 심각하게 파괴한다. 알츠하이머형 치매는 분명 아주 느리게 진행되는 병이므로, 이런 느린 진행을 크게 늦추는 치료 프로그램은 아주 가치 있다. 65세 혹은 75세 전까지 인지적 감퇴가 없는 경우 이 병의 진행을 조금이라도 늦춘다는 것은 그 사람이 최악의 증상을 보이기 전에 노화로 생을 마감할 것이라는 것을 의미한다.

죽음 때문에 최악의 증상을 피하는 것이 모순되는 승리로 보일지 모르지만 이런 위기에 닥친 가족들에게는 그런 승리는 정말로 은혜로운 것임을 믿는다.

심한 알츠하이머형 치매 진단

알츠하이머형 치매의 마지막 단계는 가장 힘들고 어려운 단계로, 불행히도 7년 동안 지속될 수 있다. 만일 이 마지막 단계를 피할 수 있다면 환자와 가족은 끔찍한 고통을 덜게 될 것이다.

1년쯤 지속되는 마지막 단계의 첫 국면 동안에 어휘는 거의 열 개 정도로 축소된다. 해마와 편도체는 거의 기능을 잃어버리고 신피질은 완전히 퇴화 상태에 있다. 신체 운동을 주관하는 소뇌만이 기능적 능력의 흔적을 유지하지만 그 다음 한두 해 만에 소뇌도 기능을 멈춘다.

소뇌가 망가지면 환자는 먼저 걷는 능력을 잃고 그 다음은 똑바로 앉는 능력을 잃게 되며 다른 많은 기술도 사라진다. 환자는 식물상태로 떨어지는 그 다음 2년 사이에 실제로 신체에 대한 모든 통제를 잃어버린다.

신피질의 기능이 멈추면 어휘는 보통 한두 개로 준다. 일반적으로 남는 마지막 단어는 '예' 혹은 '아니요'다. 가슴 아프게도 흔히 발생하는 마지막 손실은 미소를 짓고 고개를 들고 있는 능력이다. 어떤 점에서 보면 환자는 갓 태어난 신생아 수준으로 퇴보하는 것이다.

이때쯤이면 미미한 기억상의 문제가 발생한 지 20년 정도가 되는데, 환자는 생과 죽음 사이의 흐릿한 여명에 존재하는 셈이다. 인간의 본성마저 사라지고, 환자에게 남아 있는 유일한 정신은 신성이다. 슬프게도 이 신성마저 생명이 거의 없는 신체 안에 갇혀 있지만 이 단계에서도 고통은 느낄 수 있어 울음을 터뜨린다. 흔히 폐렴이나 감염으로 죽지만 때로는 뚜렷한 원인이 없다.

알츠하이머형 치매에 걸린 대부분은 이 마지막 단계를 겪지 않는다. 대개는 인생의 아주 늦은 시기에 발병되므로 증상이 그들의 인생을 완전히 피폐시키기 전에 죽는다.

내 임상 경험으로 미루어 보아 초기 알츠하이머형 치매의 증상이 나타나기 시작할 때 뇌 장수 프로그램을 시작한다면 보통 정도로 심각한 알츠하이머형 치매 단계는 흔히 피할 수 있다. 알츠하이머형 치매의 진행과 발병을 늦추는 것이 파괴를 막는 효과적인 방법이다.

느린 진행이라는 알츠하이머형 치매의 성질은 전립선암의 경우와 비슷하다. 80대의 대부분 남성에게는 전립선에 악성종양이 있다. 하지만 이런 형태의 암은 진행이 아주 느리고 발생도 늦기 때문에 거의 심각한 문제가 되지 않는다. 이 암이 해를 끼치기 전에 다른 원인으로 사망하기 때문이다.

나는 뇌 장수법 프로그램을 열심히 실천한다면 알츠하이머형 치매에 의한 파괴도 이와 비슷한 식으로 피할 수 있다고 믿는다.

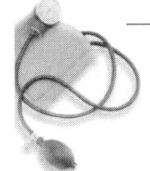

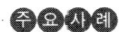 주요사례

뇌의 향상을 위한 40일

59세의 A. B.는 뇌 장수 프로그램의 초반 40일 만에 큰 반응을 나타낸 훌륭한 예가 된다. 사실 대다수 환자가 프로그램의 초반 40일 동안에 큰 회복기미를 나타낸다. 나는 이런 현상을 이 책의 마지막 장 '뇌의 향상을 위한 40일'에 설명해 놓았다.

A. B.는 남서부 도시의 목사로 그의 아버지가 65세 즈음에 알츠하이머형 치매에 걸렸는데 아버지의 고통은 그에게 슬픔뿐만 아니라 두려움을 일으켰다. 그는 자신도 알츠하이머형 치매에 걸리지나 않을까 정말 두려워하

였다.

50대 중반에 노화 관련 기억력 손상이 오자 알츠하이머형 치매에 대한 그의 두려움은 점점 더 심해졌다. 기억력 손상은 신체 에너지의 감소와 만성적 우울과 함께 찾아왔다.

A. B.는 나와 면담하기 전에 이미 자신의 인지적 · 정서적 문제와 에너지 감소가 스트레스와 연관된 것임을 알고 있었다. 부모님 두 분이 다 편찮으셨고 그가 주로 간병을 맡았다. 게다가 그는 직업적인 에너지 소진으로 괴로웠는데 인지 능력이 감소되면서 목회자로의 일이 점점 더 어려워졌다. 그는 노화를 쇠퇴와 연관시켰으므로 늙는다는 생각을 혐오하였다. 그는 나에게 "산산이 조각조각 부서지는 생각은 끔찍하다."라고 말했다. 그는 '65세면 이젠 내리막길이구나.' 라고 믿었다.

그런 걱정을 많이 할수록 증세는 더 심해졌다. 기억력이 감퇴되어 그날의 일정을 기억하지 못하는 지경까지 이르렀다. 약속을 자주 잊어버렸으며 활동목록표를 어디에 두었는지 찾지 못하였다. 또한 솔리테르 같은 간단한 카드게임조차도 집중이 제대로 되지 않았다. 일을 효율적으로 수행할 수 없었고 그래서 만성적으로 시간의 압박을 받았다.

프로그램을 시작하고 처음 몇 주 만에 몇 가지 안정된 향상을 경험하였는데, 즉시 신체적 에너지가 증가하였고 우울이 없어지고 안녕감이 찾아왔다. 그런 후 집중력이 향상되기 시작하였고 곧 단기 기억이 활력을 찾았다. 한 달 만에 그의 상태는 아주 좋아졌다.

7~10일쯤 더 지나자 정신적인 것뿐만 아니라 신체적으로도 훨씬 더 나아져 시간도 훨씬 더 효율적으로 사용할 수 있었다. 그는 '내가 할 필요가 있는 일을 할 시간이 더 많은 것 같다.' 고 생각하였다. 그는 후에 이런 성공의 많은 부분을 심신수련법과 다양한 자연 의료 강장제 덕으로 돌렸다. 심신수련법은 아주 낯설어서 처음에는 회의적이었지만 그것을 해 본 후에는 에너지가 돌진해 들어오고 마음과 몸이 더욱더 잘 일치됨을 느꼈다고 말하였다. 이 수련법으로 더 많은 신체적 에너지를 갖게 되어 일주일에 몇 번씩 라켓볼을 하였다.

하지만 40일이 지난 후 인삼과 은행잎 추출물을 포함하는 자연 강장제를 다 먹어 버렸고 디프레닐도 떨어졌다. 수입이 아주 제한적이기 때문에 구입하는 것을 주저하였다. 그는 최근의 회복된 능력이 자신의 온전한 부분처럼 느껴졌으므로 약 없이도 계속 향상하리라 믿었다.

그러나 복용을 중단하자 새로이 발견한 열정과 선명함이 점점 사라졌다. 그 다음 40일 동안은 내리막길이었다. '더 나은 뇌를 향한 40일'의 후편은 '예전의 뇌를 향한 40일'이었다. 신체적 에너지가 감소되었기 때문에 점점 심신수련법을 게을리 하였다. 심신수련법을 그만두자 더 이상 라켓볼을 할 힘이 없었다. 또다시 강요되고 불만족스러운 생활이 시작되었다. 집중력과 기억력은 더 이상 예리하지 않았으며 재생을 향한 상승 순환이 퇴화의 하강 순환으로 바뀌었다. 하지만 지적이고 직관적인 A. B.는 자신의 후퇴를 감지하였다. 그는 그것에 대하여 방어적인 사람이 아니었다.

다시 면담을 한 후 그는 프로그램의 모든 요소를 자신의 생활에 다시 넣기 시작하였다. 재정적인 희생이 따랐지만 다시 약을 구입한 후 확실한 의지력을 가지고 운동을 하고 기분에 상관없이 다시 심신수련법을 시작하였다.

겨울에 꽃이 피듯이 그의 지적·정서적 힘이 다시 꽃피기 시작하였다. 그는 같은 실수를 두 번 하지 않았다. 그는 계속해서 뇌 장수 프로그램을 하였고 오늘도 여전히 실천하고 있다.

알츠하이머형 치매 증상과 유사 문제들의 치료 10

만일 당신에게 인지적 문제가 생기는 중이라면 꼭 알아야 할 아주 중요하고도 긍정적인 두 가지 사실이 있다. 하나는 모든 심각한 인지적 문제 중 약 반은 알츠하이머형 치매나 노화 관련 기억력 손상이 아닌 다른 요인에 의해 발생한다는 것이고, 다른 하나는 대부분 피하거나 보상될 수 있는 것이라는 점이다.

치매 유발에는 60개가 넘는 생물학적 요인이 있는데, 대부분은 세 가지 일반적인 범주 중 하나에 속한다. 그것은 임상적 우울증, 다발성 미세 뇌졸중, 그리고 표준 이하의 영양이나 과도한 알코올 섭취 같은 생활양식 문제다.

우울은 모든 기억장애와 인지 손상의 약 10%를, 복합적인 경미한 뇌졸중은 20%, 생활양식 문제는 약 20%를 설명해 준다. 의사들이 이런 문제를 초기 알츠하이머형 치매로 자주 오진한다. 이럴 경우 일반적으로 그 환자는 요양시설에 수용되며, 실제적인 문제는 결코 제대로 알려지지 않는다.

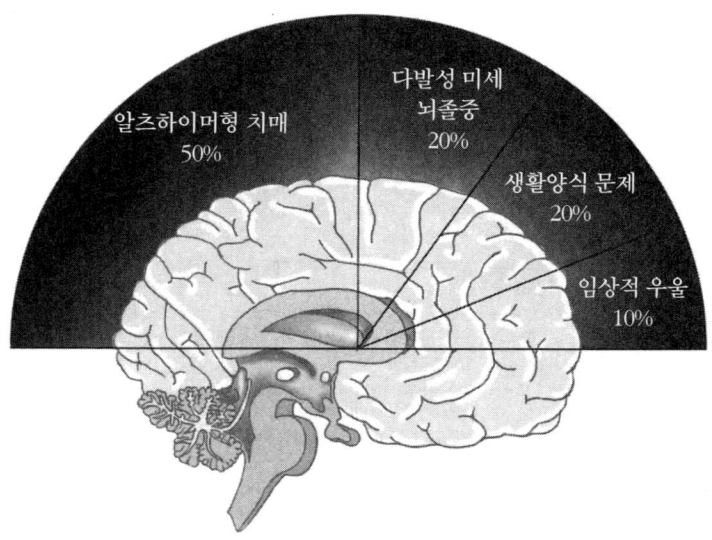

[그림 10-1] 알츠하이머형 치매와 같은 증상을 가진 경우의 약 절반만이 실제로 알 츠하이머형 치매다. 나머지는 피하거나 보상할 수 있는 다른 요인들에 의한 것들이다.

이 순간에도 초기 알츠하이머형 치매 환자로 오진된 수십만의 노인이 요양시설에 있는지도 모른다. 그런 사람들 중 많은 이는 오진이 밝혀지기 전에 사망할 가능성이 높다.

우 울

임상적 우울 증상이 흔히 초기 알츠하이머형 치매 증상과 아주 유사한 것 은 우울이 기억과 인지 기능 두 가지 모두를 심하게 손상시키기 때문이다.

임상적 우울은 신경전달물질과 호르몬의 변화가 특징인 생물학적 현상이다. 이것은 불행한 경험이나 상황으로 인한 단순한 슬픔과는 아주 다르다. 슬픔은 시간이 흐르면 대개 사그라들지만 임상적 우울은 제대로 치료하지 않으면 시간이 흘러도 나아지지 않는다.

하지만 배우자의 죽음과 같은 아주 슬픈 경험이 임상적 우울을 촉발하거나 악화시킬 수 있다. 이런 경우 자신의 심리적인 슬픔뿐 아니라 슬픔이 촉발시킨 생물학적 변화도 치료해야 한다.

노인은 세 가지 중요한 이유 때문에 특별히 더 우울에 걸리기 쉽다. 첫째, 흔히 노인의 뇌 생화학은 젊은이의 신경화학보다 훨씬 더 취약하다. 둘째, 노년기에는 힘든 일이 더 많다. 셋째, 노인은 젊은이보다 앉아 있는 시간이 더 많으므로 운동부족으로 우울해질 수 있다.

그래서 65세 이상의 30%가 그 다음 3년 사이에 임상적 우울을 겪는다. 불행히도 이런 주요 우울은 그 자체로 알츠하이머형 치매의 위험 요인으로 주요 우울이 발병한 지 10년이 지나면 알츠하이머형 치매에 걸릴 위험이 아주 증가한다.

우울은 몇 가지 점에서 알츠하이머형 치매와 비슷하다. 임상적 우울은 흔히 모든 사고 과정과 신체 운동을 느리게 한다. 임상적 우울을 가진 이들은 아주 느리게 말하고 눈빛은 공허하며 고통에 겨운 듯 행동도 느리며 생각이 많다. 신경전달물질인 노르에피네프린의 결핍 등으로 생기는 이런 증상은 흔히 초기 알츠하이머형 치매로 오진되기도 한다.

기억력 감퇴 또한 임상적 우울의 흔한 증상이며, 일반적으로 단기 기억이 가장 크게 손상된다. 우울한 이들은 새로운 정보에 무관심하여 제대로 저장하지 못하기 때문에 이런 단기 기억 손상은 흔하다. 새로운 단기 기억을 저장하는 능력도 노르에피네프린의 결핍으로 인하여 손상된다.

임상적 우울 비율이 여성이 남성보다 2배가량 더 높기 때문에 우울로 인한 기억력 손상도 여성이 더 많다. 일부 사회적 요인이 여성의 높은 우울 발생에 한 역할을 담당하지만 신경학적 요인이 더 큰 원인이다.

우울과 알츠하이머형 치매 초기는 증상이 비슷하지만 몇 가지 구별 방법이 있다.

한 가지 방법은 진행양식을 눈여겨보는 것이다. 대개 우울은 몇 주 정도의 짧은 기간 동안 고르지 않은 진행을 보이는 특징이 있다. 하지만 알츠하이머형 치매는 몇 개월, 몇 년처럼 훨씬 더 긴 기간 동안 점차로 진행된다.

임상적 우울의 또 다른 특징은 흔히 오전에 더 심하고 시간이 가면서 점차 나아진다는 것이다. 이와 반대로 알츠하이머형 치매 증상은 피곤이 쌓이는 늦은 시각에 더 잘 나타난다.

이 두 가지 병을 구별하는 또 다른 방법은 자신의 기억력 감퇴에 어떤 정서 반응을 하는가 보는 것이다. 우울 환자는 자신의 기억력 감퇴에 불평을 하지만 알츠하이머형 치매 환자는 대개 기억력 손상을 부정한다. 또한 우울 환자의 경우 알츠하이머형 치매 환자보다 알코올이나 약물로 자가 처방할 가능성이 훨씬 더 많다.

다행히도 임상적 우울은 약물로 잘 치료된다. 가장 흔한 치료법은 임상적 우울을 야기하는 신경전달물질의 기능장애를 바로잡는 삼환계 항우울제의 처방이다. 다른 부수적인 치료법인 상담, 명상, 운동, 영양 요법도 상당히 도움이 될 수 있다.

자신이 임상적 우울에 걸렸다고 생각하는 사람은 가능한 한 빨리 의사를 만나야 하고, 의사의 지시에 따르면 몇 주 지나지 않아 편안해질 것이다.

다발성 미세 뇌졸중

혼히 초기 알츠하이머형 치매로 오진되는 또 다른 문제는 연속적인 경미한 뇌졸중으로 인한 뇌 손상이다. 이것은 노인의 인지 기능장어의 약 20%에 해당한다.

뇌졸중은 뇌로 가는 혈액 공급이 중단되어 그 부위를 파괴할 때 발생한다. 뇌세포는 혈액순환 손상에 아주 약해서 혈액이 공급하는 산소나 포도당이 없으면 겨우 1, 2분밖에 살 수 없다.

뇌로 가는 혈액순환은 두 가지 방법으로 방해받을 수 있다. 혈관이 막히거나 터져서 뇌 속 혹은 주위로 출혈(이것은 보통 혈관이 아테로그클레로시스에 의해 굳어지면 일어난다)될 때다.

만일 이런 상태가 대동맥에서 발생하면 그 결과는 최악이다. 그것은 주 발작을 일으키고 뇌의 넓은 부분을 손상시켜 사망하게 하거나 부분적 마비나 심각한 인지적 손상을 가져온다. 하지만 아주 작은 동맥인 경우는 결과가 미약하여 금방 알아차리지 못할 수 있다. 그래도 뇌의 아주 작은 부분이 파괴될 것이고 인지적 기능도 약간 손상된다.

불행히도 많은 노인의 경우 경미한 뇌졸중이 반복적으로 발생한다. 수개월이나 수년에 걸쳐 노인은 무수한 뇌졸중과 경색으로 충격을 받는다. 이런 일이 너무 자주 발생하면 기억력 감퇴와 인지적 손상 같은 초기 알츠하이머형 치매 증상과 닮은 복합적 경색 치매가 생길 수 있다.

발달된 영상 기법으로 복합적 경미한 뇌졸중을 감지할 수 있지만, 그렇지 못할 때도 많기 때문에 이런 문제를 가진 많은 이가 알츠하이머형 치매로 오진된다. 하지만 요즈음은 의사들도 점점 더 이런 진단의 함정을 인식하기 시작했다.

알츠하이머형 치매와 다발성–경색 치매의 중요한 차이는 알츠하이머형 치매의 진행이 좀 더 느리다는 것이다. 다발성–경색 치매는 일반적으로 미미한 뇌졸중 후 즉각 나타나는 아주 갑작스런 인지적 쇠퇴가 특징이다. 그러다가 뇌의 다른 부분이 손상받은 부위를 대신하면 흔히 향상되게 마련이다. 하지만 한 번 더 발작이 오면 또다시 즉시 감퇴된다. 그래서 다발성–경색 치매는 증상이 변덕스럽다.

손상 부위를 대신할 만큼 뇌가 아주 건강하다면 때로 뇌졸중에서 완전히 회복할 수도 있지만 뇌졸중의 치료법은 없다. 예방만이 최선의 방법이다. 발작을 피하기 위해서는 혈압을 적절히 유지해야 하고 고지방 식품을 삼가고 금연을 하고 운동을 많이 해야 한다. 물론, 뇌 장수 프로그램은 이 모든 뇌졸중 예방 전략을 제공해 준다.

생활양식 문제

기억력 감퇴의 약 20%가 부적절한 영양, 약물 처방과 유흥용 약물 사용, 환경 독소에의 노출, 흡연, 과도한 알코올 섭취 그리고 알레르기를 일으키는 물질에의 노출 등 광범위한 생활양식 요인에 의한 것이다. 이런 요인들은 단지 사소하고 일시적인 인지적 손상을 일으키기도 하지만 깊고 돌이킬 수 없는 해를 끼칠 수도 있다.

과도한 알코올 섭취는 뇌에 가장 해로운 것 중 하나다. 만성적인 알코올 중독은 흔히 코르사코프 정신병(Korsakoff's psychosis)이라는 신경학적 질병을 일으키는 디아민(비타민 B₁)의 결핍을 가져온다. 이 병은 극단적인 기억력 손상과 인지적 기능의 쇠퇴가 특징이다.

제한된 알코올 섭취조차도 약간의 해를 끼칠 수 있다. 알코올이 혈류로 들어갈 때마다 혈뇌장벽이라는 보호기제가 잠시 활동을 멈추게 된다. 이것은 혈류의 해로운 물질이 뇌로 새어 들어가는 것을 예방해 주는 뇌의 모든 모세혈관을 둘러싸고 있는 자연스런 생화학적 장벽이다. 알코올이 잠시 이런 장벽을 해제시킬 때 뇌는 독소 물질에 훨씬 더 취약하게 된다. 이런 독소에서의 손상은 유리기를 형성시켜 신경세포를 파괴시킨다. 비교적 많은 양의 알코올을 규칙적으로 섭취하면 신경섬유를 격리시키는 수초를 부분적으로 파괴하여 뇌의 내부를 수축시킬 수도 있다.

소량의 알코올은 일부 신경세포를 파괴시키지만 흥미롭게도 장기간의 아주 적절한 알코올 섭취는 인지 기능과 기억에 비교적 도움이 된다. 이런 결론은 인디애나 대학교 의과대학 연구자들의 1만 2,000명 이상의 노인 쌍둥이를 대상으로 한 연구에서 밝혀졌다. 적절하게 술을 마신 쌍둥이 집단은 술을 마시지 않는 쌍둥이 집단보다 인지 테스트에서 약간 더 높게 나타났다.

연구자들은 이러한 결과가 적절한 알코올 섭취가 관상 동맥계에 주는 이점 때문이라고 믿는다.

나는 수년에 걸친 적절한 알코올 섭취가 피험자를 규칙적으로 이완시켜 코르티솔을 적게 분비하도록 해 줄 가능성도 있다고 생각한다. 하지만 알코올 섭취를 권장하지는 않는다. 관상 동맥계에 이로우면서 이완하는 더 나은 방법이 많이 있기 때문이다.

많은 약물의 부작용이 알츠하이머형 치매 증상과 비슷할 수 있다. 노인은 약물을 자주 사용하고 노화 때문에 간의 약물 분해 제거 능력이 이전보다 못하기 때문에 특히 약물의 부작용에 더 약하다. 또한 대개 노인의 신경세포가 좀 더 적으므로 약물에 노출되기가 훨씬 더 쉽다.

발륨(Valium) 같은 약이나 수면을 유도하는 바르비투르 약제(진정·수면제) 같은 진정제는 흔히 인지적 문제를 일으킨다. 생물학적으로 흥분과 자극은 새로운 기억 강화에 도움이 되고 진정제는 새로운 기억의 저장을 손상시킨다. 아드레날린의 효과를 막는 소량의 베타 수용체조차도 기억을 만드는 것을 방해한다. 만일 오랫동안 진정제를 복용한다면 그 기간의 기억은 흩어지고 무뎌질 것이다.

또한 진정제 복용이 감소하거나 중단될 때 흔히 인지적 행동적 증상이 나타난다. 금단 증상으로는 불안, 초조 그리고 망상과 발작까지 있다.

일부 진정제와 마약(모르핀, 코다인, 다본, 퍼코단)의 또 다른 부작용은 식욕이나 활동과 같은 정상적인 생물학적 동기가 감소한다는 것이다. 이렇게 되면 환자는 영양실조에 걸리거나 극단적으로 활동을 꺼리게 된다. 전에 말했듯이 가만히 앉아 있는 생활은 우울과 인지적 쇠퇴에 큰 영향을 줄 수 있으며 영양실조도 다양한 인지적 문제를 일으킬 수 있다.

인지에 나쁜 영향을 미치는 다른 약물은 아세틸콜린의 생산을 방해하는 엘라빌(Elavil)과 같은 항우울제다. 뇌는 혈압 강하제와 파킨슨 병의 치료제로 인해 손상될 수 있으며, 스테로이드계 호르몬도 심각한 지적 부작용을 일으킬 수 있다.

만일 당신이 위에서 언급한 어떤 약물이라도 복용한다면 어떤 인지적 부작용이 있는지 알아야 하고, 이런 부작용이 생기면 의사에게 처방을 변경할 것을 요구해야 한다.

유흥용 약물도 뇌에 심한 부담을 줄 수 있다. 여태까지는 노인에게 유흥용 약물을 사용하는 것이 큰 문제가 되지 않았지만 베이비붐 세대가 중년이 되자 점차 변하고 있다.

가장 뚜렷한 인지적 부작용을 가진 유흥용 약물은 코카인과 암페타민 같은 자극제와 마리화나다. 코카인을 비롯한 모든 강력한 자극제는 특히 뇌와 내분비계에 해롭다. 이런 약물은 카테콜라민 신경전달물질을 즉각적으로 과잉생산하게 만들어 활용성을 급감시킨다. 이 신경전달물질이 고갈되면 새로운 기억의 고착은 거의 불가능해진다. 그래서 코카인 남용자들은 환각파티 동안 기억의 공백을 경험한다. 코카인 또한 기분을 좋게 해주는 신경전달물질인 도파민을 고갈시키기 때문이다.

마리화나의 영향은 이보다 덜 심각하긴 하지만 아세틸콜린의 생산과 이용을 방해하기 때문에 단기 기억 형성에 매우 해롭다. 아세틸콜린 방해는 레시틴에 있는 아세틸콜린의 영양적 전구물질인 콜린의 섭취로 보상될 수 있다. 그래도 마리화나를 사용하면 아세틸콜린 수준을 정상적으로 돌리기가 힘들 수 있다.

나는 만성적 마리화나 남용자를 많이 보아 왔다. 30대 중반의 한 환자는 수년간 거의 날마다 마리화나를 사용한 결과 심각한 단기 기억 장애로 고생하였지만, 뇌 장수 프로그램을 시작하자 기억력 문제가 없어졌을 뿐 아니라 마리화나를 피우고 싶은 욕구도 훨씬 줄었다. 그는 뇌 장수 프로그램이 긴장을 줄여 주었으므로 편안해지기 위하여 마리화나가 필요치 않게 되었을 뿐이라고 말했다.

기억력 감퇴와 인지적 손상의 다른 아주 흔한 원인은 단순한 영양결핍이다. 흔히 이런 영양결핍은 열량 부족보다는 특정한 비타민의 결핍 때문이므로 영양 결핍자라도 영양상태가 좋거나 과체중으로 잘못 인식될 수도 있다. C, B12, 리보플라빈, 디아민을 포함한 몇몇 비타민은 조금만 결핍되어도 인지 기능을 방해할 수 있다.

몇 가지 비타민 B군은 뇌의 작용에 아주 중요하다. 디아민과 B₁₂는 둘 다 아세틸콜린 생산에 필요하다. B₁₂는 또한 신경섬유를 보호하는 수초막 형성을 돕고, 뇌에서 산소를 빼앗는 악성 빈혈도 막아 준다. 디아민은 각기병에서 신경 손상을 예방하고 알코올 중독에서 뇌를 보호한다. 지난번에 말했듯이 디아민의 결핍은 코르사코프 정신병을 일으킨다. 니아신은 신경증과 유사한 증상을 보이는 펠라그라병을 예방하고 신경전달물질인 GABA의 형성을 촉진하므로 이완감을 느끼도록 도와준다. 수년간 만성적 불면증에 시달린 한 환자는 400~500mg의 니아신만 복용해도 이완이 잘 되어 숙면을 취할 수 있었다. 니아신을 복용하면 일반적으로 홍조 현상으로 피부가 붉어진다는 것을 명심하라.

철분, 요오드, 아연, 구리를 비롯한 몇몇 미네랄도 뇌의 최적 기능의 필수품이다.

지적 피로감을 일으키는 또 다른 영양적 요인은 체중-감량 식사법이다. 열량 제한은 집중력 저하, 피곤함, 기억 문제, 변덕스런 기분과 같은 부정적인 정신적 증상을 만들어 내는 저혈당증을 유발할 수 있다. 영양실조 정도의 심각한 열량 제한은 신경세포의 파괴까지도 일으킬 수 있다. 우리는 제3부에서 영양에 대하여 좀 더 자세히 살펴보려고 한다.

인지 기능장애의 또 다른 원인으로는 뇌의 만성적인 산소 부족이다. 이것은 비교적 예민한 문제여서 산소 부족을 경험하는 사람도 잘 모를 수 있다. 그렇지만 계속 뇌에 산소가 부족하면 인지적 진행이 더뎌지고 에너지가 감소되며 기억의 강화와 회상이 손상된다. 장기적인 문제가 되면 수백만 개의 신경세포가 파괴될 것이다.

뇌에 산소가 부족한 데는 흔히 흡연과 운동 부족이라는 두 가지 이유가 있다. 흡연은 폐를 상하게 할 뿐 아니라 뇌로 산소를 보내 주는 혈관을 수축시킨다. 운동 또한 뇌로 적절한 혈액을 순환시키는 데 아주 중요하다.

인지 기능은 납이나 수은과 같은 중금속뿐 아니라 일부 화학성 소비재의 성분을 비롯한 여러 환경오염 물질에의 과도한 노출로도 방해를 받을 수 있다. 어른에게도 일어나지만 어린이에게 아주 흔한 납 중독은 뇌를 심하게 부풀게 하고 결국 지적 손상을 가져온다.

수은 노출은 아주 심한 지적 손상을 일으킨다. 사실 19세기에 '모자 만드는 사람처럼 미친(mad as hatter)'이라는 말이 생긴 것은 펠트 모자 제조 과정에서의 수은 노출 때문이었다. 현재 몇몇 의사는 충치를 메우는 데 사용하는 은 혼합물질 속의 수은이 알츠하이머형 치매의 원인이라고 믿고 있다. 또한 뇌는 수도관이나 먹이사슬을 통한 살충제와 산업 폐기물 속에 있는 소량의 비소와 다른 물질에도 손상될 수 있다. 몸 안의 모든 독소는 검사로 알아낼 수 있으므로 만약 환경 독소에의 노출이 의심되면 의사를 찾아가라.

인지 기능장애의 원인이 될 수 있는 마지막 요인은 알레르기, 특히 음식 알레르기다. 일반적으로 노인이 젊은이보다 알레르기에 덜 민감하지만 때로는 음식에 대하여 알레르기 반응이나 다소 덜 심각한 민감성 반응을 보인다. 이런 반응에는 우울, 건망증, 편두통, 불안, 과잉행동과 같은 여러 인지적 증상이 있는데 가끔 이런 증상이 너무 심하여 알츠하이머형 치매와 비슷하게 보일 수도 있다. 심각한 알레르기 반응은 근육의 조화도 손상시킬 수 있다.

곧 알게 되겠지만 모든 음식 알레르기는 알아챌 수 있고 피할 수 있다. 때로 거슬리는 음식을 식단에서 제외하는 것만으로도 다른 정신적 혹은 심리적 치료가 필요하지 않게 될 수도 있다.

분명 많은 문제가 뇌의 노화와 상관이 있다. 이제는 이러한 문제들을 어떻게 해결할지 알아보려 한다.

제3부에서는 자신의 뇌 장수 프로그램을 어떻게 시작하는지 이야기하려 한다. 여기에는 이 프로그램의 네 가지 요소가 망라되어 있다.

1. 식단의 변화, 특별한 음식 보충제의 섭취, 자연 의학 강장제를 포함하는 영양 요법
2. 스트레스 감소법과 명상이 포함된 스트레스 관리법
3. 관상성 심장병 훈련, 지력 훈련, 심신수련법을 포함하는 훈련요법
4. 약물 처방법

이제까지는 시간의 약탈이 뇌에 어떠한 해를 입히는지 살펴보았다. 이제는 당신 스스로 무엇을 할 수 있는지를 알아보자.

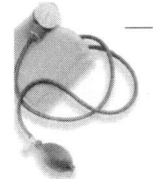

주·요·사·례
작은 향상이 큰 기쁨을 가져다줄 수 있다.

78세의 M.P.는 많은 이가 포기한 환자였지만 그녀의 남편만은 달랐다. M. P.의 남편은 더디게 진행되는 고통스러운 시간을 거치면서 많은 것을 잃었지만 그녀를 깊이 사랑하였다. M. P.는 상당히 진행된 알츠하이머형 치매 환자로 의사는 희망이 없다고 말했다. 그녀는 의사가 치료 프로그램을 포기하고 어떤 약물 처방도 하지 않았다고 하였다.

하지만 그녀의 남편은 아내를 포기하지 않았다. 그는 55세 정도로밖에 보이지 않는 아주 밝고 적극적인 78세의 남자였다. 그는 성공적인 사업가로서의 경력을 마치고 작가가 되었다. 그는 패션모델이자 발레리나였던 M. P.와 결혼한 지 40년이 넘었는데 최선을 다하여 아내를 활기 있고 건강하게 해 주려는 마음이 확고하였다.

처음 M. P.를 면담하였을 당시 그녀는 전반적인 악화 척도의 4단계에서 5단계 사이에 있었다. 4단계 환자들은 독립적으로 기능하는 능력이 감소하여 독자적 경제생활이나 여행, 복잡한 작업을 할 수 없다. 하지만 주 기억 결핍은 단기 기억에 연관된 상태다. 5단계 환자들은 장기 기억 접근에서 좀 더 심한 무능력을 나타낸다. 5단계 환자들은 흔히 가족 이름을 잊어버리고 때로는 인생의 주요한 사건을 잊기도 한다.

많은 이에게 장기 기억의 상실이 단기 기억 상실보다 훨씬 더 정서적으로 고통스럽다. 왜냐하면 어쩌면 우리는 자신의 장기 기억 그 자체이기 때문이다.

또한 사건의 기억을 공유한다는 것은 생활을 풍부하게 하고 유대감을 단단하게 해 주기 때문에 장기 기억 상실은 가족에게도 고통스러운 일이다. 단기 기억 상실은 아주 성가신 일이고 장기 기억 상실은 죽음의 한 형태라고 할 수 있다.

담배를 피우고 저녁마다 한두 잔 마시는 습관이 있는 M. P.에게 뇌 장수 프로그램은 아주 힘든 일이었다. 나는 그녀에게 이 두 가지 습관을 최대한 줄여야 한다고 강경하게 말했다. 그녀처럼 급성 뇌 퇴화로 넘어가려는 경계에 있는 환자에게 이런 습관은 치명적인 것이다.

그녀의 남편은 모든 면에서 그녀를 도왔다. 예를 들어, 그녀에게 칵테일을 만들어 줄 때 알코올을 점점 적게 넣어 몇 주 후에 그녀는 알코올을 거의 섭취하지 않게 되었다.

또한 그녀는 만성적인 요통으로 심신수련법이 좀 어려웠지만 키르탄 크리야는 날마다 성실하게 하였다. 그녀가 잊어버리면 남편이 깨우쳐 주었다. 이와 병행하여 그녀는 비교적 많은 양의 디프레닐과 포스파티닐세린,

은행잎 추출물을 섭취하였다.

그녀는 서서히 나아지기 시작하였다. 회복에 힘이 실리자 인지적 재생이 눈에 보였다. 발음이 훨씬 더 분명해졌으며 적절한 단어를 찾느라 고생하지 않게 되었다. 지적 에너지도 훨씬 많아져서 일상적인 일에 더욱 많이 관여하였다. 기간과 강도 면에서 집중력이 증가하였다. 인지 능력에서의 향상 덕에 전체적인 기분도 나아져서 더욱더 활기차고 자신감이 생겨났다.

마지막 면담 시에는 4단계와 5단계의 경계가 아니라 분명 4단계에 있었다. M. P.에게 이것은 대단한 승리였다. 그녀는 의학적으로 '불가능'하다고 여겨지는 것을 이루어 낸 것이었다. 남편은 그녀의 호전에 정말 놀라워했으며 아내를 다시 찾은 것 같은 기분이 들었다고 했다.

그 부부가 손을 꼭 잡고 이야기하는 모습을 본다면 이렇게 생각할 것이다. '정말 우아하고 행복한 부부구나. 나도 저렇게 살아야지.'

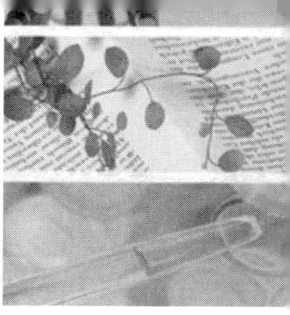

PART *3*
자신의 뇌 장수 프로그램 계획하기

뇌 장수를 위한 식사요법

　지금 이 시점은 몹시 설레는 시간이다. 왜냐하면 뇌의 재활을 위한 새로운 길로 들어가는 첫 번째 단계에 접어들었기 때문이다.

　몇 년 후 당신은 오늘을 당신의 인생에 큰 변화를 일으킨 특별한 날로 기억하게 될 것이다. 지금까지 당신의 인생은 뇌와 신체를 무자비하게 훼손하는 방향으로 걸어왔다. 당신은 이러한 뇌 능력의 감퇴가 정상적인 것이어서 피할 수 없는 것으로 여기고 '노화(aging)' 와 '저하(deteriorating)' 를 동의어라고 믿겠지만 그렇지 않다.

　'노화' 는 단순히 시간이 지나갔음을 의미한다. 이때의 시간이란 퇴행(degeneration)이 아닌 재생(regeneration)이란 의미로도 사용할 수 있다. 재생하게 하는 힘은 당신 속에 있다. 만약 당신이 재생을 원하면 그것을 이용할 수 있다. 선택은 오직 당신 마음에 달렸다.

영양치료에 의한 재생력

식단의 변화, 천연 약물 강장제의 사용, 영양소의 보충이 포함된 영양치료는 뇌 재생 프로그램의 네 가지 기둥 가운데 하나다. 나머지 세 가지는 스트레스 관리, 훈련(심혈관 운동, 지력 훈련과 심신수련)과 약물 복용이다.

이 네 가지 기둥 가운데 어떤 한 가지가 다른 것보다 더 중요하다고 말할 수는 없다. 이 네 가지는 서로 상승작용을 하므로 네 가지 모두 뇌를 성공적으로 재생하는 데 꼭 필요하다.

이 네 가지 중에서 꼭 하지 않아도 될 부분이 있다면 그것은 약물 복용이다. 예컨대 미약한 노화 관련 기억력 손상 환자나 특별한 병리적 조짐 없이 단지 인지적 기능만을 최적화되길 원하는 사람들에게는 약물이 필요치 않다. 또한 어떤 환자는 프로그램의 초기 단계에서만 약물이 필요하기도 한다.

당신이 뇌 장수 프로그램을 시작하는 최선의 방법은 먼저 영양치료에 참여하는 것이다. 따라서 당장 다음 식사 때부터 실천에 옮기는 것이 현명하다. 그 결과는 매우 신속하고 극적으로 나타날 수 있다. 환자들 가운데는 전날 저녁에 실천했던 효과가 그 이튿날 바로 나타날 수도 있다고 한다. 예컨대 48세의 남자로 미약한 노화 관련 기억력 손상을 보인 한 환자는 첫 상담 후 바로 몇 가지 보충제를 구입했다. 그는 그 다음 날 아침에 포스파티딜콜린(Posphatidyl Choline, PC) 몇 알, 은행잎 추출물(Ginko biloba tablet) 한 알 그리고 100mg의 복합 비타민 B를 복용한 후 정오쯤 나를 재차 방문했을 때 희색이 만면했다. 그는 마치 "안개 속에서 솟아나온 듯하다."라고 말했다. 그의 인지능력은 훨씬 날카로워졌고, 마음이 더욱 명료해진 상태에서 일하게 되었다고 말했다.

물론 그의 몸 속에서는 이전보다 더 많은 아세틸콜린이 생산되었을 것이며, 그로 인해 주관적 인지능력이 크게 상승하였다. 이런 반응은 이 환자에게 기적같이 느껴졌으며 이렇게 상승된 반응으로 그는 더욱 열정적으로 뇌 장수 프로그램을 실천할 수 있게 되었다.

이 환자에서 일어난 이 첫 번째 돌발적 상황 개선은 뇌 장수 프로그램의 다른 요소를 더욱 열심히 실천할 수 있도록 자극했다. 몇 달이 지난 후 이 환자는 어린애 같은 기분이 든다고 했지만 처음만큼 극적인 효과를 일으킨 것은 없었다. 영양치료야말로 이렇게 엄청난 힘을 가지고 있다.

영양치료의 중요 이점은 코르티솔에 의해 손상되었던 뇌 부위를 수선하고 이러한 손상이 더 이상 진전되지 못하도록 예방한다는 것이다.

당신의 기억대로 코르티솔은 세 가지 중요한 부정적 효과를 가진다. 즉, 첫째는 뇌의 유일한 연료인 혈당 공급을 저지하는 것이고, 둘째는 신경전달물질의 작용을 방해하는 것이며, 셋째는 유리기 분자를 산출함으로써 궁극적으로 신경세포를 파괴한다는 것이다. 이 장에서 알게 되겠지만 적절한 영양치료는 모든 파괴적 효과를 상쇄시킨다. 영양치료는 뇌의 혈당 공급을 회복하고 안정화하며, 신경전달물질을 적절하게 공급하고 유리기로부터 뇌신경세포를 보호한다.

영양치료는 뇌의 또 다른 무서운 파괴자, 즉 혈액순환 장애에 의해 생긴 뇌손상을 보수하기도 한다. 노인에게서 볼 수 있는 모든 심각한 인지장애의 20% 정도가 순환장애에서 기인한다는 것은 앞에서 본 바와 같다. 나는 혈액순환 장애가 미약한 노화 관련 기억력 손상의 강력한 원인이라고 확신한다. 비록 혈액순환 장애가 알츠하이머형 치매를 유발한다고 확신할 만한 뚜렷한 증거는 없지만 나는 순환장애가 알츠하이머형 치매 증후를 악화시킨다고 믿는다.

영양치료의 또 다른 큰 이점은 신경세포가 적절한 기능을 하기 위해 필요한 '기본성분(building block)'을 직접 공급한다는 데 있다. 뇌는 육체로 되어 있기 때문에 신체에 있는 다른 조직과 마찬가지로 영양소적 기본성분이 필요하다. 뇌는 적절한 영양소의 섭취로 죽는 날까지 새로운 수지상 돌기를 만들고 새로운 시냅스 접촉부를 형성할 수 있다.

당신은 뇌의 재생에 필요한 모든 영양소를 이미 섭취했을 것이라고 믿지만 사실은 그렇지 못하다. 만약 당신이 평균적인 미국인 식사를 하고 있다면 뇌 장수를 이루기 위해 필요한 영양소를 섭취하지 못하는 것이다. 당신은 스스로 뇌를 서서히 독살시켜 간 것이다. 미국 사람들 세 사람 중 평균 한 사람은 매일 접하는 식탁에서 서서히 자살을 시도하는 셈이다.

퇴행성 질병을 야기하는 미국인의 식사

미국인 1/3 정도가 점진적으로 스스로를 독살한다는 말이 지나친 과장으로 들릴 수도 있겠지만 이를 뒷받침하는 강력한 사실이 있다.

10명의 미국인 가운데 8명은 심혈관 질환이나 암에 걸리는 것이 현실이다. 미국 국립 보건원(NIH)에 따르면 모든 종류의 암에 걸려 죽은 이의 35%와 심혈관 질환에 의해 죽은 이의 30%가 음식과 직접 관련이 있다고 한다. 규준에서 벗어난 음식물을 취하는 것이 흡연 다음으로 중요한 미국인의 사망 원인이며, 매년 흡연에 의해 42만 5,000명이 죽고, 음식물을 잘

못 먹어 죽는 경우가 최소한 35만 명이라고 한다.

물론 이런 사람은 '어차피 모든 사람은 조만간 어떤 이유든 간에 죽는다. 그러므로 당신을 기분 좋게 하는 음식물을 실컷 먹은 후 죽는 것이 오히려 더 낫다.'고 말한다. 그러나 이런 말을 하는 사람도 암이나 중풍, 알츠하이머형 치매에 걸려 끝없는 고통과 괴로움에 처한 사람들을 본다면 자신의 인생관을 다시 생각하게 될 것이다. 당신은 지금 당장 죽는 것보다는 고통 없이 조화롭게 살다가 서서히 죽어 가는 것이 더 좋을 것이고, 알츠하이머형 치매로 뇌가 파괴되어 가련하게 죽어 가는 것보다 '의식'을 가진 채 죽는 것이 훨씬 더 좋을 것이다.

우리는 단순히 자신이 먹은 음식물로 인해 죽을 필요는 없다. 역사를 거슬러가 보면 오늘날 유행하는 음식 관련 퇴행성 질병은 극히 최근에 발생한 현상이다. 건강 관련 연구를 살펴보면 음식 관련 퇴행성 질병은 전형적인 음식물이 지금과 크게 달랐던 100년 전만 해도 희귀했다. 100년 전에 평균수명이 지금보다 더 짧았다는 것을 고려하더라도 여기에는 진실이 담겨 있다.

음식 관련 퇴행성 질병은 전 세계가 똑같이 앓고 있는 문제가 아니다. 이런 질병은 채식을 주로 하는 나라에서는 별로 문제가 되지 않는다. 음식에서 온 죽음은 '풍요의 질병'에서 기인한 것이다. 오늘날 전 세계적으로 가장 비극적인 모순 현상은 이 지구상의 사람들 1/3이 저영양 상태인 반면, 나머지 1/3은 과영양 상태에서 스스로를 죽이고 있다는 점이다.

미국인이 주로 먹는 음식은 지금부터 약 100년 전 산업화에 의한 경제적 이득을 즐기면서부터 급격하게 바뀌기 시작하였다. 1910~1980년까지 지방 섭취는 1일 125~156mg으로 상승했다. 여기에 더하여 이 기간에 음식으로 취하는 포화지방대 불포화 지방의 비율은 건강한 비율이 1 대 1

인 데 비하여 자그마치 5 대 1로 급격하게 치솟았다. 같은 기간에 복합 탄수화물의 섭취는 총 음식물의 37%에서 21%로 급감하였으며, 단당류의 섭취는 12%에서 25%로 급상승하였다.

식단의 형태가 이처럼 급변하게 된 한 가지 이유는 오늘날 많은 사람이 외식을 하기 때문이다. 요즈음은 모든 식사의 1/5 정도를 식당에서 해결하거나, 집에서 식사할 때도 이미 기름과 설탕이 첨가된 가공음식을 먹는다.

음식물 섭취에 영향을 준 가장 큰 사회적 관습의 변화는 생활수준의 상승이다. 한때는 '쟁반마다 한 마리씩 통닭을 갖는다.' 는 것이 꿈이었지만 지금은 거의 모든 사람에게 현실이 되었다. 이러한 변화의 결과로 보통 미국인 음식의 33%가 기름기로 구성되었다. 이러한 지방섭취에 음식물의 25%가 당분으로 된 것을 감안하면 미국 사람이 취하는 음식물의 58%가 기름기와 설탕으로 되어 있으니 놀라운 일이다.

이런 심한 불균형 때문에 우리는 과거보다 훨씬 많은 열량을 섭취하고 열량 섭취가 이처럼 급속하게 상승하다 보니 체중이 빠르게 증가하고 있다. 지난 100년 동안 미국인의 평균 체중은 11.3kg이나 증가하였다(신장이 증가된 부분을 적용시켜도). 더욱 놀라운 일은 체중 증가가 1976년 이후에 주로 이루어졌다는 점이다. 1976년에는 미국인의 22%가 과체중이었지만 1996년에는 30%로 증가하였다.

기름기와 당분의 섭취 증가가 이루어지면서 건강한 음식물의 섭취는 상대적으로 줄어들었다. 오늘날 미국인 가운데 단 9%만이 건강전문가들이 추천하는 1일 5번 이상의 과일과 채소를 섭취한다고 한다. 과반수 이상의 미국인이 하루 평균 과일이나 야채 또는 과일주스를 전혀 마시지 않고, 단 16%만이 식이성 섬유가 들어 있는 빵과 시리얼을 섭취한다고 한다.

더구나 비록 건강식을 취하더라도 지금 섭취하는 음식물에는 100년 전의 음식물에 비해 상대적으로 영양소가 결핍되어 있다. 현대의 음식물에는 연작(같은 농지에 같은 작물만을 계속 재배하는)으로 바뀌면서 생명력과 영양소가 줄어들었다. 이런 농사법의 실천은 흙의 영양분 결핍을 가져왔고 화학비료의 사용을 부추겨 왔다.

게다가 음식물 품질은 농약과 제초제의 과도한 사용, 잡종번식 그리고 가축에 대한 화학 성장자극제의 사용 등에 의해 저하되었다. 이리하여 외견상으로는 번드레하고 건강에 좋고 영양가 있어 보이지만 실제로는 쓰레기에 속하는 허드레식품을 생산하는 것이다.

현대의 식품가공회사 또한 올바른 식품 공급을 어렵게 한다. 예컨대 당근을 처음 땅에서 뽑았을 때는 비록 재배된 토양이 다소 오염되었더라도 비교적 건강한 식료품이다. 그러나 그 다음 트럭에 실어 가공공장으로 가져오고 부패를 막고 그럴싸하게 보이도록 하는 과정에서 몇몇 영양소는 없어지고 다른 영양소가 첨가된다. 그 후 착즙하여 저장창고로 보내며 이곳에서 냉동 건조된 상태로 보관된다. 냉동상태로 생명이 중단된 채 몇 주일에서 몇 달 동안 보관되었다가 해동되고, 세척되고, 조려지고, 염색 약으로 오렌지색이 된 후 깡통에 담긴다. 그런 후 식료품 가게로 운반되기 전 몇 달간을 창고에서 보내고 식료품 가게에 실려 와서 팔리기 전 몇 달간 선반 위에 놓이게 된다. 그 후 식당이나 가정집에 와서는 전자레인지로 요리되고 소금과 버터를 넣어 먹게 된다.

마침내 요리된 음식이 식탁 위의 접시에 놓이면 여전히 당근처럼 보일지 모르지만 이것은 이미 당근이 아니라 당근의 시체일 뿐이다.

모순되게도 생명력이 상실되고, 영양소가 빠져나가고, 지방질이 풍부한 음식을 먹지 못하는 저개발국가에서 오히려 음식 관련 질병에 의한 사망비율이 극도로 낮다. 예컨대 지방의 과다 섭취와 밀접한 관련이 있는 것으로 알려진 유방암에 의한 사망률이 대부분의 저개발국가에서는 극도로 낮은데, 엘살바도르나 태국의 유방암 발생률은 미국에 비해 20배나 낮다. 경제적으로는 부국이지만 아직까지 채식을 주로 하는 곳으로 알려진 일본의 경우도 유방암 발생률이 미국에 비해 6배나 더 낮다.

심혈관 질환의 발생률도 이와 아주 비슷하다. 잘못된 음식물 섭취와 스트레스는 미국인들에게 무서운 대가를 치르게 하고 있다.

스트레스는 영양소의 필요를 증가시킨다

기억력 손상을 가진 대부분의 사람들과 마찬가지로 스트레스를 받는 경우에도 영양소의 필요성이 크게 증가된다. 스트레스는 신체활동과 마찬가지로 여분의 영양소를 태우므로 스트레스를 받는 사람도 운동선수처럼 가외의 영양소가 필요하다.

미국 농무성 연구에 따르면 정상보다 유의미하게 더 많은 일 — 엄격한 마감시간을 가진 — 을 한 사람들은 혈액 속의 미네랄 양이 33%나 급감하였다.

가장 심하게 결핍되는 미네랄 중 하나는 마그네슘으로 코르티솔 수준이 증가되면 과다량이 체외로 배출된다. 마그네슘은 안정을 가져오는 미네랄이기 때문에 이 미네랄이 체외로 배출된다는 것은 스트레스에 더욱 취약해진다는 뜻이다. 그러므로 마그네슘의 상실은 스트레스에 의해 야기될뿐 아니라 스트레스의 원인으로도 작용하여 악순환의 고리를 제공한다.

더구나 마그네슘은 알츠하이머형 치매 환자에게서 비정상적으로 낮다. 그래서 어떤 연구자들은 이러한 마그네슘의 결핍이 알츠하이머형 치매의 가장 흔한 증세, 즉 신경세포 속에 칼슘이 쌓이는 한 원인이라 믿는다. 마그네슘은 칼슘의 대응물이어서 정상적인 경우 이 두 미네랄은 서로 균형을 유지한다.

스트레스 때문에 고갈되는 또 다른 영양소는 산화를 억제하는 비타민 C와 E인데 이 비타민은 유리기에서 뇌를 보호해 준다. 특히 비타민 C는 상당량이 부신에 저장되었기 때문에 스트레스에 의해 연소된다.

스트레스는 또한 단백질과 탄수화물의 필요를 증가시킨다. 스트레스는 신진대사율을 가속화시키므로 음식물에 의해 발생하는 연료뿐만 아니라 신경활동의 주역으로 사용되는 아미노산이라는 부분단백질도 사용한다.

스트레스는 코르티솔 분비를 통해 탄수화물의 신체적 소모를 증가시킨다. 코르티솔 생성은 탄수화물 섭취 욕망을 부채질하는 뉴로펩타이드 Y(neuropeptide Y)라는 뇌화학 물질의 방출을 야기한다. 이러한 생화학적 기제 때문에 사람들이 스트레스를 받으면 단 음식이나 녹말로 된 음식을 많이 취하는 것이다.

보다시피 평균적인 미국인이 취하는 음식은 이렇게 잘못되어 있다. 미국인은 이러한 무분별한 음식물 섭취 때문에 엄청난 비용과 자신의 뇌나 신체가 서서히 퇴화되는 대가를 치르는 셈이다.

지금부터 좀 더 현명하게 먹는 방법, 즉 뇌의 재생을 이루는 식사요법에 관해 살펴보기로 하자.

뇌 장수 식품

뇌 장수를 위한 식품은 절대로 복잡하거나 식욕을 잃게 하거나 어려운 것이 아니다. 사실 식단이라고도 할 수 없다. 나는 환자들에게 뇌 장수식으로 어떤 특정 음식을 특정한 양만큼 지정된 시간에 먹어야 한다고 처방하지 않는다. 나는 이런 식의 식단에 대해 지극히 회의적이며 부자연스럽다고 생각한다. 나는 환자들이 스스로 조절하는 법을 배우기를 원한다.

그러므로 뇌 장수식품이란 한 세트의 메뉴로 된 것이 아니라 몇 가지 원칙이 있는 식품이다. 뇌 장수 프로그램의 다른 원칙처럼 이 원칙도 단순하고, 명쾌하고, 행할 수 있는 것이다. 나머지 다른 프로그램처럼 이것도 바른 과학과 상식에 입각한 것이다. 여기에 몇 가지 원칙을 제시한다.

저지방식품을 먹으라   심장에 좋은 것은 뇌에도 좋다. 뇌는 살과 피로 이루어졌으며 혈액이 기름기로 차 있으면 잘 순환하지 못한다. 기름은 뇌를 못 쓰게 만든다.

영양소가 많은 식품을 먹으라   뇌는 무수히 다양한 영양소가 필요하다. 전혀 열량이 없는 것만 섭취할 수는 없다. 당신의 소화기관, 흡수기관 그리고 배설기관에 음식답지 않은 것으로 스트레스를 주지 말라.

저포도당을 피하라   뇌가 쓰는 유일한 연료는 포도당이다. 혈당이 낮아지면 뇌는 제대로 기능을 하지 못하고, 심하게 낮아지면 신경세포는 죽게 된다. 당신이 굶으면 뇌도 굶주리게 되므로, 지나친 다이어트는 뇌세포를 죽이는 것이다.

저열량 식품을 먹으라   배고픔을 느끼지 않을 정도로만 가볍게 먹으라. 열량의 제한은 증명된 장수 비결이다. 저지방의 영양소가 풍부한 식품을 취하면 자연스럽게 저열량 음식을 취하게 된다.

균형 잡힌 음식을 먹으라　나는 당신이 '네 가지 기본 식품군'을 동일한 양으로 섭취해야 한다고 말하고 싶지는 않다. 문제는 많은 건강상의 문제를 야기하는 불균형적인 고지방 음식은 취하지 말라는 것이다. 가공하지 않은 곡물, 야채, 과일 그리고 비동물성 단백질과 함께 저지방의 낙농제품과 저지방의 육류(만약 당신이 꼭 육류를 먹어야겠다면)를 균형에 맞춰 취하라.

보충제를 섭취하라　어떤 전문가들은 음식만으로 충분한 양의 영양소를 섭취할 수 있다고 말한다. 그러나 어느 부분에 충분하다는 갈인가? 나는 좋은 음식물을 먹는다고 해서 뇌의 재생에 필요한 충분한 영양소를 제공받는 것은 아니라고 생각한다.

참 먹거리를 먹으라　가공음식은 안 된다. 농약의 독성이 있는 것도 안 되며 방부제를 처리한 것도 안 된다. 참된 사람들을 위한 참된 먹거리는 식료품점의 특수 코너에서 찾을 수 있다.

신경전달물질에 영양을 공급하라　신경전달물질은 특수한 영양소가 필요한데 충분치 못한 경우가 많다. 당신이 의식적으로 뇌에 충분한 영양을 공급하려고 노력할수록 뇌의 부활을 맛볼 것이다.

이것이 전부다. 정말 이렇게 간단하다. 물론 말하기는 간단하지만 실천하기는 그리 만만치 않다. 특히 당신이 현재 미국인이 즐기는 전형적인 음식을 먹고 있다면 더욱 그러하다.

이제부터는 반드시 챙겨 먹어야 할 일반적 식단에 관해 더욱 구체적으로 언급하려 한다.

나는 환자들에게 가장 극적인 뇌 치유가 일어나는 프로그램의 첫 단계에서 음식물에 특히 신경을 쓰라고 한다. 이러한 시기는 대강 한두 달 동안 지속되는데, 이 시기 동안에는 섭취하는 열량의 50%를 가공하지 않은 천연 곡물로 섭취하라고 권장한다. 이 곡류는 시리얼, 빵, 그 밖에 구운 것으로 섭취할 수 있고 수프나 스튜, 파스타, 고기와 야채를 섞은 볶음밥도 된다. 거의 모든 곡류는 다 허용되며 흥미와 만족을 지속하려면 여러 종류의 곡류로 된 음식물을 섭취해야 한다.

나머지 25%에 해당하는 열량은 과일과 야채로 섭취하라. 특히 콩은 영양소가 풍부하고 단백질 함량이 높으며, 다양한 방식으로 요리할 수 있어 육류의 좋은 대용품이다. 가능하면 신선한 과일과 야채도 함께 섭취하라. 유기농업으로 재배한 것을 섭취하는 것이 현명하다. 제초제와 농약을 사용한 것은 장기적으로 대뇌의 기능을 손상시킬 수 있기 때문에 피하는 것이 좋다.

뇌에 필요한 단백질의 요구량에 맞추기 위해서는 콩으로 만든 제품들이 특히 효과적이다. 왜냐하면 콩 제품들은 지방이 적고 신경전달물질을 생성하는 아미노산이 풍부하기 때문이다. 또한 콩 단백질은 유리기의 효과적인 포착제인데 콩에 많이 들어 있는 제니스텐(genisten)이란 성분이 강력한 항산화물질이기 때문이다. 콩은 고밀도 지방단백질 콜레스테롤을 높이고 트리글리세라이드는 낮추는 역할을 한다. 또한 콩에는 인슐린 생성을 조절하고 혈당 수준을 안정시키는 역할을 하는 글리신(glycine)과 알기닌(arginine)이라는 아미노산이 풍부하다.

콩 제품은 여성 호르몬 에스트로겐의 활동에 관여하는 자연발생 물질인 피토에스트로겐(phytoestrogen)이라는 화합물을 함유하기 때문에 폐경기 여성에게 도움이 된다. 한 연구에 따르면 콩을 많이 섭취하는 중국이나 일본 부인들은 폐경에 따른 부작용이 훨씬 줄어든다고 한다. 만약 콩 알레르기가 있거나 소화에 어려움이 있다면 다른 종류의 고단백 비육류 식품인 요구르트, 치즈, 아몬드, 녹두(mung bean), 편두(lentile), 병아리콩(chickpeas) 그리고 기장밥을 먹으면 된다.

저지방 또는 탈지방의 낙농제품을 적당량 섭취하는 것도 도움이 될 수 있지만 대부분의 개발국가에서는 낙농제품의 가치를 지나치게 높이 평가하고 있다. 요구르트는 장에서 소화를 돕는 유익한 박테리아의 활동을 활발하게 하기 때문에 최고의 낙농제품이다.

육류도 뇌 장수 프로그램의 한 부분으로 인정되지만 반드시 필요한 것은 아니다. 육류를 섭취하지 않고도 적절한 양의 단백질을 섭취할 수 있다. 사실 모든 육류는 지방이 많기 때문에 가장 지방이 적다는 닭고기조차도 내가 추천하는 다른 종류의 고단백식품보다 지방이 월등하게 많다. 하지만 많은 사람이 육류 섭취를 좋아하므로 나는 이것을 지나치게 문제 삼아도 역효과임을 알게 되었다.

하지만 아침에는 베이컨을, 점심에는 빅맥 햄버거를, 저녁에는 쇠고기 스테이크를 먹으면서 뇌 장수 프로그램을 한다는 생각은 포기하라. 이렇게 해서는 안 된다. 햄버거나 뇌 중 하나를 선택해야 한다.

그래도 고기를 먹어야 한다면 일주일에 3번 정도로 제한하고 3온스(약 85g)만 먹도록 하라. 크기는 카드 한 벌 정도의 크기로 하라. 생선은 육류보다 더 많은 양을 먹을 수 있다. 고기는 먹고 싶은 만큼 먹는 것이 아니라 몸이 원하는 만큼 먹어야 하는 것이다. 제2차 세계대전 당시만 하더라도 카드 한 벌 크기가 평균이었다. 그때까지만 하더라도 대부분의 사람에게 고기를 먹고 싶은 양만큼 충분하게 먹을 만한 행운은 없었다.

만약 주로 곡물, 채소 및 과일로 구성된 식단을 지키면 단순한 뇌기능 향상 이상의 이득을 얻을 수 있다. 즉, 국립보건원에 따르면 암 발생 확률을 반으로 줄일 수 있고 심혈관 질환은 70%까지 줄일 수 있다. 또한 당뇨병의 위험성도 크게 감소시킬 수 있으며, 장년 이후 발생하는 온갖 종류의 시각 상실을 80%까지 감소시킬 수 있다. 게다가 활력이 넘치며 성욕도 증가하고 체중도 감소한다.

더구나 주로 채식을 하는 사람은 일반 질병에 대한 면역기능도 증가된다고 한다. 이러한 면역증가는 면역계의 영양상태가 좋아질 뿐 아니라 피토케미칼(phytochemical)이라는 새로 발견된 영양소를 충분하게 섭취했기 때문이다. 녹색의 펑짓과 식물(예, 양배추, 브로콜리, 새싹)에 특히 많이 들어 있는 피토케미칼은 질병에 대해 강력한 약리작용을 가지고 있다. 이 물질은 질병의 예방뿐 아니라 질병에 대한 면역계 반응을 잘 지탱시킨다.

하지만 영양 치료에는 단순한 상식 이상의 치료법이 많이 있다. 인지 기능, 기분 그리고 기억을 확고하게 통제하기 위해 사용할 수 있는 특수한 식사요법이 상당히 많이 있다.

신경전달물질에게 어떻게 영양을 공급할까

당신은 기억, 주의 집중, 학습, 기력 그리고 행복에서 절대적으로 중요한 역할을 하는 몇 가지 핵심적 신경전달물질이 있음을 알게 되었다. 그중에서 특히 아세틸콜린, 노르에피네프린, 세로토닌 그리고 도파민이 가장 중요하며, 이 물질들은 음식물을 통하여 직접 섭취하는 것이다.

이제 이런 중요한 신경전달물질의 수준을 높이기 위해 음식을 어떻게 먹어야 하는지 알아보기로 하자.

아세틸콜린을 생산한다는 것은 기억전달 물질을 생산하는 것이다.

알다시피 아세틸콜린은 사고와 기억의 일차적 전달자다. 뇌 속에 아세틸콜린이 충분하지 않으면 기억상실과 인지장애로 고생을 하게 된다. 사실 아세틸콜린의 부족은 모든 노화 관련 인지장애의 가장 중요한 원인이다. 실제로 모든 알츠하이머형 치매 환자의 뇌에는 아세틸콜린이 현저하게 감소되어 있고, 노화 관련 기억력 손상을 가진 거의 모든 사람의 뇌에도 아세틸콜린이 감소되었을 것이란 것이 나의 믿음이다.

아세틸콜린을 적절한 수준까지 회복시키는 일은 대단히 쉬운 일이다. 당신이 해야 할 일은 오직 아세틸콜린을 만드는 특수한 영양소를 집중적으로 섭취하는 것이다. 이러한 영양소 가운데 가장 중요한 것이 콜린(choline)인데 이것은 레시틴에 가장 많이 들어 있다.

콜린은 건강보조식품 가게에서 쉽게 살 수 있으나 대부분의 사람은 레시틴을 통해 콜린을 섭취한다. 레시틴도 모든 건강보조식품 가게나 식료품점에서 구할 수 있다. 레시틴은 콜린보다 값이 싸고 콜린과 같은 생선비린내를 풍기지 않는다. 레시틴은 소화를 돕고 기름기를 이동시키는 데도 유용하다. 레시틴은 콜레스테롤을 용해하여 콜레스테롤에서 담즙산을 생성하는 데 도움을 준다.

뇌에 가장 필요한 콜린의 유형은 포스파티딜콜린(phosphatidyl choline)인데, 이 유형에 속하는 콜린은 뇌세포의 중요 구성물질이 된다. 만약 당신의 뇌가 음식을 통해 포스파티딜콜린을 충분히 섭취하지 못하면 이 중요한 영양소를 섭취하기 위해 뇌세포를 잡아먹는 비극적인 일이 발생한다.

의사들은 알츠하이머형 치매의 치료의 하나로 레시틴을 통한 콜린 섭취를 처방하곤 한다. 그러나 알츠하이머형 치매가 임상적으로 뚜렷해질 때쯤이면 비록 콜린을 투여하더라도 유의미한 효과를 내기에 너무 늦다. 이때가 되면 뇌는 구조적으로 심하게 손상되어 아세틸콜린의 감소는 단지 이차적 문제로 밀려나게 된다. 그렇더라도 콜린의 공여는 다소간의 도움은 줄 수 있다.

임상적 증거를 살펴보면 기억손상의 초기단계에 레시틴을 사용하면 뇌의 퇴화를 예방하는 데 매우 효과가 있다. 미약한 노화 관련 기억력 손상을 가진 사람에게 레시틴을 투여하면 전형적으로 좋은 반응이 일어난다. 나의 임상경험에 따르면 미약하거나 중간 정도의 기억장애를 가진 환자에게 레시틴을 투여했을 때 긍정적인 반응이 일어났다. 레시틴은 실제로 약간의 뇌손상이 있는 환자에게는 환상의 약물이라 할 수 있다.

아마 당신은 매일 약 1,000mg의 레시틴을 음식으로 섭취하겠지만 치료를 위해서는 레시틴 보충제를 섭취해야 한다. 뇌의 재생에 필요한 효과를 보려면 음식물로서는 섭취가 부족할 수 있다. 레시틴 보충제는 값이 싸고 전혀 무독하고 소화가 쉬우며, 캡슐, 과립, 용액, 알약 또는 가루로 섭취할 수 있다. 환자들은 캡슐로 된 것을 선호하였다. 하루 네 차례에 걸쳐 한 번에 2,500~3,000mg, 하루 전체 1만~1만 2,000mg까지 섭취해야 한다. 클로로피릴 주제의 녹즙은 한 번에 약 2,000mg의 레시틴을 공급한다.

레시틴과 함께 비타민 C와 B₅(판토테닉산)의 섭취도 중요하다. 왜냐하면 이 비타민은 레시틴을 아세틸콜린으로 바꾸는 데 필요하기 때문이다.

아세틸콜린 생성을 강화하기 위해서는 하루 3차례, 한 번에 1,000mg씩 비타민 C를 섭취해야 한다. 이 양이 너무 많다는 의사도 있지만 나는 많은 환자에게 이보다 더 많은 양을 권고하고 있다. 그러나 어떤 사람에게는 대량의 비타민 C가 비록 경미하지만 일시적인 위경련이나 장의 요동을 일으킬 수도 있다. 만약 이러한 증상이 나타나면 이상 증후가 나타나지 않을 때까지 용량을 낮추어라.

비타민 B₅는 하루 100mg 이상 섭취해야 한다. 일부 의사는 대량투여라 하지만 많은 영양학자는 B₅의 용량이 비록 500mg쯤이라도 독작용과 부작용이 없고 유익하다고 한다.

비타민 C와 B₅ 이외에, 아테틸콜린의 합성을 도와주는 B₆와 아연을 섭취하는 것도 현명한 일이다. 일반적으로 좋은 종합비타민은 이러한 공동 영양요소를 충분히 제공할 수 있다.

여기에서 제시하는 간단한 영양공식, 즉 '레시틴＋B₅＋C'는 뇌 장수 프로그램을 실천하려는 모든 사람에게 절대적으로 중요한 것이므로 반드시 실천해야 할 것이다.

아세틸콜린 수준을 높이는 데 도움을 주는 또 다른 방법은 DMAE(dimethylaminoethanol)라는 영양소를 섭취하는 것이다. DMAE는 뇌 속에도 소량이 있으며 정어리와 같은 바다 생선에 많이 들어 있다. 특히 DMAE를 B₅ 또는 칼슘 판토테네이트와 함께 먹으면 아세틸콜린의 생성을 돕는다. 연구에 따르면 DMAE는 학습과 기억을 향상시키고 과잉활동과 관련 있는 학습장애에도 도움을 줄 수 있다고 한다.

DMAE는 중추신경계를 자극하기 때문에 처음에는 소량(약 40mg을 하루에 두 번) 사용해야 한다. 과잉 흥분감을 느끼지 않는다면 하루 200mg까지 차츰 높일 수 있다. 비록 자극감이 오더라도 카페인과 같은 다른 흥분제와는 달리 무기력이 뒤따르는 반동효과는 없다.

일반적으로 DMAE의 효과는 점진적으로 상승하기 때문에 처음 2주 동안에는 눈에 띄는 지적 향상을 관찰할 수 없을지 모른다.

영양학적으로 아세틸콜린 공급의 중요성을 과소평가하면 안 된다. 이것이 기억증진을 위한 영양치료의 핵심이다.

노르에피네프린과 도파민의 생산은 '에너지 신경전달물질'을 생산하는 것이다.

노르에피네프린이 장기 기억의 형성에 중요한 역할을 한다는 것을 기억하는가? 이 물질은 신경전달물질인 아드레날린(또는 에피네프린)의 사촌 격인데 이것은 매우 흥분되고 충격적인 사건의 기억에 관여하는 물질이다. 만약 노르에피네프린이 없다면 정서적인 사건을 생생하게 지속되는 기억으로 만들 수 없다.

노르에피네프린은 장기간 지속되는 기억을 형성하는 외에 행복감을 느끼게 매개하는 뇌 화학물질이다. 이것은 기분을 상승시키고 활력감과 낙천감을 가져다준다. 노르에피네프린이 충분치 못하면 기분이 우울해지고 주의집중력이 떨어지고 스트레스에 대한 대처능력이 줄어들며 단기 기억을 장기 기억으로 바꾸는 것이 어려워진다.

도파민은 노르에피네프린만큼 인지 기능에 중요한 것은 아니지만 역시 뇌를 강력하게 자극하는 화학물질이다. 기억하는 바처럼 도파민은 신체운동을 통제하는 일차 신경전달물질이다. 이 물질은 나이가 들수록 점차 줄어드는데, 이 때문에 노인이 되면 균형감각과 근육통제가 곤란해지는 것이다. 도파민이 극도로 많이 감소하면 운동근육 조절이 매우 어려워지는 파킨슨 병을 유발한다.

도파민은 기분을 상승시키고 지방을 연소하며, 성욕을 증가시키고 면역 기능을 높이며 수명을 연장시킨다. 도파민이 극도로 감소하면 심각한 인지장애도 일어난다.

도파민과 노르에피네프린은 비슷한 방식으로 생성된다. 이 두 신경전달물질의 일차적 영양요소는 타이로신(tyrosine)과 페닐알라닌(phenylalanine)이라는 아미노산이다. 이 아미노산의 활성을 강화하기 위해서는 폴산(folic acid), 마그네슘, 비타민 C와 B$_{12}$를 섭취해야 한다. 페닐알라닌과 타이로신은 건강식품 가게에서 구입할 수 있으며 이메일을 통해 싼값으로 생산 공장에서 직접 구입할 수도 있다.

이 아미노산의 전형적 1일 용량은 아무런 인지적 병리장애가 없을 경우 500~1,000mg이다. 중간 정도의 임상적 우울 증후를 보이는 환자에겐 하루 1,500mg까지 용량을 늘려 사용하도록 권고한다.

타이로신과 페닐알라닌은 가금류, 해물, 콩 그리고 낙농품과 같은 고단백 식품을 통해서도 섭취가 가능하다. 타이로신은 고수준의 탄수화물 음식을 먹기 전에 섭취해야 한다는 것이 매우 중요하다. 만약 타이로신을 섭취하기 전에 탄수화물을 먹는다면 타이로신이 뇌 속으로 들어가는 것을 방해할 것이다.

타이로신이 뇌 속에 흡수되기 위해서는 트립토판과 같은 다른 아미노산과 경쟁하지 않으면 안 된다. 고탄수화물 음식물을 먼저 먹으면 이 탄수화물이 타이로신 대신 트립토판을 먼저 뇌 속에 흡수하게 한다.

만약 타이로신 보충물을 취하지 않고 순전히 음식물 속에 있는 타이로신에만 의존한다면 고단백 음식을 먼저 먹어야 한다. 단백질 음식을 먹고 한 시간쯤 지난 후 탄수화물을 먹을 수 있다. 그때쯤이면 타이로신이 뇌 속에 있고 몇 시간 동안 당신의 마음을 자극할 것이다.

탄수화물을 먼저 먹어 트립토판 흡수를 유리하게 하면 트립토판이 안정 신경전달물질인 세로토닌을 생성하기 때문에 진정효과를 얻는다. 간단히 말해 자극을 위해선 단백질을, 이완을 위해선 탄수화물을 섭취하라.

만약 낮 동안 각성하기를 원한다면 아침식사를 단백질이 풍부한 음식으로 하라. 그러나 잠자는 동안 혈당이 떨어졌기 때문에 아침에 고농도의 탄수화물을 섭취하고 싶은 것은 자연스런 욕망이다. 사실 대부분의 사람은 아침식사로 빵, 시리얼, 설탕, 과일 등 탄수화물이 풍부한 음식을 좋아한다. 그러나 만약 탄수화물에 대한 이런 유혹을 잘 견디고 오전 중반이 되면 잘했다고 여기게 될 것이다.

고단백의 점심 식사는 고탄수화물 식사보다 더 잘 각성시킬 것이다. 저녁이 되어 쉬기를 바란다면 마음 놓고 탄수화물을 많이 섭취하라. 탄수화물을 많이 먹으면 트립토판 흡수를 증가시켜 곧 안정화 물질인 세로토닌을 생성할 것이다.

세로토닌의 생성은 기분을 좋게 하는 신경전달물질을 생성하는 것이다.

세로토닌은 만족감을 주는 화학물이다. 만약 뇌에 세로토닌이 충분하지 않으면 정서적으로 괴로움을 느낀다. 만약 이러한 느낌이 지속되면 세로토닌을 증가시키는 프로작(prozac)과 같은 약물을 취하고 싶을 것이다.

세로토닌은 통증감각을 통제하며 수면을 돕는데, 아미노산인 트립토판을 흡수하여 만들어진다. 트립토판이 없다면 세로토닌도 없다.

몇 년 전가지만 하더라도 수백만 명이 수면보조제로 트립토판 당의정을 섭취하였다. 그러나 한 외국회사에서 제조된 불량약품이 끔찍한 건강상의 문제(사망을 포함하여)를 야기한 이후로 미국식품의약청(FDA)은 시장판매 금지조치를 내렸다. 트립토판 제조과정에 더욱 엄격한 통제를 행사했더라면 좋았을 것이다. 그러나 FDA가 지나친 과민반응을 보였다고 비판하는 사람들도 있다. 오늘날 트립토판을 섭취하기 위한 유일한 방법은 음식물을 통하거나 의사의 처방을 얻어 종합약국에서 구입하는 방법이다.

위에서 언급한 것처럼 트립토판은 뇌 속에 들어가기 위해 티로신이나 또 다른 아미노산과 경쟁해야 한다. 트립토판은 뇌 속에 들어가기 위해 탄수화물을 먼저 섭취해야 한다. 이렇게 되면 인슐린이 체내로 분비되고 트립토판을 제외한 모든 아미노산이 재빨리 세포 속으로 들어가며 다른 아미노산에 비해 분자가 큰 트립토판은 세포 속으로 들어가지 못하고 혈액 속에 내버려진다. 남겨진 트립토판은 혈류 속의 유일한 아미노산이므로 쉽게 뇌 속으로 들어갈 수 있게 된다. 그러므로 트립토판은 티로신과는 반대 방법으로 섭취해야 한다. 고탄수화물 저단백질 음식을 취하고 단백질 전에 탄수화물을 먹어야 한다.

탄수화물의 섭취는 트립토판 섭취와 세로토닌 합성을 자극하기 때문에 많은 경우 탄수화물에 대한 갈망은 곧 세로토닌과 세로토닌의 분비가 가져다주는 정서적 만족감에의 갈망이다.

만성적으로 탄수화물을 지나치게 많이 섭취하는 환자들은 보상감, 쾌감, 식도락과 같은 심리적 이유 때문이 아니라 세로토닌 결핍을 보충하기 위한 자가치료의 일환으로 그렇게 했던 것이다.

예컨대, 38세의 한 부인은 오랫동안 탄수화물을 과식했는데 과체중이었기 때문에 운동을 싫어하게 되었고 악순환의 고리에 갇혀 버렸다. 그러나 세로토닌 생성을 이상적으로 하도록 탄수화물 섭취 시간을 변경하자 전반적인 식사 양상이 바뀌었다. 그녀는 음식물에 대한 갈망이 줄어들어 체중이 감소하여 운동을 시작했고 이전보다 기분이 훨씬 나아졌다.

최근에 놀라운 주목을 받는 비만치료제 레둑스(Redux)는 뇌에서 세로토닌 합성을 증가시키는 약이란 점이 매우 흥미를 끈다. 이 약의 효과는 곧 증명되겠지만 나는 처방 없이 문제를 해결하는 것을 더 좋아한다. 나는 약물사용을 반대하지는 않지만 약물을 쓰지 않고 일어나는 변화야말로 더욱 오랫동안 지속되는 것임을 확신한다.

나는 또한 계절감정장애 환자가 탄수화물 섭취를 갈망하는 것을 자주 보았다. 계절감정장애 또는 겨울우울(winter blue)은 흔히 세로토닌의 결핍에서 발생한다. 일반적으로 운동, 멜라토닌 대체요법, 명상 또는 빛 치료(bright light therapy) 등에 의해 계절감정장애가 치료되면 탄수화물 고갈도 사라지게 된다.

신경전달물질에 영양을 공급하는 것은 인지 기능과 기분을 조절하는 데 매우 중요하다. 이것은 하루 종일 정신을 맑고 명쾌하게 하기 위해 날마다 뇌에 충분한 연료를 공급하는 것만큼 중요하다.

저혈당이 뇌를 손상시키는 과정

코르티솔이 최상의 인지적 기능을 매일 조금씩 손상시키는 한 가지 방식은 뇌의 혈당수준을 혼란시키는 것이다. 이미 언급한 것처럼 뇌는 단 한 가지 유일한 연료, 즉 혈당(glucose) 또는 단당(simple sugar)에 의해 작동되는 데 심장에서 뿜어낸 모든 혈액의 25%가 필요하다. 혈당 수준의 사소한 혼란이라도 즉각적으로 뇌에 강력한 영향을 미친다. 식사를 한 끼 거르면 현기증을 느끼고 초조해지고 장기간 또는 단기간의 기억회상이 어려워진다. 이것은 뇌가 충분한 연료를 갖지 못하기 때문에 일어나는 일이다. 뇌 세포 속에 있는 발전소인 미토콘드리아가 기억회로를 형성하기 위해 몸부림치지만 필요한 동력이 이에 미치지 못한다.

신경세포는 에너지 발전소가 단 몇 분간이라도 동력을 공급하지 못하면 심하게 손상되어 파괴된다. 우리는 혈당공급 문제만으로도 수백만 개의 신경세포를 상실했을 것이다.

앞에서 본 것처럼 코르티솔은 인슐린을 과잉 생산하도록 자극하여 혈당을 교란시킨다. 이런 현상이 일어나면 간 속에 저장된 당분, 즉 글리코겐이 간을 빠져나와 혈류 속으로 들어가서 혈당으로 바뀐다. 그 후 이 혈당은 세포로 들어가고 얼마 동안 에너지가 치솟아 오르고 인지기능은 최상의 수준에 이른다. 그러나 그 후 혈액이 당분을 공급받지 못하므로 급격히 기력을 잃고 혈당의 감퇴에 지극히 민감한 뇌는 치명타를 당한다. 이런 저혈당 증세를 경험하는 사람들은 대부분 사탕이나 커피 한 잔을 원하고 더욱 많은 아드레날린, 인슐린과 혈당을 자극하려고 한다. 물론 이것은 일시적인 임시변통일 뿐 궁극적으로는 문제를 더욱 악화시킬 뿐이다.

당신도 아는 것처럼 저혈당증은 스트레스에 의해서라기보다는 단지 당분을 너무 많이 섭취해서 일어난다. 당분의 과잉섭취는 스트레스 때처럼 인슐린 분비를 자극한다.

하지만 어느 정도가 지나치게 많은 당분인지를 알기가 어렵다. 나의 환자 네 명 가운데 한 사람 정도는 인슐린의 과잉 분비 없이 섭식을 통해 당분을 처리하는 능력에 약간의 장애가 있다. 이런 사람은 적절치 못한 시간에 먹는다거나 좀 더 지속적인 연료가 동반되지 못하면 작은 설탕 과자 하나도 가벼운 저혈당 증세를 야기할 수 있다.

이와 같은 혈당과민성 또는 탄수화물과민성은 식이성 크롬의 결핍에서도 기인한다. 크롬은 인슐린의 효율성을 증가시키는 미네랄로서 혈당의 수준을 안정상태로 유지하는 데 도움을 준다. 크롬은 콜레스테롤과 트리글라이세라이드의 조절에 중요한 역할을 한다.

나는 환자들에게 200mcg 정도의 크롬이 들어 있는 종합 비타민을 권고

한다. 식사만을 통해서 이 정도 수준의 크롬을 섭취한다는 것은 거의 불가능하다. 이렇게 하려면 적어도 하루 10,000cal 이상을 섭취해야 한다.

어떤 환자들은 체중감소를 위한 방법 중 하나로 크롬을 사용한다. 왜냐하면 크롬은 혈당을 안정시켜 식욕을 자연스럽게 억제시키기 때문이다.

크롬은 항노화 호르몬인 DHEA를 높은 수준으로 유지하도록 도와준다. DHEA 수준은 신체가 너무 많은 인슐린을 생성시키면 고갈된다. 왜냐하면 인슐린은 DHEA를 만드는 것을 도와주는 효소를 방해하기 때문이다. 한 연구 결과, 하루 200mcg의 크롬 섭취를 계속하지 않았더니 DHEA의 수준이 평균 10% 감소되었다고 한다.

혈당수준을 안정시키는 다른 방법은 간 기능을 적절하게 유지하는 것이다. 혈당을 비상 공급하는 간의 기능을 방해하면 위기 시 공급이 차질을 빚는다. 예컨대 알코올 중독자는 간 손상으로 인한 저혈당 증세를 흔히 보인다.

혈당수준을 안정시킬 때 반드시 금기해야 하는 것은 바로 과격한 다이어트다. 불행하게도 많은 사람이 이런 다이어트를 즐기는데, 이것은 체중감소에도 아무런 효과가 없다는 것이 증명되었다. 왜냐하면 이런 다이어트는 끝난 몇 주 후까지도 신체 대사의 조절점은 낮추고 섭취한 열량은 증폭시키기 때문에 아무 소용이 없다. 이것은 다이어트를 할 때 상실된 체중보다 더 많은 체중증가를 가져온다. 이러한 어리석은 행동을 하는 사람은 자신의 신체뿐만 아니라 뇌까지 손상시킴을 알아야 한다. 뇌는 에너지원의 공급 결핍만으로도 뇌세포를 손상시켜 파괴한다.

저혈당 상태를 피할 수 있는 최상의 방법은 복합탄수화물과 단백질이 풍부한 음식을 먹는 것이다. 하루에 여러 차례 간식을 조금씩 먹는 것도 도움이 된다. 또한 재빠르게 혈당으로 전환되는 음식물은 상대적으로 적

표 11-1 혈당지표

음 식	지 표	음 식	지 표
포도당(글루코오스)	100	스파게티	50
감자	98	오렌지 주스	46
당근	92	포도	45
꿀	87	사과	39
흰쌀	72	요구르트	36
통밀빵	72	두부	35
흰빵	69	우유	34
쌀	66	자몽	26
바나나	62	과당	20
자당	59	–	–

게 먹어야 한다. 분해되어 즉각 혈당으로 바뀌는 음식은 혈당의 변동을 심하게 하고 서서히 분해되는 음식은 혈당을 안정시킨다.

복합탄수화물, 즉 당근이나 통밀빵과 같은 음식은 혈당이 솟았다 내렸다 하는 현상을 잘 막아 준다고 하지만 언제나 맞는 것은 아니다. 〈표 11-1〉의 음식물 색인은 당분으로 바뀌는 순서를 매겨 놓은 것이다. 당신은 오렌지 주스나 자당과 같은 단 음식이 복합 탄수화물이 많이 든 식품보다 천천히 혈당으로 바뀐다는 것을 알 수 있다. 예컨대 감자는 자당보다 훨씬 빨리 혈당으로 바뀐다.

보다시피 과당이 많이 든 음식은 비교적 느리게 혈당으로 바뀌므로 과당은 단맛을 내는 것으로서 가치가 높다.

뇌 장수식은 올바른 과학과 상식에 바탕을 둔 것으로서 몇 달만 지킬 수 있는 어렵고 불쾌한 식사법이 아니다. 이것은 값싼 음식물 대신 건강에 좋고 영양소가 풍부한 식품을 먹는 절제되고 사려 깊은 평생의 식사법이다.

간단히 말해 오래 전부터 어머니가 들려준 충고, 즉 채소를 많이 먹고, 비타민을 섭취하고, 아침을 거르지 말고, 단 것을 좋아하지 말며, 돼지고기를 먹지 말라는 충고와 기본적으로 같은 식단이다. 예전에 좋은 충고였다면 지금도 좋은 충고가 된다. 인지능력을 최상화하고 뇌 장수를 이루기 위해서는 영양치료를 잘 조절해야 한다. 그렇게 하는 데는 여러 가지 방법이 있다.

다음 장에서는 평생 최상의 지적 기능을 유지하기 위한 영양 프로그램 조절법을 살펴볼 것이다.

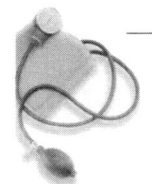

 주 요 사 례
뇌 장수 프로그램이 다른 건강문제를 해결할 수 있다.

S. C.는 47세의 과학저술가로서 나의 한 동료 연구자가 나의 업적에 대해 이야기하는 것을 듣고 찾아왔다. 그는 인지능력을 최상화하기 위해 뇌 장수 프로그램을 시작하기로 결정하였다.

첫 상담에서는 S. C.에게서 신경학적 문제를 보여 주는 아무런 객관적 증거를 발견할 수 없었고, 여러 가지 기억력 검사나 언어기능 검사도 적절하게 잘 해냈다.

그러나 S. C.는 주관적으로는 자신의 인지능력이 최근에 감소되고 있다고 믿었다. 그는 20대와 30대 때는 열심히 일해도 별로 정신적 피로감을 느끼지 못했으나 40대에 들어서는 정상적인 일과를 행하는 동안에도 심하게 피곤하였다. 이러한 피로감 때문에 작업 도중 커피를 더 자주 마시게 되었고 낮 동안 자주 휴식을 취해야 했다. 그렇더라도 그는 20대나 30대 때만큼 많은 일을 하지 못했다.

그는 직업상 중요한 요소인 어휘력이 현저하게 감소되어 점점 사전에 의지하게 되고 오랫동안 의도적으로 집중하기가 어렵다고 말했다.

그 외에 S. C.는 가벼운 정서적 질환 —만사가 시큰둥한 증세—도 자주 보였다. 그는 자신의 인생이 온통 일과 가족에 대한 책임감으로 둘러싸여 한때 큰 기쁨을 주던 여가활동을 할 시간과 기력이 없다고 했다.

육체적으로는 양손 특히 오른손에 심한 관절염이 있었지만 건강은 비교적 좋아 보였다. 그의 손가락 관절은 부풀어 올랐고 동작의 범위도 제한되어 있었다. 그는 이런 사태가 근 2년간 지속되어 왔다고 했다.

나는 S. C.의 치료를 기대하였다. 왜냐하면 일반적으로 약간의 인지손상만을 경험한 환자에게서 최상 수준의 인지기능을 야기할 수 있기 때문이었다. 이러한 사람들에게서 나는 인지기능의 감소를 멈추게 하는 것만이 아니라 최고의 수행 수준까지 되돌릴 수 있었다.

S. C.는 열성적으로 자신의 프로그램을 잘 실천해 나갔다. 그는 이미 건강하고 활동적인 생활습관을 가졌기 때문에 프로그램을 따르는 것이 그리 어렵지 않았다. 그는 이미 규칙적으로 심혈관 운동, 지력 훈련, 비타민과 미네랄의 보충과 명상을 하고 있었다. 그가 새로 시도한 것은 레시틴, DMAE, 은행잎 추출물, 녹즙, 인삼 그리고 항산화제의 섭취였다. 드한 심신수련을 시작하였고, 가능한 적색 살코기는 적게 먹었다.

한 달쯤 지나서부터 S. C.는 뇌 장수 프로그램에서 큰 효과를 얻었다. 아주 오래된 기억에 현저하게 잘 접근할 수 있었고 정신적 피로감 없이 오랫동안 일할 수 있었다. 하루가 몇 시간이나 더 많은 듯 느꼈으며, 생산성이 상승되기 시작하였다.

뇌 장수 프로그램을 3개월쯤 실시한 후에 대단히 흥미 있는 일기 생겼다. 손가락 관절이 붓고, 통증이 오고, 뻣뻣해지던 관절염 증세가 씻은 듯이 사라진 것이다. 이런 변화는 증세가 더 심했던 오른쪽 손가락에서 더욱 현저하였다.

그 후 두 달쯤 후에 다시 찾아와 두 손의 관절염 증세가 완전히 사라졌다고 말했다. 그래서 손을 검사해 보니 그가 말한 것처럼 어떤 관절염 증상도 나타나지 않았고 큰 동작으로 손을 내저어도 아무런 통증도 보이지 않았다.

그의 뇌 장수 프로그램은 생활습관과 영양수정 등이 광범위하게 합쳐졌기 때문에 프로그램의 어떤 부분이 이런 개선을 가져왔는지를 알 수 없다. 그러나 나는 두 가지 이론을 제안한다.

강화된 영양 보충제를 섭취한 것이 관절염 증세에 필요한 영양소를 공급한 것으로 해석될 수 있다. 관절염은 인, 마그네슘, 칼슘과 같은 미량요소의 결핍이나 비타민 E와 C의 결핍에 의해 악화된다. 그의 뇌 장수 프로그램은 그가 과거에 섭취해 왔던 것보다 이러한 미네랄과 비타민을 더 많이 공급해 주었고 아마 이런 영양소 보충이 관절염을 치료했다고 본다.

그의 관절염 증세는 프로그램의 해독 요소에 의해 좋아졌을 가능성도 있다. 관절염의 염증 증세는 혈류 속의 독성에 의해 악화될 수 있다. 적색 살코기를 적게 먹음으로써 고지방 음식의 신진대사 과정에서 발생하는 독성 물질의 영향을 적게 받는다. 게다가 클로로필이 든 녹즙의 섭취는 혈액과 세포의 해독에 도움을 주었을 것이다. 녹색음료에 들어 있는 마그네슘과 클로로필 같은 영양소는 자연정화 요소로 작용한다.

S. C.의 관절염 증세는 지금까지 종종 재발되었지만 이제는 결코 재발하지 않을 거라 믿는다. 또한 최상의 인지기능과 20대나 30대 때 보여 주었던 왕성한 정신력을 되찾았다고 말했다. 유동성 지능의 회복과 동시에 일반적인 기분도 유의미하게 좋아졌다. 그는 더 이상 시큰둥한 느낌으로 괴롭지 않고 좋아하는 여가활동에 열심히 참여하기 시작했다.

S. C.는 인지기능이 향상되어 무척 기뻐했고 기대치 않았던 관절염 증후가 나아져서 더욱 흥분하였다.

사실 나는 이런 치료까지는 기대하지 않았다. 그러나 뇌 장수 프로그램에 참여한 많은 환자가 각종 다양한 신체적 증후(편두통, 두통, 천식, 만성 통증, 위장병, 발기불능, 만성 피로 증세 및 심장부정맥)에서 치유됨을 보았기 때문에 놀라지 않았다. 뇌 장수 프로그램이야말로 강력한 의학이라 할 수 있다. 그것은 뇌와 신체 둘 다에 이롭다.

영양치료

어느 날 저녁 나는 베타 엔도르핀 수용기를 발견한 전설적인 신경생물학자 켄데이스 퍼트(Candace Pert) 박사와 저녁을 같이할 수 있는 영광을 가졌다. 나는 그녀에게 내가 경험했던 영양치료에 의한 인지기능의 향상에 대하여 이야기하였고, 그녀는 뇌의 혈액순환을 강조한 나의 견해에 전적으로 동의하였다. 그녀는 "심장에 좋은 것은 머리에도 좋은 법"이라고 말하였다. 나는 정말 명쾌하고 함축적이며 정확한 표현이라고 생각하였다. 몇 년 후 뇌의 순환이 개선된 환자들의 임상반응으로 볼 때 퍼트 박사의 이 얘기는 정말 타당하였다.

분명 뇌에 필요한 오직 한 가지가 있다면 그것은 혈액이다. 혈액공급이 막히는 순간 뇌는 죽기 시작한다. 누구나 이것을 알지만 많은 사람이 뇌에 대한 혈액공급의 점진적 감소에 관심이 없다. 사람들은 '의식을 유지할 정도로만 뇌에 혈액이 있으면 괜찮다.'라고 생각한다.

하지만 실제로는 그렇지 않다. 뇌의 혈액순환이 감소되면 인지기능도 감소된다.

노인에게 심한 인지손상이 일어나는 두 번째 중요 원인은 다발성 미세 뇌졸중(multiple minor stroke)으로, 이러한 다발성 경색치매가 모든 치매의 20%다. 이 치매도 때로 알츠하이머형 치매와 같은 기능상실을 일으킨다. 종종 이 치매는 알츠하이머형 치매와 동시에 와서 지력 감퇴를 가속화시키기도 한다.

단지 고혈압만으로도 인지기능이 유의미하게 손상된다는 것이 밝혀졌다. 한 연구에서 고혈압 노인환자는 인지기능이 명백히 감소하므로, 이러한 뇌 기능의 감소는 뇌졸중을 예견할 수 있는 지표가 될 수 있다고 했다.

나는 노화 관련 기억력 손상 환자의 경우 때로 대뇌순환의 감소가 원인이라고 확신한다. 내가 이렇게 믿는 이유는 미약한 기억장애를 가진 많은 환자가 뇌순환을 증가시키는 물질에 긍정적인 반응을 보였기 때문이다. 은행잎 추출물과 같은 물질은 섭취 후 빠른 시간 내에 극적인 결과를 가져온다.

대뇌 순환의 개선은 뇌에 여러 가지 이점을 준다. 즉, 뇌에 더 많은 산소와 포도당을 공급하고, 신경세포가 성장하는 데 필요한 미세 영양소를 제공하며, 뇌세포를 손상시키고 파괴하는 세포 내 부스러기들을 걸러내어 신경세포의 신진대사를 돕고, 유리기의 손상에서 신경세포를 보호해준다.

그러나 중년이나 노년에 접어든 환자들이 최적상태의 뇌순환을 유지하기는 대단히 어려운 일이다. 한 가지 문제는 나이가 들면서 혈압이 계속 상승한다는 것이다. 평균적으로 보아 미국인의 혈압은 25～55세에 15점 정도 상승되는데, 이러한 상승이 반드시 불가피한 것만은 아니다. 왜냐하면 다른 나라에서는 이런 정도의 상승이 일어나지 않기 때문이다. 채식을 주로 하는 많은 나라에서는 노인이 되어도 혈압이 높아지지 않는다. 혈압을 낮은 수준에서 머물게 하고 최적의 혈액순환을 유지시키는 데 여러 가지 방법이 있다. 여기에는 운동, 스트레스 관리, 영양치료 등이 포함된다.

이 장에서 뇌 혈액순환을 돕는 영양적 요소에 주목하고, 그 이후 장에서는 운동과 스트레스 관리에 대해 논의할 것이다. 혈액순환을 개선하는 음식물은 저 수준의 지방과 소금 그리고 고 수준의 항산화제여야 한다. 특히 비타민 C는 혈압을 낮게 유지하는 데 도움이 된다. 몇몇 연구에 따르면 혈중 비타민 C 수준이 낮으면 수축기 혈압을 16% 정도, 이완기 혈압은 9% 정도 상승시킨다고 한다. 식이섬유가 많이 들어 있는 음식물도 콜레스테롤을 낮추어 혈액순환을 개선한다.

물론 과체중도 분명히 혈액순환에 장애가 되며, 흡연도 마찬가지다. 하지만 혈액순환을 가장 나쁘게 하는 단일 요인은 기름기가 많은 음식을 먹는 것이다.

지방섭취는 뇌에 해롭다

지나친 지방섭취는 뇌에 두 가지 해로운 영향을 끼친다. 즉, 뇌순환에 장애가 되며 수백만 개의 유리기를 발생시킨다.

과다한 지방섭취는 나쁜 저밀도의 지방단백질(LDL)로 동맥을 폐색하여 혈액순환을 손상시킨다. LDL은 뇌혈관의 탄력성을 감소시킨다.

지방은 매우 빨리 산화되기 때문에 고지방 섭취는 엄청난 수의 유리기를 발생시킨다. 실제로 지방은 너무나 급속히 산화되기 때문에 기름을 뚜껑이 없는 용기에 부으면 몇 초 이내에 공기와 섞인다. 이렇게 공기와 섞이는 것을 산화라고 하는데 이렇게 되면 금방 고약한 냄새가 나는 기름(산패유)이 되고 이 산패유에 가장 파괴적인 유리기가 들어 있다.

지방에서 나온 유리기는 신경세포를 만나면 바로 손상시켜 파괴시킨다. 신경세포가 유리기에 취약한 이유 중 하나는 뇌 자체가 주로 지방으로 구성되었기 때문으로, 개개의 신경세포는 약 60%가 지방으로 구성되어 있다. 한평생에 걸쳐 뇌는 산화에 의해 산패되어 가고, 나이가 들수록 뇌는 말 그대로 썩어 간다.

어떤 지방 형태는 다른 지방 형태보다 뇌나 신체에 훨씬 더 해롭다. 지방에는 다음과 같은 3가지 형태, 즉 포화(saturated, 가장 해로움), 다원 불포화(polyunsaturated, 그 다음으로 해로움) 및 단원 불포화(monoun-saturated, 가장 덜 해로움) 지방으로 되어 있다.

지방이 포화된다는 것은 지방이 수소원자로 포화된다는 뜻인데, 이것은 지방분자가 서로 조밀하고 두껍게 짜이는 것으로, 마치 돼지기름(라드)처럼 굳어진다. 불행히도 포화된 지방은 몸 속에서 절대로 용해되지 않고, 딱딱하게 굳어진 이 지방은 혈관의 벽을 따라 형성된다. 결국 이 지방은 혈관을 폐색하여 심장으로 가는 혈액의 흐름(심장충격)이나 뇌의 혈액 흐름(뇌졸중)을 방해하게 된다.

포화지방은 혈관벽을 손상시켜 혈액이 새어 나오게도 한다. 이런 현상이 뇌에서도 흔히 일어나는데, 이것이 인지장애의 원인이 된다. 뇌출혈이 아주 심하면 죽음을 일으키기도 한다.

포화지방은 뇌세포를 비롯하여 신체에 있는 모든 세포 속으로 들어간다. 지방이 세포 속으로 지나치게 많이 들어가면 세포 벽이 두껍고 딱딱해져 영양소가 세포 속으로 들어갈 수가 없다. 또한 노폐물이 세포 밖으로 걸러져 나가는 것도 방해한다. 이러한 세포벽의 변성은 세포의 기능을 손상시키고 궁극적으로는 세포를 죽이게 된다.

다원 불포화지방(polyunsaturated fat)은 포화지방만큼은 해롭지 않지만 역시 해로운 것이다. 다원 불포화란 수소원자로 조금 덜 포화된다는 뜻이고 그렇게 지방이 많지는 않다는 뜻이다. 많은 기름이 다원 불포화지방이다.

다원 불포화지방의 문제점은 포화지방보다 훨씬 빨리 산화될 수 있어서 더 빨리 유리기로 바뀔 수가 있다는 것이다. 앞서 본 것처럼 만약 다원 불포화 식용유를 냉장고에서 꺼내어 몇 시간만 두면 산패된다. 다원 불포화 기름에는 잇꽃기름, 해바라기기름, 옥수수기름, 콩기름 등이 있다.

가장 해롭지 않은 지방은 단원 불포화지방이다. 단원 불포화지방은 다원 불포화지방에 비하여 수소결합이 적기 때문에 화학적으로 좀 더 안정되어 있다. 그래서 다원 불포화지방처럼 쉽사리 유리기로 되지 않는다.

단원 불포화지방은 몇 가지 다른 좋은 점이 있다. 이 지방은 나쁜 LDL콜레스테롤의 산화를 막고, 좋은 HDL 콜레스테롤의 효율성을 증가시킨다. 게다가 단원 불포화지방은 비타민 E를 강화시켜 유리기로부터 보호한다.

단원 불포화지방에는 올리브유, 채종유(canola), 아마인유(flaxseed), 생선유, 마카다미아유(macadamia nut oil) 등이 있다. 이 중에서 올리브유나 유채기름이 가장 맛이 좋고 구입하기도 쉽다.

〈표 12-1〉은 불포화지방의 좋은 순위로부터 나쁜 순위로 평가한 표다. 순위에 따라 다원 불포화지방의 퍼센트(%)를 나타내었다.

정말 나쁜 기름은 마가린이나 쇼트닝 같은 고체 형태나 반고체 형태로 된 것이다. 이 유형에 속하는 기름을 수소화된 기름 또는 경화우라 하는데, 이것은 전이지방산(trans-fatty acid)이라는 아주 파괴적인 지방으로 바뀐 것이다. 전이지방산 덩어리는 세포 안에서 덩어리를 형성하여 정상적인 세포기능을 마비시킨다.

표 12-1 불포화지방의 평가표

순위	불포화지방	다원 불포화지방 함유량(%)
1	마카다미아기름	3
2	엑스트라 버진 올리브유	8
3	아마인유	16
4	채종유	22
5	땅콩유	33
6	참깨기름	41
7	호두기름	51
8	콩기름	54
9	옥수수기름	61
10	해바라기유	69
11	잇꽃기름	77

마가린은 미국 사람이 가장 많이 사용하는 기름이라 대부분의 사람에게 고기보다 지방을 더 많이 제공한다.

한 연구에 따르면 하루 4티스푼 이상의 마가린을 섭취하는 부인은 한 달에 한 스푼 정도의 마가린을 먹는 부인들보다 심혈관 질환에 걸릴 위험성이 66% 더 증가한다고 한다. 또 마가린이나 쇼트닝에서 발견되는 전이지방산을 비교적 많이 섭취하는 부인들은 부인암의 제1위인 유방암에 걸릴 확률이 훨씬 높다고 한다. 남자가 이런 종류의 기름을 섭취하면 전립선암의 위험이 크게 높아진다. 그러므로 나는 마가린을 절대 사용하지 말라고 권하는 안드류 웨일(Andrew Weil) 박사의 견해에 동의한다.

올리브기름을 주된 식용유로 사용하는 지중해권의 나라 사람들은 미국인보다 심혈관 질환에 걸리는 비율이 월등히 낮다.

현재 많은 영양전문가가 섭취 열량 총량의 30% 이상을 지방으로 섭취해서는 안 된다고 하지만 좀 더 조심성 있는 영양학자들과 의사들은 20% 미만으로 취할 것을 권한다. 나는 15~20%까지 낮추어야 한다고 충고한다. 하루 식사에서 20% 정도의 지방만을 취하더라도 하루에 지방 50~60g을 취하는 셈이다. 뇌 장수 프로그램의 첫 단계 환자들은 무엇보다 지방섭취를 철저히 조절해야 한다.

뇌가 재생되는 추세가 안정되면 지방섭취에 신경을 덜 써도 된다. 프로그램의 초기 며칠 동안엔 뇌를 깨끗하게 하기 위해서 혈액을 깨끗하게 하는 것이 좋다.

만약 식단에서 지방섭취를 심하게 제한하면 체중을 줄일 수 있다. 지방은 살을 찌게 하는데, 1온스의 지방은 1온스의 단백질이나 탄수화물에 비해 두 배 이상의 열량을 함유하고 있다. 지방은 복합탄수화물처럼 신진대사를 활발하게 하지 않는다. 복합탄수화물이 지방으로 바뀌기 위해서는 음식에 들어 있는 열량의 23%가 필요하지만 지방을 먹는다면 단지 3%만이 필요하다.

뇌 장수 프로그램을 시작하면 몇 가지 이유 때문에 곧 체중이 빠지게 된다. 지방을 적게 섭취할 것이므로 열량 섭취가 적어지며, 내분비계는 지방을 연소하는 성장호르몬 등을 더 많이 생산하면서 더욱 효율적으로 작동할 것이다. 또한 신경을 안정시키는 스트레스 관리 프로그램을 통하여 스트레스성 먹기를 적게 할 것이며 힘이 넘쳐서 운동을 더 많이 할 것이다.

체중이 줄면 뇌의 수명뿐만 아니라 신체의 수명도 늘게 될 것이다. 그 이유에 대해서는 다음 항에서 설명할 것이다.

체중이 줄어들면서 재생의 연속적 변화가 시작된다.

열량의 제한은 뇌의 수명을 늘린다

실험실 연구에 따르면 실험동물의 생존 연령은 섭취하는 열량을 낮추기만 해도 급격하게 늘어난다고 한다. 쥐나 다른 동물을 상대로 한 열량 제한 실험은 수명의 50%까지 늘렸다고 한다. 만약 이와 같은 동물수명 실험 결과를 사람에게 연장 적용해 보면 이론적으로 인간은 삶의 질이 크게 저하되지 않고 120세까지 살 수 있다고 한다. 이런 견해가 지나치게 낙관적으로 들릴지 모르지만 몇 가지 중요한 의미를 내포하고 있다.

뇌 장수법의 실천가인 나에게 가장 중요한 것은 열량의 제한이 노화 과정상 뇌의 퇴화를 억제한다는 증거다. 캘리포니아 로스앤젤레스 대학(UCLA)의 로이 월포드(Roy walford) 박사의 실험에 따르면 열량의 제한은 동물의 뇌세포의 도파민 수용기의 감소를 억제하였다. 만약 이것을 인간에게 적용하면 신경전달물질 가운데 가장 좋은 물질 중 하나인 도파민의 작용이 상승한다는 뜻이다. 도파민은 나이가 들수록 점차 줄어들어 결국 심각한 운동장애(파킨슨 병을 포함)를 초래하기 때문에 노화과정에 도파민을 공여하여 이런 운동장애를 막는다는 것은 대단한 진보인 것이다.

월포드 박사의 다른 실험에서 뇌세포의 수지상돌기 기능이 열량 제한에 의해 증가된다는 사실도 밝혀졌다. 이 결과도 인간에게 적용하면 뇌 장수에 중요 돌파구를 마련할 것이다. 앞서 언급한 것처럼 새로운 수지상돌기를 성장시킬 수 있는 능력은 뇌의 적응성이란 측면에서 아주 중요하다. 최근 연구자들은 생명의 마지막 순간까지 새로운 수지상돌기의 연결이 형성된다는 사실을 발견하였다. 이것은 생명이 살아 있는 한 뇌가 재생된다는 뜻이며, 이 재생을 자극할 수 있는 그 어떤 것도 모두 가치 있는 것이다.

월포드 박사가 추천하는 열량 제한이란 그렇게 심한 것이 아니다. 월포드 박사 자신은 하루에 1,500~2,000cal만 섭취한다. 이것은 보통 사람들이 섭취하는 1일 열량에 비해 500~1,000cal 적은 것이긴 하지만 고통스러울 정도의 엄격한 식이제한은 아니다.

감식은 다음의 몇 가지 생리학적 이점을 제공함으로써 장수를 촉진한다.

감식은 소화기관과 흡수기관의 긴장을 줄이고, 유리기를 적게 발생시키며, 항산화효소 수준을 400%까지 증가시킨다. 감식은 면역력을 300%까지 증가시키며, 혈액 속의 인슐린과 콜레스테롤 수준을 낮추고, 포도당의 저장을 증가시키고 혈압을 낮춘다.

많은 환자는 열량 제한이란 개념에 몹시 저항적인데, 그것은 실천하기가 어렵기 때문이다. 그러나 대부분의 사람은 이미 과식에 대해 어느 정도 조심하고 있다. 나는 환자들에게 좀 더 적게 먹는 것이 뇌와 신체에 아주 좋다는 점을 알도록 충고해 줄 뿐이다.

열량 제한의 가장 중요한 측면은 심한 과체중을 피하게 하는 것이다. 과체중인 사람들은 그렇지 않은 사람들과 삶과 건강의 질이 다르다. 만약 당신이 표준체중보다 20% 정도 더 낮아 비교적 여윈 몸이라면 상위 20% 정도 과체중인 사람보다 평균 40%나 더 오래 살 것이다.

만약 나의 뇌 장수 식사 지침, 즉 식사의 50%를 곡물로 하고, 25%는 과일과 채소로 하는 것을 지킨다면 비교적 빨리 이상적인 체중으로 돌아올 것이다. 이것은 곡물, 채소, 과일은 배를 채우는 데 비해 살을 찌지 않게 하기 때문이다. 이런 것은 충분히 먹더라도 이상적인 체중을 유지할 수 있다.

이제 뇌 장수식에 관한 기본정보를 얻었으므로 세 가지 특별한 영양 문제, 즉 성적 강화를 위한 영양식, 불면증을 위한 영양식 그리고 뇌 알레르기에 관한 문제를 살펴보자.

성욕을 강하게 하는 건강식

노년기에 접어들어 제일 실망스러운 일 중 하나는 성기능이 감소한다는 것이다.

리비도 또는 성욕의 상실은 인간관계를 망가뜨리고 자아상을 해치게 된다. 특히 남자는 성욕을 남성성과 동일시하기 때문에 중년기 이후 성욕 상실로 오는 고통이 크다. 불행히도 대부분의 남성에게서 노화에 따른 성적 능력의 상실은 생명체가 갖는 생물학적 사실이다. 이러한 노화에 따른 성적 능력의 감소도 고칠 수 있다는 반가운 소식이 있다.

40대 이상의 남성 가운데 반 이상은 때때로 발기불능을 경험하며, 50대에 이르면 더욱 악화된다. 50대 이상 80명의 남성을 대상으로 한 영국의 한 연구에 따르면, 반수 이상의 남성이 50대가 시작되면서 발기가 잘 되지 않는다고 보고하였다. 이 연구에서 남성의 1/3 이상이 이제 더 이상 성교를 하지 않는다고 하였다.

또한 여성도 폐경기 이후에는 성욕이 감소한다고 보고한다. 자궁절제를 한 여성도 수술 후 호르몬 주사 처방을 하지 않으면 성욕이 급격하게 감소한다고 한다. 연령 관련 성욕감소의 가장 중요한 이유는 남성과 여성 모두 테스토스테론이란 호르몬의 감소 때문이다. 테스토스테론은 50대에 들면서 급속하게 감소하는데, 이것이 성욕 감소의 원인이다.

다른 신경요인도 연령 관련 성욕감소와 관련이 있다. 도파민, 아세틸콜린, 노르에피네프린과 같이 성욕에 중요한 역할을 하는 신경전달물질이 중년 이후에 줄어들면 성욕이 현저하게 감소한다.

도파민은 성욕의 결정적 요인이다. 파킨슨 병 환자에게 L-Dopa라는 도파민 합성의 원료가 되는 전구물질을 투여하면 성욕이 증가한다.

남성의 성기가 발기하고 오르가슴에 들기 위해서는 이완감이 필요한데, 이때 아세틸콜린이 결정적으로 중요하다. 아세틸콜린은 남성과 여성의 성기로 가는 혈액의 흐름을 도와준다.

남녀 모두 성욕을 일으키기 위해서 흥분성 신경전달물질인 노르에피네프린이 적절하게 있어야 한다. 사람들은 흔히 '너무 피곤하여 성욕이 없다.'고 하는데 노르에피네프린 고갈은 신체적 흥분을 없애 버린다. 물론 이 세 종류의 신경전달물질은 앞장에서 본 것처럼 영양소에서 만들어진다.

최근에 과학자들은 일산화질소(nitric oxide)라는 몸 안에 소량 존재하는 가스가 남성 성기의 발기와 여성 성기로의 혈액 흐름을 증가시키는 데 필요하다는 사실을 발견하였다. 일산화질소는 알기닌(arginine)이라는 아미노산으로부터 신체에서 합성된다. 알기닌 수준이 낮아지면 일산화질소가 결핍되는데, 이렇게 되면 남성의 경우는 성적 수행능력이 떨어지고 여성의 경우에는 성감이 감소된다.

중년기에 성욕을 일으키고 유지하는 데 중요한 다른 영양소도 많다. 비타민 B1과 비타민 A는 신경충격전달에 중요하다. 비타민 E와 비타민 C는 성호르몬의 적절한 수준을 유지하게 한다. 비타민 B5 또는 니아신은 혈관을 팽창시켜 성욕을 증가시킨다.

최적의 혈액순환 유지는 성적 활기에 중요하다. 혈액순환을 방해하는 어떤 것, 예컨대 콜레스테롤 수준의 증가는 성욕의 감퇴를 가져온다.

노화에 따른 성욕 감소를 개선할 수 있는 물질은 발기부전과 성적 무능에 대해 처방되는 아베나 사티바(Avena sativa)라는 동종요법 치료제가 있다.

아베나 사티바에 대해 과소평가하는 연구자도 있지만 몇몇 연구에서 성기능 회복력을 보이고 있다. 예컨대 한 내분비 연구에 따르면 이 물질을 투여한 남성 환자의 90%가 리비도가 상승되고 성 수행능력이 개선되었다.

다음 장에서 더 자세하게 기술하겠지만 인삼도 성기능 개선에 널리 사용되는 물질이다. 최근 남일리노이 대학에서 이루어진 실험에서 인삼이 들어 있지 않은 음식물을 먹은 숫쥐는 암쥐에게 성적 접촉을 시작하는 데 평균 100초 걸린 데 비해 인삼이 들어 있는 음식물을 먹은 숫쥐는 평균 14초 걸렸다고 한다.

나는 성기능 개선제로 흔히 두 가지 물질을 처방한다. 하나는 디프레닐로 이 약은 성욕과 밀접한 관련이 있는 신경전달물질인 도파민의 분비수준을 현저하게 증가시킨다. 다른 하나는 DHEA인데, 이것은 신체 내에서 성호르몬으로 전환될 수 있는 호르몬이다.

성기능장애 개선제로 FDA에서 승인받은 유일한 약제는 요힘빈(yohimbin)으로 이것은 요힘빈 나무의 껍질에서 나온 것이다. 반드시 의사가 처방해야 하는 요힘빈은 남용되면 신장에 손상을 가져올 수 있다.

불면증을 위한 영양치료

불면증 치료를 위한 자연영양치료는 불면증의 원인이 되는 불균형적인 신경화학을 바로잡기 위한 약재나 영양소로 구성되어 있다. 이런 만성 생화학적 불면증을 일으키는 신진대사장애의 하나는 멜라토닌의 결핍이다. 멜라토닌은 송과선에서 분비되는데, 수면의 주기를 결정하는 '24시간의 주기리듬(circadian rhythm)'을 통제하는 호르몬이다. 밤이 되면 멜라토닌의 생성이 증가되어 졸음이 오게 되며 수면에 들어간다. 아침에는 멜라토닌 생성이 감소되어 낮 동안 각성이 이루어진다.

계절우울장애(seasonal affective disorder, SAD)는 낮 시간이 짧아지는 겨울철에 잘 나타나는 임상적 우울증의 하나인데, 이것은 과도한 멜라토닌 생성과 관련이 있다. 한겨울에는 멜라토닌 생성이 증가하는데, 이는 광선이 눈을 비추면 멜라토닌 생성이 멈추기 때문이다. 빛은 눈에 있는 광수용기를 통해 송과선에 멜라토닌 분비를 멈추게 해 달라고 요청한다. 이론적으로 말해 이것은 태양이 떠오르면 진정작용을 하는 멜라토닌 생산이 멈추고 잠에서 깨어나라고 명령하는 생존기제다. 그런 후 태양이 지면 멜라토닌이 생산을 늘려 생화학적으로 잠자고 싶은 욕망을 만들어 내는 것이다.

계절우울장애는 위도가 높은 쪽에 속하는 나라, 즉 겨울의 일광 광선이 짧은 지방에서 특히 심하다. 이 지역에서는 1,000명 중 1명 정도가 이 병에 걸리는 데 반해 태양광선이 풍부한 남쪽 위도에 속하는 나라에서는 6만 명에 1명꼴로 발병한다. 어떤 연구자는 계절우울장애가 스칸디나비아 반도에 있는 여러 나라에서의 높은 자살률과 알코올 중독 발생률 증가의 원인이라고 주장한다.

계절우울장애를 고치기 위하여 의사들은 환자들에게 여름철 한낮의 광선과 유사한 밝은 광선을 매일 일정한 시간 동안 쐬도록 한다. 이 치료에 대한 긍정적 반응 비율은 매우 높다.

이런 광선치료는 매우 쉽고 안전하게 실험할 수 있다. 예컨대 길이 183cm짜리 형광등을 4~6개 구입해서 아침에 깨어날 때쯤 켜서 그 불빛 아래 한 시간 또는 그 이상 머물도록 하라. 모든 가시파장역의 빛(full-spectrum light)을 사용하는 것이 중요하다. 왜냐하면 그래야 송과선을 효과적으로 자극하여 멜라토닌 생성을 억제할 수 있기 때문이다.

많은 사람은 멜라토닌 생성이 감소되는 여름철에 더욱 큰 활력이 솟아남을 느낀다. 어떤 경우는 여름의 긴긴 낮 동안에 극단적으로 정력이 왕성해짐을 느끼는 사람들이 있는데 이를 여름철 과잉조증(summertime hypermania)이라 부른다.

흔히 불면증을 가진 사람들은 가벼운 여름철 과잉조증을 경험하는데, 단지 밤에 잠을 잘 수 있는 충분한 양의 멜라토닌을 생성하지 못할 뿐이다. 이 증세는 중년 또는 그 이상에서 흔하다. 노인이 되면 송과선이 위축되기 때문에 멜라토닌이 부족해진다. 나이가 들면 송과선의 기능이 점점 약해져서 많은 노인의 경우는 송과선이 석회화되어 기능을 못 하게 된다. 오랫동안 해부학 전문가들은 나이가 많아지면 송과선이 기능을 하지 못한다고 믿어 왔다. 그러나 더 최근에 들어와 몇몇 연구자는 나이가 많아져도 송과선이 반드시 기능을 하지 못하는 것이 아니라는 사실을 알게 되었다. 즉, 송과선은 재생되며 젊은이의 송과선과 같은 기능을 되찾을 수도 있다고 한다.

노화가 되면서 일어나는 멜라토닌 생성 감소를 대처하기 위한 방법에는 멜라토닌을 구강으로 섭취하는 방법도 있다. 건강 관련 식품점에 가면 값싸고 무독한 멜라토닌을 구할 수 있다. 불면증을 보이는 환자는 매일 저녁 잠자리에 들기 직전 1~3mg의 멜라토닌을 섭취하라. 그러나 한 세계적인 멜라토닌 연구자는 밤마다 0.1mg의 멜라토닌만 취해도 된다고 한다. 내가 추천하는 심신수련은 송과선을 자극하여 멜라토닌 생성을 증가시킨다. 나의 경험에 따르면 규칙적으로 심신수련을 한 환자들은 멜라토닌 투여량이 많이 줄어들었다. 심신수련을 한 사람이 심신수련을 하지 않은 사람만큼 멜라토닌을 섭취하면 비틀거리게 된다.

적절한 수준의 멜라토닌을 유지한다는 것은 단지 잠을 잘 잘 수 있도록 도와준다는 의미 이상이다. 멜라토닌은 면역 기능에도 중요한 역할을 한다. 동물연구에서 보면 멜라토닌은 수명을 연장시킨다. 한 연구에서 멜라토닌만 주어도 생쥐의 수명을 50%까지 증가시켰다고 한다.

나이가 들수록 멜라토닌이 감소하기 때문에 노인은 젊은 사람에 비해 잠이 적다. 노인은 젊은 시절에 비해 잠이 별로 필요하지 않다고 할지 모르나 잠을 잘 자지 못하기 때문에 적게 자고도 살아가는 방법을 배운 것일 뿐이다.

수면을 돕는 영양소가 멜라토닌만은 아니다. 실제로 아세틸콜린의 생성을 돕는 모든 영양소가 수면을 도와준다. 아세틸콜린은 뇌의 안정과 콜린성 화학계통을 통제한다. 콜린성 계통은 아드레날린에 의해 주로 지배되는 자극적 아드레날린성 계통과는 정반대다.

당신도 기억하겠지만 아세틸콜린을 생산하는 일차적인 영양소는 포스파티딜콜린으로 이것은 레시틴에서 나온다. 레시틴은 아세틸콜린 합성에 필요한 영양소와 함께 섭취해야 한다. 이러한 영양소에는 비타민 B$_5$와 비타민 C 그리고 좀 더 적은 양이지만 아연과 비타민 B$_6$ 같은 것들이다. DMAE라는 영양소도 레시틴에서 아세틸콜린을 합성하는 데 도움을 주지만 중추신경계를 자극할 수 있으므로 저녁 섭취는 삼가고 아침에 섭취해야 한다.

밤에 많은 양의 레시틴을 섭취하는 것은 수면에 도움이 되지 않는다. 하지만 하루 종일 높은 수준의 아세틸콜린을 유지하는 것은 콜린기제의 기능을 극대화시켜 저녁에 숙면을 취할 수 있도록 해 준다.

수면에 도움이 되는 또 다른 물질은 아미노산의 하나인 트립토판이다. 한때 수백만 명이 트립토판을 안전하고 건강한 수면제로 여겨 사용했으나, 지금은 의사의 처방을 받아 약국에서 구해야 한다. 트립토판을 얻는 가장 좋은 방법은 음식물을 통해 섭취하는 것이다. 앞에서 언급한 것처럼 트립 토판 대사를 위해서는 탄수화물이 많은 음식이나 스낵을 섭취해야 한다.

또 다른 수면보조제는 GABA라는 아미노산이다. GABA는 몹시 들뜬 마음의 동요를 통제하는 데 도움을 주는 안정작용 영양소다. 바륨이나 자낙스와 같이 벤조디아제핀계의 신경안정제와 사촌 격이면서 독성이 없고 천연제이며 습관성도 없는 GABA는, 이완작용은 있지만 벤조디아제핀과 같은 부작용은 없다. 쥐오줌풀이나 카모마일이란 식물 역시 미약한 진정 제다.

비타민 B₃ 또는 니아신도 벤조디아제핀이나 GABA와 같은 뇌세포 수용 기에 접촉하므로 미약한 진정효과를 갖는다. 잠자기 직전에 니아신을 GABA와 함께 먹으면 특히 효과적이다. 니아신은 말초혈관을 확장시키기 때문에 복용 후 약 20분 동안 피부가 홍조를 띤다. 어떤 사람은 이러한 가벼운 욱신거림과 따뜻함을 좋아하지만 싫어하는 사람도 있다. 만약 이러한 피부의 홍조가 싫다면 니아신 대신 니아신니마이드를 선택하면 욱신거림 없이 거의 같은 효과를 얻을 수 있다. 그 밖의 비타민 B도 강력한 진정 효과를 가져오며 칼슘과 마그네슘도 유사한 효과가 있다.

위에 언급한 영양소 가운데 하나라도 결핍되면 흥분과 동요가 발생한다. 이 영양소들은 수면제에서와 같은 중독성 없이 뇌의 생화학적 균형을 이루게 하고 숙면을 취하게 한다.

흔히 무시되는 불면증의 또 다른 측면은, 많은 사람이 카페인을 남용한다는 것이다. 카페인에 의한 흥분성은 섭취 후 2~4시간에 절정에 이르고, 효과가 20시간이나 지속된다. 그러므로 불면증으로 고생한다면 카페인은 아침시간에 제한해서 섭취하고, 오후 3시 이후에는 전적으로 피하는 것이 좋다. 초콜릿도 소량의 카페인을 함유하고 많은 진통제가 다량의 카페인을 함유하고 있다. 뇌 장수 프로그램을 실천하는 사람들은 카페인이 없어도 충분한 활력을 갖기 때문에 카페인의 섭취를 피하게 된다.

뇌 알레르기와 뇌 기능 이상

인지기능 이상 가운데 논쟁이 되는 요소 중 하나가 뇌 알레르기(cerebral allergy)다. 이 논쟁의 한쪽 편의 일부 의사나 연구자는, 60~80%에 달하는 많은 사람이 여러 가지 음식물이나 염소, 포름알데히드와 같은 특정 환경물질에 대해 신체적 반응을 보인다고 믿는다. 다른 한편에서는 음식물이나 화학물질에 대한 알레르기 반응은 극히 드물고, 밀이나 우유와 같은 극소수의 음식물에만 알레르기 반응을 보인다고 믿는 의사들이 있다. 이 것은 통상적인 알레르기 과학자들의 견해이기도 하다.

많은 사람이 다양한 음식물과 화학물질에 대한 미약한 알레르기 반응으로 고통받는 것은 사실이지만, 모든 사람의 60~80%에서 알레르기 반응이 일어난다는 주장에는 동의하지 않는다. 많은 알레르기 반응은 가벼운 우울증에서 좀 모호한 불쾌감에 이르기까지 미약한 인지기능의 장애를 일으키는 원인이 되는 것 같다. 심한 경우에는 지적 추리력이 유의디하게 감소되며 눈에 띌 정도로 초조해하거나 심한 우울감에 빠지기도 한다.

알레르기 반응은 면역체계가 체내에 들어온 물질을 위험한 외래의 침입자(예컨대 바이러스나 박테리아)로 오인하게 될 때 발생하는 것이다. 이런 오인이 일어나면 체액을 방출하여 침입자를 씻어 내려는 반응이 일어난다. 이런 반응의 일환으로 눈물이나 콧물이 나오고 피부는 부풀어 오른다. 뇌가 부풀어 오르는 반응도 일어날 수 있는데, 이것이 인지장애와 두통을 일으킨다. 면역에 기초한 다른 생화학적 변화로는 아드레날린 분비와 같은 반응이 일어날 수 있다.

알레르기 반응에 대항하는 최고의 방어 방법은 음식을 잘 살펴 먹고 몸의 생화학적 균형을 유지하고 면역체계가 정상적인 음식을 오인하여 알레르기 반응을 일으키지 않도록 하는 데 있다.

만약 당신에게 음식물이나 화학적 물질 알레르기가 있다고 느낄 때는 의심이 가는 음식물이나 화학물질을 일단 제거하라. 그 후 그 물질을 다시 취해 보고 알레르기 반응이 일어나는지 스스로 잘 살펴라. 만약 반응이 있거나 민감하다고 느끼면 알레르기 전문가나 자연요법 전문의를 찾아라.

다음 장에서는 뇌의 기능에 극적이고 즉각적으로 영향을 미칠 수 있는 영양물질에 대해 알아볼 것이다. 이러한 농축물질과 천연 강장제는 뇌기능을 최상화하는 데 큰 도움을 줄 것이다.

나는 이러한 영양소가 21세기의 '정신작용에 관한 기적의 약물'로 밝혀질 것이라고 확신한다.

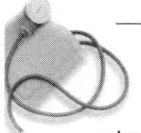

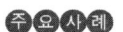 주요사례

마지막 단계에 이른 알츠하이머형 치매 환자라도 개선될 수 있다.

85세의 W. N.이라는 환자가 처음 찾아왔을 때 나는 그 환자가 더 이상 좋아질 수 없을 것이란 생각 때문에 두려웠다. 이 환자는 6단계의 알츠하이머형 치매 환자로서 7단계에 임박한 심각한 상태였다.

환자가 초기 6단계까지 갔을 때는 좀 더 서서히 진행되도록 도울 수 있을 뿐 높은 수준의 인지기능으로 회복시킬 수는 없었다.

W. N.이라는 환자는 대단히 성공한 러시아계 이민자로서 알츠하이머형 치매 6단계의 증세를 여럿 보이고 5단계의 모든 증세를 가지고 있었다. 그는 아들들과 전부인을 알아보지 못했고, 들은 말을 이해할 수 없었고, 오늘이 무슨 달, 며칠인지 알지 못했으며, 생일도 현재 대통령이 누구인지도 몰랐다. 그는 자주 혼미해졌으며 옷을 거는 데 매우 강박적이었고 유머에 반응하지 못하였다. 자주 만나는 그의 제수씨 이름을 알지 못하였고 새로 지은 집에 대해서도 몰랐다. 유럽 출신인 부인은 남편에 대해 걱정을 많이 했으며 곧 남편을 잃어버릴 것처럼 두려워했다.

W. N.의 문제는 5년 전부터 시작되었다. 그때까지만 해도 그는 자신이 운영하는 한 제조회사의 일에 전력을 기울였고 매일 조깅을 할 만큼 운동에도 열심이었다. 그러나 80세 때 가족의 죽음이라는 충격적 경험을 한 후부터 사업에서 엄청난 스트레스를 느끼기 시작했다. 그 시점부터 정신적으로나 육체적으로 무너졌고 심한 궤양으로 수혈을 받았으며 인지능력은 급락하였다. 그러던 무렵 어느 산을 오르다가 산소결핍으로 의식을 잃었고, 이 일이 있은 후 그의 정신적 쇠락은 가속화되었다.

그는 한 유명 의료원에서 인지기능 검사를 받았다. 노인성 치매(senile dementia)로 진단되어 아세틸콜린의 기능을 증가시키는 태크린(tacrine) 치료를 받았다. 그의 부인에 따르면 이 치료를 받아도 눈에 띄는 변화가 없었고 퇴화는 계속되었다.

그가 뇌 장수 프로그램을 받기 시작했을 때 나는 태크린 치료를 계속하도록 충고했는데, 그 이유는 어떤 환자는 이 치료를 받으면 간이 손상되지만 이 환자에게는 그런 증세가 없었기 때문이었다. 또한 나는 레시틴에서 나온 포스파티딜콜린과 결합하여 태크린을 섭취하면 효과가 더 좋을 것이라고 생각했다. 최근 연구결과를 살펴보면 콜린성 체계를 자극하는 태크린의 효능은 콜린을 병행하면 배가 될 수 있다고 한다.

나는 그에게 1일 300mg의 포스파티딜세린과 1,500mg의 acetyl-L-carnitine 그리고 대량의 은행잎 추출물과 비타민 B 복합제, 비타민 E

800mg을 처방하고, 클로로필이 들어 있는 녹즙을 마시고, 프레그네놀론 호르몬 주사를 받게 하였다.

지력 훈련 프로그램의 일환으로 나는 두 부부가 좋아하는 노래를 함께 부르도록 권했다. 노래 가사는 뇌의 언어 중추뿐만 아니라 음악을 처리하는 중추에도 저장되기 때문에 알츠하이머형 치매환자의 기억 속에 남아 있는 경우가 흔하다. 이렇게 뇌의 다른 곳에 저장된 내용을 연상시켜 회상하는 것이 가능했으므로 지력 훈련을 계속할 수 있다.

프로그램이 시작된 지 6주 후 나는 부인을 불러 그가 어떤지 물었다. 많이 진전된 상태여서 나는 그저 더 이상 악화되지만 않기를 바라고 있었다.

그런데 부인이 "점점 좋아지고 있어요."라며 좋아진 증후를 여러 가지로 이야기하였다. 부인은 대단히 흥분되었고 만족해했는데 나 또한 그러하였다.

첫 6주가 지나자 W. N.은 일상적인 일에 더욱 열심히 참여하기 시작했고 전처럼 하루 종일 부인의 뒤를 졸졸 따라다니며 집을 돌아다니던 행동도 하지 않았다. 그는 다시 책을 읽게 되었고 현실적 문제에 관심이 많아졌다. 부인에 따르면 어느 날 저녁에는 오페라에 갔는데 노래를 따라 하고 적절한 상황에서 웃기도 했다고 한다. 이제 제수씨의 이름을 기억하고 단어의 사용도 훨씬 더 늘어났다고 하였다.

이처럼 처음 얼마 동안 급진적인 개선이 있었지만 그 이후에는 더 이상의 개선 없이 고원현상을 보였다. 그러나 그 후에도 몇 번의 급진적 개선이 있었다.

나는 그가 계속 개선될 것이라고 희망한다. 비록 이런 급진적 개선이 없더라도 현재 W. N.의 상태는 처음 치료를 시작했을 당시에 비해 엄청나게 좋아진 것이다. 6단계의 초기 알츠하이머 환자에서 일어난 이런 변화는 의학적으로 기적이라 할 수 있다.

중요 영양소와 천연약물 강장제

지금부터는 뇌에 신속하고도 극적인 효과를 일으키는 특별한 몇 가지 영양소에 관해 언급하려고 한다. 이들 영양소 가운데 어떤 것은 영양 보충제를 통해 섭취할 수 있고 또 어떤 것은 천연약물 강장제로 섭취할 수 있다.

먼저 특정 영양 보충제를 살펴보고 이 보충제의 인지적 역할을 알아본 다음 뇌 능력을 향상시킬 수 있는 천연약물 강장제에 관해 설명할 것이다.

당신은 매일 몇 가지 중요 영양소를 섭취해야 하고 몇 가지는 종합비타민에 들어 있기도 하다. 그러나 상실된 인지기능을 되돌리기 위해 일정 표준량의 종합비타민을 섭취하는 것으로는 충분치 못하다. 종합비타민에 들어 있는 영양소는 비타민 결핍에 따른 병리적 현상의 발생을 예방할 수 있을 뿐 신체와 뇌의 이상적 기능을 촉진시키는 데는 턱없이 부족한 양이다.

시간이 흘러가면서 황폐해지는 뇌를 강하게 하기 위해서는 이러한 영양소를 충분히 섭취하는 것이 무엇보다 중요하다. 당신은 현재의 인지기능을 최상상태로 유지해야 할 뿐만 아니라 뇌의 장수도 성취해야 한다. 뇌가 여생 동안 완벽하게 작동하기 위해서는 양과 질 모두 충분한 영양소를 섭취해야 한다.

소위 말하는 1일 권장량(Recommended Daily Allowance)이란 의미 없는 것이다. 내가 생각하기에 1일 권장량은 지나치게 낮다. 최근까지만 하더라도 이런 1일 권장량을 1일 최소량(Minimum Daily Requirement)이라 불렀는데 최소를 권장으로 바꾸었더라도 이 양은 여전히 낮은 수준이다.

당신은 분명 정상적인 식사로 필요한 영양소를 모두 섭취할 수 있다는 영양 전문가의 말을 들었을 것이다. 그렇게 말한 후 영양 전문가들은 이 영양소를 제공하는 식품들, 즉 무, 철갑상어알, 양고기 또는 감 같은 것을 열거할 것이다. 이런 류의 논리라면 1g의 비타민 C를 섭취하기 위해 하루에 오렌지 20개를 먹어야 하고, 50mg의 B6를 섭취하기 위해 9kg의 간을 먹어야 한다. 정상적인 식사를 통해 각기병이나 구루병을 예방할 수는 있지만 다른 병의 치료나 예방을 위해서는 더 높은 목표를 두어야 한다.

비타민의 대량 복용에 대한 또 하나의 비판은 그렇게 많이 섭취하면 남용을 부추긴다는 주장이다. 몇몇 비타민은 과량 섭취하면 건강에 해를 끼칠 수도 있다. 예컨대 비타민 A의 과량 섭취는 독작용을 일으킬 수도 있는데, 아직까지 실제로 이런 일이 일어났다는 사례를 들은 적은 없다.

비타민의 안전과 약물의 안전을 비교해 보면 약물의 안전이 훨씬 더 위험하다는 것을 쉽게 알 수 있다. 1983～1990년까지 7년간의 미연방 독물통제센터(Federal Poison Control Center)의 보고에 따르면, 의학적 처방에 따른 약물에 의해 사망 건수가 2,556건이지만 비타민 과량에 의한 치사는 한 건도 없었다.

비타민 과량 섭취에 따른 해가 전혀 없다고 주장하는 것은 아니다. 비타민 B6를 과량 투여하면 문제가 발생할 수 있고, 철분과 같은 미네랄을 과량 섭취하면 유리기 손상이 발생할 수 있다. 임신부가 비타민 A를 1일 1만 단위 이상 섭취하면 심각한 출산장애가 생길 위험이 240%까지 증가하기 때문에 임신부는 비타민 보충제나 기타 농축된 영양소를 섭취하기 전에 반드시 산부인과 의사와 상담해야 할 것이다.

총체적으로 보아 비타민 과량 복용과 관련될 수 있는 위험요인은 거의 없다. 이런 위험요인들은 실제적이라기보다 이론적인 것이다. 예컨대 비타민 B6를 다른 종류의 비타민 B와 함께 복용하지 않고 과량 복용하면 일시적으로 미약한 신경손상을 일으킬 수 있다. 하지만 이런 손상을 일으키기 위해서는 1일 용량이 1,000~6,000mg의 대용량이어야 한다. 그렇지만 대용량 비타민 B 정에도 겨우 50~100mg만이 들어 있을 뿐이다.

영양소의 대량 섭취에 대해 지나치게 걱정할 필요는 없지만 먼저 의사와 상담을 하고 신중하게 해야 한다.

지금부터 인지창고에 반드시 비축해야 할 영양소에 대해 언급하려고 한다. 이 영양소들 모두 중요하기 때문에 중요도가 아니라 알파벳 순서로 배열하였다. 이 영양소는 서로 상승작용을 하므로 어느 한 영양소만 단독 사용하면 바라는 결과를 얻지 못한다.

비타민

비타민 A　　비타민 A는 강력한 항산화계로서 유리기에 의해 쉽게 손상되는 뇌세포의 막을 보호하고, 순환계도 도와준다. 한 연구에 따르면 비타민 A는 심장발작과 뇌졸중의 위험률을 유의미하게 낮춘다. 더구나 비타민 A는 오염된 공기나 담배연기에 많이 포함된 아주 해로운 단순산소

(singlet oxygen)를 해독시키는 데 좋다.

비타민 A는 비타민 A의 또 다른 형태인 베타카로틴과 함께 먹는 것이 좋다. 임산부의 경우는 출산장애를 예방하기 위해 소량만 섭취해야 한다. 임산부를 제외한 대부분 사람의 일일 적정 용량은 최소 1만 단위다. 하지만 많은 사람이 비타민 A 2만 5,000단위와 15mg의 베타카로틴이 들어 있는 종합비타민을 복용하고 있다.

비타민 B 계열　비타민 B 계열은 신경의 성장과 활력에 대단히 중요한 역할을 하며, 뇌에 가장 중요한 비타민 B로 네 가지가 있다. B_{12}, B_6, B_1 그리고 폴산(엽산)이다.

B_{12}　60~69세의 사람들 가운데 25%, 80세 이상에서는 40%까지 B_{12} 결핍을 보인다. 이것은 위장에서 B_{12}를 분해하는 물질, 즉 염산이 나이가 들수록 감소하기 때문이다. B_{12}의 감소는 전형적인 노화 관련 인지장애와 유사한 증세, 즉 기억력 저하, 추리력 감퇴, 기분장애를 가져온다. 비타민 보충제를 섭취하지 않은 사람들에게 B_{12}의 결핍이 300%나 더 많다. B_{12}의 1일 용량은 100~1,000mcg인데 어떤 의사는 B_{12}를 혀 밑에 넣어 녹여 먹도록 처방하기도 하고, 또 어떤 의사는 근육주사로 처방하기도 하는데, 이렇게 하면 즉시 에너지가 솟아오르게 된다.

B_6　이 비타민은 저장된 혈당이 뇌의 유일한 연료인 포도당으로 전환되는 것을 도와주고, 혈관을 보호하고 심장발작을 막는다. 40대 이후에는 B_6의 신진대사가 줄어들기 때문에 중년기 이후의 사람들은 적절한 인지기능을 유지하기 위해 젊은 사람에 비해 B_6가 약 20% 더 많이 필요하다. 대

개의 미국인은 권장량의 50%밖에 섭취하지 않는다.

B_6가 순환기 계통에 도움을 주기 때문에 기억을 촉진시킨다는 연구들이 등장하였다. 또 이 비타민은 면역 촉진제이기도 하고 월경 전 증후 개선에도 도움을 주며, 1일 투여량은 100mg 범위 내다.

B_1(지아민)   지아민 또는 비타민 B_1은 뇌와 말초신경의 신진대사 과정에 주로 관여한다. 또한 강력한 항산화제로 유리기를 파괴하는 B_6와 비타민 E의 기능을 강화한다. 알코올을 섭취한 경우라면 B_1의 섭취가 특히 중요하다. 왜냐하면 과음은 B_1의 결핍을 가져와 코르사코프 정신병이라는 무서운 기억상실증을 야기하기 때문인데, 1일 섭취량은 50~100mg이다.

폴릭산(엽산)   연구에 따르면 폴릭산은 400mg 정도의 저용량으로도 우울증을 완화하고, 뇌순환을 개선하기도 한다. 한 연구에 따르면 폴릭산의 수준이 낮은 사람은 정상적인 사람에 비해 목 동맥의 구경이 두 배나 더 좁아졌다고 한다. 폴릭산의 수준이 낮으면 정신병적 증후가 브이는데, 노인에게 특히 두드러지게 나타난다.

폴릭산의 수준이 낮아지면 치매 발생률이 300%나 증가한다는 한 연구 보고가 있었다. 또한 폴릭산은 신경독소의 하나인 호모시스테인(homo-cysteine)이라는 화학물질을 효과적으로 잘 분쇄하며, 1일 권장량은 400mcg으로, 대부분의 종합비타민제에 이 정도 이상이 들어 있다.

B_3(니아신)   니아신(niacin)은 신경전달물질을 생성하고 탄수화물을 포도당으로 전환하고 콜레스테롤을 낮추는 데 도움을 준다. 니아신은 신경전달물질 GABA의 힘을 강화시키므로 진정제 역할도 한다. 니아신은 피부에 약간의 홍조현상을 일으킬 수 있지만 다른 형태의 B_3인 니아시나마

이드는 그렇지 않다. 1일 권장량은 100～200mg이다.

B₅ 뇌의 주요 기억 신경전달물질인 아세틸콜린의 합성에 절대적으로 중요한 역할을 하는 B₅는 판토테닌산(Pantothenin acid)이라고도 하는데, 척추를 보호하는 수초를 만드는 데 관여한다. B₅가 모자라면 마비가 오고, 동맥에도 필요하다. 1일 권장량은 100～200mg이다.

비타민 C 가장 강력한 항산화제인 비타민 C는 뇌기능에 아주 중요하기 때문에 뇌 밖보다 뇌 속에 자그마치 15배 이상 존재한다. 비타민 C는 다른 영양소의 항산화력을 증가시키는데, 비타민 E가 산화된 후라도 재생시키는 놀라운 능력이 있다.

비타민 C는 장수를 위한 가장 중요한 영양소의 하나다. UCLA에서 이루어진 대규모의 연구에 따르면, 매일 최소한 300mg의 비타민 C를 섭취한 사람들은 300mg 이하를 섭취한 사람들에 비해 6년 이상이나 더 오래 살았다고 한다. 더구나 비타민 C는 심혈관질병에 의한 사망률을 40%까지 낮추었다.

전 미국인의 25%가 하루 60mg 정도의 비타민 C도 섭취하지 않는다. 나이가 들면서 비타민 C의 결핍은 신체적인 대가를 치르게 한다. 입원한 노인을 대상으로 한 연구에 따르면 환자의 2/3 이상이 백혈구 속의 비타민 C가 결핍되어 있다고 한다.

비타민 C는 아세틸콜린, 도파민 그리고 노르에피네프린과 같은 몇몇 신경전달물질을 생성하는 데 중요한 성분이므로 비타민 C의 섭취는 인지기능을 증가시킬 수 있다. 한 흥미로운 연구에 따르면 비타민 C의 섭취는 학생들의 IQ 점수를 평균 5점 상승시켰다고 한다.

비타민 C는 또한 면역을 강화하고 동맥의 기능을 향상시키며 콜레스테롤을 낮추고 질병(천식부터 치근염 또는 여러 형태의 암까지)을 예방하는 데 부분적이나마 도움을 주는 것 같다.

비타민 C에서 최대한의 효과를 얻기 위해서는 하루 종일 조금씩 나누어 섭취해야 한다. 몸은 한 번에 500mg 정도만 대사할 수 있고, 그 다음 500mg은 반 정도만 대사할 수 있으므로 하루에 1,900mg 정도 여러 번에 나누어 섭취하는 것이 좋다.

가장 이상적인 신체적·정신적 기능을 수행하기 위한 합리적 1일 투여량은 약 3,000mg이다. 그러나 비타민 C 연구의 대부라는 리너스 폴링(Linus Pauling) 박사는 1일 7,000~10,000mg까지 추천한다. 나는 이 정도의 양은 의료용(사소한 질병에서의 빠른 회복을 위해)으로 사용하지 않는 한 지나치다고 본다.

만약 몸이 견딜 수 있는 이상으로 비타민 C를 섭취하면 장 내에 가스가 생기고 설사가 날 수 있다. 그럴 경우에는 증세가 사라질 때까지 복용량을 낮추어라. 이것은 비타민 C가 장에 있는 좋은 박테리아를 죽이기 때문에 나타나는 증세이므로 젖산균을 함유한 요구르트를 섭취함으로써 소화박테리아를 새로 보충해야 한다.

비타민 C는 국립 알츠하이머 연구센터가 알츠하이머형 치매의 예방물질로 검토하는 화합물이다. 그 밖에 고려하는 화합물로는 비타민 E, 코엔자임 Q-10, 디프레닐이다.

비타민 E   비타민 E는 유리기에 의한 신경세포의 손상을 보호할 뿐만 아니라 신경세포에 있는 손상된 신경전달물질의 수용기 부위를 재생하기도 한다. 그러므로 비타민 E는 뇌 손상을 예방할 뿐 아니라 손상된 중요

뇌부위를 재생시킨다.

몇몇 알츠하이머형 치매 연구자는 비타민 E가 알츠하이머형 치매를 예방할 수 있고, 이미 발병한 경우는 진행을 늦출 수 있다고 믿는다. 최근 「국립과학 아카데미 회보(Proceedings of the National Academy of Science)」에서 한 노인질환 연구자는 1일 400IU의 비타민 E는 "시간에 의해 손상되는 뇌와 기억을 보호해 준다."라고 했다.

또 다른 연구에서는 비타민 E와 셀레늄을 같이 복용하면 노인의 기분과 인지기능이 증가한다고 한다. 비타민 E는 가장 강력한 항산화제 중 하나며 순환기 계통에 매우 도움이 된다는 것은 의심의 여지가 없다. 연구에서 비타민 E는 나쁜 콜레스테롤의 산화를 40%까지 감소시키고 심장발작과 뇌졸중의 위험성을 감소시킨다고 밝히고 있다. 한 방대한 연구에 따르면 비타민 E를 하루에 최소한 100단위까지 취한 사람은 심장병을 40% 이상 감소시킬 수 있었다.

비타민 E는 면역기능을 증가시키고, 신체가 암에 맞서 싸우는 것을 도와주고, 백내장의 발병을 늦추고, 관절염 증세를 치료하고, 뇌의 노화를 유의미하게 늦춘다. 권위 있는 뇌 연구자들은 1일 800IU을 권장하지만 서로 상승작용을 하는 여러 종류의 프로그램을 실천하는 나의 환자들에게는 400IU 정도면 충분하다.

만약 1일 3,000단위 정도의 대용량을 섭취하면 두통이 일어나고 혈압이 상승된다. 비타민 E는 지용성이기 때문에 매일 800IU 이상의 용량을 정기적으로 사용하면 독성 수준으로 축적될 수 있다.

미네랄

마그네슘 마그네슘은 앞으로 절대적으로 중요한 영양소로 인정받을 것이다. 알츠하이머형 치매 환자의 뇌 속에는 마그네슘은 결핍되어 있었고 이의 대응물인 칼슘은 독성 수준으로 높다고 한다. 마그네슘과 칼슘의 비율이 정상인 건강한 뇌에서는 마그네슘이 칼슘의 독성을 막아 준다는 이론이 있다.

마그네슘은 신경세포의 대사활동이 잘 유지되게 하며 빈혈로 생기는 뇌 손상을 최소화한다.

마그네슘은 유리기의 강력한 식세포로 작용하여 비타민 E의 항산화력을 높여 주며, 혈액응고를 방지하고 혈압을 낮춤으로써 혈액순환을 촉진한다. 유럽에서 이루어진 한 연구에 따르면 마그네슘의 소량 섭취는 심장마비로 인한 급사의 위험률을 50%까지 증가시킨다고 한다.

뇌의 장수를 이루기 위한 마그네슘의 1일 적절량은 200 ~ 300mg이다. 마그네슘을 대용량(600 ~ 700mg)으로 섭취하면 종종 설사가 일어난다.

셀레늄 셀레늄은 가장 효과적인 광물성 항산화제다. 이것은 지방의 산화를 예방하므로 60%가 지방 형태로 구성된 뇌에 특히 유익하다.

혈액 속의 셀레늄의 수준은 나이가 들면서 줄어들어 60세 이후면 10% 정도 줄어들고, 70세 이상이면 20%까지 줄어든다. 셀레늄은 면역기능을 유의미하게 촉진하고 순환을 증가시킨다. 대량 섭취하면 때로 항불안효과를 일으키기도 한다. 적절한 양은 1일 50 ~ 100mcg다.

아 연　　아연은 강력한 항노화 성분을 갖는 영양소다. 50세 이상이면 보편적으로 아연이 부족해져서 50대 이상의 33%가량이 아연 결핍을 보인다. 일반적으로 이것은 부적절한 아연 섭취 때문인데 거의 90%의 사람들이 아연의 1일 권장량 수준을 만족시키지 못하고 있다. 그 이유는 특별하게 아연이 많이 든 음식을 섭취하지 않는 한 하루 2,500cal를 섭취해야 충분한 양의 아연을 섭취할 수 있기 때문이다. 이것 역시 필요한 정상적인 식사로 모든 영양소를 다 섭취할 수 있다는 이론의 허구성을 보이는 것이라 하겠다.

아연은 뇌의 신진대사에 중요한 역할을 한다. 아연은 뇌 속에 있는 많은 유리기 분자를 파괴하는 항산화 '연쇄반응'을 일으킨다. 아연은 신경세포막의 힘을 강화하며 신경세포의 손상을 막는다.

아연은 뇌의 인지기능을 심각하게 손상시키는 납 성분이 배출되도록 한다. 아연은 면역기능을 강화하고 성기능을 향상시키며 비타민 A의 작용을 강화한다. 뇌 장수 환자를 위한 아연의 추천용량은 1일 30～50mg이다.

아미노산

위에 언급한 비타민이나 미네랄 외에 몇 가지 아미노산도 특별한 가치가 있다.

페닐알라닌　　신경전달물질 노르에피네프린을 활성화시키는 중요 영양 전구물질인 페닐알라닌은 기분을 밝게 하고 에너지를 자극하고 기억을 증진시킨다. 활력감을 느끼고 좋은 장기 기억력을 갖기 위해서는 페닐알라닌을 충분히 섭취해야 한다. 페닐알라닌 보충제를 섭취하는 사람도 있지만 반드시 그렇게 할 필요는 없다.

글루타민　　안정화시키는 신경전달물질인 GABA의 중요 영양 전구물질인 글루타민은 생각을 명료하게 하고 각성감을 증가시킨다. 그 이유는 글루타민이 뇌 안의 대사산물을 무독화시키는 글루타민산의 생성을 돕기 때문이다. 어떤 사람은 각성이 필요한 일을 하기 전에 글루타민을 섭취한다.

메치오닌　　뇌의 독물질을 청소하는 또 하나의 아미노산이 메치오닌이다. 메치오닌은 강력한 항산화제로 작용하고 뇌 속에 수은이나 카드뮴과 같은 중금속이 쌓이는 것을 방지한다.

알기닌　　이 아미노산은 체내에서 스페르민(spermine)이라는 화학물질로 전환되는데, 이 물질은 뇌가 기억을 진행시키는 것을 돕는다. 낮은 수준의 스페르민은 노화 관련 기억력 손상의 생물학적 지표로 간주된다. 알기닌은 신진대사의 효과적인 자극제이고 체중감소 목적으로도 사용된다.

트립토판　　앞에서 언급한 것처럼 트립토판은 보충제로 쉽게 섭취할 수도 있지만 음식물(특히 탄수화물이 많이 든 음식물)을 통해서도 쉽게 섭취할 수 있다. 트립토판은 기분을 좋게 느끼게 하는 신경전달물질인 세로토닌의 영양 전구물질이다. 자주 흥분하거나 불면증이 있다면 세로토닌의 결핍 때문일 수 있다.

영양 보충제

종 류	1일 복용량
비타민 A	10,000 ~ 25,000 IU
비타민 B$_{12}$	100 ~ 1,000mcg
비타민 B$_6$	50 ~ 200mg
비타민 B$_1$	50 ~ 100mg
폴릭산	400mcg
니아신	100 ~ 200mg
비타민 B$_5$	100 ~ 200mg
비타민 C	3,000mg
비타민 E	400 ~ 800mg
마그네슘	200 ~ 300mg
셀레늄	50 ~ 100mcg
아연	30 ~ 50mg
멀티비타민 / 미네랄	1 ~ 2정(위의 모든 것이 함유될 수 있음)
아미노산	단백질 가루, 하루에 한 번

여기에 뇌 장수를 위한 몇 가지 중요한 영양보충제의 일람표와 내가 환자의 요구에 부응하여 추천하는 복용량의 범위를 소개한다.

위에 언급한 모든 영양소는 고용량으로 섭취하더라도 괜찮으며, 무엇보다도 누구나 이 모든 영양소를 적절한 수준으로 섭취해야 한다. 당신의 뇌는 언제나 이 모든 영양소가 필요했고 앞으로도 그러할 것이다.

이제부터 천연 강장제를 주로 사용하는 영양치료에 관해 살펴보기로 하

자. 이런 천연 뇌강장제를 한번 사용하기 시작하면 이제까지 이런 강장제를 사용하지 않고 살아온 것을 후회할 것이다.

천연약물 강장제

현재의 서양의학에서는 강장제라는 말을 잘 쓰지 않는다. 강장제란 기관, 분비선 또는 조직의 기능 강화를 위해 사용하는 물질을 말한다. 강장제는 기관, 분비선 또는 조직이 정상 또는 준정상 수준으로 작용하더라도 그 기능을 더욱 개선할 수 있다.

그러나 현대 서양의학에서는 정상적인 기능을 개선하는 데는 거의 신경을 쓰지 않는다. 서양의 의학은 기능을 최상화시키려는 대신 병리적 상태를 구제하는 데 주로 초점을 둔다. 무언가 부서지도록 마냥 기다리기만 하면 언제나 부서질 것이다. 이와 반대로 정기적으로 잘 돌본다면 절대로 부서지지 않는다.

동양 의학에서는 강장제가 중요한 역할을 담당하며, 뇌 장수 프로그램에서도 마찬가지다. 인지기능이 정상이더라도 강장제를 사용하던 인지기능을 새로운 수준으로 높여 줄 것이다.

은행잎 추출물

천연약물 강장제 가운데 가장 중요한 것 중 하나가 은행잎 추출물(Ginkgo biloba)이다. 은행잎은 뇌의 순환을 강력하게 증진시키며 뇌에 경이로운 효과를 일으킨다. 은행잎 추출물을 사용한 200여 개의 잘 통제된 실험 결과 대부분의 은행잎 추출물이 인지기능을 증가시켰고, 알츠하이머형 치매에도 몇몇 성공적인 결과를 보였다.

1995년『인간 정신약리학회지(*Journal of Human Psychopathology*)』에 보고된 논문에 따르면 40명의 알츠하이머형 치매 환자에게 80mg의 은행잎 추출물 혹은 위약을 하루 3번 3개월간 주었다. 환자들은 종합인지기능검사와 EEG검사를 받았다. 은행잎을 투여받은 환자는 정신병리현상, 정신운동수행, 신경생리학 그리고 인지기능에 걸쳐 유의미한 개선을 보였다. 기억과 주의집중 기간은 처치한 첫 달에 증가하기 시작하였으며 잘 섭취하였고 부작용도 관찰되지 않았다. 위약집단은 아무런 객관적 향상을 보이지 않았다.

이 연구에서 사용한 용량이 하루 240mg이란 것에 주목하라. 이 용량은 은행잎을 단순한 강장제로만 사용하는 대부분의 경우보다 월등히 더 높다.

다른 연구에서 은행잎이 여러 종류의 인지장애를 가진 환자들에게서도 유사한 긍정적 반응을 보였다고 한다. 한 연구에서 보면 뇌혈관 장애를 가진 환자의 79%가 은행잎을 섭취한 후 유의미한 개선을 보였다고 한다.

퇴행성 치매 환자를 대상으로 한 또 다른 연구에 따르면 은행잎을 먹은 환자는 위약을 먹은 통제군 환자에 비하여 인지측정검사에서 더 높은 점수를 보였고 각성 수준이 더욱 높아졌다고 한다.

은행잎은 대단히 신속한 반응을 일으킨다. 한 객관적인 연구에 따르면 600mg의 은행잎을 기억상실 환자에게 단 한 번 투여했는데 투여 후 1시간 이내에 단기 기억이 유의미하게 상승되었다. 그러나 120mg이나 240mg을 투여받은 환자에서는 이렇다 할 즉각적 반응이 나타나지 않았다.

인지기능 장애환자에게 사용하는 다른 의약품처럼 은행잎도 심한 인지

장애를 역전시킨다기보다 인지적 문제를 예방하고 미약한 인지기능을 개선하는 역할이 더 크다. 그러므로 은행잎은 인지장애의 진행을 지연시켜 마지막 단계의 증후로 진행되는 것을 방지하는 데 효과적이다.

앞서 언급한 것처럼 은행잎의 주 작용기제는 뇌순환의 개선으로 다발성 미세 뇌졸중에 의한 치매에 특히 좋다. 이런 치매는 알츠하이머 유사 치매의 20%나 된다.

은행잎은 뇌순환을 방해하는 혈소판-활성요인(platlet-activating factor)이란 물질의 작용을 억제함으로써 순환을 개선한다. 은행잎은 뇌혈액 순환 개선을 도와주기 때문에 뇌순환장애와 밀접하게 관련 있는 많은 편두통 환자의 치료에도 유용하다. 한 연구를 보면 편두통 환자의 80%가 은행잎 사용 후 두통이 없어졌다고 보고하였다.

혈액순환 장애에서 기인하는 발기부전이나 그 밖의 다른 순환기 장애의 치료에도 은행잎은 매우 유망한 약물이다. 은행잎은 혈압을 낮추고 말초혈관을 확장한다는 연구 결과도 있다.

은행잎은 산소결핍에 대한 뇌의 내성을 증가시키는 힘도 있는 것으로 알려졌다. 은행잎은 또한 점진적으로 진행되며 실명의 중요 원인이기도 한 노인성 안과 질병인 황반변성의 진행을 늦춘다고 한다. 눈에 더한 혈액순환 장애가 황반변성 발생의 중요 요인이다.

나는 모든 나의 환자에게 은행잎을 강력하게 추천한다. 명백한 인지장애가 없는 중년에게는 하루 90mg 정도면 충분하다. 만약 인지장애가 시작되면 용량을 120~160mg으로 높여야 하고 명백한 병리현상을 보이면 1일 200~320mg까지 권장한다. 그러나 대부분의 사람에게는 120mg이면 충분하고, 권장 용량을 하루 3번 나누어 복용하면 된다.

일부 보충제 제조회사에서 은행제품에 항산화제를 첨가하기 시작했는데, 이렇게 하면 효과가 더욱 커진다. 비록 뇌 장수 프로그램의 일부만 실천하더라도 은행잎은 반드시 복용하라.

레시틴

은행잎, 포스파티딜세린 그리고 인삼과 마찬가지로 레시틴도 매우 중요하다.

아마 정상적인 식사를 통해 1일 1,000mg 정도의 레시틴을 섭취하겠지만 이 정도는 뇌의 장수를 촉진하기에 충분치 않다. 이미 언급한 것처럼 레시틴의 활성성분은 포스파티딜콜린인데, 이것은 사고와 기억의 일차적 신경전달물질인 아세틸콜린을 합성하는 영양소다.

많은 연구와 실험에서 레시틴이나 포스파티딜 콜린을 섭취하면 인지기능이 상승한다는 사실을 보여 주고 있다. 나는 이미 이런 몇몇 연구에 대해 자세히 설명하였다. 레시틴도 은행잎처럼 치료작용보다는 예방작용에 더 효과적이다. 레시틴을 알츠하이머형 치매 환자에게 투여한 많은 연구에서 레시틴이 알츠하이머형 치매를 역전시키는 데는 효과적이지 못하다는 사실을 보여 준다.

초기 단계의 기억장애에서 레시틴은 유의미한 효과를 보일 수 있다. 인지적으로 건강한 사람들을 대상으로 한 수많은 연구에서 레시틴은 지적 능력을 향상시켰다.

아세틸콜린의 주성분인 포스파티딜콜린은 신경세포를 수선하고 유지하는 데도 유용하게 쓰인다. 게다가 이것은 뇌 밖에서 지방대사, 콜레스테롤 조절, 신경을 둘러싸는 수초의 생성에 사용된다. 효과를 최대로 보려면 레시틴과 비타민 B_5와 DMAE를 함께 섭취해야 한다.

그러나 DMAE는 많은 사람에서 다소간의 흥분작용을 일으키므로 양극성 장애 환자에게 사용해서는 안 된다.

포스파티딜콜린은 레시틴뿐만 아니라 콜린클로라이드를 통해서도 섭취할 수 있다. 그런데 이 영양소는 약간 생선 냄새를 풍길 수도 있으며 때로 설사를 일으키기도 한다.

레시틴은 건강식품 전문점이나 슈퍼마켓에서 구할 수 있고, 대개 30~55% 포스파티딜콜린이다. 구입한 레시틴에 얼마나 많은 활성성분이 함유되었는지 살펴보라.

레시틴은 독성이 없기 때문에 대량 섭취해도 부작용이 없다. 심각한 인지기능 장애가 없는 사람에게는 하루 1,500mg이 합리적인 복용량이다. 만약 초기 단계의 기억장애가 있다면 이 양보다 2배 또는 3배까지 증가시킬 수 있다. 심각한 기억장애를 가졌다면 1일 10,000mg까지도 늘릴 수 있으나 이러한 환자에게 이 약물 투여로 극적인 개선이 일어날 것으로 기대해선 안 된다.

포스파티딜세린

뇌에 매우 유익한 강장제가 되는 포스파티딜세린(혹은 PS)은 레시틴에 들어 있는 포스파티딜콜린과 화학적으로 유사하다. 그러나 이것은 포스파티딜콜린만큼 레시틴에 풍부하지 못하고 다른 일반 음식에도 잘 없기 때문에 캡슐형으로 섭취해야 한다.

수많은 연구에서 PS는 인지기능을 유의미하게 개선시킨다는 것을 보여 주었다. PS는 자연스럽게 발생되는 지방 형태 혹은 인지질 형태로 신체의 모든 세포, 특히 뇌세포에 풍부하다. 이 PS는 특히 신경세포의 막에 풍부하여 세포막의 통과성을 유지하게 하는 데 매우 중요한 역할을 한다.

또한 PS는 뇌세포를 도와 신경충격을 잘 전달하게 하고 적절한 양의 신경전달물질을 방출하도록 도와준다. 위의 두 가지 기능은 신경세포 사이의 소통을 원활하게 해 준다.

많은 연구에서 PS가 노화 관련 기억력 손상 환자들에게 도움이 된다는 것을 보여 주었으며, PS는 인지장애를 보이지 않는 사람들의 인지기능도 최적화한다.

한 연구에서 평균 연령 64세의 기억장애 환자에게 PS를 먹였더니 유의미하게 인지기능이 증가되었다. 이 환자들은 전화번호와 잘못 놓인 물건과 인쇄물을 기억하는 따위의 일련의 기억력 검사에서 성적이 형상되었다. 그외에도 독서, 대화, 과제 수행 동안의 집중력이 향상되었다. 연구자들은 PS 덕분에 64세의 이 환자들이 52세의 인지적 나이로 돌아갔다고 했다.

건강한 피험자를 대상으로 한 연구에서는 PS가 스트레스 호르몬의 생산을 유의미하게 낮춤을 발견하였고, 또 다른 연구에서 아세틸콜린에 의한 콜린성 체계의 기능을 강화시켜서 안정 뇌파인 알파파를 15~20% 많이 생성시켰다. 또한 PS는 임상적 우울 환자의 우울 증후를 유의미하게 개선시켰다고 한다.

PS는 거의 모든 건강 식품점에서 구입할 수 있으며, 뇌 장수 환자를 위한 이상적인 투여량은 환자의 인지능력 손상 정도에 따라 1일 100~300mg이면 된다. 100mg 이하일 경우에는 별 효과가 없다.

과거에는 일반적으로 PS를 동물의 뇌에서 뽑았지만 최근에는 기술이 발달하여 콩의 레시틴에서 추출한다.

환자들은 PS가 인지기능에 극적이고 긍정적인 효과를 가져왔다고 보고
한다.

아세틸 L - 카니틴(ALC)

인지를 돕는 자연산 물질인 ALC는 뇌 발전소(미토콘드리아)의 에너지 대
사를 향상시킨다. ALC는 또한 지방산의 산화에 의해 생기는 유리기의 세
포 내 발생을 감소시킨다.

ALC에게는 뇌의 두 반구 사이의 소통을 증가시키는 탁월한 능력이 있
다. 이런 작용을 할 수 있는 유일한 다른 물질은 피라세탐이란 합성약물이
다. 소통이 향상되면 창의성이 분출되고, 더욱 균형감 있는 인지능력을 갖
추게 된다.

ALC를 사용한 한 연구에서 약간 또는 중간 정도의 인지기능이 손상된
279명의 환자에게 위약과 1일 1,500mg의 ALC를 섭취하도록 했다. ALC
를 섭취한 환자는 객관적인 지적 능력 검사의 성적이 유의미하게 상승하
였지만 위약을 취한 환자는 아무런 상승이 없었다.

또 다른 연구에서 피험자가 미로에서 빠져나오는 능력을 검사하였는데,
ALC 섭취 후에는 미로를 빠져나오는 시간이 43%나 감축하였다. ALC가
뇌의 두 반구 사이의 소통을 증가시키는 것을 알아보기 위한 연구에서 오
른손잡이 피험자에게 종이에 그려진 미로를 탈출하는 능력을 검사했다.
먼저 오른손을 사용한 후 왼손을 사용하게 했다. 처음에는 오른손을 사용
하게 했을 때 더 잘 수행하다가 ALC 투여 후에는 왼손을 사용할 때도 오른
손을 사용한 때와 거의 같이 잘 수행했다. 이것은 반구 간의 협동이 증가

되었음을 시사하는 것이다. ALC는 초기 노화 관련 기억력 손상 환자에게
도 효과적이다. 한 대규모 연구에 따르면 ALC를 섭취한 환자는 인지검사
의 성적이 증가하였고 기분이 개선되었다.

ALC는 아주 가능성이 유망한 약물이어서 시그마 타우라는 제약회사가
스탠퍼드 대학과 제휴하여 마지막 단계의 효능검사를 실시하는 중이며 유
럽에 시판할 특허를 희망하고 있다. ALC가 갖는 유일한 문제는 가격이다.
한 달치인 500mg짜리 ALC 100캡슐 한 병이 75달러 정도로, 뇌의 천연 강
장제로서는 가장 비싼 것이다.

많은 환자에게 나는 1일 ALC 250mg을 처방하였다. 만약 환자가 근본
적으로 인지장애로 고생한다면 1일 3회 500mg까지 권유한다. 나는 포스
파티딜세린과 ALC를 함께 복용하도록 강력하게 추천하는데, 이는 이 두
물질이 서로 상승작용을 하기 때문이다.

인 삼

인삼은 놀라울 정도의 신경학적 효과가 있으며, 특히 코르티솔의 과잉
생산을 멈추게 하는 데 유용하다.

이미 잘 알려진 것처럼 인삼은 동양의학에서 강장제로는 최고로 친다.
인삼은 미국, 유럽 그리고 극동지역에서도 많이 사용되며 수천 년 동안 의
약품으로 사용되었다.

고품질의 인삼은 전통적인 한의사들 사이에서는 큰 자랑거리다. 중국의
황제는 특별히 좋은 인삼 한 뿌리에 3만 달러에 해당하는 값을 지불했고,
최근 미국에서는 1만 달러까지 팔렸다고 한다. 인삼을 사기 위해 이렇게

비싼 돈을 지불한다는 것이 어리석게 보일지도 모르지만 이런 비싼 가격은 인삼의 가치를 증명하는 것이다.

인삼이 유럽에서 중요 상품으로 간주되기 시작한 것은 1600년대 말 샴(태국) 왕이 루이 14세에게 인삼을 선물한 후부터다. 미국에서 인삼이 인기있는 약용강장제로 된 것은 1700년대 중반 이후다. 사실 인삼은 다니엘이란 사람이 처음으로 주작물로 재배하고 거래하기 시작했는데, 켄터키 주의 산지에서 동부지역까지 15t(톤)까지 재배한 적도 있었다. 지금도 켄터키주에서는 1년에 1,100만 달러어치에 해당하는 인삼을 재배하고 있다.

동양적 관점에 따르면 인삼은 양기(yang energy)를 회복시키는 정력제 및 음양 조화제다. 동양 전통의학에서 인삼은 특정한 질병의 치료제로 사용하는 것이 주목적이 아니라 각종 장기, 분비선과 에너지 체계를 강화시켜 질병을 치료하는 것이다. 전통 한의학에서는 인삼이 피로를 몰아내고 발기부전을 개선하며, 노화를 저지하는 데 효과적이라고 본다.

인삼은 신체적 · 심리적 스트레스 인자에 적응할 수 있도록 돕는 적응약(adaptogens)이라 불린다. 서양식 해석으로 인삼은 부신의 활동을 높이기 때문이다. 서양의사들은 인삼이 신경증적인 과민반응을 일으키지 않고 각성시키므로 균형 있는 흥분제(balanced stimulant)로 간주한다. 인삼은 아드레날린성 신경계와 콜린성(안정) 신경계를 동시에 자극한다. 인삼은 부신을 거쳐 아드레날린성 체계를 각성시키고, 뇌의 망상체계(reticular formation)를 통해 콜린성 체계를 활성화시킨다.

하지만 뇌 장수 프로그램 환자들에 대한 인삼이 가장 가치 있는 효능은 코르티솔의 분비를 줄이는 생화학적 능력이다.

앞에서 언급한 것처럼 아드레날린과 코르티솔은 둘 다 흥분성 호르몬이지만 코르티솔은 장기간 지속하는 효과가 있다. 코르티솔은 아드레날린보다 더 오래 체내에 머물기 때문에 더 파괴적이고 위험하다.

인삼은 코르티솔 분비의 필요성을 낮추기 때문에 코르티솔의 과다분비를 멈추게 한다. 이런 코르티솔 분비 감소 현상은 아드레날린 생산을 자극함으로써 이루어진다. 아드레날린 공급이 증가하면 신체는 스트레스 상황에 대한 반응으로서 과다하게 코르티솔을 분비할 필요가 없다.

많은 연구에서 인삼을 정기적으로 복용하면 스트레스 상황에 대한 부신의 반응이 신속하게 이루어져 더 많은 양의 아드레날린이 분비된다. 아드레날린이 풍부하게 분비되면 이에 대한 반응으로서 이 두 호르몬 방출을 통제하는 시상하부와 뇌하수체는 다량의 코르티솔을 생산하지 못하도록 결정한다. 더구나 인삼은 스트레스 상황이 지나가면 재빨리 아드레날린 분비를 멈추는 생화학적 반응을 일으킨다. 따라서 인삼은 더욱 효율적인 스트레스 반응을 만들 수 있는 멋진 능력을 가진 셈이다. 의학적인 은어로 말하면 인삼은 스트레스 반응을 엄격하게 하는 것이라고 할 수 있다.

많은 연구가 보여 주는 것처럼 인삼은 안정된 각성상태를 유지하는 능력이 탁월하여 인지기능을 높인다.

초기에 이루어진 한 통제된 실험연구에 따르면 인삼을 투여받은 전보통신사는 투여받지 않은 사람에 비해 10% 정도 오류를 적게 범하면서도 훨씬 더 빨리 작업을 수행할 수 있었다고 한다. 다른 실험에 따르면 인삼을 투여받은 학생들의 80%가 자극에 대한 반응 속도가 빨라졌다고 한다. 또 다른 실험에서는 인삼이 정신적·신체적 활력감을 증가시키고 스트레스 관련 질병의 발생을 억제시켰다고 하며, 인삼을 투여받은 학생은 인지기능 검사 성적이 50% 이상 상승되었다는 결과가 나왔다. 이 인지기능 검사는 주로 반응시간과 추리능력을 보았다.

인삼의 상품과 종류는 다양하다. 가장 인기 있는 인삼은 고려인삼

(Panax ginseng)으로 옛날에는 야생으로 자랐지만, 지금은 한국, 중국, 러시아, 일본 등지에서 상업적으로 재배되고 있다. 또 다른 고품질 인삼은 미국 북부지방과 아팔라치아 산맥에서 야생으로 자라는 '북미산 인삼(Panax quinquefolium)'이 있다. 이 인삼도 위스콘신 주에서 때로 상업적으로 재배되기도 한다. 러시아에서는 '시베리아 인삼(Shiberian ginseng)'이란 야생 인삼이 있다. 시베리아 인삼은 러시아, 중국, 한국 및 일본에서 상업적으로 재배되며 인지기능 향상을 목적으로 가장 흔히 사용된다.

어느 인삼이 최고인가에 대해서는 의견 일치를 보지 못하고 있다. 어떤 이들은 북미산 인삼이, 다른 이들은 시베리아 인삼이 제일이라고 한다. 더구나 앞서 본 인삼의 세 종류 모두 상품의 등급이 다양하다. 예컨대, 일반적으로 야생 인삼이 재배 인삼보다 약효가 더 강력한 것으로 본다. 인삼이 자란 토양의 질, 자란 햇수, 자란 기후 또는 가공 방법에 따라 인삼의 질이 달라진다.

따라서 인삼의 질은 아주 다양할 수 있기 때문에 신용 있는 상점이나 소비자 모임을 통해 구입하는 것이 현명하다. 앞서 언급한 것처럼 인지적 효과를 위한 것이라면 나는 시베리아 인삼을 선호한다.

인삼의 1일 복용량은 신체 상태나 인삼의 질에 따라 750~1,500mg이다.

내가 추천하는 인삼 상품 중의 하나는 중국 특허 의약품의 하나인 청춘보(Ching Chun Bao)라는 것이다. 이 인삼 상품은 만주 지방에서 생산되는 것으로 가장 강력한 형태의 인삼이며, 인삼 이외에 몇 가지 한약제가 포함되어 있다. 청춘보는 명나라 3대 황제 시절에 처음 제조된 것으로 아주 오랜 역사를 지니고 있다. 고대 중국 의사들은 청춘보가 "수명을 길게 하고, 젊음을 유지하게 한다."라고 주장했다. 최근에 항주 전통중국의학연구원

(抗州 傳統中國醫學研究院)의 의사들이 이 약물로 동물과 사람에게 일련의
실험을 했다. 그 결과 인삼을 투여받은 사람들은 주관적으로나 객관적으
로 더 좋아졌다. 즉, 기력이 더 왕성해지고, 피로에 대한 저항성이 증가되
었으며, 기억과 인지기능이 상승되었다고 한다. 인삼을 사용한 폐경기 이
후의 부인들은 월경이 다시 시작되었고, 인삼을 투여받은 동물들은 투여
받지 않은 동물에 비해 더 빨리 성장하였으며 질병에 대한 저항력이 더 강
화되었다.

나는 뇌 장수 프로그램을 실천하는 환자들에게 하루 4~8정의 청춘보
를 섭취하도록 권유한다.

DMAE

인지기능 강장제로 비교적 최근에 수용된 DMAE 또는 디메칠아민에탄
올(dimethylamine ethanol)은 상당히 유익하다고 증명되었다. 이 물질은
기억과 사고의 일차적 신경전달물질인 아세틸콜린의 생산을 돕는다.
DMAE는 포스파티딜콜린이나 비타민 B5와 결합할 때 아세틸콜린을 생성
한다. 어떤 환자에게는 DMAE가 태크린(tacrin)과 같은 강력한 약물과 거
의 유사한 효과를 일으킬 수 있다.

DMAE는 특히 아세틸콜린의 적정 수준에 크게 의존하는 단기 기억의
증진에 효과가 있고, 또한 집중력과 학습능력을 향상시킨다.

어떤 환자들에게는 중추신경계를 자극하는 DMAE가 기분과 주관적 안
녕감을 향상시켰다. 때로는 DMAE에 의해 지나친 자극을 느낄 수도 있는
데 이런 과잉 자극감이 나타나면 투여량을 줄여야 한다. 이런 과잉 자극감
이 나타나는 경우라도 다른 흥분제에서처럼 무기력감이 나타나지는 않지

만 때로 불면증을 일으키기도 한다. 간질환자나 양극성 감정장애 환자에 겐 환자의 상태를 악화시킬 수 있기 때문에 추천하지 않는다.

DMAE의 1일 복용량은 50～100mg에서 신중하게 해야 한다.

녹즙 제품

녹즙 제품에는 뇌의 기능을 고양하는 것으로 보이는 많은 종류의 물질 이 포함되어 있다. 녹즙 제품에 들어 있는 가장 공통적인 물질들은 청녹조 류, 갯보리류, 보리잎, 귀리잎, 클로레라, 홍조류다. 게다가 많은 제품이 자운영, 레시틴, 벌꿀, 은행잎, 녹차 추출물들과 같은 뇌강장 성분을 첨가 하여 더욱 효능을 강화시켰다.

녹즙에는 다양한 성분이 있기 때문에 환자들에게 여러 가지 미량 영양 소를 제공해 준다. 이런 미량 영양소들은 보통 음식물에는 들어 있지 않은 미세한 화합물이다. 뇌 장수 환자에게 특히 좋은 것은 녹즙 제품에 많이 들어 있는 아미노산(부분 단백질)으로 이런 아미노산, 즉 펩티드는 신체에 서 뉴로펩티드로 바뀔 수 있다. 기억할지 모르겠지만 베타 엔도르핀과 같 은 뉴로펩티드는 마음과 몸을 연결하는 데 가장 중요한 것 중 하나다.

녹즙은 펩티드를 공급하는 일 외에도 신체에서 합성되지 않아 음식물을 통해 섭취해야 할 9종의 필수 아미노산을 가지고 있다. 이런 9종의 중요 아미노산에는 트립토판, 라이신, 류신, 메티오닌, 페닐알라닌, 발린, 트레 오닌 및 아이소류신이다. 이 중 트립토판과 페닐알라닌은 중요한 신경전 달물질인 세로토닌과 노르에피네프린을 만드는 일차적 성분이다.

녹즙은 비타민 E, A 그리고 K를 만드는 효소를 활성화하는 클로로필의 원료가 되는 몇 가지 영양소를 제공해 준다. 흥미롭게도 클로로필은 신체에 산소를 실어나르는 헤모글로빈과 똑같은 분자구조를 갖고 있다.

녹즙에는 극미량의 미네랄이 특히 많이 들어 있는데, 이 미네랄은 인지기능 이상이 있는 사람들에게는 특히 부족한 것이다. 이 미네랄은 비타민과 효소의 기능을 가능케 하는 촉매제 역할을 한다.

나는 환자들에게 아침 일찍 잠에서 깨어나면 녹즙부터 마시기를 권유한다. 많은 사람에게 녹즙은 유쾌한 자극감을 준다. 이 자극감은 롤러코스트를 타는 듯한 카페인에 의한 자극감과는 다른 안정된 에너지의 흐름이다. 녹즙이 지나치게 자극적이라는 환자도 있지만 이런 경우에는 용량을 줄이면 된다.

여러 녹즙 제품이 있지만 나는 다양한 영양소가 골고루 들어 있는 것을 선호한다. 많은 환자는 녹즙 복용이 일반적인 기력감과 안녕감뿐만 아니라 인지능력도 놀랄 만큼 많이 상승시킨다고 보고한다.

녹 차

녹차는 세 가지 방법으로 도움이 될 수 있는데, 강력한 항산화제 역할과 플라보노이드(flavonoids)란 물질이 많이 들어 있어 뇌졸중의 위험을 감소시킨다. 또한 카페인도 많이 들어 있어 신중하게 사용하면 인지기능을 효과적으로 상승시켜 준다.

녹차에는 카테친(catechin)과 켈세틴(quercetin)을 비롯한 항산화제 폴리페놀(polyphenol)이 함유되어 혈액 속에서 항산화제의 활동을 50%나 증가시킬 수 있다. 이런 상승된 활동성은 녹차를 마신 후 30분이 지나면 나

타난다. 녹차는 또한 간의 해독작용의 효율성을 증가시켜 독성물질이 세
포에 손상을 주기 전에 신체에서 독물을 거를 수 있게 한다.

비록 녹차가 건강 증진에 유익한 대표적 물질로 알려졌지만 홍차(black
tea)도 녹차 못지않게 건강에 유익하다.

서양 사람들이 많이 마시는 홍차에는 카테친이 없으나 녹차에 없는 다
른 항산화 요소를 갖고 있다.

홍차와 녹차 모두 플라보노이드를 많이 함유하고 있다. 플라보노이드는
비타민과 비슷한 물질로 차나 과일 또는 채소 속에 많이 들어 있다. 플라
보노이드는 혈액세포의 응고를 저지하는 경향이 있기 때문에 알츠하이머
형 치매와 유사한 중세를 일으키는 미세 뇌졸중을 비롯한 뇌졸중 발생 위
험을 줄일 수 있다. 최근에 이루어진 연구에 따르면 플라보노이드를 많이
섭취한 남자들을 15년간 관찰해 보니 섭취하지 않은 대조집단에 비해 뇌
졸중 위험률이 75%까지 감소되었다고 한다. 이 연구에 참여한 남성들은
플라보노이드의 60%를 녹차에서 섭취했다.

녹차에 있는 카페인을 적당량 섭취하면 인지 기능 향상에 유익하다. 커
피나 콜라와 같은 카페인 함유 음료를 적절하게 마셔도 사고와 기억에 도
움을 받을 수 있다.

사실 카페인은 우리 사회에서 인지를 향상시키는 물질로 가장 널리 사
용되고 있다. 카페인을 적당량 사용하면 주의 집중력과 각성을 증가시킨
다는 많은 연구가 있는데, 이것은 홍분제이기 때문에 아드레날린의 분비
를 증가시켜 기억과 기분을 일시적으로 좋게 한다.

커피에는 아편과 생화학적으로 유사한 몇 가지 물질이 들어 있다. 그러
므로 커피는 자극과 이완을 동시에 야기할 수 있다. 그러나 많은 사람이
카페인을 지나치게 많이 복용하는데, 이는 자연스러운 방법으로 충분한

기력을 가지지 못하기 때문이다. 사람들은 필요한 에너지의 공급을 받기 위해 충분한 수면과 영양 그리고 운동을 해야 하는데도 하루 종일 카페인에만 의존하여 기력을 돋우려 한다. 이러한 카페인 의존성 때문에 단기적으로는 신경질, 초조감, 불면증, 무력감, 권태감 등이 발생하며, 장기적으로는 부신이 망가지고 인위적인 자극에 지친 몸 전체가 피폐하게 된다.

더구나 카페인을 과량 복용하면 동맥을 손상시키는 LDL 콜레스테롤의

카페인 함량

커피	(단위: mg)
드립커피	110~150
에스프레소	100~150
여과한 커피	64~124
인스턴트	40~108
탈카페인	2~5

차	
1분 끓임	9~33
2분 끓임	20~46
3분 끓임	20~50

청량음료	
닥터 페퍼	61
콜라	30~60
마운틴 듀	52

수준을 증가시키게 된다. 카페인은 또한 여성에게서 유방의 낭포 형성과
도 관련 있다고 한다.

카페인을 매일 200mg까지 복용하더라도 건강상에 별다른 위험성이 발
생되지 않는다는 것이 연구결과 밝혀졌지만 나는 하루 100mg 이상이 넘
지 못하도록 한다.

앞의 표는 여러 가지 음료를 한번 음용할 때마다 섭취하는 카페인의 양
을 밝힌 것이다.

코엔자임 Q-10

신경세포를 포함한 모든 세포의 에너지 발생을 증가시켜 줌으로써 뇌
장수 프로그램 환자에게 유용한 코엔자임 Q-10 또는 CoQ는 신체의 모든
세포에 들어있으며 에너지 생산공장인 미토콘드리아를 돕는다.

CoQ는 아미노산 페닐알라닌과 티로신에서 합성되기 때문에 이 아미노
산이 충분치 못하면 CoQ가 부족해진다. CoQ의 결핍증후는 피로, 정신적
무기력과 우울 같은 것이다.

CoQ는 에너지를 공급해 주는 기능 외에도 충혈성 심장질환, 협심증,
고혈압, 동맥경화의 영양부수치료에도 효과적이다. 동물실험에 따르면
CoQ가 수명을 연장시킨다고 한다. 하버드 의과대학에서 행한 연구에서
는 CoQ가 뇌에서 강력한 항산화제 역할을 한다는 사실을 보여 주었다.

CoQ는 안전하며 부작용이 없다는 것이 검증되었고, 최근 연구 결과를
보면 이상적인 용량은 1일 100mg 정도다.

연구자들이 인지기능에 도움이 될 수 있다고 믿는 또 다른 코엔자임은

NADH다. NADH는 신체의 모든 세포에 다 들어 있으며 에너지 생성에 중심 역할을 한다. 최근의 한 흥미로운 연구에서 코엔자임 Q-10과 NADH를 결합하면 이 두 물질의 신경보호적 효과가 강화된다는 사실이 밝혀졌다.

다음에 뇌 장수에 도움되는 천연강장제와 1일 복용량이 표시되어 있다. 그러나 사람마다 필요성이 다르기 때문에 이 복용량이 모든 환자에게 적합한 것은 아니다. 환자들은 보통 한 가지 이상의 강장제를 복용하고 있다.

앞서의 3개의 장에서 본 바와 같이 뇌의 기능은 영양치료에 크게 영향

천연강장제
1일 용량

은행잎 추출물	62~320mg
포스파티딜콜린 (레시틴에서)	1,500~10,000mg
포스파티딜세린	100~300mg
아세틸 L-카니틴	250~1,500mg
인삼	750~1,500mg
청춘보(Ching Chun Bao)	4~8정
DMAE	50~100mg
녹즙	한 번
녹차	한두 번 복용
코엔자임 Q-10	100mg

을 받을 수 있다.

지금까지 영양치료가 스트레스에서 오는 유해한 결과를 많이 보상한다
는 것을 살펴보았다. 이제부터는 스트레스를 좀 더 직접 다루어 볼 것인
데, 우선 다음 장에서 스트레스를 감소시키거나 근절하는 방법에 관해 살
펴볼 것이다.

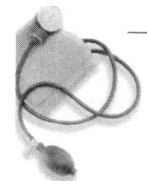

주요사례
뇌 보양 약물은 방대한 효과를 가질 수 있다.

T. G.는 42세로서 예민한 기억력을 가지길 간절히 원하는 환자였다. T.
G.는 미국 서부에서 활동하는 소장수로서 컴퓨터를 통해 모든 거래를 하였
다. 매달 수백만 달러의 돈을 거래하였기 때문에 언제나 신경을 곤두세워
야 했다. 만약 단 몇 건이라도 그의 마음속에서 빠져나가 버리면 자신과 고
객의 수천 달러가 날아가기 때문이었다.

내가 그를 만나기 몇 년 전 T. G.는 콜로라도 주에 있는 로키산맥의 높은
봉우리에 올랐다. 그는 너무 높은 고도에서 지나친 운동을 하였기 때문에
폐수종에 걸렸고, 그 결과 뇌가 붓고 뇌 세포가 파괴되었다.

이 사고 후 T. G.는 간혹 기억상실과 인지기능장애를 보였다. 생각과 기
억에 많은 시간이 소모되었고 기억이 흐릿해졌고 중요한 정보를 자주 잊어
버렸다. 또한 인지처리가 느려졌고 집중력이 떨어졌다. 특히 스트레스를
받거나 피곤하고 몸이 불편할 때 인지기능장애가 나타났다. 그의 직업은
언제나 스트레스가 많았고 매일 아침 4시 30분이면 일을 시작해야 했다.

T. G.는 일을 하면서 맑은 정신력을 유지하려 애썼으나 힘들었고, 그의
일에는 언제나 고도의 인지적 기능이 필요하였다.

　뇌 장수 프로그램을 시작했을 때 나는 그에게 뇌의 순환을 증가시키기 위해 은행잎 추출물을 대량 섭취하고 신중한 운동프로그램을 실천하도록 권고하였다. 이에 덧붙여 피라세탐을 처방해 주었는데 피라세탐이 산소결핍에서 회복되도록 박차를 가할 뿐만 아니라 그의 손상된 기억에 긍정적 영향을 미칠 것이라 믿었기 때문이다.

　그 당시 대부분의 연구자들은 기억력고양을 위해 피라세탐을 처방하지 않았지만 나는 다른 연구자들보다 피라세탐에 관해 더 많은 것을 알고 있다고 믿었다.

　내가 피라세탐에 관해 특별히 잘 알 수 있었던 것은 정말 우연한 사건 때문이었다. 내가 T. G.를 치료하기 몇 년 전 나는 뇌 보양 약물법을 실천하고 있던 유럽의 의사들을 만나기 위해 브뤼셀에 갔다. 어느 날 오후 내가 만나려고 했던 한 의사가 나의 아내와 내가 머물고 있던 아파트에 갑자기 나타났다. 이 아파트에는 폐쇄회로 TV장치가 있어 현관 입구에 들어오는 사람을 확인할 수 있었다. 올라오는 그 신사는 대단히 멋져 보였고, 나는 인사를 하면서도 그의 이름을 기억하지 못했다. 그는 자신이 루마니아 출신이라고 했다. 나는 "루마니아! 그러면 당신은 아나 아슬란 박사를 아실 텐데요." 라고 말했다. 아슬란 박사는 회춘약 제로비탈(Gerovital)을 발명한 사람이다.

　그 방문객은 "예. 아나를 잘 알지요. 나는 아나가 개발한 약을 자주 사용하고 있고 아나도 내 약을 사용하곤 하지요." 라고 말했다.

　아나의 약이라고? 나는 당황해서 "대단히 미안합니다. 당신 이름을 잘 기억하지 못하겠군요."

　그는 "길지아, 콘네리우스 길지아." 라고 말했다.

　나는 "길지아 박사!" 라고 소리쳤다. 그것은 마치 컴컴한 클럽에서 어떤 환상적인 기타 연주자를 만났는데 그가 "내가 에릭 크랩톤입니다." 라고 말하는 것 같았다. 길지아 박사는 그 유명한 피라세탐 발명가이고 이 약물로 1년에 10억 달러 이상 벌고 있었다.

　나는 길지아 박사를 만나길 바랐지만 그보다 나이가 훨씬 많아 보이는 어떤 사람일 것이라고 예상했다. 길지아 박사는 실제 나이보다 25세나 더 젊어 보였다.

길지아 박사는 나에게 피라세탐을 발명하게 된 이야기를 들려 주었다. 그는 단 한 사람의 환자를 위해서 이를 개발했다고 했다. 바로 그 환자는 그의 조국의 가장 위대한 전쟁 영웅의 한 사람인데, 뇌에 부상을 입어 심한 현기증으로 고생하고 있었다. 길지아 박사는 자신이 개발했던 초기의 피라세탐으로 이 전쟁 영웅의 현기증을 치료했다. 실제로 이 전쟁 영웅의 현기증은 너무나도 완벽하게 치료되어 모터사이클을 탈 수 있을 정도였다. 그러다가 이 영웅이 모터사이클을 타다가 충돌을 일으켜 또다시 뇌를 다쳤고 그 결과 심각한 기억장애가 생겼다.

이 기억장애에 적용할 수 있는 신약이 없어 길지아 박사는 피라세탐의 용량을 높여 다시 사용하였다. 이 환자는 다시 한 번 놀라운 회복을 보여 주었다.

길지아 박사는 나에게 "당신도 알다시피 뇌를 위해 개발한 어떤 약물은 여러 가지 방법으로 뇌를 성장시키는 데 도움을 줄 수 있다오."라고 말했다.

그런 만남 뒤 나는 대부분의 연구자보다 훨씬 이전에 피라세탐이 뇌손상을 가진 환자의 기억장애를 누그러뜨릴 수 있다는 사실을 알게 되었다.

1년쯤 지난 후 나는 T. G.에게 피라세탐을 처방했다. T. G.는 피라세탐을 복용한 후 놀라운 호전을 보였다. 그는 규칙적으로 피라세탐을 조심스럽게 복용했고 뇌 장수 프로그램의 핵심을 수행해 나갔다.

그의 기억은 칼날처럼 예리해졌고 그의 마음은 레이저광선처럼 초점을 모을 수 있었다. T. G.는 이제 더 이상 규칙적으로 피라세탐을 복용하지 않게 되었고 간혹 피곤하거나 스트레스를 느낄 때 지적 활력감을 돋우기 위해 소량의 피라세탐을 복용한다.

그의 기억력은 4년 동안 별 문제가 없었고 앞으로 결코 재발하지 않을 것이다.

스트레스 관리와 이상적인 뇌 기능 유지

나는 현대의학의 가장 위대한 한 사람이며 스트레스 관리의 선구자로 불리는 허버트 벤슨(Herbert Benson) 박사와 최근에 나누었던 대화를 생생하게 기억한다.

사실 나는 벤슨 박사와 나누었던 거의 모든 대화를 기억할 수 있다. 왜냐하면 벤슨 박사에게는 동양철학자들이 말하는 성웅(聖雄, Saint-Soldier)과 같은 고매한 인격이 갖는 힘이 있기 때문이다. 그는 자비심과 군인들이 갖는 맹렬한 헌신성을 함께 갖춘 현명한 분이다. 그러므로 그의 한마디 한마디는 가슴에 깊은 감명을 주었다. 그와 나눈 최근 대화의 핵심은 모든 사람이 마음을 이완상태로 유지하는 것이 무엇보다 중요하다는 것이었다.

그는 "정상적인 마음은 긴장된 상태를 가리키는 것이 아니라 이완되어 있고, 창의적이고, 직관적이며, 활기차고, 지성적인 것을 말한다. 나는 이렇게 완전하게 이완되어 있는 마음을 '신비한 마음(magical mind)'이라 부른다."라고 말했다.

나는 '신비한 마음'이란 그의 표현을 결코 잊을 수 없다. 환자들이 '신비한 마음'을 갖도록 도와주는 것이 나의 절대적 목표다.

이 목표를 성취하기 위해 나는 환자들이 스트레스를 잘 관리할 수 있도록 돕는다. 왜냐하면 신비한 마음은 스트레스를 잘 점검해야 가능하고 이상적인 인지기능은 이완된 마음상태가 선행되어야 하기 때문이다.

대부분의 환자는 처음에는 스트레스 관리가 최상의 인지기능 유지와 뇌 장수에 절대적으로 중요한 것이라는 것을 잘 모르고 있다. 그들은 스트레스가 실제로 무엇을 의미하는지 잘 모른다. 그들은 스트레스란 긴장감을 느끼도록 하는 외부의 어떤 힘이라고 생각한다. 그것은 스트레스가 아니라 스트레스 자극 또는 스트레스 원(stressor)이다.

스트레스란 스트레스 자극에서 파생되는 느낌을 말한다. 이 차이는 사소하게 보여도 사실은 매우 중요한 것이다. 그것은 당신에게 가해지는 스트레스 자극을 스트레스로 지각하지 않는다면 그것은 스트레스가 아니라는 의미다.

이 장에서는 삶이 스트레스 자극으로 가득 차 있더라도 어떻게 하면 스트레스가 없는 삶을 살아갈 수 있는지 배우고자 한다. 이것은 생각보다 어렵지 않다.

앞선 영양치료에 관한 장에서는 스트레스를 영양으로 막아 내는 법과 스트레스가 나타났을 때 영양적으로 스트레스를 어떻게 보상할 수 있을 것인지에 대해서 논의하였다. 요컨대 약물이나 음식물과 같은 물질로써 마음을 지배하는 전략에 관해 배운 셈이다. 이 장에서는 정신적 기법을 사용하여 스트레스가 신체에 미치는 영향을 최소화하는 방법, 다시 말해 마음으로 육체를 지배하는 전략에 관해 학습하려고 한다.

이 방법을 배우면 엄청난 도움을 받을 것이다. 스트레스 자극이 엄습하여 바람에 흔들리는 나뭇잎 같은 느낌이 들거나 통제할 수 없는 강력한 힘에 시달리는 횟수가 극적으로 적어질 것이다. 이렇게 스트레스 자극에 대한 취약성이 점차 감소되기 시작하면 몇 가지 아주 중요한 심리적 변화가 당신 내부에서 일어날 것이다. 다시 말해 코르티솔 수준이 감소하고, 혈압이 떨어지며, 신피질에서는 새로운 시냅스 연결이 형성되고, 뇌파는 이완파인 알파(α)파와 세타(θ)파로 바뀌고 신경전달물질은 더욱 효율적으로 분비되고 작용하게 될 것이다.

이러한 갖가지 변화는 뇌의 능력을 놀랍도록 상승시킬 것이다. 기억력은 더욱 날카로워지고 사고과정은 더 재빠르고 유연하게 작동할 것이다. 더욱 행복해지고 뇌가 재생의 길로 접어들며 삶이 나아질 것이다.

당신은 뇌의 장수를 이룰 것이며 여생 동안 더 높은 수준의 인지기능을 즐길 것이다.

스트레스에서 당신을 구출하는 실제적인 방법을 말하기 전에 먼저 만성적이고, 장기간 지속하는 스트레스 원인 몇 가지를 언급하려고 한다.

이미 당신은 홈스와 라헤 척도(Holmes-Rahe index) 같은 여러 가지 스트레스 지표를 보았을 것이다. 나는 현재 사용되는 여러 가지 스트레스 지표가 도움은 되지만 공통적인 단점을 지닌다고 생각한다. 즉, 이 지표들은 개인들이 갖는 지각의 정도는 고려하지 않고 모든 사람이 특정한 자극에 획일적으로 반응할 것이라 전제하는데, 이것은 잘못이다. 사람들은 개개 스트레스 자극에 달리 반응한다. 앞서 언급한 것처럼 스트레스에서 결정적으로 중요한 요인은 어떤 자극이 출현했는가가 아니라 그 자극에 대해 사람마다 어떻게 달리 반응하는가다.

예컨대 대부분의 스트레스 지표에서 해직은 중간 정도의 스트레스 자극으로 평가된다. 그러나 직장에서 해고되는 것은 사람마다 영향을 다르게

표 14-1 뇌 장수 스트레스 충격 척도

사 건	스트레스 자극의 평가	개인 지각 점수 (1~10)	점수
자식의 죽음	100		
배우자의 죽음	99		
생명을 위협하는 질병	95		
감옥 수감	80		
이혼	78		
부부별거	68		
부모나 친지의 죽음	68		
직장에서 해고	65		
임신	60		
심각한 질병으로 인한 입원	58		
결혼	57		
파산으로 저당 잡힘	57		
가족의 심각한 질병	55		
아기 출산	50		
직장에서 좌천	50		
고소당함	50		
은퇴	49		
성적 문제	45		
직장에서 일시 해고	43		
상사와의 문제	40		
주된 사업상의 변화	40		
재정상의 큰 변화	39		
이사	38		
절친한 친구의 죽음	38		
경력상의 변화	38		
배우자와 말다툼 빈도의 변화	35		
수면 습관의 변화	31		
동료와의 갈등	30		
순수익의 25% 이상을 저당 잡힘	29		
손자(녀)의 출생	28		
자식의 독립	27		
친척들과의 문제	25		
중요한 생활양식 변화	24		

일주일 이상의 질병	23		
직장에서의 승진	23		
정치적 또는 종교적 신념의 변화	20		
순수익의 20% 이상을 저당 잡힘	18		
사회생활의 변화	17		
식생활의 변화	15		
휴가	10		
경미한 법적 문제	10		
총　　점			

받는다. 예컨대 한 사람은 그 직장을 몹시 좋아하고 그 직장에서 받는 돈이 꼭 필요하지만 다른 사람은 그 직장도 싫고 돈도 필요하지 않다. 분명히 이 두 사람은 똑같은 실직 상황이더라도 전혀 다른 반응을 보일 것이다.

내가 고안한 스트레스 지표에서는 다양한 스트레스 자극에 대한 '스트레스 자극의 평가치'를 적용하였고 개개 스트레스 자극에 대한 개인의 지각을 반영하여 이를 곱하였다. 즉, 각 스트레스 자극에 대해 개인이 느끼는 스트레스 정도에 따라 1에서 10까지 곱할 수 있게 했다. 예컨대 직장에서의 해고가 당신을 많이 괴롭히지 않는다면 스트레스 자극에 대한 평가를 2나 3 정도로 하여 이를 곱하면 된다. 그러나 해고가 절망적일 정도로 심각한 것이라면 9나 10을 곱해야 할 것이다.

이런 스트레스 지표는 지난 24개월 사이에 일어났던 스트레스 자극에 한해서만 적용된다.

총 점수가 500점 미만이면 비교적 스트레스가 적은 것으로 볼 수 있고, 500~1,000점이면 낮은 정도의 스트레스를 가진 사람이다. 1,000~2,000점이 되면 중간 정도의 스트레스를 가진 사람으로서 스트레스 자극에 대한 반응을 최소화하기 위해 열심히 노력해야 할 것이다. 2,000~3,000점이라면 상당히 높은 스트레스를 가진 사람으로 틀림없이 단기적으로 인지

장애를 일으키고 궁극적으로는 노화 관련 인지장애를 겪을 것이다. 만약 3,000점 이상이라면 상당히 위험한 영역에 해당되며 스트레스 수준이 지나치게 높아서 신체건강, 정서적 안녕, 인지기능 그리고 뇌 장수 등에 심각한 위협이 될 수 있다.

스트레스 충격 척도의 총점이 높다면 이것은 습관적으로 스트레스 반응을 경험한다는 것을 의미한다. 신체에 위협을 가하는 것은 바로 스트레스 반응이기 때문이다.

제6장에서 스트레스 반응에 대해 언급했지만 여기서 다시 간략하게 살펴보자.

스트레스 반응에 따른 신체적 손상

인간의 스트레스 반응은 아주 오랜 옛날에 만들어진 것이다. 지금은 스트레스 반응이 더 이상 생존을 위한 것이 아니지만 여전히 그것에 지배당하고 있다. 만약 인간의 신체가 기계처럼 조정되는 것이라면 스트레스 반응은 벌써 몇 세대 이전에 수정되었을 것이다.

스트레스 반응은 몇 십만 년 전에 진화과정의 일환으로 만들어졌다. 이 반응은 궁극적으로 모든 위협이 신체적이었으며, 신체 활동을 통해서만 극복될 수 있던 시절에 만들어진 것이다. 그러나 현대에서는 대부분의 위협이 신체적인 것이 아니라 심리적인 것이다. 오늘날의 스트레스 자극이란 상사가 무엇을 지나치게 강요한다든가, 마감시간에 맞추어야 한다든가, 짜증나는 경적, 갑자기 기계가 망가지는 것, 은행계좌가 적자인 것과 같은 것들이다. 이러한 스트레스 자극을 다루기 위해서는 신체적 반응이 필요없다. 그러나 우리는 필요하건 필요치 않건 이러한 신체적 반응을 경험하는 것이다.

아래에 스트레스 반응을 일으킬 때 일어나는 현상을 간략하게 적어 놓았다.

①　아드레날린을 방출하여 혈당을 높이고, 혈압과 심장박동을 증가시키고, 동맥을 수축하고, 소화를 늦춘다. 극히 제한된 짧은 시간 동안 마음과 근육은 대단히 효율적으로 활동한다.

②　만약 스트레스 자극이 심각하거나 몇 분 이상 지속되면 코르티솔을 분비하게 된다. 이렇게 되면 장시간 지속되는 스트레스 반응을 일으킨다.

스트레스 자극이 미약하거나 짧은 시간에 작용하면 건강한 반응을 일으킨다. 건강한 스트레스 반응이란 약한 흥분을 야기하고 사람들에게 생산적인 활동에 참여할 수 있도록 한다. 이러한 건강한 수준의 스트레스를 좋은 스트레스(eustress)라 부르는데 불건강한 수준의 스트레스를 방어하는 데 도움을 준다.

스트레스가 전혀 없으면 곧 싫증이 나고 이런 싫증 자체가 불건강한 스트레스가 된다.

더구나 가끔 아주 미약한 정도의 스트레스가 나타나면 뇌에 우익하다. 이런 스트레스는 흥분성 신경전달물질인 노르에피네프린을 분비시킨다. 단기 기억을 장기 기억 저장으로 이동시키고 긍정적 기분을 갖기 위해서도 노르에피네프린이 필요하다.

그러므로 성공적인 스트레스 관리의 요점은 삶에서 아주 미약하고 건강한 정도의 스트레스는 지녀야 한다는 것이다. 그러한 스트레스 자극은 골치 아프거나 문젯거리가 아니라 도전감과 의욕을 자아내는 것이다. 이러한 도전적 자극을 만나면 뇌는 더욱 창의적으로 생각하고 새로운 수지상돌기를 성장시키고 새로운 시냅스 연결 부위를 만들어 더욱 활기차고 건강한 뇌가 된다.

불건강한 수준의 스트레스는 당면한 스트레스 자극에 대해 대처할 능력이 부적절할 때 발생한다. 이런 상황이 오면 모든 것을 스트레스로 받아들여 신경이 더욱 날카로워지고 우울하게 되며 매사에 괴로운 심정이 된다.

불건강한 수준의 스트레스는 아주 가끔만 경험해도 건강을 해칠 수 있다. 만약 일상생활 전반에 걸쳐 지속적으로 높은 수준의 스트레스를 경험한다면 신체건강, 지적 능력, 정서적 건강에 더욱 심각한 장애를 초래한다. 만약 만성적이고 통제 불가능한 스트레스를 경험한다면 인생 전체가 망가지는 이른바 일반적응증후군(General Adaptation Syndrome)이란 현상이 발생하는 비극을 맞이하게 된다.

이 '일반적응증후군'을 조심해야 한다. 한마디로 말해 이것은 "당신의 뇌를 못 쓰게 만든 것이다(It can cook your brain)."

일반적응증후군과 뇌

1956년 내분비학자 한스 셀리에(Hans Selye)는 스트레스가 신체에 손상을 줄 수 있다는 내용의 저서를 세상에 내놓으면서 스트레스 연구 분야에서 가장 뛰어난 대가 중 한 사람이 되었다. 그의 책 『삶의 스트레스(The Stress of Life)』에서 셀리에는 일반적응증후군이라는 기제를 통해 스트레스가 어떻게 점진적으로 신체를 망가뜨리는가를 기술하였다. 일반적응증후군이란 우리 신체가 스트레스 반응에 장기간 놓이면 신체에 일련의 방대한 변화가 일어나는 것을 말한다.

이런 일련의 변화가 이루어지는 데는 3단계가 있다. 첫 번째 단계를 '경고단계'라고 하는데 이때는 아드레날린과 코르티솔이 분비되어 신체나 마음이 온통 스트레스 자극에 맞서 행동을 일으킬 수 있도록 한다. 두 번째 단계는 '저항단계'로 마음과 몸이 위협을 정확하게 잡아내어 가장 적절한 저항 기제만을 활성화시킨다. 이 시기에는 아드레날린과 코르티솔의 분비가 감소되는 반면 가장 적절한 기관과 조직에 의해서 스트레스에 대항하는 투쟁이 이루어지게 된다. 그러나 그런 후에는 가장 위험한 단계인 '소진단계'가 다가온다.

소진단계에 이르면 스트레스 자극과 맞붙어 싸우던 기관과 조직이 손상되어 기능이 위축된다. 마음과 몸은 이 생존전쟁을 계속하기 위해 다른 조직과 기관을 총동원하는데, 이런 현상이 일어나면 다시 한 번 아드레날린과 코르티솔이 분비된다.

소진단계에는 신체 내의 모든 조직과 기관이 영향을 받으며 그중 어떤 곳은 심한 손상을 입는다. 때때로 부신피질이 커지는 현상이 일어나기도 하고 흉선, 이자, 림프절 등은 줄어들기도 한다. 일반적으로 면역과 관계 있는 백혈구 수가 감소되고, 유산은 과다하게 분비되고, 혈압은 상승되며, 성호르몬은 계속 감소하게 된다.

이러한 변화가 일어나면 대개 질병이 뒤따라 발생한다. 일반적응증후군으로 고생하던 사람들이 만성 고혈압 환자가 되는 것은 흔한 일이다. 고수준의 만성 스트레스는 사소한 여러 질병도 잘 발생시키며, 때로 심장병이나 암과 같은 심각한 재앙적 질병의 원인이 되기도 한다.

만성 스트레스는 사망률이나 질병의 이환율을 급속하게 증가시킨다. 예컨대 배우자를 여읜 노인은 배우자와 함께 사는 노인에 비해 사별 1년 이내에 10배 이상 더 많이 사망한다고 한다. 이와 유사하게 이혼을 하는 경우에도 이혼 후 1년 사이에 질병에 걸릴 확률이 12배나 더 증가한다고 한다.

또 만성 스트레스는 질병에서 회복하는 것도 방해한다. 한 최근 연구에서는 심한 스트레스를 가진 피험자들은 피부상처가 완전히 회복되는 데 평균 49일이 소요되지만 스트레스가 없는 피험자는 39일이 소요된다고 하였다. 다른 연구에서는 스트레스가 나쁜 콜레스테롤, 즉 LDL의 수치를 유의미하게 증가시킨다고 한다.

스트레스로 괴로움을 당하는 것은 신체만이 아니라 뇌 역시 마찬가지다. 만성 스트레스의 소진단계에 이르면 코르티솔의 효과 때문에 학습능력과 주의집중력은 급감하게 된다. 어떤 연구에서는 높은 수준의 스트레스를 가진 학생들은 저수준의 스트레스를 가진 학생들에 비해 IQ검사에서 13%나 점수가 떨어졌다고 보고하였다.

만성 스트레스에 의한 고혈압은 인지기능을 감소시킨다. 앞서 언급한 것처럼 심장에 좋은 것은 뇌에도 좋은 것이며 심장이나 뇌에 해로운 것 가운데 고혈압만큼 더 나쁜 것은 없다.

일반적응증후군의 소진단계에는 중요한 신경전달물질인 노르에피네프린의 결핍을 초래하는데, 특히 추상적 사고활동 센터인 신피질의 전두엽 부위에서 고갈이 심하다.

만성 스트레스는 노르에피네프린이 변연계를 비껴 가게 만든다. 정서센터인 변연계에 노르에피네프린이 모자라므로 만성 스트레스는 우울증, 불안증, 공포증을 일으킨다. 만약 만성 스트레스가 오랫동안 지속되면 어떤 정서적 즐거움도 느끼지 못하는 쾌감 결여증이 발생한다.

만성 스트레스에 따른 또 다른 정신적 문제는 뇌파에 미치는 영향이다. 스트레스를 경험하는 사람에게는 고요한 뇌파인 알파파나 세타파 대신 불안한 뇌파인 베타파가 주로 나타난다. 베타파란 알파파와 세타파브다 학습이나 주의집중을 잘 이루어 낼 수 없는 흥분 긴장성 뇌파다.

끝으로 가장 해로운 것은 만성 스트레스는 코르티솔을 과잉 분비시킨다는 것이다. 코르티솔은 뇌의 유일한 에너지인 포도당의 뇌 공급을 차단하고 신경전달물질의 기능을 방해하며, 궁극적으로 뇌세포를 죽인다.

무자비한 스트레스의 또 다른 비극은 자연스럽게 코르티솔 생산을 차단하는 기제를 망가뜨린다는 것이다. 위협이 사라지면 자연스럽게 코르티솔 분비가 차단된다. 앞서 살펴본 것처럼 변연계가 건강할 때는 내분비계에 피드백을 주어 코르티솔 생산을 그만 멈추라고 말해 줄 수 있다. 그러나 만성 스트레스에 의해 변연계가 망가지면 이 피드백 기제가 망가지고 파괴적인 피드포워드 기제만 작동하게 된다. 피드포워드 기제는 코르티솔이 더 이상 필요 없는데도 점점 더 많이 생산하게 한다. 이러한 현상은 오랫동안 스트레스 때문에 변연계의 중심 구조인 해마가 손상된 노인에게서 특히 많이 나타난다.

피드포워드 기제가 발생하면 퇴행의 악순환이 이루어진다. 이 퇴행 악순환은 미약한 노화 관련 기억력 손상이 심각한 치매로 악화되도록 가속화한다.

앞서 살펴본 것처럼 만성적 스트레스는 살인자다. 이것은 신체를, 지성을, 정서를 파괴하여 죽여 버린다. 지금부터는 스트레스 자극에 의한 신체적 · 정신적 파괴에 대항해서 어떻게 자신을 보호할 수 있는지에 관해 알아보기로 하자.

스트레스를 덜 받고 스트레스 자극을 막기 위한 두 가지 기본적인 심리학적 방법이 있다. 이 두 가지 심리학적 방법을 사용하면 스트레스가 가할 수 있는 대부분의 손상을 막아 마음으로 신체를 지킬 수 있을 것이다.

'통제의 달인'은 손상받지 않는다

통제는 스트레스를 이기는 데 가장 결정적인 요소다. 만약 스트레스 자극을 통제하면 스트레스를 도전이라고 지각하고 자신감과 이완된 마음으로 스트레스에 접근할 수 있겠지만, 만약 스트레스 자극을 통제하지 못하면 스트레스를 위협으로 느낄 것이다.

실제로 어떤 스트레스 연구자들은 스트레스를 스스로 통제할 수 없는 어려운 상황이라고 정의한다.

만약 당신이 어려운 상황을 잘 해결할 수만 있다면 그것은 뇌와 몸에 좋은 일이다. 상황을 해결하려고 시도하면 신경세포와 신경세포 사이에 새로운 시냅스를 만들고 도전을 이겨내기 위해 신피질의 일부인 '연합뇌(associative brain)'를 활용하게 될 것이다. 이 연합뇌는 주로 전두엽과 측두엽으로 구성되었으며 창의력으로 문제를 해결하는 데 가장 활발한 작용을 하는 뇌다. 연합작용을 수행하는 신경세포들은 가장 탄력적이고 적응적인 신경세포들이기 때문에 도전을 받으면 번성해진다.

그러나 만약 통제가 불가능한 상황이라고 지각하면 이 신경세포는 창의적으로 문제를 해결하는 활동에 관여하지 않게 되고 뇌를 해치는 나쁜 호르몬이 더 많이 분비될 것이다.

통제감의 상실은 급격하게 스트레스를 상승시킨다는 것이 여러 연구에서 이미 밝혀졌다. 통제 가운데 가장 중요한 요소의 하나는 예측 가능성이다. 만약 곧 스트레스 자극이 닥칠 것이라는 것을 미리 안다면 스트레스 반응을 크게 감소시킬 수 있다. 예컨대 제2차 세계대전 동안 예측할 수 없는 시간에 공중폭격을 당했던 런던 교외 사람들은 위궤양 발생이 3배나 더 증가했다고 한다. 그러나 시내 한복판에 살면서 폭격이 오는 것을 미리 알았던 시민들은 교외에 사는 사람보다 폭격을 당한 횟수는 더 많았지만 위궤양 발생률은 1/6밖에 되지 않았다고 한다. 쥐 실험에서도 어떤 사전 경고를 하지 않고 고통스러운 충격을 주었던 쥐들은 충격을 받기 전에 경고를 주었던 쥐에 비해 스트레스 증세가 훨씬 더 심각했음을 보여 주었다.

통제를 할 수 있다는 것은 직업적 스트레스를 감소시키는 데도 매우 중요하다. 직업 스트레스를 결정하는 데 일차적으로 중요한 요인은 작업 장면에서 그 사람이 어느 정도의 통제력을 갖느냐 하는 것이다. 만약 스스로 결정할 수 있는 선택의 자유를 가진다면 계속 남의 의견만 따라야 하는 사람들에 비해 스트레스를 훨씬 더 적게 느끼게 된다. 그러므로 일은 힘들지만 권위 있는 직업이 일은 편하고 권위 없는 직업에 비해 신체적으로 스트레스가 훨씬 적다. 그러므로 간호사가 의사보다 훨씬 더 스트레스가 많은 것이다.

통제력을 갖는다는 것이 중요하다는 것을 보여 주는 또 다른 상황은 병원에서 통증환자에 대한 처방을 내는 경우라 할 것이다. 실험에 따르면 의사가 통증제를 마음대로 처방하도록 허락했던 통증 환자들은 통제를 허가하지 않은 환자에 비해 통증제를 적게 사용하였다.

통제감이 적고 최고 수준의 스트레스를 느끼는 사람들은 '학습된 무기력'이라는 성격 특성을 가진 사람들이다. 이런 사람들은 삶 속의 다양한 장면에서 온갖 통제를 모두 다 해 보았지만 자주 실패했던 사람들이다. 일반적으로 이러한 특성을 가진 사람들은 코르티솔 수준이 증가되고 높은 수준의 인지 기능을 수행하기가 어렵다.

이런 특성은 사람들이 상황을 보는 방식에 따라 증감한다. 이는 단기간의 실험에서도 나타난다. 실험에서 한 피험자 집단에게는 수행 불가능한 과제를 주고 다른 집단에게는 유사하지만 수행 가능한 과제를 주었다. 불가능한 과제를 받았던 사람들은 동기가 줄어들었고 높은 수준의 스트레스를 보였다. 가능한 과제를 받았던 사람들은 동기 수준이 높은 상태에 머물렀고 낮은 수준의 스트레스를 보였다. 그런 후 두 집단에게 수행 가능한 똑같은 새로운 과제를 주었다. 이 새로운 과제를 받자 처음에 불가능한 과제를 받았던 집단은 처음에 가능한 과제를 받았던 집단에 비해 훨씬 수행력이 떨어졌다. 이들에게 학습된 무기력 특성이 급속하게 형성된 것이다.

그러나 불가능한 과제를 받았던 집단원 전부가 학습된 무기력에 빠진 것은 아니었다. 이들 가운데 일부는 비록 처음 불가능한 과제에서 실패했지만 스트레스를 느끼지 않으면서 동기도 높은 수준에서 잘 유지하였다.

학습된 무기력에 대한 이 같은 일부의 저항은 동물실험에서도 잘 나타난다. 학습된 무기력 실험에 참여했던 개 가운데 약 1/3은 학습된 무기력 특성에 잘 빠지지 않았다. 흥미로운 것은 이렇게 무기력에 빠지지 않고 자유스러운 개들은 실험실에서 태어나 자란 개가 아니라 바깥의 우리에서 구해 온 개들이었다는 것이다. 이러한 결과는 '실제 사회'가 각종 스트레스 자극에 대해 유연하게 대응해 가는 것을 배우는 좋은 장소란 것을 암시하는 것이다.

이제부터는 스트레스에 대한 통제감을 얻는 데 가장 널리 인정받는 방법을 살펴보기로 하자.

통제하는 방법

인생에서 통제감을 잘 유지하기 위한 가장 중요한 방법 중의 하나는 통제할 수 있을 때와 없을 때를 명쾌하게 아는 것이다. 사람들은 너무나 자주 실제로 통제감을 놓치지 않았는데도 통제감 상실에 빠진다.

위대한 스트레스 연구가인 로버트 사폴스키(Robert Sapolsky) 박사는 원숭이를 대상으로 실험할 때 이러한 통제감 상실의 인지실패에 관하여 썼다. 그는 자신의 실험결과를 바탕으로 스트레스에 관한 유명한 책인 『왜 얼룩말은 위궤양에 걸리지 않을까?』를 썼다. 사폴스키 박사는 다른 동료 원숭이들과 작은 충돌을 겪으며 승리를 얻은 원숭이는 몸치장 행동에 관여하는 등 다양한 승리의 모습을 보여 주는 것을 발견하였다. 이런 싸움 끝에 승리를 느낀 원숭이는 분명 통제감을 느낀 것 같다. 그러나 일부 다른 원숭이들은 비록 싸움에서 이겼지만 싸움 전과 거의 똑같은 행동을 보였다. 이런 원숭이들은 확실한 통제감을 얻지 못한 것 같았다. 어떤 이유에서인지 이들은 승리와 패배를 구분할 수 없었다. 이런 원숭이들은 통제감을 확신한 원숭이들에 비해 높은 코르티솔 수준을 보였다.

많은 사람은 자신이 실제로 운전석에 앉아 있는 것을 실감할 수 없는 것과 같은 느낌으로 고통을 겪고 있으며, 통제하는 상황이라도 통제감을 느끼지 못한다. 동물과 마찬가지로 사람에게도 이런 애매모호한 상황은 스트레스 반응을 일으킨다. 흔히 그러하듯이 이런 감정도 장시간 지속되면 파괴적인 일반적응증후군을 야기하게 된다.

이처럼 통제 상황에 있으면서도 통제감을 느끼지 못한다면, 이것 또한 일종의 학습된 무기력감이라 할 수 있다. 보통 이런 태도는 자기 패배적 사고 유형으로 마음속 깊이 간직되어 있다.

이러한 잘못된 사고 유형은 금방 부정적인 결론을 도출한다. 많은 사람은 실제로 그렇지 않은데도 자신에게 문제가 많다고 생각하여 '상사가 그렇게 많은 것을 요구하는 것으로 보아 나를 싫어하는 게 틀림없어.' 라고 속단해 버린다. 결코 최악의 상황을 가정하지 말라. 이런 생각은 당신을 비관주의로 몰고 가고 이런 비관주의는 만성 스트레스를 키우는 온상이다.

또 다른 왜곡된 사고유형은 '과일반화(overgeneralizing)' 문제다. 만약 극히 제한된 정보에서 방대한 부정적 결론을 도출한다면 스스로 문제를 일으키는 꼴이다. 사람들은 흔히 '모든 사람이 나를 따돌리니까 여기서 일어나는 일을 나는 하나도 몰라.' 혹은 '아직 애인이 없으니, 앞으로도 그렇겠지.' 라고 말한다. 당신이 아는 것만 알려고 노력하라. 부정적인 일반화로 휩쓸리는 것을 막아야 한다.

또 다른 자기 패배적 사고 유형은 다른 사람과 잘 지내기 위해 자신의 통제력을 양보해야 된다고 생각하는 것이다. 많은 사람은 좋은 게 좋다면서 잘 지내려고 노력한다. 사람과 사람 간에 좋게 지내는 것은 결코 나쁜 것은 아니다. 그러나 자신의 욕망을 그 상황에 맞추기 위해 습관적으로 양보만 한다면 마침내 희생자나 바람에 떠다니는 낙엽 같은 느낌이 들 것이다. 자신이 필요한 것을 말하는 데 두려워하지 말라. 만약 당신이 합리적이지 못한다면 사람들이 당신에게 말해 줄 것이다.

또 다른 나쁜 사고 유형은 통제를 위해서 모든 것을 다 통제해야 된다고 생각하는 것이다. 이것이야말로 온당치 못한 생각이다. 하나의 큰 그림을 통제하기 위해 세세한 것까지 전부 통제할 필요는 없다. 당신이 통제할 수 있는 것에 감사하고 미세한 작은 것에는 연연하지 말라. 결국 절대적으로 통제력을 가진 삶이란 놀라울 것도 없고 도전적인 것도 아닌 삶인 것이다.

학습된 무기력과 같은 통제 상실감으로 고통받는 사람들은 거의 언제나 실제로 느끼는 것 이상으로 많은 통제를 할 수 있다. 학습된 무기력은 흔히 과거에 갇혀 있을 때 찾아온다. 사람들은 자신의 삶을 통제할 수 없을 때 일어났던 충격적 경험을 끊임없이 되돌아볼 때 그만 덫에 걸리고 만다. 특히 통제할 수 없었던 고통스러운 사건을 겪었던 어린 시절의 기억에서 완전히 벗어날 수 없다. 어른이 되어서도 가끔 이러한 고통스러운 사건을 기억하여 그 상황을 재조정하고 사건을 똑바로 기록하기 위해 무의식적으로 유사한 사건을 만들어 낸다. 예컨대 정서적으로 냉담한 아버지를 가졌던 여성은 냉정한 남성과의 사랑에 계속 실패할 수 있는데, 이는 그런 남성들을 변화시킨다면 자신의 과거를 수정해야 하기 때문이다.

그러나 어린 시절 비극을 아무리 재연해도 이런 비극을 날려 보낼 수는 없다. 어린 시절의 외상을 극복하기 위해서는 그것과 직접 맞부딪쳐 싸워야 한다. 이렇게 하기 위해 가장 널리 인정되는 방법은 정신치료자의 도움으로 자신의 충격적 경험에 직면하고 수준 높은 명상수련에 참가하는 일이다. 직접 아동기의 충격적 경험에 직면하는 것은 어려운 일이지만 그렇게 해야만 과거를 과거 속에 머물게 할 수 있다. 만약 그렇게 되면 통제감을 가지고 성인생활을 순조롭게 해 나갈 수 있고, 어린 시절 따라다녔던 통제 불능감을 잊을 수 있다.

삶에 대해 통제감을 갖도록 도와주는 아주 효과적인 또 다른 방법이 있다. 이것은 당신에게 일어나는 일을 언제나 통제할 수는 없지만 그것에 반응하는 방법은 통제할 수 있음을 깨닫는 것이다. 이것이 당연하게 들릴지 모르지만 이것은 스트레스 자극이 스트레스가 되는 것을 미리 광지할 수 있으므로 아주 중요하다.

나의 공동저자인 카메론 스타우스는 이 방법으로 고소공포증을 극복한 적이 있다. 천둥번개가 몰아치는 어느 날의 비행에서 카메론은, 이날의 비행을 통제할 수는 없지만 그것에 대한 자신의 신체 반응은 통제할 수 있음을 깨달았다. 그래서 그는 심호흡과 다른 스트레스 통제훈련을 하였고 금세 강력한 안도감을 느꼈다. 그가 비행에 대한 그의 반응을 통제하는 것에 주의를 집중하자 전반적인 통제감을 가질 수 있게 된 것이다. 그 후 비행은 그에게 걱정거리가 되지 못하였는데 어떤 경우에서도 자기통제라는 에이스카드가 있었기 때문이다.

스트레스 자극에 대한 반응을 통제하는 것을 도울 수 있는 또 하나의 강력한 방법은 부정하는 것이다. 이것은 문제를 본질적으로는 처리하지 못하기 때문에 스트레스 통제를 위한 장기 대처기술로는 효과적이라 할 수 없다. 그러나 단기적으로 볼 때 지나친 스트레스를 느끼는 것을 일단 막아주기 때문에 뛰어난 방책이 될 수도 있다. 예컨대, 심장발작을 일으킨 환자들을 대상으로 한 어느 연구에서 심장발작을 일으킨 처음 24시간 동안에 부정이라는 대처기술을 사용한 환자들은 큰 이득을 보았다고 한다. 자신들의 심각한 문제를 부정했던 환자들은 심장부정맥에 대해 덜 불안해하고, 덜 문제시하고, 사망률도 줄어들었다고 한다.

부정은 위급상황에서 공황상태가 발생하는 것을 예방하는 데 좋은 방법이다. 만약 지금 직면한 문제가 심각하지 않다고 일단 부정해 버리면 머리가 좀 더 맑아지며 손도 떨리지 않지만, 그대로 수용하게 되면 골치가 아프고 이 문제가 자신을 휩쓸어 버릴지도 모른다는 두려움에 떨게 된다. 아픈 아이를 가진 부모를 대상으로 한 연구에 따르면, 이 부정의 방법을 사용한 부모는 코르티솔의 분비수준이 매우 낮았다고 한다. 그러나 아이들의 건강이 회복되지 않은 경우 부정을 사용한 부모가 부정을 사용하지 않은 부모보다도 많은 대가를 치루었다. 부모의 일시적 부정 기대가 완전히 무너졌을 때 코르티솔의 분비수준은 현실적으로 냉정하게 대처한 부모의 코르티솔 수준보다 월등히 높다. 그러므로 부정이란 일시적으로 효과적인 수단일 뿐 오래 지속되는 만능 수단은 되지 못한다. 현실을 내버려 둘 때와 현실에 직면해야 될 때를 구별하는 것이 중요하다.

통제를 강력하게 지각하는 것도 대단히 중요하고 현실 세계에서 실제적인 통제감을 유지하고 행사하는 것도 중요하다.

만약 만성적인 스트레스에서 벗어나고 싶다면 매일 매일의 일상생활에서 삶을 기본적으로 통제할 수 있어야 된다. 만약 당신이 인생이라는 자신의 선박에 진정한 선장이 되지 못한다면 수시로 닥쳐오는 온갖 종류의 스트레스 자극에 흔들리고 말 것이다.

오늘날은 통제감을 느끼면서 살아가는 당당한 사람들을 비판하는 것이 마치 유행처럼 되어 있다. 하지만 이것은 잘못된 것이다. 즉, 통제 자체는 부도덕한 것이 아니다. 통제는 자유와 사랑에 대한 욕구처럼 중요하고도 강력한 심리적 욕구다.

자신의 삶을 통제하면서도 남과의 관계를 악화시키지 않고 잘 지내는 요령은 타인의 삶이 아니라 자신의 삶만 통제하는 것이다. 사람들은 자신의 삶은 잘 통제하지 못하면서 타인의 삶에 끼어드는 통제광에게 화를 낸다. 대개 자신의 삶을 잘 통제하지 못한다고 느끼는 사람이 남의 삶을 통제하려고 한다. 사람들은 자신의 통제에 대한 부족감을 타인에 대한 통제로 해결하려는 것이다.

대부분의 경우 자신의 삶을 통제할 수 있다고 느끼면 분노나 두려움 없이 통제를 때로는 양보할 수도 있다. 이러한 심리적인 상태에 이르면 더욱 탄력성을 가져 부러지지 않고 잘 휘어질 수 있다. 이러한 탄력성은 뇌와 신체에 매우 이롭다. 최근 하버드 대학의 100세 이상의 노인을 대상으로 한 연구에서 연구자들은 100세 이상 고령자가 갖는 일차적 특성이 부러지지 않고 잘 휘는 능력, 즉 탄력성이란 점을 발견하였다.

집착을 내려놓고 더욱 고귀한 어떤 힘이 진정한 통제자임을 자각할 때 최고 수준의 통제력을 얻을 수 있다. 이러한 확신을 느낄 때 삶에 대해 강력한 통제감을 가질 것이다.

자신의 삶을 스스로 통제하려면 스트레스에 대한 중독에 어느 정도 대항해야 한다. 적절한 양의 스트레스는 좋은 약이어서 중독성이 있는 게 사실이다. 우리는 적절한 스트레스가 야기하는 소량의 아드레날린 분비를 좋아한다. 아드레날린의 소량 분비는 기분을 돕는 생화학적 물질분비를 자극하고 사고과정을 촉진한다. 스트레스의 일격은 마치 독한 커피 한 잔처럼 생기를 북돋운다. 물론 이런 스트레스는 곧 통제불능의 상태로 바뀌기도 하고 신체의 생화학적 상태를 뒤흔들기도 한다. 그러나 흥분감을 느끼는 처음 몇 분간을 제외하면 좀 더 적절한 스트레스 상황으로 되돌아가려고 애쓰는 것이 일반적이다. 어떤 면에서 우리는 자신의 뇌를 자극하는 전극봉을 계속 활성화하는 실험실의 쥐와 비슷하다.

현대처럼 스트레스가 많은 사회에서는 아드레날린 상습 복용자가 되지 않을 수 없으며, 매일 원하든 원하지 않든 간에 아드레날린을 투여받고, 없으면 다른 곳으로 찾아나선다.

그러므로 현실세계에서 삶을 진정으로 통제하는 첫 단계는 스트레스에 함몰되어 가는 자신을 저지하는 것이다. 당신은 아드레날린 유혹에 대해 '아니요.'라고 거절해야 한다.

일상적 삶을 실제적으로 통제하는 데에는 수많은 방법이 있다. 최고의 방법 가운데 하나는 자신의 목표를 목록화하는 것이다. 최고의 효과를 얻기 위해 세 가지 종류의 목록을 마련하라. 즉, 전 생애에 걸친 목표와 다가올 몇 달간의 목표와 내일 또는 모레의 목표를 설정하는 것이다.

이 목표에 우선순위를 매기라. 자신이 가장 원하는 것을 정확하게 찾아내되, 현실적인 것을 선택하라. 도달할 수 없는 목표는 스트레스만 더 쌓이게 할 뿐 도움이 되지 않는다.

원하는 목록을 확인한 후에는 행동목록을 만들라. 여기에서도 세 가지 종류의 목록, 즉 장기, 중기 및 단기 목록을 작성하는 것이 도움이 될 것이다. 그중에서도 단기 활동계획 수립에 최대한 초점을 두라. 이 계획이야말로 오늘을 충실히 살아가게 하기 때문이다.

행동목록의 개개 항목에다 우선순위를 매기라. 당신은 이 목록의 최정상에 위치한 목록만이 당장 성취해야 할 필요성이 있는 것임을 알게 될 것이다. 준비운동이랍시고 하위 목록에 속하는 쉬운 일에 뛰어들지 말라. 힘든 일에 뛰어들고, 시시한 일에 땀 흘리지 말라.

기대는 높이 갖되 현실적이어야 한다. 만약 목표에 빨리 다가가지 못하더라도 삶 자체는 변경하지 말고 목록만 수정해야 한다. 편안한 마음으로 할 수 있는 범위에서 열심히 하라. 너무 힘들면 그 과업은 도전이 아니라 오히려 스트레스 자극으로 지각될 것이다.

실패를 두려워하지 말라. 두려움을 피하는 최상의 방법은 목표와 자아를 분리하는 것이다. 만약 목표에 도달하는 데 실패한다고 자신이 쓸모없는 인간이라고 여기는 것은 실패를 두려워한다는 뜻이다. 당신은 존재하는 인간일 뿐 일하는 인간이 아니므로 일의 결과가 당신은 아님을 기억하라. 단지 최선을 위해 노력할 뿐 완벽이란 불가능하다는 것을 깨달아야 한다.

가능한 한 목표를 외적인 것이 아니라 내적인 것에 두도록 하라. 예컨대 목표를 부자가 되는 것에 두지 말고 풍족하다고 느끼는 데 두라. 세상에는 많은 돈을 버는 데 혈안이 된 백만장자가 있는가 하면 풍요로움과 만족감을 느끼는 중산층도 많다. 200년 전 벤자민 프랭클린(Benjamin Franklin)은 "부유함이란 그가 갖고 있는 것이 아니라 그가 즐기는 것이다."라고 했다.

풍족하다는 느낌을 갖는 가장 좋은 방법은 자신이 좋아하는 일을 하는 것이다. 만약 돈을 벌기 위해 하는 일을 진정으로 좋아한다면 그 돈으로도 충분히 만족할 것이다. 그러나 만약 돈을 벌기 위해 하는 그 일을 싫어한다면 아무리 많은 돈을 벌더라도 만족감을 느낄 수 없을 것이다.

만약 자신의 직업을 싫어한다면 그렇게 번 돈을 다 소모하면서 행복을 사려고 하지 마라. 그 싫어하는 일에 빚만 지는 꼴이다.

목록에서 항상 가장 높은 곳에 올려놓아야 할 것은 바로 행복이다. 행복으로 가는 길은 여러 가지가 있다. 어떤 길은 가기가 쉽고 어떤 길은 어렵다. 자신만이 자신에게 알맞은 길을 안다. 행복을 포기하는 것은 삶을 포기하는 것이다. 행복, 즐거움, 희망 또는 만족, 이런 것이 모든 에너지의 원천이며 삶의 활력소다. 인간이 행복해지고자 하는 것은 타고난 권리인 것이다.

자신의 목표와 활동계획을 수립할 때 가족들이 기대하는 것을 물어야 한다. 만약 가족들이 자신이 스스로 기대하는 것보다 더 많은 것을 기대한다면 이유를 파악하고 그 차이를 조화시켜 나가야 할 것이다. 가족들의 기대가 생각보다 적다면 해방감을 느낄 수 있을 것이다. 배우자, 아이들 또는 부모의 기대에 노예가 될 필요는 없다. 맞서는 것을 두려워하지 마라. 그들에게 맞선다면 그들이 시키는 대로만 할 때보다 당신을 더욱 존중할 것이다.

'아니요.'라고 말하는 것을 배워라. 게으르지 말고, 정반대로 나가지 마라. 하지만 자기자신이 되어라. 만약 당신의 참 모습이 상사나 배우자 또는 그 밖의 누구의 마음에 들지 않더라도 그것은 당신의 문제가 아니라 그들의 문제다. 셰익스피어는 "그대 자신이 가장 진실하다는 것, 그것이야 말로 최우선이다."라고 했다. 이것은 이기적이고 편협하고 잘난 척하는 행동에 빠뜨릴 소지가 있는 위험한 충고일 수도 있다. 그러나 이러한 행동은 진정한 의미의 당신이 아니라 과거의 원한과 불만을 토로하는 과거의 당신일 것이다. 참다운 당신은 진정으로 남을 배려하며 자신을 배려하지 못한다면 남도 배려하지 못할 것임을 알고 있다.

과학기술의 발전에 따른 피로감에서 자유로워진다는 것도 대단히 중요한 일이다. 많은 스트레스가 전화 벨소리, 동시에 들려오는 스테레오 소리와 텔레비전 소리 등등 시도 때도 없이 공격해 오는 기계가 원인이다. 이런 것이 일상적으로 느껴질지는 몰라도 이것들은 분명 당신의 신경을 지치게 할 수 있다. 이런 것들이 당신을 지배하기 전에 당신이 이것들을 지배해 버리면 된다. 만약 그렇게 할 수만 있다면 삶은 매우 단순해질 것이다.

삶을 통제할 수 있으면 삶을 사랑하게 될 것이며, 비록 삶이 스트레스 자극으로 가득하더라도 스트레스를 거의 받지 않을 것이다.

한때 간디(Mohandas Gandhi)에게 "당신은 거의 50년 동안 매일같이 적어도 하루 15시간씩 일해 왔는데 휴가를 가질 때가 되지 않았나요?" 하고 물었다. 이에 간디는 "나는 언제나 휴가 중이라오." 라고 했다. 간디는 분명 자신의 스트레스 자극은 거의 통제하지 못했지만 스트레스는 멋지게 통제하였다.

지지와 스트레스

스트레스에 대항하는 두 번째로 중요한 심리적 요소는 지지다. 통제와 해소와 함께 지지는 신체에 미치는 스트레스의 나쁜 효과를 감소시킬 수 있는 유용한 방법이다.

만약 당신이 친구나 가족 또는 믿음이 가는 동료들과 강력한 사회적 유대관계를 형성한다면 스트레스 자극에 시달리지 않고 잘 견딜 수 있을 것이다. 또한 스트레스 자극이 스트레스가 되더라도 그 스트레스가 뇌나 내분비계에 해를 끼치기 전에 이 지지망이 스트레스를 최소화할 것이다.

지지자가 없는 외로운 사람들이 스트레스에 얼마나 취약해지기 쉬운지를 보여 주는 흥미로운 연구가 있다. 심한 관상성 심장질환을 앓으며 배우자나 친구 등 사회적 지지망이 없는 1,350명의 외로운 환자를 대상으로 한 5년 동안의 연구 결과, 외로운 사람들은 사회적 지지망을 가진 사람들에 비해 3배나 더 많이 사망하였다. 사망률이 지지망이 없는 집단에서는 50%였지만 지지망이 있는 집단은 17%에 불과했다.

하지만 지지 조직이 배우자나 절친한 친구와 같은 아주 가까운 사람으로만 구성될 필요는 없고, 그냥 좋은 친구나 유대감도 큰 도움이 된다. 이것은 뉴저지 지방의 작은 마을인 '로제타(Roseta)'에서 이루어진 연구에서 드러났다. 로제타란 곳은 옛 전통과 관습을 잘 지켜 나간 이탈리아계 미국인이 주로 사는 곳이다. 이곳 사람들은 강력한 우정과 공동체 의식과 같은 지지망으로 건강을 잘 지키고 있었다. 로제타 사람들도 다른 지방 사람들처럼 건강한 생활습관을 잘 지키지는 않았다. 즉, 이들도 적색 살코기를 많이 먹고, 비만이나 고혈압에 걸린 비율이 높았고 음주나 흡연습관도 다른 곳과 비슷하였다. 그런데도 로제타 사람들은 심장병이나 위궤양과 같은 전형적인 스트레스 관련 질병의 발병률이 극도로 낮았다. 예컨대, 이곳의 사람들의 심장병 발병률은 미국인 평균보다 350%나 양호하였다. 그러나 그들이 고향을 떠나 객지로 이사를 가면 금방 미국인의 평균과 같이 스트레스 관련 질병이 발생했다고 한다.

이런 현상은 미국의 여러 다른 인종집단, 즉 그리스인, 이탈리아인, 일본인, 유고슬라비아인의 공동체를 연구해 보아도 비슷한 결과가 나온다. 공동체 의식이 강한 동족집단에서는 스트레스 관련 질병에 대한 면역성이 상대적으로 더 높았다. 그러나 이들도 역시 친밀한 공동체를 떠나 낯선 곳으로 가면 이러한 면역성이 상실된다고 한다.

적절한 지지망은 보통의 친구만으로도 가능하다는 생각을 뒷받침하는 흥미로운 연구도 있다. 캘리포니아 주 알라메다 카운티의 주민 7,000여 명을 대상으로 한 연구에서, 좋은 친구와 동료를 가진 사람들은 결혼한 사람과 마찬가지로 건강하게 잘 지낸다는 사실을 보여 주었다.

스트레스 연구자 로버트 사폴스키(Robert Sapolsky) 박사는 비교적 낯선 사람과 대화만 하더라도 도움이 된다는 사실을 보여 주었다. 사폴스키 박사는 고통스러운 심장수술을 받고 있는 환자들의 코르티솔 수준을 측정해 보고, 의사에게 자신의 두려움에 대해 말하지 못했던 사람들은 두렵다고 표현했던 사람에 비해 코르티솔 수준이 유의미하게 더 높다는 사실을 발견했다.

돌로레스 크리거(Dolores Krieger) 박사는 신체 접촉으로 정서적 지지를 받은 환자들은 신체적 건강상태가 괄목하게 증진되었음을 보여 주었다. 크리거 박사는 간호학 교수로서 '치료적 접촉(therapeutic touch)'이라는 치료방식을 처음 개발한 사람이다. 이 치료방법은 보살피는 마음으로 환자를 어루만지고, 치유 에너지를 쏟아 주는 것으로 구성되어 있다. 한 흥미 있는 실험에서 크리거 박사는 치료적 접촉을 사용한 간호사가 적어도 한 가지 환자의 건강 지표(헤모글로빈 수치)를 상승시켰음을 알았다.

많은 연구와 실험이 이러한 치료적 접촉의 가치를 확인해 준다. 가장 극적인 연구는 유아를 대상으로 한 것으로 자주 안아 주지 않았던 아이들은 신체접촉을 해 준 아이들에 비해 사망률이 35%나 더 높았다. 게다가 많이 어루만져 준 아이들은 스트레스 호르몬 분비 수준도 더 낮았다.

정서적 지지는 사람뿐만 아니라 애완동물에서도 얻을 수 있다. 애완동물을 소유하는 사람은 스트레스를 덜 받으며 스트레스 관련 질병에도 덜 걸린다. 최근 연구에 따르면 애완동물을 가진 심장병 환자는 애완동물을 가지지 않은 심장병 환자에 비해 사망률이 유의미하게 낮았다. 또 다른 연구에서는 심장병 환자 가운데 애완동물을 소유한 사람은 배우자가 있는 사람보다 생존 예견치가 더 높았다고 한다.

애완견을 소유한 사람을 대상으로 한 연구를 보면 스트레스가 심한 과제를 받았을 때 개가 옆에 없을 때만 스트레스에 따른 생물학적 지표가 증가되었다고 한다. 애완동물인 개가 옆에 있으면 스트레스 자극이 스트레스로 내면화되지 않았다.

자신의 주인을 좋아한다는 사실만으로도 애완동물은 주인의 스트레스를 효과적으로 중화할 수 있다. 어떤 대상에게서 사랑을 받는다는 것은 스트레스의 신체적 효과를 극복하는 데 아주 긍정적인 영향을 미친다. 이러한 사랑의 힘에 관한 연구 가운데 1만 명의 심장병 환자를 대상으로 한 것이 있다. 자신의 부인을 사랑이 넘치는 지지적인 대상으로 지각한 환자는 그렇지 않은 환자에 비해 심한 협심증이 50%나 줄어들었다고 한다. 남에게서 사랑받는다는 느낌을 높이는 가장 좋은 방법 중 하나는 남에게 사랑을 베푸는 것이다. 스트레스학의 대가인 한스 셀리에 박사는 이런 행동이 매우 강력한 항-스트레스 기제임을 발견했고, 이를 '이타적 이기주의 (altruistic egoism)'라 불렀다.

순수하게 실용적인 관점에서 보면 이타적 이기주의란 결국 타인이 자기

에게 사랑을 되돌려 주기 때문에 남에게 미리 사랑을 지출하는 것이다. 옛
날 격언 가운데 "친구를 가지려면 먼저 친구가 되어라."라는 말은 이를 두
고 한 말이다.

그러나 실용성을 뛰어넘는 사랑의 이점이 있다. 되돌아올 것을 기대하
지 않는 사랑의 실천이야말로 진정으로 스트레스를 낮출 수 있다. 관상성
심장병 연구에서 의사들은 사랑을 되돌려 받을 만한 대상이 없는데도 그
냥 사랑을 베풀었던 이타적 환자들은 자기 중심적인 환자에 비해 생존율
이 훨씬 더 높다는 사실을 발견하였다.

아마 이런 현상은 사랑을 하면 기분이 좋아진다는 것처럼 단순한 이유 때
문일 것이다. 혹은 누군가를 사랑하면 자신의 문제에 대한 관심이 사라지기
때문이든지, 또는 신의 힘처럼 사랑이 지닌 치유의 힘 때문일 수도 있다. 오
직 한 가지 확실한 것은 사랑은 스트레스를 멈추게 하고 치유를 일으킨다는
것이다.

스트레스 해소에서 오는 재생력

해소는 통제와 지지 다음으로 스트레스에 대처하는 기술이다. 스트레스
자극이 스트레스로 되는 것을 막지 못했을 때 할 수 있는 최선의 방법은
그 스트레스를 해소하는 것이다.

스트레스 반응은 원래 스트레스 자극에 대한 신체적 반응에서 만들어진
것이다. 아주 먼 옛날 사람들은 항상 스트레스를 해소하는 신체적 활동을
통하여 스트레스에 반응했다. 이러한 신체적 활동은 스트레스가 누적되는
것을 막아 주어 그들을 보호해 주었다. 우리들의 옛 조상이 호랑이의 공격

을 받아 도망칠 때 그 큰 스트레스를 억누르지 않았다.

오늘날 스트레스 자극에 직면하면 대개 조용히 앉아서 이 문제를 어떻게 풀 수 있을까 하고 곰곰이 생각하게 된다. 불행하게도 이렇게 한다고 해서 스트레스를 해소할 수 없다. 이렇게 하면 스트레스가 더 많이 쌓이고 결국에는 신체나 뇌가 파손된다.

많은 동물실험에 따르면 동물에게 스트레스 해소책을 마련해 주지 않았을 경우, 심한 신체적 손상이 초래되었다. 쥐를 대상으로 한 일련의 실험에서 한 집단에게는 미약한 전기충격을 준 후 쳇바퀴와 같은 스트레스 해소책을 제공하였고 다른 집단에게는 스트레스를 풀 수 있는 방법을 전혀 제시하지 않았다. 해소책이 없었던 집단은 다른 집단에 비해 코르티솔의 분비 수준이 월등히 높았으며 스트레스 관련 질병이 더 많이 발생하였다.

인간에게도 스트레스를 벗어날 수 있는 해소책이 필요하다. 스트레스에 습관적으로 갇힌 사람들, 즉 스트레스를 해소하는 대신 심리적으로 억압하는 사람들은 흔히 스트레스와 관련된 신체적 질병으로 고통을 받는다. 스트레스 관련 질병의 대표격인 류머티즘 관절염, 궤양성 장염, 암과 같은 세 가지 만성 질병의 공통 원인은 분노감을 효율적으로 잘 표현하지 못하기 때문이라고 한다. 이것은 분노가 곧 이런 질병을 야기한다는 뜻이 아니라 이런 퇴행성 질병의 과정이 정서적인 해소 부족으로 악화될 수 있음을 시사한다.

스트레스를 해소하는 데는 세 가지 방법이 있다. 첫 번째는 운동이나 힘든 신체적 노동과 같은 신체활동을 통해 스트레스를 해소하는 방법이다. 두 번째는 이야기하기, 울기, 소리 지르기 혹은 그 밖의 욕구좌절을 표현하는 여러 가지 방법으로 자신의 감정을 말로써 뱉어 내는 방법이다. 세 번째는 실제적이고도 현실적인 해소책을 찾아서 스트레스를 물리치는 것이다.

신체활동　　신체활동은 스트레스를 해소하는 데 놀랄 만큼 효과적인 방법이다. 스트레스 반응은 특히 신체활동을 자극하도록 진화되어 왔다. 만약 신체활동을 통해 스트레스를 태워 없앴다면 스트레스를 제대로 다룬 셈이다. 혈압이 오르고 심장박동률이 증가하며, 소화가 느려지는 등의 스트레스 반응의 요소들은 운동 욕구와 완벽하게 맞아떨어지므로 운동은 몸을 정상적으로 이완되고 안정된 상태로 되돌아오게 하는 데 아주 효율적이다.

운동을 하고 싶지만 시간이 부족했던 한 환자는 계단 밟기 기구를 구입하여 사무실에 두고 일하면서 운동을 했다. 그는 운동을 하면서 보고서를 준비하고 전화를 받으며, 여러 가지 사업활동을 수행하였다. 그는 이렇게 운동과 동시에 일하는 것에서 오는 정서적 해소감을 만끽하였다. 일은 당연히 스트레스였으나 운동을 통해 그 스트레스를 태워 버리자 집중력이 더욱 높아지고, 이완감과 활력감을 느낄 수 있었다. 더구나 인지발달에 관한 최근 연구를 보면 운동과 지적 활동을 동시에 하면 이 두 활동의 인지적 이점이 상승효과를 나타낸다고 한다.

발로 차고, 들고, 찌르는 등의 공격적인 신체활동이 부드럽고 율동적인 운동보다 스트레스 해소에 더 효과적이다. 이런 유형의 활동은 남에게 해를 끼치지 않는 거짓 공격행동으로 끝나므로 좌절감을 더 쉽게 해소시킨다.

공격적 운동의 가장 좋은 형태 중 하나는 힘든 신체적 일을 하는 것이다. 한 젊은 환자는 열심히 정원을 가꾸는 일이 조깅과 같은 부드럽고 율동적인 활동보다 자신의 스트레스를 훨씬 더 효율적으로 해소시킨다는 사실을 발견하였다. 그는 정원에 박힌 큰 돌을 뽑아내고 잡목을 자를 때면, 힘들고 공격적인 일 속으로 자신의 스트레스를 내보낼 수 있어 놀랄 만큼 긴장이 잘 해소되었다고 했다. 게다가 그는 달리기와 같은 비생산적인 일에서 얻을 수 없는 만족감을 작업에서 얻는다고 했다.

운동을 하면 이미 느끼는 스트레스를 해소할 수 있을 뿐만 아니라 미래의 스트레스에 대한 저항력도 키울 수 있다. 운동은 끝난 후에도 장시간 이완반응을 야기하고 안정기의 심장박동률이 점점 낮아지며, 이것은 스트레스 반응이 쉽게 일어나지 못하게 막아 준다.

또한 운동은 실제로 뇌의 성장을 돕는다. 운동은 뇌의 활동에 신체적으로 큰 도움을 주기 때문에 뇌 장수 프로그램의 네 가지 기본요소 가운데 하나다.

언어적 표출 언어적 표출은 스트레스를 해소하는 데 가장 공통적인 방법이다. 당신은 말하고, 울고, 고함치고 또는 다른 방법으로 말로 표현함으로써 스트레스를 해소하려고 한다.

좌절감을 다른 사람에게 직접적으로 표출하는 것은 현명하지도 친절하지도 못하며, 아무도 없을 때 표출하는 것이 가장 효과적이다. 만약 좌절감을 다른 사람을 향해 표출하면 새로운 갈등을 야기하여 더욱 심한 스트레스가 될 수 있다. 만약 감정을 표현할 때 다른 사람이 옆에 있다면, 그 불쾌감이 그 사람을 향하는 게 아니라는 것을 확신시킬 필요가 있다.

운다는 것은 가장 간단하고 자연스런 언어 표출이다. 이것은 스트레스의 원인에 직접 초점을 맞추어 마음속 깊은 곳에서 말하도록 한다. 울고 싶은 마음을 막지 않으면 상처를 감싸던 이성적 보호막을 벗기고 그간 자신을 괴롭히던 것에 정확하게 초점을 맞출 수 있다. 운다는 것은 괴로운 심정을 해제시키고, 스트레스로 긴장된 근육을 풀어 주고 긴장을 날려 보낸다.

더구나 최근의 연구에서 눈물은 그 자체로 스트레스에서의 해소감을 제공한다고 한다. 이러한 사실은 정신 생화학자 윌리엄 프레이(William Frey) 박사의 연구에 의해 밝혀졌다.

프레이 박사는 유전적인 장애 때문에 생리적으로 눈물을 흘릴 수 없는 아이들은 스트레스에 극도로 민감하다는 1949년도의 연구결과를 보고 눈물에 대해 흥미를 갖게 되었다. 눈물선의 기능이 좋지 못한 유전적 장애를 가진 아이들은 미약한 스트레스 자극도 견디지 못하였다. 이들에게 스트레스 자극을 주면 혈압이 급격하게 상승하며 침이나 땀을 많이 흘리고 붉은 반점이 생긴다. 이 아이들은 눈물을 흘리는 것을 제외하고는 모든 방법으로 자신의 불쾌감을 표현할 수 있었다.

프레이 박사는 눈물을 흘린다는 것이 사람들의 정서적 고통을 해소시킬 수 있을 거라는 가설을 세웠다. 이 이론의 저변에는 모든 인간의 분비선에는 나름의 생물학적 목적이 있다는 견해가 깔려 있다. 만약 눈물의 생물학적 목적이 없다면 그것은 인간의 분비선 기능 가운데 생물학적 목적이 없는 특수한 것이라 주장하였다.

프레이 박사는 눈물의 구성요소에 관해 연구하기 시작하였다. 그는 정서적 격앙 때문에 생기는 눈물은 바람과 같은 자극에 의한 눈물과는 다르다는 것을 발견하였다. 그는 정서적 눈물은 자극적 눈물에 비해 다양한 종류의 호르몬, 엔도르핀 그리고 신경전달물질의 농도가 유의미하게 더 높았다. 정서로 인한 눈물 속에 특별히 풍부한 것은 아드레날린을 포함한 스트레스 관련 신경전달물질이었다.

프레이 박사는 눈물의 정확한 생물학적 기능은 확인하지 못했지만 눈물이 스트레스를 해소하는 데 큰 도움을 준다고 확신했다.

우는 것만큼 웃는 것도 스트레스를 해소시킨다. 최근 실험에서 웃는 행동이 실제로 스트레스 호르몬의 기능을 불활성화시키고 면역계의 항체 생산을 증가시킨다는 것이 드러났다.

유머감은 인지기능을 돕는 것 같다. 한 연구에서 84%의 인사담당 책임자가 유머감이 좋은 직원일수록 창의적이고 문제해결에 능란하다고 말했다.

유머는 사람들끼리 잘 어울려 살아가는 데도 도움을 준다. 오리건 대학교에서 이루어진 최근 연구에서 좋은 유머감각을 가진 부부들은 유머감각이 없는 부부들에 비해 결혼생활이 더 행복함을 밝혔다. 불행히도 나이가 들면서 유머감각이 없어져 평균적으로 아동이 하루 300번 정도 웃지만, 어른들은 15번 정도만 웃는다고 한다.

다른 형태의 언어적 정서 표출도 스트레스를 없앤다는 것이 증명되었다. 즉, 당신이 가진 문제에 대해 말하는 것, 심지어 나무에게 말하는 것도 도움이 된다고 한다. 이렇게 하면 당신을 괴롭히는 일에 초점을 맞출 수 있고, 열기를 식힐 수 있다. 비록 아무런 충고나 도움을 받지 못하더라도 느낀 대로 이야기하는 것만으로 기분이 훨씬 더 좋아질 것이다.

일반적으로 말로 스트레스를 해소시킬 때 감정이 많이 실릴수록 카타르시스 효과가 더 크다. 지장이 없다면 차고, 소리 지르고, 베게를 집어던져 보아라. 이러한 과잉반응이 극단적인 것처럼 보일 수도 있지만 일단 해 보면 기분이 월등히 좋아질 것이다. 물론 좀 품위 없어 보이므로 아무도 없는 곳에서 하는 게 좋다.

전 가　　　로버트 사폴스키 박사는 스트레스를 받은 동물이 다른 동물을 공격함으로써 좌절을 전가하면 코르티솔 수준이 낮아진다는 점을 발견하였다. 물론 인간은 도덕적으로나 사회적으로나 이렇게 해서는 안 된다. 그렇지만 다른 사람에게 해를 끼치지 않고서 스트레스를 전가시킬 수도 있는데, 예를 들면 생명 없는 대상에다 좌절감을 쏟아 붓는 것이다. 만약 타이어가 펑크 나서 화가 났다면 타이어를 발로 걸어차고 욕하면 기분이 더 좋아질 것이다.

또한 걱정거리를 의식적으로 좀 더 쉬운 문제로 옮겨서 스트레스를 전가할 수도 있다. 이것은 생각을 어느 정도 요하긴 하지만 대단히 효과적인 방법이다. 예컨대 만약 아픈 딸아이가 걱정된다면 가장 뛰어난 치료법을 찾는 것으로 관심을 돌릴 수 있을 것이다. 이렇게 하면 스트레스 수준이 낮아지고 스트레스를 더욱 건설적인 해소책으로 재조정할 수 있을 것이다. 흔히 스포츠팬들이 시합결과에 대한 걱정을 할 때 이 전이법을 채택한다. 그들은 팀이 이기거나 지는 것이 실제적으로 별 의미가 없는 것을 잘 알지만 그렇기 때문에 경기에 정열을 쏟아 붓는 것이다. 그들은 자신들의 진짜 걱정거리를 경기 결과에 전이하는 것이다.

정서적 해소를 하기 위한 최선의 방책들—신체적 활동, 언어표현, 전이—은 스트레스의 신경독소 수준이 올라가는 것을 막아 준다. 당신은 이러한 책략들을 매일 사용해야 한다. 그렇게 하면 정서적 상처에서 벗어날 수 있고 뇌도 구할 수 있어 인지기능이 현저하게 상승될 것이다.

지금까지 살펴본 것처럼 스트레스 반응이나 일반적응증후군에서 오는 손상을 저지하는 많은 대처기술이 있다. 가장 훌륭한 대처기술은 통제, 지지 그리고 해소로 요약된다. 만약 통제, 지지, 해소를 자신의 삶 속에 통합시킨다면 당신은 마음으로써 몸을 다스릴 수 있다. 하지만 이 장을 시작할 때 말한 대로 놀라운 스트레스 관리 프로그램이 있는데, 그것은 바로 명상이다. 명상이야말로 스트레스 통제의 가장 근본적인 마법의 탄환이다.

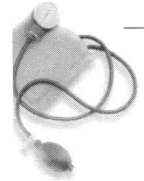

주·요·사·례

마지막 10%의 향상이 가장 힘든 향상이다.

75세의 J. R.은 부러움을 살 만한 사람으로 중년을 훨씬 지났건만 젊고 활기찬 태도를 지니고 있었다. 운동광이자 테니스 선수인 그는 신체적으로 정말 균형이 잘 잡혀 있었다. 그의 근육은 정말 대단했다. 그는 약 188cm 의 키, 85.5kg의 몸무게에 은발이고 건강하게 그을린 피부를 갖고 있었다. 그는 백만장자였으며 아직 중요한 임원으로 활동하고 있었다. 그와 20세 쯤 젊은 그의 아내 사이에는 여전히 사랑이 충만하였다.

J. R.이 처음 나에게 와서 경미한 노화 관련 기억력 손상에 대해 불평을 늘어놓을 때 나는 그에게 "다들 당신을 죽이고 싶겠군요."라고 말했다.

"그럴지도 모르죠. 하지만 나는 지금 상태에 머무르든지, 아니면 훨씬 더 나아지고 싶습니다."라고 말했다.

J. R.은 항상 생을 끝까지 추구하며 살았고, 나이와 관계없이 계속 그렇 게 살려고 하였다.

신경학자는 노화 관련 기억력 손상이라고 진단하고 경미한 인지적 쇠퇴 는 걱정할 필요가 없다고 했다. 그 의사는 그에게 사소한 인지적 기능의 쇠 퇴는 "그리 중요하지 않다."라고 말했다고 하였다.

그러나 J. R.에게 중요했으므로 나에게도 중요하였다. 나는 다른 환자들 에게는 더 큰 문제가 있다는 이유만으로 큰 문제가 없는 환자의 요구를 결 코 무시하지 않는다. 환자가 나아지기를 원하면 그 점을 존중해야 한다고 생각한다.

검사 결과 J. R.의 DHEA 수준이 비교적 낮았으므로 DHEA 대체 요법 을 시작하였고 디프레닐도 처방하였다.

또한 나는 J. R.의 보충 프로그램을 세밀하게 도와주었다. 그는 이미 상 당한 양의 영양 보충제를 섭취하였지만 필요하지 않은 것을 섭취하고, 필 요한 것은 섭취하지 않았으며 오전이 아니라 늦은 시간에 섭취하고 있었다. 나는 일하는 동안 더 많은 에너지를 얻을 수 있게 매일 이른 시간에 보충제를 장전하라고 권하였다.

J. R.은 심신수련법을 좋아하였다. 전에 그와 같은 것을 한 번도 해 본 적이 없었지만 자신을 다음 수준으로 올려놓을 수 있는 새로운 모든 것에 대해 개방적이었다. 하지만 처음에는 키르탄 크리야의 동작을 약간 힘들어하였다. 나는 이것은 도파민이 약간 부족하다는 징조이며 디프레닐이 고쳐 줄 거라 여겼다.

처음 석 달 동안 그는 단지 1% 더 좋아진 느낌이라고 말했다. 나는 그는 아주 좋은 신체적 · 지적 상태에서 출발하였으므로 10% 정도의 향상을 기대하면 된다고 말해 주었다. 10% 향상된다면 그 나이에 가질 수 있는 최고의 인지기능을 가질 것이며 낙담하지 말라고 말해 주었다.

그는 실망하지 않는다고 했고, 나는 그를 믿었다.

J. R.은 두 배로 노력하였고 프로그램을 아주 성실히 실천하였으므로 천천히 추진력이 붙기 시작했다.

몇 달이 지나 그가 전화로 키르탄 크리야에 숙달하게 되었다고 얘기하였다. 전반적인 근육의 조화가 더 나아졌고 테니스 경기를 좀 더 잘하게 되었다고 말했다. 또한 에너지 수준이 올라가고 더 이상 잘 잊어버리지 않는다고 하였다. J. R.과 마지막으로 대화를 나누었을 때 그는 훨씬 더 좋아지고 있었고 그는 굉장하다며 기뻐했다. 그의 진행은 결코 빠르거나 쉽지 않았으나 그의 인생에서 어떤 것도 쉽게 빨리 이룬 것은 없었다.

나는 그가 가능한 거의 모든 향상을 이루었다고 짐작한다. 그는 신체적, 지적으로 아주 높은 수준에 있었다. 아마 대부분의 중년이나 젊은 사람보다 나은 수준일 것이다.

그래도 J. R.은 좀 더 젊어 지기 위하여 지금도 행복하게 열심히 실천하여 그것을 이루고 있다.

스트레스 관리의 핵심: 명상

인턴이었을 때 나는 젊은 의사로서의 전형적인 바쁜 생활을 하였다. 근무 교대 때쯤 되면 너무 지쳐 손가락을 까딱거릴 힘도 없을 지경이었다. 그런 후 커피를 벌컥 마시고는 다음 임무에 들어갔다. 마치면 비틀거리며 병원을 나와 젊은 의사들끼리의 파티에 참석했다가 발을 질질 끌며 숙소로 들어와 잠에 빠져들었다. 4~5시간 자고 다시 병원으로 돌아가 어제와 똑같은 일을 반복하였다.

이런 삶을 일 년쯤 하고 나니 코르티솔에 완전히 찌들게 되었다. 아드레날린은 완전 고갈되었고 뇌는 텅 비어 버렸고 면역력은 너무나 낮아졌다. 내 눈은 충혈되었고 무언가가 기분을 고양시키지 않으면 안 될 지경이 되었다.

이런 지쳐 빠진 삶에서 살아남기 위한 자구책으로 나는 초월명상(TM)에 관심을 갖게 되었다. 나는 비틀스도 TM을 했다는 말을 들었고 1970년대 중반에 나와 같은 젊은 의사가 TM을 실행했다는 것은 좋은 증명서 같은 것이었다.

TM을 실천했더니 금방 놀라운 일이 일어났다. 너무나 활력이 넘쳐 10시간 근무 뒤 5시간의 파티를 하는 엄청난 에너지 분출에도 거뜬했다. 나는 하고 싶은 것을 간단하게 해치웠으며 필요했던 것 이상으로 에너지가 넘치는 것 같았다. 병원의 몇몇 동료는 나의 활력을 보고 놀라 내게 무슨 비법이라도 있지 않을까 생각했다고 한다. 새벽 2시경 잠자리에서 일어나 10~20분간 명상을 하였고 병실로 와서 임무가 끝날 때까지 바삐 돌아다녔다. 열광적인 에너지로 유명한 일벌레인 나의 감독관은 이때까지 어느 누구도 할 수 없던 일을 내가 해치우는 것을 보고 놀라워했다. 곧 나는 마취과의 치프 레지던트가 되었다. 그 후 TM의 더 큰 이점이 서서히 나타나기 시작했다. 즉, 서두르는 일이 점차 없어졌고, 충만한 활력감은 평정심과 조화를 이루어 나갔다. 더 이상 일이 삶의 목적이 되지 않았고 뇌는 언제나 활력으로 가득 찼으며, 생기 있고 상쾌한 기분으로 파티에 나갔다. 명상이 내면세계로 들어가는 문을 열어 주었고, 이 내면세계는 너무나 풍부하고 만족스러워서 물질세계가 제공할 수 있는 온갖 보상과 흥분이 더 이상 필요하지 않게 되었다. 나는 스트레스 인자가 스트레스로 작용하지 못하도록 예방하는 방법을 발견했던 것이다.

어느 정도 스트레스에서 해방되니까 걱정과 후회, 좌절로 인한 에너지 낭비를 하지 않을 수 있었다. 나는 바로 지금 여기에 존재할 수 있었고 지금 여기가 바로 나에게 천국이었다.

인턴을 마치고 마취과 레지던트를 하는 동안 나는 스트레스가 나의 환자의 삶을 지배한다는 사실을 목격하였다. 스트레스가 미생물이나 생화학적 장애보다 질병에 더 큰 역할을 하는 것처럼 보였다. 그래서 그때부터 나는 스트레스 의학에 관심을 갖고 진지하게 연구하기 시작하였고, 마침내 「높은 스트레스 수준이 심장수술에 미치는 영향」이라는 선구적인 연구 논문을 쓰게 되었다.

나는 스트레스 연구의 일환으로 찰스 가필드(Charles Garfidld) 박사와 할지나 베네트(Hal Zina Bennett) 박사가 연구한 인간의 '최정상 수행'에 관해 연구하기 시작하고, '이완반응'의 창시자인 허버트 벤슨(Herbert Benson) 박사의 연구에도 관심을 가졌다. 특히 벤슨 박사의 업적에 깊은 감명을 받았는데 그의 업적이 격조 높으면서도 단순했기 때문이다. 그래서 나는 박사 후 수련과정을 벤슨 박사의 지도하에서 보냈다.

나는 가필드와 벤슨의 기법을 임상장면에서 적용하였고, 통증치료 전문의 수련과정에서 만성 통증 환자가 가필드와 벤슨의 기법에 긍정적으로 잘 반응한다는 사실을 발견하였다. 이 기법을 또 다른 자연치료 방식과 결합하여 사용하면 어떤 환자에게는 문자 그대로 기적 같은 효과를 보여 주었다.

예컨대 북해 유정의 굴착장치 꼭대기에서 떨어져 척추를 다친 빅터라는 환자는 다섯 번이나 수술을 해도 심한 통증이 계속되었기에 진통제에 중독되어 있었다.

통증으로 계속되는 스트레스와 진통제 과량 섭취로 인한 축적효과 때문에 빅터는 심한 인지적 감퇴와 우울증으로 고통받고 있었다. 결단력이 부족했고, 추리력도 심하게 손상되었다. 설상가상으로 그는 성적 무력감에 빠졌고 29kg이나 체중이 불었다. 그는 나에게 "더 이상 살 이유가 아무것도 없다."라고 말했다.

나는 빅터에게 뇌 장수 프로그램의 초보단계, 즉 명상과 이완을 강조하는 프로그램을 시켰다. 그는 금방 정신적으로나 정서적으로 나아지는 것을 느끼기 시작하였다. 그는 명상과 이완기법이 약물 복용 없이 통증을 완화해 주고 "새로운 통제감을 느끼게 해 주었다."라고 말하였다. 그의 인지와 기분은 놀랄 만큼 좋아졌고 체중도 줄고 진통제 복용량도 엄청나게 줄일 수 있었다.

그는 체중이 줄자 움직임이 늘어나면서 등 근육을 좀 더 효과적으로 훈련할 수 있었다. 곧 성적 기능도 제자리로 돌아왔고 인지능력도 충분히 정상화되었으며 통증도 조절할 수 있는 수준으로 감소되었다. 그는 명상과 이완기법이 자신의 인생을 구해 주었다고 말했다.

나는 그가 과장한다고 생각하지 않는다. 만약 빅터가 명상과 이완기법을 학습하지 않았다면 지금 살아 있을 것이라 확신할 수 없으며, 이러한 수행이 바로 회복의 원천이었다.

나는 이완반응을 야기한 명상이 빅터의 회복을 도와 주었을 뿐 아니라 건강한 사람에게 최적의 인지기능을 이룰 수 있게 한다는 사실을 발견하게 되었다. 나는 전문의 시험을 준비하는 의사들에게 명상을 가르치기 시작했다. 즉, 그들에게 명상하는 방법과 최고의 수행을 이루기 위한 지력 훈련 과정의 응용법 등을 가르쳐 주었다. 이러한 명상수련은 나와 마찬가지로 그들의 삶을 엄청나게 향상시켰다. 내가 앞서 언급한 것처럼 나의 강의를 들었던 의사들은 90%가 전문의 시험에 합격하였지만 국가 평균 합격률은 50%에 불과했다.

쿤달리니 요가를 공부하고 시크교도가 되었을 때 나는 마음과 영혼이 지닌 힘에 대해 완전히 이해하였고, 마음과 영혼의 치유력을 목격하였다.

몇 년 동안 명상한 후 나는 생각과 생각 사이의 공간(the space between our thoughts)—동양의 치료사들이 '신성한 공간(the sacred space)'이라 부르는—이 영성에 의한 대부분의 치유가 시작되는 곳임을 발견하게 되었다. 명상을 통해서만 닿을 수 있는 이 신성한 공간에 모든 영적 치유의 본질이 자리 잡고 있다. 이 치유의 본질은 인간 영혼의 가장 순수한 요소로 되어 있으며, 나는 이 본질이 성령이라 믿는다.

그곳이 무엇이든지 간에 당신이 가진 가장 강력한 치유의 힘이 존재하는 곳이다. 나는 과학적으로는 불가능한 이러한 치유의 기적은 이 힘에서 생긴다고 믿는다.

그러나 신성한 곳에서 나오는 힘을 체험할 수 있는 기적이 필요할 때까지 기다리지 않아도 된다. 바로 지금 이 힘을 만날 수 있다. 스트레스에서 벗어나기를 바라는 지극히 세속적이고 단순한 목적으로도 그 힘을 체험할 수 있기 때문이다.

명상하는 방법

명상을 통해 내면세계에 있는 영혼과 직접 연결되는 것은 생각보다 쉬운 일이다. 벤슨 박사는 명상의 신비를 풀고 보통사람도 영혼의 세계를 맛볼 수 있게 하였다. 벤슨 박사는 어떤 특정 형태의 명상에 영합되지 않았으며 스스로를 어떤 영적 지도자라고 자처하지도 않았다. 그 대신 그는 많은 종류의 명상 유형을 모두 인정하였으며 모든 명상은 이완반응을 야기한다고 하였다.

여기서 말하는 이완반응은 스트레스 반응과는 정반대되는 신체적·정신적 반응이다. 이런 반응은 낮은 신진대사율과 마음의 평온한 상태가 특징인 생리적 조건이다.

이완반응은 '생각하는' 신피질이 '정서적인' 변연계(편도체와 해마)에게 휴식하라고 명령할 때 일어나는 반응이다. 그러면 편도체와 해마는 평화로움을 야기하는 신경전달물질과 호르몬을 방출하는 시상하부에 메시지를 전달한다. 그렇게 되면 뇌뿐만 아니라 온몸이 이완상태로 바뀌게 된다.

명상을 통하여 이완반응이 일어나면 생각의 요동이 멈추고 생각과 생각 사이의 신성한 공간이 더욱 길어진다. 생각과 생각 사이의 공간은 처음도 없고 끝도 없는 공간이다. 이 신성한 공간의 활용은 온전히 자신에게 달려 있으며, 당신은 그 공간을 자기 자신의 영혼 혹은 신성과의 합일에 활용할 수 있다.

어느 쪽으로 활용하더라도 지각이 증가된다. 어느 쪽을 선택하든 스트레스를 완화시키고 코르티솔 수준을 낮출 수 있다. 많은 종교에서 명상을 채택하지만 명상 그 자체는 결코 종교가 아니다.

다음에 제시하는 명상을 통해 이완반응을 일으킬 수 있는 일반적인 지침은 단순하고 기본적인 명상에서 나온 것이다.

* 가능한 한 산만하지 않은 조용한 장소를 찾으라.
* 하루 한두 번 정도 아침과 저녁 식사 전에 10～20분간 명상을 하라. 시작하면 정한 시간이 끝나기 전에 멈추지 말라. 가끔 시계를 보아도 되지만 알람을 사용하지 말라.
* 편안하게 앉아 발부터 머리 정수리까지 모든 근육을 의식적으로 이완하라. 눈을 감은 채 편안하고 수동적인 태도를 취하며 호흡을 천천히 깊이 하라.
* 마음속에 떠오르는 모든 생각을 멈추라. 내면의 대화를 멈추라. 말로 생각하는 것도 멈추라. 계획도 세우지 말고 기억도 회상하지 말라.
* 생각을 멈추고 고요해지기 위해 어떤 특정한 낱말이나 구를 조용히 반복하라. 이것이 만트라(mantra)다. '평화'나 '사랑' 같이 평온하고

밝게 해 주는 만트라를 사용하라. 또는 '하나님은 나의 목자시니' '샬
롬' 또는 '하나'와 같은 당신에게 종교적으로 의미 있는 말을 사용하
라. '세무감사'나 '암' 또는 '생활비'와 같은 만트라를 선택해서는
안 된다.

* 생각이 저절로 밀고 들어오는 것은 피할 수 없으므로 그것에 대해 너
무 신경 쓰지 말라. 생각이 들어오면 자기 자신에게 '좋아, 나는 이완
하고 있어.'(혹은 자신의 만트라)라고 한 후 숨을 들이마시고 명상으로
돌아가라.

* 끝났을 때는 1~2분간 조용히 앉아 있다가 고요한 마음과 일상적인
마음을 서로 합쳐 보라.

이것이 전부다. 이처럼 단순하다.

다음에서는 좀 더 깊은 형태의 명상에 대해 언급하려고 한다. 일반적으
로 깊은 명상이 더욱 강력한 반응을 일으키지만 이 명상 방법 역시 크게
어렵지 않다.

분별심 없는 세계로 들어가기 위한 깊은 명상법

* 가부좌나 반가부좌로 편안하게 앉아 척추를 똑바로 세우라. 두 손은
손바닥을 위로 하여 무릎 위에 얹는다.

* 눈을 감고 온 몸의 긴장을 다 놓고 이 긴장이 몸 밖으로 빠져나간다고
상상하라.

* 코의 윗부분과 두 눈썹 사이 한 점에 모든 정신에너지를 모으라.

* 와헤 구루(Whahe Guru)를 와-헤-구-루로 나누어 암송하라. 이 만트라는 마음을 맑게 하는 효과가 있다.
* 7분간 이 만트라를 계속 암송하라. 마음이 산란해져도 산란해졌다는 것을 무시하고 명상으로 되돌아오라.
* 그런 후 깊이 들이마셔서 15초간 멈추었다가 내쉬고 이완하라.

이 명상은 에너지를 계속 충만하게 느끼게 할 것이다. 이것은 마음이 너무나 고요해지기 때문이다. 이 명상으로 깊은 이완상태와 스트레스에서의 완화를 빨리 얻을 수 있다.

이완반응을 야기하는 다른 정신적 기법도 매우 간단하다. 대표적인 이완기법으로 자율훈련법과 점진적 이완법이 있다.

자율훈련법은 마음과 신체를 이완상태로 옮기는 정신훈련이다. 자율훈련을 하기 위해 다음과 같이 해 보라.

1 조용한 방에 누워 수동적인 태도로 눈을 감고 팔과 다리에 중량감을 느낀다고 상상하라.
2 팔다리가 따뜻해진다고 상상하라.
3 심장박동이 느려진다고 상상하라.
4 심호흡에 주의를 집중하라.
5 이마가 시원해진다는 상상을 하라.

이 방법을 충실히 실천하면 상상한 대로 신체적 조건이 이루어진다.

점진적 이완법도 매우 간단하다. 누워서 눈을 감고, 수동적인 태도를 취하고, 특정한 근육에 주의를 집중하고, 가능한 이 근육을 많이 이완시키도록 한다. 한 집단의 근육에서 시작하여 다른 근육집단으로 주의를 옮겨 간다.

자율훈련이나 점진적 이완법 모두 명상 그 자체보다 신체에 더 집중하지만, 이것은 생각에서 벗어나도록 하기 위해서다. 그러므로 이 기법은 명상과 마찬가지의 상태를 야기하는 데 효과적이다.

이완반응을 일으키는 기법들은 매우 단순하지만 이 기법에 의한 효과는 대단히 위력적이다.

명상은 지난 25년간 의학전문가에 의해 대단히 주의 깊게 연구되었다. 이러한 연구에서 명상은 스트레스에 의한 신체적 피해를 감소시키는 실제적인 마법의 탄환이 된다는 사실을 보여 주고 있다.

명상이 신체와 뇌에 영향을 미치는 방식

명상을 처음 시도해 본 모든 환자는 명상이 어떻게 그들에게 그렇게 좋은 느낌을 가지게 하는지 놀라워한다. 한 환자는 매일 아침 직장에 나가기 전 10~15분 명상하는 것이 스트레스를 방어하는 갑옷을 입고 출근하는 것 같다고 했다.

노화 관련 기억력 손상을 가진 중년의 남자 환자는 하루 일과가 끝난 뒤 명상을 했더니 놀라운 이득을 얻었다고 했다. 그는 명상을 실천하기 전에는 하루의 일과를 마치고 이완하기 위해서 두세 잔의 칵테일이 필요했지만 명상을 한 후에는 더 이상 알코올이 필요 없게 되었으며 알코올은 그를 단지 멍청하게 만들 뿐이라고 했다.

몇 가지 실험에 따르면 명상은 신진대사를 느리게 하는데, 이를 저대사

(hypometabolic) 상태라 부른다. 단지 두 가지 활동만이 저대사 상태를 야기하는데, 하나는 수면이고 다른 하나는 동면이다.

저대사 상태 동안에는 신체의 산소섭취가 현저하게 감소된다. 수면 동안에는 산소섭취가 8% 정도 감소되지만 명상 동안에는 10~20%나 감소되었다. 이러한 산소의 감소는 명상에 의한 깊은 이완상태와 전 신체조직에서 일어난 휴식을 의미한다. 이러한 일시적 산소 사용의 감소는 명상에 의해 이루어진 상승된 신체에너지 때문이다.

명상의 또 다른 신체 영향은 혈중 젖산염을 감소시키는 것이다. 젖산염은 근육에서 분비되는 물질로 불안감을 야기하는 것이다. 한 흥미로운 실험에 따르면, 불안장애를 가진 환자의 한 집단에는 젖산염, 다른 집단에게는 위약을 주사했다. 젖산염 주사를 맞은 집단의 모든 환자는 불안의 엄습을 경험하였지만 위약주사를 맞은 집단에서는 그렇지 않았다. 관련 있는 또 다른 실험에서 불안장애를 경험하지 못한 사람들에게 젖산염을 주사하였더니 20% 정도에서 불안엄습을 경험했다고 한다. 하지만 명상 동안 혈중 젖산염은 대체로 10분 이내에 유의미하게 감소된다.

또 다른 명상의 신체적 영향은 심장박동, 혈압 그리고 호흡률의 감소다. 명상 동안 심장박동률은 1분 동안 평균 3박동 정도 느려진다.

명상하는 동안 수면호르몬인 멜라토닌은 증가한다. 매사추세츠 메디컬 센터의 연구자들은 명상가가 비명상가에 비해 유의미하게 더 많은 멜라토닌을 생성한다는 사실을 발견하였다.

뇌 장수 프로그램을 실천하는 환자에게 특히 의미 있는 것은 명상이 코르티솔 생산을 감소시킨다는 사실이다. 이러한 코르티솔 감소는 명상이 끝난 뒤에도 장시간 지속된다. 더구나 정기적으로 명상을 하는 사람들은 계속 코르티솔 수준이 낮게 유지된다는 것이다. 명상에 의해 야기되는 여러 가지 신체상의 영향은 전 생애에 걸쳐 건강에 이점을 준다. 명상은 노화 과정을 유의미하게 늦추며 단순히 수명을 연장시키기보다 건강의 지속 연한을 늘인다.

명상에 관한 한 중요한 연구에 따르면, 명상은 연령에 관련되는 세 가지 중요한 생물학적 지표, 즉 혈압, 청력, 시력에 강력한 긍정적 효과를 미친다. 이 연구에서는 5년 정도 명상을 실천하면 생물학적 연령이 실제 나이보다 12년 정도 더 젊어진다고 하였다.

2,000여 명의 명상 수련자를 대상으로 한 또 다른 연구에서 명상가들은 비명상가들에 비해 열세 가지의 중요 건강 범주와 질병 조건에서 모두 양호하였다고 한다. 예컨대, 명상가들은 비명상가에 비해 심장병은 30%, 암은 50%가 더 적었다고 한다.

명상에 의해 개선되는 또 다른 중요 연령 지표는 스테로이드 호르몬인 DHEA의 수준이다. 코르티솔 분비가 계속되면 DHEA 공급이 좐차로 고갈되어 간다. 생명을 다하는 시점에 이르면 DHEA 분비량이 한참 때인 25세에 비해 5~10% 수준으로 줄어든다. 그러므로 DHEA 수준은 인생역정 동안 그 사람이 얼마나 많은 스트레스를 겪었는가 하는 것을 진단하는 지표가 된다. 한 연구에서 DHEA가 명상가는 45세 이상의 남자에게서 비명상가에 비해 23%, 여자는 47%가 더 높았다고 한다.

또 어떤 연구에서는 연령에 관한 또 다른 중요 지표—유리기의 생산에 관련되는 한 가지 화학물질—가 60~69세의 피험자 가운데 명상을 한 사람들은 같은 나이의 비명상가에 비해 유의미하게 낮았고, 이 지표를 70~79세의 노인에게 적용했을 때는 훨씬 더 낮았다고 했다.

양로원에 거주하는 사람을 대상으로 한 연구에서 3년간 명상을 한 집단은 한 사람도 사망하지 않았지만 통제집단에서는 33%가 사망했다고 한다.

명상을 한 불면증 환자들은 75%가 정상적인 수면을 취할 수 있었고, 명상을 한 만성통증 환자 집단은 34%가 진통제의 사용을 줄였으며, 불임증 환자를 대상으로 한 연구에서는 명상 후 35%가 임신이 가능해졌다고 한다.

명상의 또 다른 유익한 점은 기분을 좋게 하는 약물, 예컨대 항울제나 알코올의 섭취욕구를 현저하게 감소시킬 수 있다는 것이다. 환각제를 사용하는 초보 명상가를 대상으로 한 연구에서 명상가들은 마리화나의 사용을 급격하게 줄일 수 있었다. 명상을 시작했을 때는 78%가 마리화나를 사용했지만 명상 후 6개월이 지나서는 37%만이 마리화나를 사용했다. 더구나 마리화나의 양이 놀랄 만큼 많이 줄었는데, 명상 시작 시에는 27%가 매일 마리화나를 사용했지만 6개월 후에는 0.001%만이 사용했다고 한다.

명상은 확실히 부정적 신체조건을 제거하고 긍정적 신체조건을 만들어낸다. 예컨대, 명상은 학습능력과 창조적 문제 해결력을 유의미하게 증가시키는데, 이것은 명상에 의해 뇌파가 바뀌기 때문이다.

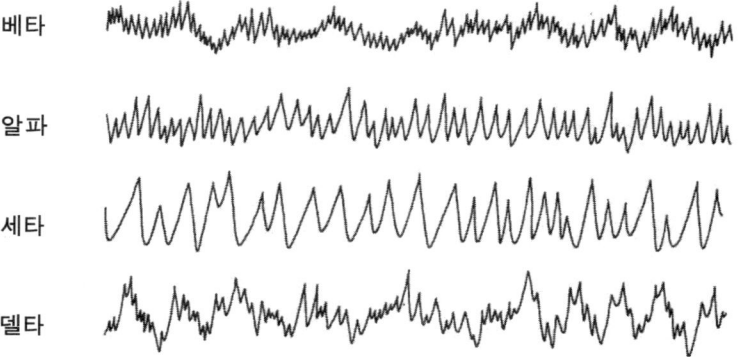

[그림 15-1] 뇌는 네 가지 생체전기 파장을 가진다. 명상을 하면 학습과 이완을 위한 가장 강력한 파장인 세타파를 의식적으로 만들 수 있다.

명상과 세타-상태의 '초능력 학습'

알다시피 뇌는 전기적 성질에 의해 활동한다. 순간순간 당신의 뇌에 있는 수백 억 개의 신경세포가 전기적 충동을 발사하고 있다. 이러한 반복하는 충동이 자연스럽게 조합되어 주기적인 모습, 즉 어떤 특정 파형을 형성한다.

다른 많은 파형과 마찬가지로 뇌파도 속도와 빈도가 다양하다. 뇌파에는 네 가지 빈도의 양상이 있다.

* 베타파(β)는 가장 일반적이고 빈도가 많은 뇌파다. 눈이 떠져 있고 마음이 생각으로 가득 차 있는 각성 동안에는 베타파를 경험한다. 베타파는 정상적인 인지적 활동과 불안과 관련이 있다.
* 알파파(α)는 느린 뇌파로서 약한 이완상태 때 나타나는 뇌파로, 알파파 활동이 보이지 않으면 불안과 스트레스를 받는 것이다. 알파파는 유쾌한 기분과 관련 있는 뇌파다.
* 세타파(θ)는 베타파에 비해 2~4배 더 느리며 각성과 수면 사이인 명상상태를 나타내는 뇌파다. 흔히 세타파를 경험할 때는 선(禪)의식의 상태에서 정보에 접근한다. 즉, 이때는 흔히 과거의 이미지를 보고, 생생한 백일몽을 경험하고, 깊은 통찰을 경험하며, 창조적인 생각이 넘치고, 창조적 문제 해결력도 생긴다. 세타파는 극단적으로 각성된 마음을 가지면서 유쾌하고 이완되어 있는 느낌이다.
* 델타파(δ)는 수면에 들어갔을 때 나타나며 가장 느린 뇌파다.

한 연구자는 세타파의 위력을 다리 위를 행군하는 병정들의 힘과 연관하여 설명하였다. 한 군단의 병정들은 다리를 건널 때에 정상적이고 율동적인 박자에 맞추어 행군하지 않는다. 왜냐하면 이렇게 하면 강력하고 느리면서도 율동적인 진동이 다리를 무너뜨리기 때문이다. 세타파의 힘도 행군하는 군인의 힘과 같다. 세타파는 각성상태의 가장 느린 뇌파이기 때문에 '파고와 파저'가 다른 뇌파의 기저파보다 더 높고 더 낮다. 이러한 강력한 형태의 뇌파는 뇌가 최고의 효율성으로 활동할 수 있도록 해 준다. 이 세타파는 '기억 흔적'의 생체전기적 힘, 즉 완벽한 기억을 형성할 수 있도록 하는 신경발사의 고리를 강화시킨다.

세타파는 명상하는 동안에만 나타나는 것은 아니라 하루 중 여러 순간 나타난다. 경험 많은 명상가는 비록 명상을 하지 않을 때라도 자주 세타파를 경험한다. 대개의 경우 명상을 많이 할수록 세타파를 마음대로 만들 수 있으며, 많은 명상가는 어떤 것에 주의를 집중시키기만 해도 세타파를 발생할 수 있다.

통찰이 이루어지는 순간 또는 창의적인 돌파가 이루어진 순간 세타파로 바뀌는 경험을 할 수 있다. 실험에 따르면 정신적인 문제로 씨름을 하다가 갑자기 그것들을 이해하면 뇌파가 세타파로 바뀐다. 이런 세타파 발생 현상은 문제가 해결될 때 갑작스런 긴장 완화를 느끼기 때문이다.

문제를 해결할 수 있는 이유 중 하나는 어떻게 하면 정신적으로 자극하여 세타파 상태를 만들 수 있는지를 본능적으로 알기 때문이다. 반대로 문제가 벽에 부닥쳐 해결되지 않을 때는 베타파 상태며, 이런 상태는 일반적으로 단조로운 감정상태나 불안과 관련 있다.

한 뇌파 연구자가 피험자에게 창조적 사고가 요구되는 복잡한 과제를 주었더니 이 문제의 해결책에 가까워지기 시작하자마자 예외 없이 뇌파는 세타파로 바뀌었다.

또 다른 연구자들은 세타파를 자극하면 학습능력이 엄청나게 증가한다는 것을 발견하였다. 한 유럽의 정신과 의사는 세타파 발생을 적용하는 학습방법을 개발하였는데, 그는 이 방법을 써서 하루에 외국어 단어를 500개까지 가르칠 수 있었다(어떤 사람은 하루에 3,000개까지 학습할 수 있었다). 이렇게 학습한 단어의 파지율은 6개월 후까지 평균 88%였다고 한다.

이렇게 학습능력이 상승한 이유는 세타파가 장기 증강(long-term potentiation, LTP)을 자연스럽게 자극했기 때문이다. 기억하겠지만 LTP는 (제7장에서 기술) 정보에 노출될 때마다 이 정보를 생물학적으로 더욱 쉽게 기억할 수 있게 하는 현상을 두고 말한다. 노출할 때마다 지수적으로 기억에 더해지는데, 만약 어떤 것을 다섯 번 보았다면 5배 정도 더 잘 기억할 수 있다는 게 아니라 20배 정도 더 잘 기억한다는 것이다. 이것은 기억의 통로가 다져졌기 때문이며 강력한 세타파는 기억흔적의 통로를 소통시키는 데 이와 비슷한 능력을 발휘한다.

환자들은 뇌 장수 프로그램의 요소들을 한 번에 하나씩 덧붙이는데, 명상이 한두 주일씩 늦춰지는 경우가 종종 있다. 특히 명상을 한 번도 해 보지 않은 노인은 명상이 좀 이색적으로 보이기 때문에 명상에 참여하려는 시도를 주저하게 된다. 그러나 결국 명상을 시작하였고 일단 시작하면 명상을 해 본 사람은 거의 예외 없이 새로운 경지에 들어갔다고 한다. 명상은 진실로 그렇게 강력한 것이다.

명상은 인지적 수행을 증가시킬 뿐 아니라 뛰어난 신체 수행 능력을 이루게 한다. 대부분의 출중한 운동선수는 경기 도중에 명상상태에 빠진다. 이들 가운데 어떤 이는 명상상태를 변경된 의식 경지(the zone of altered consciousness) 또는 그냥 무아지경(zone)이라고 부른다.

세계 최고의 운동심리학 연구자로 알려진 운트게라이더(Steven Undgerleider) 박사는 많은 뛰어난 선수들이 시합 때 세타파의 해리상태에 들어간다고 한다. 그는 이러한 세타파 상태는 고통, 피로 그리고 실패의 두려움에서 자유로워지는 상태라고 한다.

시합 동안 해리상태에 머물렀던 선수 가운데 마이클 조단(Michael Jordan)이 있다. 조단은 세타파 해리상태가 너무나 강력하여 자기 주위에 힘의 덩어리를 보는 것 같다고 했다. 조단은 운동심리학자인 카메론 스타우스(Cameron Stauth)에게 지적 노력으로는 힘의 덩어리 속에 들어갈 수 없다면서 힘의 덩어리 속으로 들어가려면 모든 생각을 멈추고 의식은 하되 절대로 생각은 하지 말아야 된다고 했다.

위대한 육상선수였던 로저 바니스터(Roger Bannister)는 달리기에서 심리적 장벽을 깬 최초의 사람인데, 그는 기록을 깨는 경주 도중 자신의 동작에 대해 아무런 의식도 할 수 없었고 자연과의 새로운 합일을 발견하고 상상도 못했던 힘과 아름다움의 원천을 발견하였다고 했다. 분명 명상상태에는 위대한 힘이 있다. 명상상태는 스트레스에서 자유롭게 하며, 특별한 정신적·신체적인 성취를 이룰 수 있게 한다.

이제 명상의 마지막 형태에 관해 알아보기로 하자. 이것은 이미 시도했던 대단히 흥미로운 명상 형태로서 때론 전율을 일으킨다. 왜냐하면 이것은 그 어떤 정신적인 활동을 뛰어넘어 영적인 힘과 심리적 힘을 합치기 때문인데, 그것은 다름 아닌 기도다.

기도가 지닌 치유력

만약 신을 믿고, 나아가 기도에 응답하는 신을 믿는다면 이미 기도가 치유한다고 믿는 것이다.

신을 믿지 않는다거나 기도에 응답하는 신을 믿지 않더라도 다음에 나오는 이야기를 읽은 후에는 기도가 지닌 치유의 힘을 믿게 될 것이다.

만약 당신이 기도의 힘을 믿는 사람이라면 절대 다수에 속하는 셈이다. 기도는 오늘날 미국인에게 너무나 대중적인 것으로, 최근 조사를 보면 모든 미국인의 89%가 정기적으로 기도한다고 한다. 오늘날 미국인 가운데 종교를 믿는 수는 독립전쟁 당시보다 훨씬 더 많으며, 미국인은 아일랜드를 제외한 어떤 서양인들보다 더 많이 기도한다. 미국과 아일랜드에서는 80%의 사람이 1주일에 한 번은 기도한다는 조사결과가 있다. 이탈리아와 뉴질랜드에서는 70%가, 스페인과 오스트레일리아, 독일에서는 60~70%가, 영국, 덴마크, 프랑스에서는 40~50%가 1주일에 한 번 이상 기도한다고 한다.

미국에서는 조사에 응한 사람의 57%가 매일 기도한다고 했다. 여성이 남성보다, 노인이 젊은이보다, 흑인이 백인보다, 저학력자가 고학력자보다 더 자주 기도를 한다.

최근 갤럽 조사에서는 5명의 응답자 가운데 4명이 기도가 질병을 치료할 수 있으며 응답자의 반 정도는 자신이 기도에 의해 치료된 적이 있다고 말했다.

1966년 타임스지와 CNN의 합동 여론조사에서는 응답자의 82%가 기도가 치료를 도와주었고 73%는 어느 누군가의 기도 덕분에 질병에서 회복되는 데 도움을 받았음을 믿는다고 했다.

기도의 가장 보편적인 형태는 구어체의 대화로 사람들은 말로써 여러 가지 문제에 관해 신에게 이야기한다. 또 다른 보편적 유형은 청유형 기도로 기도자가 신에게 어떤 것을 요구한다. 마지막은 명상형 기도인데, 이것은 신의 존재함을 느끼는 것에 초점을 둔다.

엄밀히 말해 명상형 기도만 명상을 포함하지만 근본적으로는 모든 기도가 명상상태나 이완반응을 야기할 수 있다.

신에게 말하는 것에 보태어 신에게 귀를 기울이는 명상형의 기도가 신과 더욱 가까워지는 주관적 지각을 이루는 데 가장 효과적인 것 같다. 여론조사에 따르면 대화형이나 청유형의 기도에 비해 명상형 기도를 통해 신과의 강력한 유대관계를 2배 정도 더 느낀다고 한다. 신과의 주관적 유대감을 가장 적게 느끼는 것이 청유형 기도라고 한다.

신과의 연결감과 가장 관계가 깊은 정서는 깊은 평화감과 안녕감이며, 또 다른 공통적 느낌은 영적인 진리도 들어가는 깊은 통찰감이다.

여기서 말하는 평화감, 안녕감 그리고 영적 통찰감 같은 것은 그것을 경험하는 사람들에게는 대단히 가치 있는 듯하다. 한 연구에서 기도는 주관적으로 신과 연결감을 느끼는 사람들은 물질적 소유물이나 배우자 등 삶에서의 어떤 요소보다 신과의 연결감에서 더 많은 심리적 지지감을 얻는다는 사실을 발견하였다. 이러한 연결감에 가장 가치를 두는 사람들은 삶속에 많은 스트레스 자극이 있는 사람들이다.

그러나 기도는 주관적 안녕감뿐만 아니라 신체건강도 향상시킨다. 물론 이것은 충분히 일리가 있는데, 주관적 안녕감은 언제나 신체건강에 기여하기 때문이다.

기도의 힘이란 것이 단순한 플라시보효과에 지나지 않는다고 생각할 수도 있다. 기도를 하는 사람은 기도가 자신의 건강을 향상시킬 것이라고 믿기 때문에 그럴지도 모른다.

만약 이것이 사실이라면 이것은 기도의 힘을 다시 한 번 강조하는 것이다. 많은 의사는 플라시보 효과를 무시하지만 나는 그렇지 않다. 나는 플라시보 효과뿐만 아니라 건강을 이루는 데 도움이 되는 어떤 현상도 지지한다.

나는 플라시보 효과에 관한 허버트 벤슨 박사의 입장을 지지한다. 벤슨 박사는 『미국의학협회지』에 이렇게 쓴 적이 있다. "대개의 경우 플라시보 효과가 환자의 안녕감을 증진시키는데, 이 효과가 바로 의학의 가장 핵심적 요소다."

플라시보 효과는 대단히 강력하여 어떤 질병의 경우 플라시보 효과가 30% 이상의 치유력을 갖는다고 한다. 그러므로 비록 기도가 단순한 플라시보 효과더라도 가치가 있다. 플라시보 효과야말로 마음으로 몸을 치유하는 순수한 예가 되므로 결코 무시해서는 안 된다.

만약 기도가 플라시보라면 이 플라시보는 분명 강력한 힘을 가진 것이다. 최근 다트머스 대학교의 232명의 심장병 수술환자를 대상으로 한 연구를 비롯한 많은 연구에서 종교적으로 강력한 신념을 가진 사람들은 신념이 없는 사람들에 비하여 중요 질병에 더 저항적이고 수술에서 회복되는 것도 훨씬 더 빠르다고 한다.

기도의 힘이 플라시보 효과에 의존한 것이 아니라는 과학적 증거를 제시하는 연구들도 있다. 랜돌프 비드 박사(Randolph Byrd)는 393명의 심장병 환자를 대상으로 10개월 동안 기도에 관하여 연구하였다. 이 연구에서 393명의 환자 가운데 반은 외부의 기도집단에서 기도를 받았다. 기도집단은 환자의 이름, 병명 그리고 각 환자에 관한 간단한 설명을 들었다. 환자를 치료하던 의사나 간호원 누구도 어떤 환자를 위해 기도해 주는지 알 수 없게 하였다. 기도집단은 매일 환자들을 위해 기도해 주었고, 환자당 기도해 준 사람이 5~7명 되었다.

10개월이 지났을 때 기도를 받았던 집단의 환자들은 다른 집단보다 유의미하게 좋은 진척을 보였다. 항생제 요구가 5배나 감소되었고, 심각한 폐수종 발생이 3배나 감소하였다. 기도를 받았던 환자는 인공호흡을 해 준 경우가 한 건도 없었지만 기도를 받지 않은 집단에서는 12명이나 인공호흡이 필요하였다. 또한 통계적으로 유의미한 차이는 아니었지만 기도를 받았던 집단의 사망자 수도 적었다.

이 연구는 많은 합리주의적인 의사들의 주목을 끌었다. 그런 의사 가운데 윌리엄 놀렌(William Nolen) 박사가 있는데 그는 신념치료에 관해 비판적인 책을 썼던 사람이다. 놀렌 박사는 "만약 이것이 타당한 연구라면 우리 의사들은 처방전에다 '하루에 세 번 기도하시오.' 라고 써야 할 것이다. 그런 처방이 효과가 있다면 기도가 효과가 있는 것이다."라고 말했다.

나는 과학기술 혜택을 제공하는 것은 의학적 보살핌의 한 면일 뿐이며, 나머지 부분은 기도의 힘을 제공하는 것이라고 믿는다.

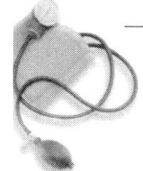

모든 뇌 장수 프로그램은 독특하다.

59세의 E. M.은 학대를 받아 계속 심각한 머리 부상을 입었다. 중동 지방 출신인 E. M.은 미국인 의료 전문가인 약혼자에게 아주 심한 대우를 받았다고 말했다. 그는 그녀를 자주 때렸으며 한번은 그녀의 머리를 벽에다 두들겨서 의식을 잃고 응급실로 실려 갔다고 했다.

E. M.은 이전부터 보완 의학에 관심이 많았는데 한 회의에서 나의 일에 대해 듣고 나를 찾아왔다.

첫 면담 시 그녀는 심각한 현기증으로 고생하고 있었다. 그녀는 어지럼증으로 인해 복잡한 도로나 고속도로에서 운전을 할 수 없었고 다리를 건너는 것과 같이 균형감과 시각적 인지가 필요한 일을 할 수 없었다. 게다가 자주 메스꺼움을 느꼈고 기억력 손상과 집중력 저하와 같은 심각한 인지기능 장애를 호소하였다.

그녀는 이러한 손상 때문에 다소 불안해하였고, 수동적으로 되었다. 나는 이런 심리학적 특성 때문에 그녀가 학대적 관계에 머물고 있을 거라고 여겼다.

그녀는 완전한 뇌 장수 프로그램을 시작하였다. 다른 이들처럼 몇 가지 프로그램은 그녀를 위해 특별히 계획된 것이었다. 한 가지 특별한 요소는 현기증을 위해 동종요법을 사용한 것이었다. 또한 모든 환자에게 하지 않는 침술도 받았다.

그녀는 동종요법 현기증 치료에 거의 즉각 반응을 나타내었다. 다른 치료법과 마찬가지로 동종요법이 모든 이에게 항상 효과가 있지만 효과가 있는 경우에는 빠르고도 극적인 반응을 자주 보인다.

자신의 주치의에게서 현기증 문제를 치료하는 데 몇 달 혹은 몇 년이 걸리거나 없어지지 않을 수도 있다는 말을 들었던 그녀는 이런 빠른 반응에 너무나 기뻐하였다. 그녀는 그 주치의가 제멋대로 치료될 것이니 나 버려두라는 말을 했다고 말했다.

동종요법을 시작하고 1주일 지나자 그녀는 정상적으로 걸을 수 있게 되어 현기증 없이 심신수련법을 포함한 광범위한 수련을 할 수 있었다. 한 달쯤 뒤에는 고속도로도 달릴 수 있게 되었다.

나는 그녀가 드디어 다리를 걸어서 건너온 날을 기억한다. 그날 그녀의 눈은 순수한 기쁨이라고밖에 표현할 수 없는 즐거움으로 빛나고 있었다.

6개월도 안 되어 뇌 손상으로 인한 모든 징후가 사라졌다. 기억력이 예리해졌고 집중이 쉬워졌다. 그녀는 작은 사업을 하며 아침부터 밤까지 열심히 활동한다.

게다가 그녀는 치유과정을 통하여 깊은 자신감과 힘을 얻게 되었다. 무엇보다 가장 멋진 것은 자신의 약혼자—지금은 이전 약혼자지만—에게 맞설 수 있을 만큼 정서적으로 강하게 된 것이었다. 그녀는 법정에서 그를 마지막으로 만났다고 말했다. 이제 치유가 행동을 시작한 것이다.

운동과 뇌 재생

70세의 메리 부인은 의식이 혼미한 상태로 입원 중이었다. 메리의 정신은 알츠하이머형 치매로 황폐화되어 거의 실성상태였다. 메리는 실제로 아무 기억도 할 수 없었고 인격이란 것도 지니지 못하였으나 주치의는 최후까지 희망을 버리지 않고 있었다. 주치의는 메리의 남편에게 실험적인 한 가지 방법이 살아도 죽은 것이나 다름없는 메리를 구할 수 있을지도 모른다고 말했다.

스웨덴의 스톡홀름에 있는 카롤린스카 연구소에 있는 의사들은 메리가 이 새롭고 대담한 신경학적 치료에 반응이 있을 것으로 믿고 있었다.

의사들은 메리의 두개골에 작은 구멍을 뚫고 카테더(catheter)를 뇌 속에 직접 삽입하여, 이것을 통하여 신경성장요인(nerve growth factor)이 들어 있는 용액을 서서히 뇌 속에 주입하였다.

신경성장요인은 신경세포를 자극하여 새로운 수지상돌기의 가지가 자라도록 자극한다. 메리의 주치의들은 이 신경성장요인이 신경세포를 자극하여 메리의 정신이 되돌릴거라는 희망을 가졌다. 메리는 이 치료를 받기 위하여 계속 침대에 누워 있어야 했지만 몇 년 동안 거의 누워 지냈으므로 이러한 상태가 그녀에겐 익숙했다. 의사들은 3주 동안 뇌에 이 물질을 주입하였지만 별다른 변화가 일어나지 않았다.

그러던 어느 날 의사들은 메리의 표정이 밝아졌다는 것을 알아차렸다. 메리는 점차 자신의 주변을 더 잘 이해하기 시작하더니 드디어 말하기 시작하였다.

어느 날 남편이 방 안에 들어가자 메리는 남편에게 여생을 함께 하자며 조용히 이야기를 시작하였다. 그녀의 기억은 마치 홍수가 진 것처럼 되살아났고, 그녀의 남편은 감격하여 울음을 터뜨렸다.

약물 투입시술이 끝났을 때 메리는 약간 진전된 상태였지만 카테터를 제거하자마자 그동안의 인지적 향상의 많은 부분이 시들기 시작하였다.

나는 이 치료술에 관해 들었을 때 두 가지 충격을 받았다. 첫째 그녀의 주치의들이 그렇게 혁신적이고 공격적인 것이 몹시 다행스러웠다. 희망이 거의 없어 보이는 이런 절망적 상황에서는 그냥 수동적으로 지켜보는 것이 대부분이기 때문이다.

다른 한편 나는 뼈아픈 좌절감을 느꼈다. 왜냐하면 그녀는 의도하지 않았지만 자신의 신경성장 요인을 생산할 기회를 잃어버렸기 때문이다. 그녀는 누구나 매일 신경성장 요인을 생성한다는 것을 몰랐다.

그러면 이 물질을 어떻게 생성할 수 있을까? 그것은 운동을 통해서만 가능하다. 운동은 다량의 신경성장 요인을 생성시킨다는 것이 증명되었다. 신경성장 요인 생성을 비롯한 많은 이점을 가진 운동은 전 생애를 통해 뇌를 젊고 활기 있고 재생하게 하는 젊음의 샘이다.

운동은 신경성장 요인을 생성하는 것 외에 중요한 두 가지 방법으로 뇌를 보호하고 자극한다. 즉, 운동은 신경의 신진대사를 크게 증가시키고, 스트레스 감소의 강력한 도구가 된다.

운동은 뇌에 결정적으로 중요하기 때문에 뇌 장수 프로그램 네 가지 내용(영양치료, 스트레스 관리, 약물치료와 함께)의 하나인 것이다.

나이가 들수록 인지적 감소가 큰 이유는 움직임이 적은 생활 때문일 가능성이 크다. 대부분의 노인이 좌식 생활을 하기 때문에 노인의 비활동성을 정상행동으로 간주하기 쉽다. 우리의 신체와 뇌는 신체적 활동이 필요하도록 진화되어 왔기 때문에 노인도 젊은이와 같이 또는 그 이상으로 신체적 활동을 해야 한다.

실제로 운동을 정기적으로 하는 활동성이 높은 노인의 뇌는 앉아서 일하는 젊은이 뇌보다 더욱 예민해진다. 운동과 인지능력에 관한 한 고전적인 연구에서 일주일에 최소한 3회 이상 라켓볼을 한 노인과 운동을 전혀 하지 않은 20대의 젊은이의 정신적 예민성을 비교하였다. 운동을 한 노인은 운동하지 않은 젊은이에 비해 신체적으로 더 건강했을 뿐만 아니라 지적으로도 더 나았다. 유동성 지능검사에서 노인이 젊은이보다 더 높은 수행력을 보였다.

역사를 통해 볼 때 신체적 적합성이 정신에도 이익이 된다는 것은 널리 받아들여지고 있다. B. C. 400년경 플라톤은 건강한 뇌를 위해 건강한 신체가 필요하다고 말하였다.

구체적으로 운동이 왜 뇌에 특별하게 좋을까? 앞서 언급한 대로 운동은 첫째, 신경성장요인을 뇌에 공급하고, 둘째, 스트레스를 감소시키고, 셋째, 신경대사를 증가시키기 때문이다. 이 세 가지 중에서 가장 광범위하게 미치는 효과는 신경대사 증가에 의한 것이다. 운동은 뇌가 섭취하는 산소와 포도당의 양을 증가시킨다. 운동은 뇌세포에서 나온 괴사물의 제거를 돕고, 노르에피네프린이나 도파민과 같은 신경전달물질의 방출을 증가시킨다. 또한 코엔자임 Q-10과 같은 뇌 관련 효소의 가용성을 증가시키며, 엔도르핀과 같은 뉴로펩티드 방출을 증가시키고, 뇌 순환을 방해하는 고밀도 지질 단백질(HDL)을 감소시킨다. 게다가 운동은 스트레스 반응을 좌우하는 코르티솔의 분비를 감소시키고, 우울증을 개선한다. 운동은 혈당 수준의 안정을 도우므로 기분과 기력도 안정시킨다.

운동은 또한 면역을 강화해 신진대사를 증가시킴으로써 내분비기능을 향상시킨다. 운동은 열량 소모와 근육의 양을 늘리며 뼈를 강하게 한다. 순수한 심리적인 입장에서 볼 때도 운동은 신체의 모양새를 좋게 하여 자신감을 증진시킨다. 분명 운동은 뇌와 신체에 주는 선물인 셈이다.

뇌에 특히 중요한 두 종류의 운동이 있는데, 그 하나는 지력 훈련이고 다른 하나는 요가식 심신수련이다.

극히 최근 연구는 지력 훈련을 하는 것이 신체적 운동 못지않게 뇌에 중요하다는 사실을 보여 주고 있다. 지력 훈련은 단순히 지식을 증가시키는 것 이상의 강력한 훈련이다. 지력 훈련은 뇌를 신체적으로 변화시킨다. 즉, 지력 훈련은 뇌세포 간의 시냅스 접촉 부위의 수를 증가시킨다. 저명한 뇌 연구가 아널드 샤이벨(Arnold Scheibel) 박사는 지력 훈련이 "수지상 돌기의 흥분을 촉발한다."라고 하였다.

요가식 심신수련은 뇌의 신체적 건강에 엄청난 도움을 준다. 지금부터 운동의 가치에 관해 살펴볼 것이다.

오늘날 수백만 명의 미국인이 충분한 운동을 하지 않는다는 이야기부터 시작해 보자. 그들은 이로 인하여 지금 엄청난 대가를 치르고 있다.

현대인의 운동부족 상태

오늘날 미국인이 신체적으로 건강해지기 위해 운동에 집착한다는 말은 잘못된 것이다. 이것은 어디까지나 집단무의식을 불러일으켜 수백 달러짜리 운동기구를 팔려는 장사꾼의 술책에 불과한 것이다.

사실 오늘날의 미국인은 미국의 역사 이래 가장 신체적으로 부적합한 상태, 다시 말해 심한 비만상태에 빠져 있다. 현재 미국인의 과반수는 하루 종일 전혀 운동을 하지 않는다.

현대의 생활양식은 운동을 하지 않도록 되어 있다. 오늘날의 이 비극적 상황은 과거와 확실히 대비된다. 나는 11장에서 미국인의 음식은 20세기의 도래와 함께 불어닥친 산업화의 간접영향에 따라 급격하게 악화되었다고 지적한 바 있다. 20세기 초부터 미국인은 자신의 경제적 성공에 의한 희생자가 되기 시작하였다. 같은 현상을 신체활동에도 적용할 수 있다. 1900년에는 미국인의 40%가 농장에서 일하였고 인간의 노동력이 농장 생산의 총 에너지의 80%를 차지하였다. 그 당시에는 자동차가 아직 널리 사용되지 않았고 노동력을 절감하는 기구들이 만들어지기 전이었다.

그러므로 1900년 초에는 신체활동이란 거의 모든 사람에게 자연스럽고 피할 수 없는 것이었다. 대부분의 사람은 적어도 하루 5~10시간씩 적당한 양의 신체활동을 했다.

당신이 토머스 제퍼슨이 권고한 대로 하루에 2시간 정도의 운동을 하더라도 아주 최근의 선조들도 하루 생활 중 5~10시간의 일을 당연하게 했음을 기억하라. 당시의 선조들은 하루 42km의 마라톤 풀코스를 걷는 것과 마찬가지의 일상의 일과 허드렛일에 에너지를 소모했던 것이다.

　1920년경 산업화가 이루어지면서 유럽이나 미국에서는 신체활동의 수준이 급격하게 감소하였다. 1920년대부터 미국에서 심혈관 질환이 유행하기 시작하였다. 그때부터 1960년대까지 신체활동은 급격하게 줄기 시작하여 1960년대 이후에는 더욱 현저하게 줄어들었다. 불행하게도 오늘날 충분하게 운동을 하지 않은 사람은 성인뿐만 아니라, 초등학교 1학년생부터 고등학생도 불과 30% 정도만이 학교생활에서 30분 정도의 운동을 하고, 10대의 운동은 지난 10년 동안에 10% 정도로 감소하였다. 이런 운동부족 때문에 5세 아이의 40%가 이미 최소한 한 가지 정도의 심혈관 질병의 위험요인(비만 혹은 고혈압)을 가질 정도라 한다.

　이러한 운동부족 현상은 일하는 양식의 변화뿐만 아니라 휴식습관의 변화 때문이기도 한데, 여가시간의 대부분을 텔레비전 시청하는 데 보내기 때문이다. 아동을 포함한 평균적인 미국인은 하루 8시간 정도 텔레비전을 본다고 한다. 이렇게 텔레비전 시청시간이 엄청나게 많기 때문에 운동 시간은 상대적으로 줄어들 수밖에 없다. 주지하는 바대로 오늘날 너무나 많은 사람이 움직이지 않는 생활에 익숙해 있다. 만약 당신도 그렇다면 조금만 운동을 한다면 뇌와 신체에 큰 도움이 된다는 사실을 알고 놀랄 것이다. 자리에서 털고 일어나 운동을 시작했을 때 어떤 일이 일어나는가를 살펴보기로 하자.

운동은 뇌에 불을 붙인다

　오랫동안 과학자들은 운동의 신경학적 영향에 대해 잘 알지 못하였다. 운동은 영양이나 스트레스 관리와 같은 생활습관 요인들처럼 신경과학자들의 관심을 끌 정도로 매력적인 분야가 아니었다. 신경과학자들도 다른 의학 영역의 과학자와 마찬가지로 알츠하이머형 치매나 파킨슨 병 그리고 뇌졸중과 같은 문제를 해결하기 위한 약물학적 마법의 탄환을 발견하는 데 주로 매달려 왔다. 그러나 지난 10년 동안 이러한 자세가 바뀌기 시작했다. 최근 몇몇의 연구자는 운동이 최적의 지적기능을 이루고 유지하는 데 효과적이라는 것을 강력하게 지지하는 증거들을 제시하기 시작하였다.

예컨대 한 연구에서는 왕성하게 운동을 하면 젊고 지적인 사람이 더욱 더 영리하게 된다고 한다. 크로스컨트리 주자 집단에게 시즌이 아닐 때 먼저 인지능력검사를 하고 그 후 시즌 중 매주 최소한 48km 이상을 달리게 하여 시즌이 끝날 무렵 다시 한 번 같은 인지능력검사를 하게 하였다. 결과를 살펴보면 시즌 말기에 선수들의 인지능력이 유의미하게 더 높게 나타났다.

젊고 건강한 원숭이를 대상으로 한 실험에서 한 집단은 가만히 앉아 있게 하고, 다른 한 집단에게는 수레바퀴를 돌리는 운동을 시키고, 또 다른 집단에게는 타고 놀 수 있는 줄과 다리를 제공하였다. 두 운동부과 집단에서 모두 인지능력의 상승을 보여 주었다. 신경세포에 영양을 공급하는 모세혈관이 더욱 많아졌고 모세혈관이 원숭이의 뇌세포에 더 많은 산소와 영양소를 공급하였다.

복잡한 구조의 줄타기 놀이를 했던 원숭이들은 수지상돌기의 접합부가 엄청나게 많이 증가하였다. 이것은 운동이 사고와 결합될 때 가장 가치가 크다는 것을 시사해 준다.

많은 연구에서 운동이 기억을 증진시키는 데 특히 효과적임을 시사하고 있다. 한 연구에서 걷기운동 프로그램을 실천했던 노인의 기억과 운동을 하지 않는 노인의 기억을 비교했다. 몇 주가 지난 후 운동을 했던 집단은 기억이 유의미하게 상승했지만 운동을 하지 않은 집단은 이전과 동일했다.

많은 실험에 따르면 극적인 인지적 개선을 보이기 위해 결코 오랜 시간 운동할 필요가 없다. 한 연구에서 32명의 노인에게 10주간의 운동 프로그램을 실천하게 했더니 유동성 지능, 학습능력 그리고 기분이 유의미하게 증가되었다. 또 다른 연구에서는 평균 연령 60세의 환자를 대상으로 26일간 하루 9~15km씩 걷거나 조깅을 시켰더니 훈련이 끝난 시점에서 이들의 언어 유창성, 주의집중력과 추상적 사고 능력이 유의미하게 개선되었다.

많은 연구가 운동으로써 긍정적 효과를 얻는 것이 그렇게 힘들지 않다는 사실을 보여 준다. 많은 저명한 연구자는 매일 30분 정도 활기차게 걷는 것만으로도 만족할 만한 인지적 상승결과를 얻는 데 충분하다고 한다. 많은 나의 환자가 실제로 이보다 훨씬 적게 운동해도 주관적으로 인지적 개선이 일어난다고 보고했다.

지금까지 '왜 운동이 뇌에 도움이 되는가.' 에 대해 간략하게 언급하였지만 이제 이 주제에 관해 좀 더 깊이 들어가 보기로 하자. 왜 운동이 뇌의 능력에 그처럼 강력한 자극제가 되는가를 확실하게 알면 운동을 많이 하고 싶은 동기가 훨씬 더 강해질 것이고 이미 규칙적인 운동을 하고 있다면 스스로에게 얼마나 좋은 일을 하는지를 이해하게 될 것이다.

운동이 뇌능력을 증가시키는 방법

이미 보았듯이 운동은 세 가지 이유로 뇌에 도움을 준다. 즉, 첫째는 신경성장 요인의 생성을 자극하고 둘째, 스트레스 관리의 강력한 수단이 되고 셋째, 신경대사를 증진시킨다.

이 세 가지 이점의 개개 사항을 좀 더 명쾌하게 살펴보기로 하자.

신경성장요인　뇌에 대해서 정말 놀라운 약물인 신경성장 요인(nerve growth factor), 즉 NGF는 뇌의 재생을 자극하는 뇌 호르몬인 뇌생성 신경 자극요인(brain-derived neurotrophie factor, BDNF)과 극히 유사하다.

NGF나 BDNF는 신체가 운동을 할 때 가장 많이 생성된다. 이 중요한 뇌화학물질은 뇌가 신체적 도전에 저항할 때 뇌를 돕기 위한 진화적 과정에 의해 생성되었을 것이다.

뇌 장수 환자에게 가장 중요한 것은 NGF나 BDNF에 대한 운동의 효과가 가장 큰 장소가 해마(뇌의 일차 기억중추)를 포함하여 뇌의 가장 탄력적인 곳이라는 점이다. 이 영역에 집중되기 때문에 운동을 시작하면 기억력이 향상되는 것이다. NGF와 BDNF는 또한 다음과 같은 방식에 의해 뇌의 전반에 걸쳐 있는 신경세포를 지지한다.

* 이 물질은 알츠하이머형 치매와, 노화 관련 기억력손상의 중요 퇴화 장소인 전뇌 콜린성 신경세포(forebrain cholinergic neurons)에 BDNF 를 전달한다.
* 이 물질은 죽음을 눈앞에 두고 있는 손상된 신경세포를 구한다.
* 이 물질은 중요한 신경전달물질인 아세틸콜린과 도파민의 생성을 증가시키고 도파민 수용기의 수를 증가시킨다.
* 이 물질은 신경세포의 유리기 포착제의 활동을 증가시킨다(따라서 뇌 신경세포를 보호한다).

스트레스에 의해 생성되는 코르티솔은 BDNF를 파괴하여 감소시키나 운동은 파괴된 BDNF를 회복시킨다. 동물실험에서 NGF는 동물의 지능을 유의미하게 증가시킨다는 사실을 보여 주었다. 한 실험에서 한 집단의 쥐에게 신경성장 요인을 주사하고 다른 집단에게는 주사하지 않았다. 그 후 두 집단 모두 쥐가 볼 수 없게 혼탁한 물 속에 플랫폼을 설치한 '모리스 미로' 라는 장치에서 검사하였다. 결국은 모든 쥐가 이 미로의 플랫폼을 찾았다. 재검사했을 때 NGF를 주사 받은 쥐는 플랫폼이 어디에 있는지 기억하여 쉽게 찾아갈 수 있었지만 주사를 맞지 않은 쥐는 그렇지 못하였다.

내가 환자에게 NGF에 관해 말해 주면 첫 질문이 '어디에 가면 그것을 살 수 있습니까?' 다. 당신의 신체가 아무런 부작용 없이 이 물질을 풍부하게 만들 수 있는데 이것을 사려고 한다면 얼마나 우스꽝스러운 일이겠는가?

운동을 하면 신체나 뇌에 NGF나 BDNF를 생성하는 것 이상으로 도움이 된다. 운동에 의한 또 한 가지 이점은 신경대사 활동을 더욱 증가시킨다는 것이다.

신경대사의 증진　이것은 뇌세포와 외부 환경 사이의 전체적인 에너지 교환을 증진시키는 것을 의미한다. 이 에너지 교환은 산소, 영양소 및 세포 노폐물 등이다. 운동에 의해 이 세 가지 신경대사가 놀랄 만큼 증가하는데 그 주된 이유는 운동이 뇌에 대한 혈액순환을 증가시키기 때문이다.

뇌의 혈액 순환을 증가시키는 것은 인지능력 향상을 위한 최선책의 하나다. 다시 한 번 언급하면 '심장에 좋은 것이라면 뇌에도 좋다.' 뇌는 전 신체 무게의 2%에 불과하지만 전체 혈액공급의 25%를 사용한다. 아동의 경우에는 뇌가 때로 전 신체 혈액공급의 50%까지 사용된다.

운동이 혈액순환을 증가시킨다는 것은 논쟁의 여지가 없다. 또한 운동은 심장을 튼튼하게 하고, 혈압을 낮추고, 혈관의 탄력성을 증가시키며, 고밀도 지질단백질과 콜레스테롤의 수준을 낮춘다.

운동이 심혈관계의 기능을 크게 증가시킨다는 것에 대한 연구는 많이 있다. 예컨대 최근의 대규모 연구에 따르면, 운동을 한 남성은 운동을 하지 않은 남성에 비해 심장병으로 사망할 확률이 월등히 낮으며, 운동을 하고 불량한 음식을 먹고 담배를 피워도 운동하지 않은 사람에 비해 사망률이 더 낮다고 한다. 또 다른 연구에 따르면 운동하지 않는 생활습관을 가진 사람은 뇌졸중에 걸릴 확률이 4배나 더 증가한다. 이처럼 뇌졸중의 위험률이 증가하는 것은 뇌 장수 환자에게는 대단히 불길한 것으로 다발성 미세 뇌졸중은 노인의 치매발생의 제2원인이다. 알츠하이머형 치매는 노인 치매의 제1원인이다. 어떤 경우에는 알츠하이머형 치매와 다발성 미세 뇌졸중이 동시에 오기도 한다. 이런 일이 일어나면 한쪽의 병리적 조건이 다른 쪽의 병리적 조건을 더욱 악화시킬 수 있다.

운동이 심혈관 기능에 도움이 되는 또 하나 중요한 이점은 산소의 섭취 효율성을 증가시킨다는 것이다. 산소의 섭취능력과 이 산소를 신체에 이동시키는(혈류를 따라) 능력을 VO_2 max라 부른다. 일반적으로 운동하지 않은 사람의 VO_2 max는 10대에 절정에 이르고 매년 1%씩 감소하나 운동을 규칙적으로 하면 VO_2 max가 훨씬 느리게 감소한다. 만약 운동을 하지 않았더라도 시작하기만 하면 15~40세 정도까지 VO_2 max가 좋아진다.

만약 VO_2 max를 높였다면 인지능력도 크게 증가할 것이다. 한 연구에서 50~70세에 이르는 운동하지 않은 노인을 4개월짜리 운동프로그램에 참여하게 했는데, 이 프로그램에 참여하는 동안 VO_2 max의 수치와 인지기능 검사의 성적이 증가하였다. 운동에 참여한 사람들은 특히 인지처리

속도와 집중력이 향상되었다.

스트레스 감소　　운동이 인지기능을 증가시킬 수 있는 세 번째 방법은 스트레스 감소다. 어느 정도의 운동이 스트레스를 다루는 데 도움이 될 것인지를 알아보기 위해 다음에 있는 퀴즈를 풀어 보아라.

이 퀴즈는 스트레스에 대해 주로 신체적인 반응을 하는지 심리적 반응을 하는지 알려 줄 것이다. 만약 신체적 반응자라면 스트레스는 주로 신체에 영향을 줄 것이며, 발걸음이 빨라지는 것과 같은 신체적 반응을 통하여 스트레스에 대처할 것이다. 만약 심리적 반응자라면 거부나 합리화와 같은 정신적 반응으로 스트레스에 대처할 것이다.

운동은 스트레스가 일으키는 신체적 긴장을 완화시킬 수 있기 때문에 신체적 반응자의 대처 기제로 적합하다.

신체적인 반응을 나타내는 번호는 1, 3, 6, 7, 10, 11, 13, 14, 16, 18, 20번이다. 이 11개 질문 가운데 5개 이상을 체크하였다면 신체적 반응자가 될 경향성이 비교적 강하다는 뜻이다.

비록 심리적 반응자라도 운동을 하면 스트레스 해소에 도움이 된다. 사실 규칙적인 운동으로 신체적 스트레스 반응을 감소시키는 심리적인 반응자가 많다. 신체적으로 적합할수록 스트레스 자극에 대한 신체적 반응은 줄어들 것이다. 심혈관의 적합성이 스트레스 반응의 자연스러운 조절자 역할을 한다. 운동의 결과로 안정기 심박률이 낮아지면 스트레스 자극에 대한 부신의 과잉반응이 멈추게 되어 코르티솔의 과잉 분비가 제지된다.

예컨대 한 연구에서는 운동을 통해 신체적으로 적합해진 한 피험자는 안정기 심장 박동률이 분당 65회였는데, 스트레스 자극에 노출되어도 분당 67회의 미미한 상승밖에 이루어지지 않았다. 그러나 운동을 하지 않는

당신의 스트레스 대처 스타일

나는 스트레스를 받으면 다음과 같은 일이 자주 일어난다(해당되는 특성에 √를 표하시오).

항목응답		내 용
①	☐	마음이 조마조마하다.
②	☐	집중하기가 힘들다.
③	☐	맥박이 증가한다.
④	☐	통제할 수 없는 일에 대해 걱정하기 시작한다.
⑤	☐	문제를 해결할 충분한 시간이 없을 것 같다.
⑥	☐	몸이 뜨거워지는 것을 느끼고 자주 땀을 흘린다.
⑦	☐	에너지가 솟아오르는 듯한 느낌을 받지만, 곧 배고픔과 나약함을 느낀다.
⑧	☐	마음이 온갖 생각으로 가득 차 있다.
⑨	☐	몹시 우울하다.
⑩	☐	설사와 같은 위장장애를 일으킨다.
⑪	☐	잠자는 게 어렵다.
⑫	☐	발생 가능한 최악의 사건을 상상한다.
⑬	☐	손발이 차다.
⑭	☐	성욕이 감퇴되었다.
⑮	☐	스스로의 선택에 관해 혼잣말을 한다.
⑯	☐	몸이 거의 마비된 듯하다.
⑰	☐	행복한 생각에다 초점을 둠으로써 정신적으로 회피하려 한다.
⑱	☐	왔다 갔다 하거나 다리를 흔들거나 다른 신경질적 습관을 행함으로써 긴장을 풀려고 한다.
⑲	☐	냉정하고 논리적이다.
⑳	☐	손이 떨리고 어지럽다.

피험자는 안정기 심박률이 75회였는데, 스트레스 자극에 노출되자 분당 95회로 급격히 상승하였다.

신체적으로 적합하지 않은 환자들의 스트레스 반응의 징후가 비교적 더 많다. 나는 환자들의 면접검사 때 이러한 현상을 쉽사리 목격한다. 모든 환자가 면접검사의 결과를 염려하여 당연히 스트레스를 느낀다. 그러나 신체적으로 좀 더 적합한 환자들은 활동량이 적은 환자에 비해 스트레스 반응이 적다. 활동량이 부족한 환자는 더 쉽게 홍조를 띠고, 땀을 흘리고, 얕은 호흡을 하고, 안절부절못한다.

운동은 스트레스 반응의 통제자 역할 이상으로 마음에 큰 영향을 끼친다. 즉, 운동은 기분을 현저히 좋게 하며 안정감을 일으킨다. 운동의 심리 안정 효과는 끝난 후에도 오랫동안 지속된다. 많은 연구에서 운동의 안정 효과가 4시간 이상 지속된다는 사실을 보여 주고 있으며 이런 안정의 잔존 효과는 24시간까지도 남을 수 있다.

안정효과를 얻기 위해서는 너무 지나치게 혹은 너무 적게 운동을 해서는 안 된다. 조깅주자들을 대상으로 한 연구에서 1주일에 38km를, 하루에 30~45분간 달린 사람들이 가장 강력한 안정효과를 경험했다고 한다. 이에 반해 일주일에 24km를 달린 집단과 일주일에 83km를 달린 사람들은 안정효과가 유의미하게 적었다고 한다.

안정효과가 나타나는 가장 큰 이유 중 하나는 운동이 엔도르핀을 분비시키기 때문이다. 이러한 좋은 느낌을 주는 뉴로펩티드—신체 스스로 만든 아편성 물질—는 운동 후 15~30분에 가장 많이 분비된다. 이 물질은 분비 후 5시간가량 활성화된 상태로 머물게 되는데, 이런 지속시간은 신경안정제 효과의 지속시간과 똑같다.

엔도르핀은 모르핀에 비해 2배나 더 강력한데, 격렬한 억센 운동을 하는 동안에는 5배나 증가한다고 한다. 또한 운동은 우울증을 완화하는 데 매우 효과적이다. 많은 연구에서 각종 다양한 형태의 미약한 우울증의 경우 운동은 전통적인 정신치료만큼 효과적이라는 것을 보여 준다. 물론 이것은 정신치료의 효과가 부정적이란 뜻이 아니며 운동이 중요하다는 것이다.

한 고전적 연구에서 우울증 환자를 세 집단으로 나누어 한 집단에게는 몇 주 동안의 제한된 정신치료를 했고, 다른 집단에는 환자가 원하는 한 계속 무제한적인 정신치료를 했고, 세 번째 집단에는 정신치료 대신 조깅 프로그램에 참여시켰다. 실험이 끝났을 때 이 세 집단 가운데 조깅에 참여했던 환자들의 우울증 증후가 가장 미약했던 반면, 무한정하게 정신치료를 받게 한 환자들이 가장 높은 우울증 증후를 보였다. 또 다른 연구에서는 우울증환자를 대상으로 일주일에 5일간 조깅하는 집단, 일주일에 3일간 조깅하는 집단 그리고 전혀 하지 않는 집단으로 나누었다. 10주간의 기간이 지났을 때 5일간 조깅하게 한 집단이 우울증 증후를 가장 적게 보였다. 3일간 한 집단도 5일간 한 집단과 거의 동일한 수준이었고 전혀 하지 않은 집단에서는 우울증의 개선이 일어나지 않았다.

운동은 몇 가지 이유에서 우울증을 경감시킨다. 즉, 운동은 카테콜아민성 신경전달물질의 방출을 촉진시키고, 엔도르핀의 생성을 자극하며, 뇌 속의 산소 흐름을 증가시키고, 신경노폐물의 제거를 돕고, 신경계를 자극하고, 자존감을 높이고, 외모를 개선하고, 힘이 증가하는 느낌을 갖게 한다.

끝으로 운동은 이미 몸 속에 내재된 스트레스를 태워 없애는 데 탁월한 방법이다. 신체활동은 대화나 소리치기와 같은 언어적 방출활동과 같이 스트레스를 방출하는 좋은 방법이다. 운동과 불안에 관한 한 연구를 보면 15분간만 운동하여도 불안이 감소한다고 한다.

나의 환자 중 많은 분이 스트레스가 심한 날에는 끝날 무렵 운동하는 것을 좋아하는데, 운동이 자신을 다시 평화롭게 한다고 말한다.

운동은 공포증을 이기게 하는 데 효과적이다. 연구에 따르면 폐쇄공포
증이나 비행공포증의 정신치료를 할 때 운동을 병행하면 효과가 배가 된
다고 한다. 물론 운동은 신체에 좋은 것만큼 뇌에도 좋다. 운동은 건강, 장
수 그리고 면역력을 도와주어 삶의 질을 현저하게 높인다.

운동과 삶의 질

나는 알츠하이머 환자를 치료하면서 환자들이 가장 공통적으로 느끼는
공포가 무엇인지 알게 되었다. 그것은 죽음, 배우자의 죽음, 경제적 어려
움에 대한 공포가 아니었다. 그들을 두렵게 한 것은 개인적인 독립의 상실
이다. 환자들은 신체적으로 자신을 보살필 수 있길 원했지만 이런 독립은
이 질병과 신체적 기능상실에 의해 심하게 위협을 받았다. 그러나 운동은
질병과 신체적 기능상실을 예방하게 할 수 있다.

일반적으로 나의 환자들의 일반적 신체건강은 뇌 장수 프로그램을 시작
할 때 현저하게 개선되는데, 나는 이는 운동 덕분이라고 확신한다.

운동은 '자연 살해 세포(natural killer cell)'와 같은 면역체계의 기능을
강화시키고 감염에 대한 첫 방어전선의 역할을 하는 항체인 임뮤노글로
빈-A(immunoglobin-A)의 생성을 증가시켜 질병 발생에 대한 면역기능을
강화한다. 또한 운동은 스트레스를 낮춤으로 면역력을 강화한다.

운동이 질병 발생을 낮춘다는 것을 보여 주는 많은 연구가 있다. 그중
한 연구를 살펴보면 운동을 하는 사람들은 운동을 하지 않은 사람들에 비
해 결근하는 날이 18%나 줄어들고, 병원을 찾는 외래의 경우 12%, 입원의

경우 30%나 줄어든다고 한다.

45~84세까지 1만 명의 하버드 대학 졸업생을 대상으로 한 연구에 따르면 운동을 한 사람들은 운동을 하지 않는 사람에 비해 사망률이 29% 더 낮았다. 60세 이상의 노인 가운데 운동을 한 사람은 운동을 하지 않은 사람에 비해 5일 간의 관찰기간에 사망률이 44%나 더 낮았다는 연구도 있다.

또한 운동은 미국인의 사망 75%를 차지하는 심장병(약 50%)과 암(약 25%)의 발병을 예방하므로 장수에도 도움이 된다. 앞서 밝힌 것처럼 신체적으로 적합한 사람은 심장병 발병률이 30% 감소되고 중풍 발병률이 4배 감소된다. 또한 운동을 치명적인 직장암 발생률을 2/3가량 낮추며 유방암은 2배, 생식기암은 2.5배까지 경감시킨다고 한다.

운동의 이점은 눈에도 나타난다. 운동은 녹내장과 실명의 원인이기도 한 안구에 대한 압력을 유의미하게 낮춘다. 운동은 정상인의 시력을 최적 수준으로 유지시킨다.

이처럼 운동은 신체의 적합성과 인지기능을 최상으로 하는 데 절대적인 영향을 미친다. 그러나 과연 어느 정도의 운동을 해야 하며, 어떻게 운동해야 할까? 이제부터 이런 문제를 집중적으로 알아보기로 하자.

최상의 인지기능 유지를 위한 운동 방법

내가 73세나 된 W. R. 이란 여성 환자와의 면담을 마치고 "당신은 꼭 운동을 하셔야 하겠습니다."라고 말했더니 그 환자는 단호하게 거부하였다. 그녀는 "나더러 헬스클럽에 가거나 착 달라붙는 옷을 입고 무용을 하라는 말입니까? 나는 늙었잖아요." 라고 말했다.

나는 "그냥 매일 또는 하루건너 한 번씩이라도 걷는 운동을 해야 한다는 것을 뜻합니다."라고 말했지만 그녀는 쉽게 받아들이지 않았다. 그녀는 경미한 관상성 심장병을 갖고 있어 가끔씩 가슴의 통증과 심폐항진을 보였기 때문에 지난 20여 년 동안 거의 운동을 하지 않았다. 그녀는 운동을 하면 심장병이 더욱 악화될 것이란 두려움에 휩싸여 있었다. 나는 그녀에게 운동을 하지 않기 때문에 심장병에 걸린 게 틀림없고, 현명하게 운동을 하면 심장병에서 벗어날 것이라고 말했다.

나는 또 하나 운동은 그녀의 노화 관련 기억력 손상 문제(단기 기억장애와 주의집중의 어려움)를 개선하는 데도 큰 도움이 된다고 했다. 그녀는 지금 단어를 기억하기도 무척 힘들었고 때때로 세부사항을 몽땅 잊어버리기도 했다.

그녀는 뇌 장수 프로그램을 시작하면서 집 근방의 한 블록을 매일 산책하기 시작하였는데, 처음에는 산책을 마치기가 너무나도 힘에 겨웠다. 반 블록쯤 힘들게 걸어가 버스정류장에 설치된 벤치에 앉아서 쉬지 않으면 안 될 지경이었다. 집에 돌아올 때쯤에는 얼굴이 뻘겋게 달아오르고 숨을 심하게 헐떡거리게 되었다. 나는 그녀에게 얼굴이 붉게 되는 것은 건강에 좋은 신호로 뇌에 더 많은 피를 공급하는 증거라고 했다. 그녀는 이 말을 듣고 더욱 용기를 얻었다.

몇 주가 지나지 않아 그녀는 이러한 노력의 즐거움을 즐기기 시작하였다. 그녀는 이런 짧은 산책이 그녀를 죽이지는 않을 거라고 깨닫고 운동의 긍정적 효과를 느끼기 시작하였다. 그녀는 밤에 좀 더 쉽게 잠들게 되었고 식욕은 더욱 왕성해졌으며, 기분도 좋아졌다. 그녀는 이러한 건강을 위한 산책이 각성과 이완을 더욱 잘되게 한다고 했다.

차차 그녀의 산책로는 길어져 집 근방을 넘어 인접 블록으로 나아가 이

웃 동네로 뻗어 나갔다. 한 번은 너무 먼 곳까지 걸어가는 바람에 집에 돌아올 때 택시를 타고 왔다고 했다. 이런 일이 즐거웠고 그녀는 자유와 독립의 기분을 만끽할 수 있다고 했다.

1년이 채 되지 않아 그녀의 심장은 놀랄 만큼 좋아져 이제는 가슴통증을 더 이상 느끼지 않게 되었고 인지력도 놀랄 만큼 많이 개선되었다. 그녀는 이제 단어나 일상사의 세세한 것도 잘 잊지 않으며 더욱 활력감을 느끼게 되었고 주의집중력도 월등히 개선되었다고 했다.

W. R.는 어느 정도의 신체적 적합성이 이루어진 후에도 30분 이상은 걷지 않았다. 이 정도의 걷는 것만으로도 뇌 장수 프로그램의 다른 내용들과 결합되면 충분한 운동량이 되는 것 같다.

많은 환자들이 30분 이상 걷지 않는데, 이것만으로도 충분한 것 같다. 나의 관찰에 따르면 적당한 적합성만으로도 효과가 확실하다. 비교적 높은 수준의 적합성은 최적의 지적기능을 성취하는 데 도움이 되고 적절한 수준의 적합성은 뇌와 신체건강 유지에 충분한 것 같다.

이 시대의 가장 영향력 있는 심장병 전문의 중 한 명인 딘 오니쉬(Dean Ornish) 박사는 매일 30분 정도의 걷기가 매주 48~64km를 달리는 것만큼 심장병에 의한 사망률을 낮춘다는 사실을 발견하였다.

이것은 딘 오니쉬 박사의 한 유명한 연구에서 밝혀졌다. 이 연구에서 3만 명을 신체적 적합성의 수준에 따라 5개 집단으로 나누었다. 8년이 지난 후 매주 48~64km 달리게 한 최적합 집단은 운동을 하지 않은 최불량 적합 집단에 비해 사망률이 3배 감소되었고, 최불량 적합 집단보다 한 단계 더 나은 집단, 즉 하루 30분 정도의 걷기만 한 집단은 사망률이 최적합 집단과 같았다. 그러므로 이 연구와 이와 유사한 연구에 따르면 일차적 목표는 단지 적절한 적합성 수준을 갖추는 것이어야 한다.

적절한 수준의 적합성은 적절한 신경 기능에 적당할 뿐만 아니라 어떤 경우에는 아주 높은 수준의 적합성보다 더 건강에 좋을 수도 있다. 실제로 오랜 기간 과격한 운동을 한 사람들은 자신의 신체를 해칠 수 있다는 증거도 있다. 이론적으로 보면 이러한 손상은 유리기의 침해 때문인데 유리기는 심한 운동을 함으로써 발생되기 때문이다.

만약에 나의 환자가 이미 자신이 좋아하는 어떤 형태의 운동에 참여하고 있다면 그것을 하루 30분 정도 계속하라고 용기를 준다. 환자들이 하는 가장 보편적인 운동은 집에서 나와 15분간 걸어 나간 후 다시 집으로 되돌아오는 것이다. 날씨가 나쁘면 쇼핑몰 안에서 30분을 걷거나 실내용 자전거를 타거나 혹은 계단 밟기 운동기를 사용한다. 또 어떤 환자는 수영을 하거나 테니스나 골프를 치기도 한다. 어떤 환자는 매일 아침 애완견 세 마리를 한 번에 한 마리씩 산책시키는데, 이렇게 하면 재미있고 운동도 되고 맑은 공기도 마실 수 있다.

증세가 심한 알츠하이머형 치매 환자들은 집 밖으로 나올 수 없으므로 실내나 마당에서 걷기도 한다.

가장 중요한 것은 자기가 좋아하는 운동을 발견하는 것이다. 운동이란 가능하면 즐거운 놀이여야 한다. 좋아하지 않는다면 계속해서 하지 않게 되며 효과적으로 스트레스를 방출할 수 없다. 가능하면 좋아하는 경기나 운동을 발견하여 그것을 뇌 장수 프로그램의 핵심이 되도록 하라. 비록 자주 실시할 수 없더라도 효과적이다. 예컨대 테니스를 좋아하지만 일주일에 한 번밖에 칠 수 없는 형편이더라도 경기가 코앞에 닥치면 일주일 내내 스스로 연습할 것이다.

비록 자신의 신체적 적합성의 목표치가 10년이나 20년 전에 가능했던 것보다 낮더라도 목표를 설정하는 데 주저하지 말라. 당신이 이상적으로 그리는 젊은 자아상과 지나치게 경쟁하지 마라. 운동 목표는 그 자체가 중요한 게 아니며 그것은 단지 자신에게 동기를 부여해 주고 그 목표로 나아가게 하는 데 있다.

중요한 것은 운동하는 동안 이루는 훈련효과다. 훈련효과는 심혈관계에 일시적으로 스트레스를 주어 심장박동을 빠르게 하고 신진대사를 촉진시키는 것이다. 아래에 제시한 몇 가지 공식을 사용하여 훈련효과를 계산할 수 있다.

* 당신의 최대 맥박수를 먼저 측정하고 이 맥박수를 60%로 곱한다. 당신의 최대 맥박수가 분당 150이라면 $150 \times 60\%$, 즉 90이 나오는데 이것이 바로 훈련효과 박동수다.
* 220에서 당신의 나이를 빼고 이 수치에 70%를 곱한다. 만약 당신의 나이가 50이라면 220-50은 170이고, 170에 70%를 곱하면 119가 나오는데, 이것이 훈련효과 박동수가 된다.
* 안정기의 맥박수에 150%를 곱하라. 예컨대 안정기 맥박수가 74라면 $74 \times 150\%$ 하면 111이 나오는데, 이것이 훈련효과 박동수가 된다.

훈련효과를 유지하기 위해서는 계속 운동을 해야 된다. 자주 멈추면 훈련효과를 잘 이룰 수 없다.

만약 당신의 목표 가운데 하나가 체중감량이면 반드시 훈련효과를 성취해야 된다. 그 목표에 미달하면 신진대사를 자극하지 못하고 많은 열량을 소모하지 못한다. 만약 그 목표를 초과하면 신체는 지방을 에너지로 전환하는 것을 멈추게 되므로 단거리를 전속력으로 달리는 것보다 조깅이 더좋다. 단거리 달리기는 근육을 키우고 심장을 강화하지만 체중감소에는 효과적이지 않다.

체중감소가 일차적 운동 목표라면 체중감소가 천천히 점진적으로 이루어진다고 실망하지 말라. 1.6km를 조깅하거나 속보로 걸으면 100cal 정도밖에 태우지 못한다. 그러므로 일주일에 4.8km를 달리더라도 겨우 2,100km밖에 태우지 못한다. 450g의 지방을 태우는 데 3,500cal가 필요하기 때문에 매주 300g 정도의 지방만 연소하는 것이다.

비만 방지 전문 의사들은 매주 225~450g 정도의 감량이 가장 좋고 안전하다고 한다. 만약 이러한 비율로 감량하면 약 16kg이나 감량하게 된다. 하지만 운동은 열량 소모 이상의 이점이 있으므로 이런 비율보다 좀 더 빠르게 감량할 수도 있다. 운동은 신진대사율을 증가시키기 때문에 끝난 후에도 몇 시간 동안 높은 신진대사 상태를 지속시키며 근육을 만들고 이 근육은 지방보다 효율적으로 에너지를 소모한다.

나는 많은 뇌 장수 프로그램 참여 환자에게 유산소 운동을 추천하는데, 이 운동은 심장과 폐를 심하게 활동시켜 지속적으로 상승된 박동률을 발생시킨다. 유산소 운동에 유용한 보조운동으로 근육은 쓰지만 지속적이고 높은 심장박동률을 일으키지 않는 무산소 운동(anaerobic)이 있다. 무산소 운동의 가장 공통적인 형태는 웨이트 트레이닝이다.

저명한 의료철학자인 디팩 초프라(Deepak Chopra)는 웨이트 트레이닝은 노쇠한 노인에게도 유익하다고 했다. 초프라 박사에 따르면 89~96세에 이르는 운동을 거의 하지 않는 노인이 웨이트 트레이닝 프로그램에서 큰 도움을 받았다. 8주간 훈련하는 동안 평균 근육량이 3배나 증가하였고 균형능력과 협동능력도 상승하였으며, 걷지 못하는 환자도 일부 걸을 수가 있었다.

이미 비교적 좋은 신체조건을 갖추었더라도 웨이트 트레이닝 프로그램을 통해 기본적인 효과를 얻을 수 있다. 만약 10주 동안 2~3일에 한 번씩 웨이트 트레이닝 프로그램을 실시하면 편안하게 들어 올릴 수 있는 무게가 1.5배나 증가한다. 힘과 적합성 수준이 증가하기 시작하면 신체모습이 개선되는 것에 지나치게 집착하지 않는 것이 중요하다. 당신의 주된 목표가 뇌 장수를 이루는 것이지 액션 배우가 되는 것이 아니란 사실을 기억하라. 누구나 외모에 대한 미련을 떨치지 못하는데, 이는 오늘날 온갖 미디어를 통해 완벽하게 잘생기고 강력한 힘을 가진 육체를 끊임없이 보기 때문이다.

지금까지 본 것처럼 신체운동은 뇌 장수 프로그램의 핵심적 요소의 하나다. 앞서 말한 것처럼 가장 중요한 두 종류의 운동을 뒤의 두 장에서 언급하려 한다. 하나는 지력 훈련인데, 이 훈련의 효과는 너무나 강력하여 뇌를 물리적으로 변화시킬 수 있다. 다른 하나는 심신수련으로 지난 5,000년 동안 사람들은 인지기능을 높이기 위해 단순하지만 강력한 심신수련을 사용해 왔다. 내 생각에 이 심신수련이야말로 인지-향상 활동의 황금률이다. 이 수련은 당신이 지닌 미지의 지적 능력을 일깨우는 데 큰 도움을 줄 것이다.

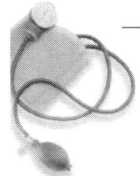

약물처방의 인지적 부작용을 주의해야 한다.

72세의 M. C.는 나를 만나기 전에 너무 심하게 악화된 상태여서 기본적으로는 내가 도울 수 없는 환자였다. 하지만 당신이 사랑하는 이에게 그런 일이 일어나는 것을 미연에 방지하기 위하여 그녀의 이야기를 하려고 한다.

마지막 단계의 폐기종 환자였던 그녀는 의사에 의해 스테로이드 호르몬 프레드니손을 처방받았다. 폐기종 환자에게 스테로이드 호르몬을 처방하는 것은 타당한 치료법이지만 스테로이드계를 장기간 복용하면 뇌에 코르티솔이 일으키는 것과 비슷한 손상을 가져온다.

M. C.에게 몇 달 동안 높은 용량의 프레드니손이 처방되었고 갑작스럽게 인지적 기능 감퇴가 일어나게 되었다.

그녀는 몇 단계의 인지적 감퇴를 겪었다. 그녀의 지적 쇠퇴는 만성적으로 높은 코르티솔 수준의 환자와 비슷하였지만 아주 빠르게 진행되었다. 그녀는 여러 단계의 호르몬 관련 인지적 감퇴를 급속하게 거쳤던 셈이었다.

프레드니손과 같은 스테로이드 호르몬을 장기 복용하면 치매가 일어난다고 알려졌고 M. C.는 분명히 전반적으로 가속화된 만성 스트레스 증후군으로 고생했다.

처음 이 호르몬을 섭취했을 때는 M. C.에게 긍정적인 효과가 있었다. 프레드니손은 일반적으로 기관지 염증을 감소시켜 기관지 발작 상태를 예방해 준다. 천식 발작과 아주 유사한 기관지 발작은 폐기종 환자에게 아주 흔하며 죽음을 일으키기도 한다. 또한 처음에는 프레드니손이 M. C.의 삶의 질을 향상시켰는데, 더 많은 에너지를 주었고 기분도 좋아졌다.

그러나 몇 달이 지나자 그 스테로이드가 인지 기능을 손상시키기 시작하였다. 단기 기억이 손상되었고, 인지 과정 기술이 감소되었다. 때로 의심하고 못미더워하였으며 기분이 변덕스러워졌다.

그 다음 6~8주 만에 그녀의 상태가 가파르게 악화되었다. 빠른 쇠퇴가 일어난 처음 몇 주 동안 그녀는 자신을 에워싸고 있는 치매의 안개에 맞서 용감하게 싸우기 시작하였다. 텔레비전에 나오는 최근 사건들을 이해하려고 애쓰고, 계속 독서를 하고 간병인이나 가족들과 의미 있는 대화를 나누기 위해 노력하였다. 사람들의 말에 열심히 집중하였고 중요한 일은 주의 깊게 메모를 하였다.

하지만 프레드니손은 그녀의 뇌를 급속히 파괴하고 있었다. 텔레비전에 나오는 일이 자신에게 일어난다는 망상에 시달렸고 때로는 일어나지 못한다는 사실을 잊고 침대 밖으로 나가려고 하다가 부상을 당하기도 했다.

그녀의 간병인은 알츠하이머형 치매 환자와 만성병 환자를 돌보는 것을 전문으로 하는 수천 명의 다른 간병인처럼 부드럽고 참을성이 많았다. 그러나 간병인이나 가족 아무도 그녀가 정서적 안정과 지적 총명함을 잃어버리는 것을 막을 수는 없었다. 그녀는 자주 모욕감을 느꼈으며, 무서워하고 화를 냈다. 그녀는 죽음보다도 치매를 더 두려워하였다.

자식들이 그녀의 정신상태 악화에 몹시 걱정이 되어 의사를 만나 보았다. 아들 중 한 명에 따르면 의사는 그녀의 지적 악화는 저산소혈증, 즉 뇌로 가는 산소 결핍의 결과라고 말했다.

하지만 폐기종 전문가를 만난 그녀의 아들은 M. C.가 겪는 저산소혈증에는 그런 지적 증상이 나타나지 않는다는 말을 들었다.

이 시점에서 내가 직업적으로 알고 지내던 아들 중 한 명이 나를 만나러 왔다. 나는 그에게 의사에게 프레드니손을 점차 줄일 것을 요구하라고 말해 주었다. 그 의사는 스테로이드를 끊는 데 동의하였지만 불행히도 그녀의 뇌는 이미 상당히 손상되었다.

그 약에서 벗어나자 그녀의 지적 증상은 다소 향상되었지만 죽을 때까지 지적 안개 속에 머물렀다. 때로 맑았으나, 때로는 망상에 시달렸다. 인생 후반기에 온 M. C.의 인지 기능 감소는 피할 수 있었던 비극이었다.

만일 당신이 관심을 가진 누군가가 강력한 약물 처방을 받는다면 그 처방이 주는 잠재적인 인지적 부작용을 잘 알아 두길 바란다. 현재의 의학계가 완벽하다면 그리 경계하지 않아도 될 것이지만 체계는 완전하지 않으므로 그 체계를 효과적으로 만드는 것에는 의사뿐 아니라 환자들에게도 책임이 있는 것이다.

M. C.의 아들이 마지막으로 내게 "어머니의 마음이 사라지기 시작하는 것은 어머니가 돌아가시기 전에 어머니를 잃는 것과 같았어요. 정말 가장 슬픈 일이었지요."라고 말했다.

교훈: 약물 처방에 조심하라. 약물은 치료도 하지만 해를 끼칠 수도 있다.

사고가 뇌를
확장 · 재생하는 방법

최근에 나는 세계적으로 저명한 뇌 연구가인 마리안 다이아몬드(Marian Diamond) 박사와 대화를 나눌 기회가 있었다. 그녀는 "뇌는 자신의 운명을 스스로 결정짓는다."라는 심오하고도 예리한 말을 했다.

이 말은 뇌를 사용하는 기회가 많아질수록 우리의 뇌는 살아가는 동안 더욱 기능이 좋아질 것이라는 것을 의미하는 것이다.

다이아몬드 박사는 사고의 생리학적 결과에 관한 가장 위대한 연구를 한 전문가다. 그녀는 나이에 상관없이 우리가 많이 생각할수록 뇌는 더욱 커지고 기능은 좋아진다는 것을 다양하게 증명하였다.

다이아몬드 박사는 살아 있는 동안 뇌가 성장을 계속한다는 능력을 "신경계는 아침에만 유연성이 있는 것이 아니라 점심과 저녁에도 똑같이 있다."라고 표현하였다.

다이아몬드 박사는 건강한 생활습관을 유지하고 정신적 활동을 계속하는 건강한 노인의 뇌는 건강한 젊은이의 뇌와 똑같이 활동할 수 있다고 믿었다.

이미 알았겠지만 중년 이후에 뇌를 건강하게 유지하는 것이 말처럼 쉬운 일은 아니긴 해도 가능한 일이다. 이것은 많은 환자에게서 이미 성공적으로 증명된 것이기도 하다.

나는 뇌의 재생을 성취하기 위해 영양치료, 운동, 스트레스 관리 그리고 적절한 약물치료 외에 무언가 더 해야 할 일이 있다는 것을 알게 되었다. 즉, 그것은 왕성한 지력 훈련을 통해 뇌를 더욱 조심스럽게 키워야 한다는 것이다.

이 장에서는 뇌의 장수를 이루기 위해 지력 훈련을 어떻게 해야 할 것인가를 말하려고 한다.

방법을 언급하기 전에 지력 훈련이 왜 중요한지를 먼저 말하려고 한다. 나는 환자들에게 해야 할 것만 말하지 않고 그 이유를 강조한다.

아인슈타인 뇌의 비밀

1980년대 중반 다이아몬드 박사는 알버트 아인슈타인의 뇌를 세밀히 조사하는 연구에 관여하였다. 신경학회에서는 다이아몬드 박사가 그동안 오랫동안 지속해 왔던 뇌 과학의 수수께끼, 즉 천재의 뇌는 평범한 사람의 뇌와 물리적으로 차이가 날 것이라는 의문을 밝혀 줄 것이라고 기대하였다.

이 질문을 풀기 위해 다이아몬드 박사는 아인슈타인 자신이 남긴 하나의 단서를 이용하였다. 즉, 아인슈타인은 자신이 깊은 생각에 빠져 있을 때 단어는 아무 역할도 못하며, 대신 확실한 신호(sign)와 선명한 이미지(image)를 조합한다고 언급한 바 있다. 달리 말하면 그의 가장 생산적인 사고는 주로 지극히 추상적이며 시각과 관련 있는 인지적 기능의 소산이었다.

그래서 다이아몬드 박사는 아인슈타인의 뇌 가운데 심상과 추상적 추리기능을 주로 담당하는 상전두엽 부위와 하두정엽 부위를 면밀하게 검사하기로 결정하였다.

다이아몬드 박사는 아인슈타인의 사망 연령, 즉 76세와 거의 비슷한 나이에 죽은 지적으로 평범한 11명의 남성 뇌와 서로 비교했다.

다이아몬드 박사는 아인슈타인의 뇌와 평범한 사람의 뇌 사이에서 한 가지 두드러진 흥미로운 점을 제외하고는 차이를 발견할 수 없었다고 했다. 차이점은 아인슈타인 뇌의 특정한 부위에서 어떤 유형의 세포가 유의미하게 더 많다는 것이다. 이 특정 영역이란 하두정엽에 위치하는 39번 영역이다. 아인슈타인의 뇌에서 39번 영역이 발달한 것이 다이아몬드 박사에게는 대단히 의미심장하였다. 왜냐하면 뇌 연구자들은 39번 영역이 뇌영역 가운데 가장 진화된 부위라고 믿기 때문이다. 39번 영역에 손상이 생기면 추상적 심상능력, 기억력, 주의력, 자각능력 등에 심각한 장애를 보인다. 그래서 읽거나 글자를 알아보지도 못하고 쓰거나 계산도 할 수 없게 되며, 시각적 · 청각적 · 촉각적 자극을 통합하는 데도 어려움을 보인다. 요약하면 만약 39번 영역이 손상되면 거의 모든 고등 지력을 잃는다고 할 수 있다.

아인슈타인의 뇌 39번 영역에서 풍부한 특정 세포유형은 교세포다. 다이아몬드 박사에게 이것은 특별한 의미를 갖는 것이었다. 교세포는 뇌 속에 매우 흔한 것인데 이 세포는 살림살이 세포이지 사고하는 세포가 아니다. 이 세포가 하는 일은 사고하는 세포의 신진대사를 도와주는 것이다.

아인슈타인의 뇌에서 살림살이 세포가 두드러지게 많았지만 사고하는 세포에서는 차이가 없었다. 다이아몬드 박사에 따르면 이것은 아인슈타인의 뇌 39번 영역에 있는 사고하는 세포들은 많은 양의 신진대사 지지를 받아야 할 필요성이 있었다는 것을 의미한다.

왜 이렇게 많은 지지를 받아야 했을까? 그것은 이 사고 세포가 엄청나게 많은 일을 했기 때문이다. 교세포가 이처럼 많았기 때문에 아인슈타인의 뇌 39번 영역이 더욱 커진 것이다.

아인슈타인은 뛰어난 뇌, 즉 유동성 지능이 풍부한 뇌를 갖고 태어난 것 같다. 유동성 지능이란 뇌 속에 얼마나 많은 사실이 저장되어 있는가를 의미하는 것이 아니라 뇌가 얼마나 효율적으로 활동할 수 있는가를 가리키는 측정치다.

아인슈타인을 천재로 만든 것은 단지 유동지능 때문만은 아님이 분명하다. 그의 천재성은 뇌를 스스로 잘 활용한 결과일 가능성이 더 크다. 그는 가장 중요한 뇌 부위를 최대로 활용함으로써 이 부위의 뇌를 특별하게 키운 것이다. 사실 아인슈타인은 전 생애에 걸쳐 열심히 훈련했던 지적 운동선수였다.

다이아몬드 박사는 만약 사고가 아인슈타인의 39번 뇌 영역을 실제로 확장시킨 것이라면 이 같은 현상이 동물에게 응용될 수 있을 것이라고 생각하였다. 이 이론을 검증하기 위해 다이아몬드 박사는 쥐를 피험 동물로 삼아 전혀 다른 두 종류의 사육상자를 마련하였다. 즉, 한 사육상자는 조그마하고 자극이 없는 궁핍한 상자로서, 이 상자에는 어미 암쥐 1마리와 3마리의 새끼를 넣어 길렀다. 또한 다른 사육 상자는 매우 크고 흥미 있고 생각을 자극하는 장난감으로 가득 채운 풍요로운 상자로, 이 풍요로운 상자에서는 3마리의 암쥐와 각 암쥐마다 3마리씩의 새끼를 포함해 모두 9마리(3×3)를 넣어 사육하였다.

죽었을 때 모든 쥐의 뇌를 검사하였다. 풍요로운 상자에서 자란 쥐는 궁핍한 환경 상자에서 자란 쥐에 비하여 39번 영역이 16% 정도 더 커졌는데, 그것은 주로 교세포의 증가에 의한 것이었다. 그 밖에 다른 뇌 영역들로 약 10% 정도 더 커졌다.

그 후 똑같은 실험을 나이가 많은 쥐를 상대로 실시하였다. 이 실험의 경우에도 풍요로운 환경이 쥐의 뇌를 확장시켰고 역시 39번 영역이 특별하게 확장되었다.

위와 관련 있는 실험으로 다이아몬드 박사는 임신한 쥐에게 단백질을 결핍시켜 보았다. 이 쥐의 새끼들은 정신박약 징후를 보였다. 다이아몬드 박사는 곧 이 새끼들의 한 집단에는 영양치료만 해 주고 다른 집단에는 영양치료를 해 주면서 동시에 풍요로운 환경에서 키웠다.

결과는 영양치료와 환경치료를 같이 해 준 쥐의 뇌가 영양치료만 해 준 쥐의 뇌에 비해 더 커졌다. 그러므로 지적 환경이 어떤 형태의 신체적 손상을 실제적으로 보상할 수 있는 것 같다.

다이아몬드 박사는 쥐 상자에서 생각을 자극하는 장난감이나 풍요로운 환경을 박탈해 버리면 쥐의 뇌가 실제로 위축된다는 것도 발견하였다. 한 집단의 쥐를 궁핍한 환경에서 길렀더니 배측피질은 9% 정도 줄어들었고, 기억과 밀접하게 관련 있는 피질은 25% 정도나 줄어들었다고 한다. 이 실험결과로 연구자들은 사람의 노화 관련 기억력 손상은 지적 자극의 결핍에서 일부 기인할 수 있다고 추리하였다.

다이아몬드 박사의 또 하나 흥미 있는 발견은 더욱 성숙되고 더 발달된 신경세포를 가진 쥐는 발달되지 못한 신경세포를 가진 쥐에 비해 지적 환경에 반응을 더 잘 한다는 것이다. 기억하겠지만 신경세포는 한평생에 걸쳐 나뭇가지 같은 수지상돌기를 다른 신경세포 쪽으로 뻗어 가면서 점진적으로 발달되어 가는데, 수지상돌기는 새로운 정보를 학습할 때마다 새로운 가지를 뻗어 나간다. 다이아몬드 박사는 신경세포에서 나온 첫 수지상 가지가 지적 풍요로움으로 인해 더 자라지 않음을 발견하였다. 두 번째, 세 번째, 네 번째 또는 다섯 번째 나온 수지상 가지도 역시 자라지 않지만 여섯 번째 뻗는 가지는 지적 풍요로움에 반응하여 길이가 더 길어진다는 것을 발견하였다. 이 발견은 노년기에는 더 이상 배울 수 없다는 일반적 생각이 틀린 것이라는 다이아몬드 박사의 신념을 더욱 강화시켰다. 학습이란(젊은이보다 여섯 번째 수지상돌기를 상대적으로 더 많이 가지는 경향이 있는) 나이 든 사람에게 가장 가치가 있는 듯하다.

다이아몬드 박사는 "우리는 젊거나 늙거나 학습을 계속 할 수 있다. 뇌는 어떤 연령에서도 변화할 수 있다. 우리는 하나의 신경세포에서 시작된다. 이 신경세포는 공처럼 생긴 배아에서 시작된다. 이 세포는 무지를 극복하기 위하여 첫 가지를 뻗어 나간다. 이렇게 뻗어 나가면서 지식을 모아 창의적으로 되어 간다. 그 후 점점 이상적이고 관용적이고 이타적이 된다. 그러나 우리에게 지혜를 주는 것은 바로 여섯 번째 수지상돌기다."라고 적어 놓았다.

다이아몬드 박사는 또 하나 중요한 것을 발견했다. 즉, 환경적 자극의 풍요로움에 반응하는 것은 사고를 담당하는 신피질뿐만 아니라 감정을 담당하는 변연계도 마찬가지라는 것이다.

다이아몬드 박사는 변연계 발달을 자극하기 위해 동물들에게 정서적으로 풍요로운 환경을 제공해 주었다. 다이아몬드 박사는 아낌없는 사랑을 받은 실험동물의 변연계 기능이 상승되었다고 한다.

그러므로 이 동물실험으로 보아서 지적인 풍요로움은 지적 지능을 더욱 높이고 정서적 풍요로움은 정서적 지능을 더 높인다고 할 수 있다.

　다니엘 골만(Daniel Goleman)은 이러한 류의 지능, 즉 정서지능이 지적 지능보다 훨씬 더 중요하다고 그의 유명한 저서인『정서지능』에서 강조하고 있다. 동물에 적용하여 발견한 이 모든 것을 인간에게 적용할 수 있을까? 분명 그렇다.

　다이아몬드 박사의 기본 명제, 즉 지적 풍요로움은 어떤 나이에서도 유동 지능을 상승시킬 수 있다는 것이 대규모의 장기간에 걸친 인간 실험에서 증명되었다. 그중 가장 확신이 가는 것은 존경받는 연구자인 워너 샤이(Warner Schai) 박사에 의해 30여 년간 이루어진 연구다.

　1956년 샤이 박사는 시애틀 지방의 대규모 집단을 상대로 지적 발달을 추적하는 연구를 시작하였다. 1980년대 중반까지 이 연구의 대상이었던 많은 사람이 50~60대에 이르러 기억 장벽에 부딪혀 지적 능력의 감소를 보였다. 특히 이들은 노화의 첫 징후인 귀납적인 추리나 공간 감각의 급속한 쇠퇴로 고통받고 있었다. 피험자들이 인지능력 감퇴를 보였을 때 샤이 박사는 간단한 지력 훈련 프로그램을 제공하였다. 이 프로그램은 매 회기마다 귀납적 추리력과 공간감각을 높이도록 구성되었다.

　피험자들은 생각하는 방법을 배웠다. 이 간단한 지력 훈련의 결과 피험자의 50%가 인지능력이 유의미하게 상승되었다. 이 결과에서 샤이 박사는 '늙은 개라도 새로운 기술을 배울 수 있다.' 는 결론을 내렸다.

　많은 연구자가 샤이 박사의 발견을 확증했다. 그들은 샤이 박사의 기본 명제, 즉 인간의 유동지능은 나이에 관계없이 지력 훈련을 통해 증가될 수 있다는 견해를 강력하게 지지했다.

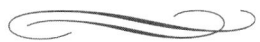

　이제부터 나의 환자에게 제공하는 프로그램과 유사한 내 나름의 지력

훈련 프로그램을 제시해 볼까 한다.

나는 사고하는 방법부터 시작할 참이다. 여기서 다루려는 생각은 뇌의 작동 방식을 언급할 때 다룬 내용을 바탕으로 한다. 그런 후 나의 환자에게 추천하는 특수한 지력 훈련 프로그램을 소개하려 한다.

지력 훈련 프로그램

이 부분은 내가 기억술에 관해 언급하는 유일한 부분이다. 나는 기억술이 효과가 있다고 믿으므로 환자들에게 뇌 장수 프로그램의 한 부분으로 활용하도록 권고하고 있다. 그러나 몇몇 연구자가 기억술이 좋은 기억을 개발하는 최고의 방법이라고 지나치게 과장하여 선전하고 있다. 나는 다양한 내용을 갖춘 뇌 장수 프로그램이 없다면 기억술은 제한된 의미의 가치밖에 없다고 생각한다. 지쳐 빠진 뇌에서 무언가를 더 끌어내기보다 뇌를 체질적으로 개선시키는 것이 훨씬 더 올바른 생각이다.

여하간 당신은 이 책에서 뇌가 어떻게 작용하는가에 관한 유용한 지식을 이미 학습했으므로 이 지식을 기반으로 실제적인 도움을 받을 수 있을 것이다. 이제 좀 더 잘 기억하고 학습할 수 있도록 해 주는 사고 전략에 관해 살펴보기로 하자.

다중 연상 이것은 뛰어난 기억 방법이다. 다중연상이란 하나의 주제에 대해 여러 가지를 기억해 내는 것이다.

감각의 기억흔적은 다른 신경세포의 수지상돌기들과의 접촉에 의해 많은 다른 기억을 갖게 된다. 개개 기억에 대한 연상이 많을수록 그 기억은 더 많은 수지상돌기의 통로를 갖게 될 것이다. 풍요롭게 연상되는 기억은 기억을 이끌어 주는 많은 통로가 있어 좀 더 쉽게 끌어낼 수 있다.

예컨대 사람들의 이름을 잘 잊어버리는 이른바 건망성 실어증이 있다고 하자. 이런 경우 그 사람의 이름을 기억하려고 애쓰지만 아무 기억도 떠오르지 않는다. 그 사람의 이름에만 초점을 두고 기억하려는 것은 좋지 못한 방법이다. 왜냐하면 당신은 그 사람의 이름으로 바로 연결되는 기억통로만을 열려고 하기 때문이다. 좀 더 좋은 전략이란 그 사람에 관한 다른 어떤 것들, 예컨대 그 남자의 부인 이름, 직업, 자동차의 색깔, 고향 등등 그와 연관된 기억을 찾아내는 것이다.

아마 당신은 그 사람에 대해 열 가지도 넘게 알 것이며 이 사실들 가운데 많은 것이 이름과 연관될 것이다. 만약 이러한 기억들 가운데 어느 하나를 회상한다면 그것을 따라 이름을 기억할 수 있을 것이다. 옆문을 통해 기억에 이를 수 있게 된 것이다.

기억을 촉발시키기 위해 연상을 이용하는 또 다른 방법은 달력, 일기 또는 방명록과 같은 단서를 이용하는 것이다. 예컨대 '화요일에 공원에 갔다.' 와 같은 일기는 그날의 외출과 연관되는 수백 가지의 기억을 촉발시킬 수 있을 것이다. 만약 아무런 단서도 없으면 모든 것을 몽땅 잊어버릴지도 모른다.

머리글자로 된 말은 흔한 연상 단서다. 예컨대 M. A. D. D.라는 문자를 보면 'Mother Against Drink Driving(음주운전을 반대하는 어머니)'라는 단체가 생각난다.

감정 싣기   기억을 더 깊이 잘하게 하는 또 다른 방법이 있다. 정서적 경험을 하는 동안 분비되는 노르에피네프린은 장기 기억의 형성을 도와준다. 아주 작은 정서적 풍요조차도 기억을 공고하게 하는 데 도움을 준다. 그러므로 어떤 것을 잊어버리지 않기 위해서는 그것에 적절한 감정을 실어 두어라. 예컨대 부인이 가게에 가서 세 가지 물건을 사 오라면서 중요한 일이라고 한다면 혹시 잊어버렸을 때 부인이 몹시 실망할 것이라는 점에 초점을 두어라. 이렇게 감정을 싣는 것은 다른 무엇보다 중요하다.

다중 암호화 　다섯 가지 감각 가운데 한 가지 이상의 감각을 사용하여 기억하는 것은 좋은 전략이다. 이것은 우리 모두가 흔히 하는 것이다. 예를 들면, 전화번호부에서 필요한 번호를 찾았을 때 큰 소리로 말하는데, 이렇게 하면 그 번호에 대한 시각적·청각적 기억이 강화될 것이다.

물론 번호를 소리 내지 않고 암송해도 소리내어 말하는 것과 같은 청각적 기억기제를 유발한다. 다중 암호화는 기억 흔적이 있는 뇌의 장소를 늘려 준다. 들은 것을 시각적으로 영상화하고 본 것을 말로 옮김으로써 기억을 강화할 수 있다. 또한 운동 영상을 덧붙여서 기억을 강화시킬 수도 있다. 만지거나 하면서 그것의 느낌을 기억하면 그것을 더욱 잘 기억할 수 있다. 그래서 특히 어린아이에게 실제학습이 효과적인데, 성인 역시 강력한 운동기억을 가질 수 있다.

어떤 냄새를 풍기는지 눈여겨보는 것도 기억을 암호화하는 강력한 방법이다. 앞서 본 것처럼 후각은 다른 감각들과 달리 시상하부를 거치지 않고 해마로 바로 간다. 이 때문에 냄새는 특별히 기억을 촉진시킨다.

덩어리짓기 　기억덩어리를 씹을 수 있는 크기의 작은 조각들로 부수는 것도 좋은 기억 전략이다. 앞에서 본 것처럼 대부분의 사람은 한 번에 7개의 숫자까지만 잘 기억해서 전화번호가 7자리인 것이다.

단기 기억을 장기 기억으로 성공적으로 옮기기 위해서는 기억을 작은 덩어리 형태로 옮겨야 한다. 예컨대 14개의 이름을 기억해야 할 때는 한 번에 7개씩을 덩어리로 기억하라. 즉, 전체를 분류하고 나누고 윤곽을 정하고, 세세하게 나누기에 앞서 중요한 사항에 대한 개요를 잡으라.

개 관   또 다른 중요한 사고 전략은 개관인데 이것은 장기강화라는 현상 때문에 매우 유용하다. 앞서 언급한 것처럼 정보에 대한 기억은 정보에 노출될 때마다 더욱 쉬워진다. 만약 당신이 어떤 것을 다섯 번 보았다면 5배 더 쉽게 기억되는 것이 아니라 20배 정도 더 쉽게 기억된다. 신경전달물질이 기억 통로로 올 때마다 그 통로가 다져져서 더 쉽게 전달된다. 그러므로 새로운 정보를 학습할 때 얼마나 열심히 공부할 것인가에만 관심을 갖지 말고 얼마나 자주 할 것인가에 관심을 가지라. 빨리 3번 훑어보는 것이 한 번 꼼꼼이 오래 보는 것보다 기억을 더욱 공고히 할 것이다.

의식적 망각   이것은 또 다른 멋진 책략이다. 마음을 흩뜨리는 잡다한 것은 의식적으로 잊어버리는 것이 현명하다. 어떤 기억 연구가들은 한 개인의 기억은 본질적으로 유한하므로 한 번에 기억할 수 있는 것은 제한되어 있다고 한다. 노화 관련 기억력 손상에 관한 한 가지 이론에 따르면 노인이 새로운 정보를 잘 잊어버리는 이유는 노인의 머릿속에 이미 정보가 지나치게 많이 들어 있기 때문이라고 한다. 이러한 '복잡한 뇌 이론'에 대한 실험실 증거도 있다. 즉, 나이 든 쥐들은 젊은 쥐에 비해 뇌세포 사이에 공간이 훨씬 적다고 하는데, 이것은 새로운 기억이 들어갈 공간이 모자란다는 것을 보여 준다.

특히 작업기억은 언제나 공간이 모자라는 듯하다. 그러므로 가능하면 시시한 것들을 선반에서 비워 기억공간을 마련하여라. 자세한 사항을 떠올릴 수 있는 몇 가지 단순한 기억체계를 만들어라. 기억할 필요가 있을 때까지 잠시 잊어버릴 수 있도록 메모하는 습관을 들여라. 생활을 잘 조절하여 세세한 것을 저장할 필요가 없도록 하라. 스케줄을 기재하고, 열쇠나 지갑처럼 항상 필요한 것은 일정한 곳에 두어라. 수첩을 사용하고 목록을 작성하고 파일을 만들어라. 일상의 작은 일들로 혼란스럽지 않다면 놀랄 만큼 머리가 맑아질 것이다.

집 중　집중은 사고와 기억을 효율적으로 하는 데 정말 중요한 것이다. 주어진 정보에 주의 깊게 집중할 수 없다면 그 정보를 기억할 수 없다. 많은 뇌 장수 환자는 집중장애 때문에 기억장애를 갖고 있다고 생각한다. 벌써 몇 차례 밝혔듯이 뇌 장수 프로그램은 기억력과 마찬가지로 집중력도 물리적으로 증가시킨다. 고도의 집중력은 건강한 뇌를 가져야만 가능한 것이다. 그러나 어느 정도는 의지력의 결과일 수도 있고, 노력해야 한다. 집중을 방해하는 생각을 피하도록 한다. 많은 사람은 집중하기가 어려워서 스스로 방해를 자초한다.

　이 모든 사고전략은 분명 상승작용을 일으키며, 전략들을 결합하면 인지능력의 새로운 고지에 이를 것이다.

　지금부터는 나의 환자들에게 추천하는 지력 훈련 내용을 살펴볼 것이다. 내가 72세의 T. I.라는 여성 환자에게 지적 활동을 많이 해야 한다고 말했더니 "나는 낱말 맞추기 퍼즐은 이제 하지 않겠어요."라고 했다. 그녀의 주치의와 몇몇 친구가 그 놀이가 노화 관련 기억력 손상으로 무뎌진 그녀의 마음을 깨어 있게 할 것이라고 생각하여 권했었다. 그녀는 계속해서

"나는 그 퍼즐이 싫어요. 이제는 하지 않을 겁니다." 라고 말했다.

나는 "나도 하지 않을 거요. 나도 그것을 참을 수 없어요." 라고 대답했다. 나는 그녀에게 "당신이 정말 하고 싶은 것이 무엇이죠?" 하고 물어보았다. 나는 모든 지력 훈련이 재미있어야 한다고 생각한다. 만약 놀이가 따분하면 환자들은 하지 않을 것이다. 비록 환자들이 어떤 놀이를 하더라도 따분하다면 건강에 해로운 스트레스를 불러올 수 있기 때문에 도움이 되는 것만큼 해로울 수도 있다.

T. I.가 말하길 "나는 정신이 맑을 때는 피아노를 치고 그림을 그리고 싶어요. 그러나 나는 이 모든 것을 이미 포기했어요. 왜냐하면 나는 더 이상 악보를 읽을 수 없고 그림을 그리는 방법도 잊어버렸거든요."

나는 그녀에게 수많은 사람이 그렇듯이 젊을 때의 자신과 경쟁할 필요가 없다고 말하고 다시 피아노를 연주하고 그림을 그릴 수 있다고 용기를 부추겼다.

나는 그녀에게 "만약 당신이 다시 피아노를 치고 그림을 그린다면 수지상돌기가 흥분하고 새로운 기억흔적이 형성되어 더욱 단단해질 것이며, 또 나는 당신이 그것을 능히 할 수 있을 것이라 믿어요." 라고 말하였다.

그녀는 시도해 보기로 했다. 그녀가 느낄 수 있는 스트레스를 경감시키기 위해 나는 그녀에게 좌절감을 느낄 때마다 만트라를 반복하여 암송하라고 권했다. 나는 만트라라는 말이 그녀에게 너무 히피적으로 들릴 것 같아 그 용어를 말하지 않고 단지 마음을 위로하는 말이라고만 했다. 그녀가 택한 만트라는 '마리아여, 은총을 내리소서.' 였다.

나는 그녀에게 악보를 보지 말고 기억으로써 연주할 것을 권유했다. 이렇게 하는 것이 기억 가운데 가장 늦게 사라지는 운동기억을 더욱 많이 활용할 수 있을 것이라 여겼기 때문이다. 나는 그녀가 제일 좋아하는 음악을 선택하여 매일 그것을 반복하여 연주할 것을 권하면서 하루 한 시간씩 연주할 수 있다면 노래도 배울 수 있을 것이라고 했다.

나는 그녀에게 완벽한 연주가 아니더라도 인지기능을 강화할 것이라고 말했다. 그녀는 다시 피아노를 치고 그림을 그리기 시작했다. 그녀는 새로운 마음으로 이전보다 비판적인 태도를 적게 가지고 노력했다. 그녀는 작업을 하는 것만으로도 뇌를 재생시키는 데 도움이 된다는 것을 알았기 때문에 결과보다는 과정에 더 주목하였다. 그녀의 만트라가 많은 도움을 주었다. 만트라는 좌절감에 빠져 포기해 버릴 수 있는 마음을 작업에 매달릴 수 있도록 도와주었다.

몇 가지 좋아하는 노래를 기억하고 그것을 연주함으로써 즐거움과 자부감을 느낄 수 있기까지는 오랜 시간이 걸리지 않았다. 몇 개월 이내에 그녀의 인지기능은 놀랄 만큼 회복되었다. 나는 완벽하게 잘 혼합된 뇌 장수 프로그램이 그녀의 인지기능을 상승시켰지만 그녀에게 다시 온전한 자신으로 돌아온 느낌을 갖게 한 것은 피아노와 그림 덕분이라고 생각한다.

지력 훈련으로 젊음을 유지하는 또 다른 예는 바로 나의 어머니다. 어머니는 89세의 고령이시지만 아직도 마음은 면도칼처럼 예리하다. 어머니께서는 여러 해 동안 뇌 장수 프로그램을 손수 실천해 오셨으며, 언제나 놀라울 정도로 명철하고 지적으로 활동적이었기에 인지 기능 상승을 위한 약물처방을 해 드릴 기회가 없었다.

나의 어머니는 몇 가지 지력 훈련을 실천함으로써 뇌를 강하고 젊게 유지할 수 있었다. 그녀는 현재 일어나는 사건들에 열심히 관여하고 친구들과 카드놀이도 하고 모임에도 활동적이었다. 또한 그녀는 'Jeopardy' 라는 게임 쇼의 팬이었는데 출연자보다 답을 더 잘 맞추어서 친구들을 놀라게 했다. 그녀는 마음을 명료하고 이완되도록 하기 위해 나름대로의 명상도 실천하고 있었다.

나의 어머니의 지력 훈련 프로그램은 자신의 개인적 흥미에 딱 맞춘 좋은 예다. 이처럼 자신의 자연스런 흥미를 따라가는 것이 지력 훈련의 가장 좋은 형태다.

모든 지력 훈련이 뇌를 충족시킬 수 있지만, 특히 뇌는 언어, 수리, 귀납과 연역적 추리 그리고 공간 조직과 같은 분야의 훈련이 필요하다. 이러한 여러 분야에 걸쳐 가장 잘 맞는 활동은 독서, 습작, 그리기, 단어늘이, 보드 게임, 집짓기, 대화하기 및 흥미를 끄는 취미활동에 참여하기 등이다. 지력 훈련에서 중요한 것은 당신이 어떤 일을 하는가가 아니고 활동을 한다는 자체다.

사람들이 저지르는 가장 흔한 지력 훈련상의 실수는 텔레비전을 너무나 많이 시청한다는 것이다. 앞서 언급한 것처럼 보통 사람은 하루 평균 네 시간 정도 텔레비전을 본다. 텔레비전이 많은 정보와 오락거리를 제공해 주기도 하지만 대부분의 프로그램은 뇌를 수동적으로 만들어 인지 기능을 손상시킨다.

그러나 몇 가지 특별한 텔레비전 쇼는 시청자를 단지 수동적으로 머물게 하지 않고 새로운 생각을 자극한다. 예컨대 시청자에게 그냥 따라가게만 하는 퀴즈쇼도 있지만 뉴스나 다큐멘터리 식의 퀴즈쇼도 있는데. 이것은 시청자들에게 비판적 생각을 일으키도록 자극한다. 시트콤과 달리 다큐멘터리는 뇌를 새롭게 만든다.

과다한 텔레비전 시청은 특히 우뇌의 발달에 장애를 일으켜 공간지능의 발달에 유해한 효과를 일으킨다. 오랜 시간 텔레비전을 시청한 아동은 전통적인 아동들의 놀이, 즉 그림책, 집짓기 또는 스포츠 게임 같은 것을 회피하는 경향이 있다. 이러한 전통놀이는 3차원적 공간 추리기능을 요구하는 놀이다. 이러한 이유 때문에 최근 수십 년 동안에 학령기 아동의 공간 지능이 감소되고 있다. 최근에 이루어진 한 연구에 따르면 고등학교 3학년에서 얻은 공간지능 검사 성적이 20년 전 고등학교 신입생에서 실시했던 공간지능 검사 성적과 동일했다고 한다.

텔레비전의 또 다른 나쁜 영향은 독서를 하지 않게 만든다는 것이다. 많은 신경과학자들은 독서가 뇌에 특별히 이롭다고 한다. 많은 양의 독서를 하면 지적으로 풍요롭게 되며, 독서량에 상관없이 뇌에 매우 유익하다. 독서는 마음이나 상상력의 능동적인 개입을 요구한다. 독서는 변연계뿐 아니라 뇌의 양반구를 강력하게 자극한다. 인구의 20%만이 거의 매일 독서를 한다고 알려져 있다.

나는 뇌 장수 프로그램 환자들에게 하루에 적어도 한두 시간씩 지력 훈련을 하라고 권유한다. 이것은 결코 많은 시간이 아니다. 신문을 읽고 친구들과 이야기를 나누고 게임쇼를 보고 각종 게임을 즐기는 데 보통 하루 4시간을 쓴다는 사실을 생각해 보라. 이렇게 하는 것이 그리 힘들지 않을 것이다.

아놀드 샤이벨(Arnold Scheibel) 박사는 UCLA 뇌 과학 연구소의 소장으로 세계적으로 존경받는 뇌 과학자다. 그는 새롭고 신기한 과제들에 대해 관심을 갖는 것이 뇌를 특히 이롭게 한다고 믿는다. 그래서 그는 과거에 하지 않았던 새로운 일들을 하라고 권고한다. 그 자신도 최근 조각을 시작했다고 한다.

다른 과학자들도 새로운 일을 하는 것이 뇌를 생물학적으로 자극한다는 것에 동의한다. 어떤 과학자는 뇌 속에 새로운 수지상돌기의 연결로 꽉 채우기 위해 새로운 곳으로 여행하는 것이 좋다고 추천한다.

반드시 피해야 하는 것은 아무것도 하지 않고 그냥 빈둥대는 것이다. 유명한 뇌 과학자 칼 코트먼(Carl Cotman) 박사는 "은퇴하여 안락의자에 앉아 감자 칩을 먹으면서 텔레비전이나 보는 사람과 은퇴 후에도 열심히 활동하는 사람을 몇 년간 연구해 보면 계속 활동했던 사람은 훨씬 좋은 인지기능을 유지하고 뇌의 신진대사 활동도 훨씬 더 왕성하다." 라고 하였다.

이처럼 지력 훈련은 뇌의 재활에 결정적으로 중요하다. 이제 여러분은 최적 정신 기능에 도움을 줄 마지막 훈련 형태를 알아볼 것이다. 이 훈련은 뇌의 재생을 촉진하기 위해 수천 년 동안 사용해 왔던 것이다. 나는 이 훈련, 즉 심신수련이 뇌를 위해 할 수 있는 최선의 방법 중 하나라 생각한다.

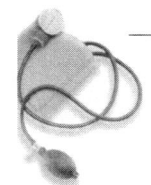

··· 주 요 사 례

뇌도 신체의 한 기관에 불과하다.

H. K.는 야망으로 가득 차고 지성이 넘쳤던 47세의 젊은 부인인데 비극적인 질병에 걸렸다. 1990년대 초반에 H. K는 오염된 트립토판(tryptophan) 당의정을 섭취하여 무서운 병에 걸리게 된 많은 희생자 중 한 사람이었다. 그녀는 아마도 이 환약에서 만성 독감 징후가 특징인 'EMS(Eosinophilie Myalgie Syndrome)' 에 걸린 것 같다(이 사건 때문에 트립토판 보충제는 FDA에서 금지약물로 정했다).

그녀의 유일한 관심사는 옛날의 건강상태로 되돌아가는 것이었지만 이것은 몹시 어려운 투쟁이었다. 즉, 이 병은 일반적으로 증세의 정도가 심했다 약해졌다를 반복하지만 치료 방법이 없는 불치병이었다.

그녀의 증세는 만성적인 근육통, 고열, 야간발한 그리고 극심한 피로였다. 게다가 정신적 기력이 너무 낮아 우울증과 만성 정서장애를 보였고 기억과 인지기능이 심하게 저하되어 있었다.

이러한 일련의 정신적 장애를 가진 그녀는 한 병원의 행정 책임자였기 때문에 나의 뇌 장수 프로그램에 대한 이야기를 들을 기회가 있어서 나에게 상담을 받게 되었다.

처음 만났을 때 나는 그녀에게 뇌 장수 프로그램이 그 질병을 역전시킬 수는 없더라도 정신적 증세는 개선시킬 수 있을 것이라 말했다. 그녀는 자기의 병 가운데 정신적인 면이 가장 괴롭기 때문에 나의 제안을 기꺼이 받아들이겠다고 했다.

"하루의 절반 정도를 맑은 정신으로 생각할 수 없으며 온종일 기분이 나쁘고 문제를 생각하지 않고 있어도 계속 우울합니다."라고 말했다.

나는 그녀에게 아마 이 병이 뉴로펩티드장애를 일으키고 이 장애가 우울증과 인지장애의 일차적 원인일 거라고 말해 주었다. 나는 다른 환자들에서도 이와 유사한 현상을 본 적이 있었다. 그 환자 또한 만성 피로 증세를 보였고 심한 정신적 무기력감과 기분장애를 보였다. 연구자들은 만성 피로 증세를 보이는 사람은 IQ가 55 정도까지 떨어진다는 사실을 발견한 적도 있다.

나는 많은 만성 피로 환자를 뇌 장수 프로그램에 참여시켜 신체적 증세는 남아 있어도 정신적인 증세는 근본적으로 경감되는 것을 관찰한 적이 있다.

때때로 신체적 장애는 개선되지 않고 그대로 있는 데 반해 정신적 증세는 회복되는 것을 보고 신기하게 생각하는 환자도 있다. 그러나 나에게는 이런 현상이 특별하게 이상한 것으로 보이지 않았다. 결국 뇌는 신체의 한 기관에 불과하며 환자의 전반적 신체 건강이 유의미하게 개선되지 않을 때라도 뇌의 건강은 개선될 수 있는 것이다.

H. K.는 열심히 뇌 장수 프로그램에 참여하여 식사법을 개선하고 보충제와 천연약물 강장제를 복용하고 운동도 시작했다. 그녀는 명상과 가벼운 유산소 운동도 했으며, 가능한 한 효과적으로 스트레스를 관리하려고 노력했다.

게다가 두 종류의 약물도 취하기 시작했다. 즉, 그녀의 DHEA 수준이 매우 낮아서 DHEA 호르몬 치료를 처방했고 하루 2,400mg의 피라세탐도 처방하였다.

몇 달이 지나자 그녀의 상태는 눈에 띄게 좋아졌다. 가장 먼저 그녀의 기분이 개선되었다. 그녀는 몹시 쾌활해졌고 낙천적으로 되어 예전의 상태로 되돌아간 듯했다. 우울증도 급속하게 사라졌고 더 이상 병에 관한 생각을 하지 않게 되었다. 기억이 정상적으로 되어 예전과 같은 높은 유동성 지능을 보였고 인지적 처리 속도도 돌아왔다.

그녀의 주요 신체 증세도 약간 개선된 듯했다. 그녀는 여전히 병으로 고통받고 있었지만 마음이 우울해지지 않는 한 신체적 질병에 맞설 수 있으며 마치 새 사람이 된 듯하다고 말했다.

H. K.는 참으로 용기 있는 부인이다. 그녀와 같은 문제를 가진 많은 환자가 그냥 포기하지만 그녀는 그렇지 않았다. 지금은 그 용기에 대한 보상을 받고 있는 것이다.

심신수련법: 고대 뇌 재생술

모든 인간은 자신의 30조 세포 속에서 끊임없이, 일관성 있게 움직이는 전자, 양성자, 중성자로 이루어져 있다. 결국 당신의 몸은 30조 개의 춤추는 광자이며 당신은 세포 수준에서 고도의 잠재 에너지를 지니는 것이다.

심신수련법을 통해 이러한 잠재 에너지를 더욱 효율적으로 이용할 수 있는데, 이 수련법은 특정한 근육 수축, 강력한 호흡법, 에너지를 소통시키는 자세 그리고 원시의 소리 만트라를 사용한다. 이 수련법은 개인 수준에서뿐만 아니라 세포 수준에서의 건강과 재생을 자극한다.

심신수련법은 뇌와 신경계와 내분비계로 엄청난 양의 에너지를 이동시켜서 더 효율적으로 사용하게 하며, 에너지 균형도 도와준다. 그리하여 심신을 지치지 않게 더 높은 수준에서 기능하도록 도와줄 수 있다.

많은 환자는 뇌 장수 프로그램 가운데 심신수련법이 가장 유익한 요소라고 했다. 나 또한 개인적으로 심신수련법이야말로 뇌 재생을 위한 가장 강력한 도구 중의 하나라고 믿고 있다.

나는 환자들에게 추천할 심신수련법을 신중하게 선택한다. 나는 지난 17년 동안 2,000개 이상의 요가 수련법을 연구하여 특히 인지 기능을 자극하는 약 40개를 골랐는데, 이 중 많은 것이 요가 스승들이 수천 년 동안 사용해 온 것들이다. 나는 이 40개 중에서 특별히 강력하고 비교적 따라하기 쉬운 몇 가지 수련법을 골라 권한다.

대부분의 경우 심신수련법의 효과를 지지하는 증거들은 공식적인 연구보다는 관찰에 근거한 경험적인 것들이다. 그렇게 보면 심신수련법은 과학이라기보다는 예술이다. 하지만 나를 비롯한 많은 서양 의학자는 이런 심신수련법이 왜 효과가 있는지에 대한 분명한 이론을 세웠다. 나는 한치의 의심도 없이 이 수련법이 효과적이라고 믿는데, 그 효과는 아주 깊고 임상적으로도 분명하다.

내가 가장 자주 권하는 수련법은 오랜 세월 수련 스승들이 시험하고 사용하고 있는 크리야(kriya)다. 크리야는 동작, 호흡, 자세, 만트라 그리고 손가락 모양의 종합이다. 각 크리야는 뇌와 신경계와 몇몇 내분비계로 가는 혈액과 에너지가 증가하도록 구성되어 있다.

알다시피 혈류의 증가는 강력한 효과를 지니고 있다. 그것은 산소와 포도당을 풍부하게 제공하여 인지 기능을 즉시 높이며 신경계의 대사작용을 높여서 뇌의 장기적 건강을 향상시킨다.

뇌의 혈류 증가에 관한 한 심신수련법이 심혈관 운동보다 훨씬 더 효과적이다. 이는 심신수련법은 혈액이 뇌로 바로 흘러가도록 구체적으로 계획되었기 때문이다. 이렇게 하는 한 가지 방법은 뇌로 가는 혈류를 잠시 방해하여 압력을 만드는 것인데, 이 압력이 사라지면 그 힘으로 혈액은 뇌로 힘차게 흘러들게 된다.

심신수련법은 또한 뇌와 내분비계로 에너지를 소통시킨다. 서양 관점에서 보면 에너지는 신경계에서 나와서 신경계에 의해 운반되는 것이지만 동양적인 관점에서 에너지는 단순한 신경 에너지가 아니라 동양 의학의 핵심인 생명 에너지다. 전통 중국 의학에서는 이 생명 에너지를 기(氣)라고 부른다. 인도 요가 전통에서는 프라나(prana)라 하는데, 신체 안에서 방출되고 소통되는 에너지는 쿤달리니(kundalini)라고 한다. 신체의 쿤달리니 에너지는 심신수련법과 같은 쿤달리니 요가 수련에 의하여 자극된다. 동양적 관점에 의하면 이 생명 에너지는 신체뿐만 아니라 온 우주에 존재하므로 때로는 우주 에너지라고 부르기도 한다.

서양의 많은 분석가는 기 혹은 쿤달리니는 신경세포에 공급되는 생체 전기 에너지 같은 것이라고 여긴다. 이 생명 에너지는 모든 전기와 마찬가지로 존재하기 위해서는 계속 흐르고 있어야 한다. 만약 막히거나 정체되면 짧은 순회만 가능한 죽은 전기 에너지가 된다.

알다시피 전기는 양극과 음극에 의해 만들어진다. 이와 유사하게 동양 철학에서 기는 음양이라 부르는 힘의 활동에 의해 생긴다. 음과 양의 상보적인 반대가 기를 움직이게 하고 이 움직임이 신체적·정신적 에너지를 제공한다고 믿는다.

음은 어둠, 수동성, 굴복, 수축, 차가움, 습함, 여성성 등이 특징이며, 양은 근본적으로 밝음, 활동성, 저항, 팽창, 열, 건조함 그리고 남성성을 특징으로 한다. 한 편이 다른 편보다 우월한 것이 아니며 상대방 없이는 존재할 수도 없으며, 모든 살아 있는 조직은 양쪽 다 지니고 있다.

동양 철학과 의학에서 안녕과 행복의 열쇠는 음과 양이 조화를 이루어 더 풍부한 기를 만들어 내는 것이다. 중국의 철학자 노자는 3,000년도 더 전에 "하늘(양) 과 땅(음)의 쉼 없는 합일만이 만물을 일으킨다." 라고 적어 놓았다.

동양적인 관점에서 보면 우주 삼라만상은 음에서 양으로, 양에서 음으로, 다시 반대로 윤회의 고리 안에서 끊임없이 움직이고 있다. 서양 철학자들은 변화를 일직선상으로 보는 반면에, 동양 철학자들은 변화를 순환적으로 본다.

동양 의학에 따르면 건강은 변화의 사슬에 저항하지 않고 함께 움직일 때 가장 잘 얻을 수 있다. 그러므로 동양 의학에서는 적응과 유연성을 굉장히 강조한다. 약초학에서 예를 들면, 가장 유명한 동양 약재인 인삼은 적응 보조 물질로서 삶의 변화에 강하게 저항하여 스트레스를 받는 이보다는 변화에 적응하는 좀 더 큰 능력을 가진 이에게 도움이 된다.

인삼의 가치에 대한 이런 동양적 해석은 서양 관점과는 평행선이다. 서양 영양학자들에 따르면 인삼은 강력한 부신 강장제―물론 부신은 스트레스를 일으키는 변화에 긍정적인 방식으로 반응하도록 하는 데 아주 중요한 것이다―다. 강한 부신 작용은 부러지기보다는 휘어짐으로써 스트레스에 대처하도록 도와준다.

음양과 마찬가지로 기나 쿤달리니도 눈으로 보거나 기술적으로 측정할 수가 없다. 그래서 기와 쿤달리니의 존재는 아직 과학적으로 증명되지 못하고 있다.

그런데도 경험적 관점에서 보면 기는 분명히 존재하는 것 같다. 침술가인 나는 기의 흐름을 수천 번 목격하였으며 질서 있고 예견 가능한 방식으로 이 흐름을 잘 찾고 조절할 수 있다. 나는 지난 10년간 환자들의 건강을 자극시키기 위하여 기 조절을 자주 사용하였다.

기의 존재를 의심하는 일부 서양 의학자는 침술가들이 신경에다 침을 놓아 신경 에너지를 조종함으로써 임상적 효과를 얻는다고 주장한다. 해부학이라는 강력한 배경을 가진 서양 의학자인 나는 내가 이루어 낸 결과가 신경과 접촉한 것이 아니라는 것을 진정으로 확신한다.

이런 효과가 경락을 통해 몸 안을 흐르는 기와 접촉한 결과임은 거의 확실하다. 이 경락들은 신경과 아주 비슷하게―신경처럼 물리적인 존재가 아니라는 점만 빼고는―나타낼 수 있다. 어떤 의미에서는 강물이 흐르는 수로와 같이 단단한 실체라기보다는 공간으로서 존재한다.

내가 추천하는 이 심신수련법은 경락과 그 밖의 미세한 에너지 경로로 흐르는 에너지를 조절한다. 이 수련법은 다소 침술과 같은 방식으로 생명 에너지를 조절한다. 이런 활동을 통하여 심신수련법은 신체, 뇌, 신경계와 내분비계의 생명 에너지의 균형을 맞추고 자극할 수 있다. 심신수련법은 혈액과 쿤달리니의 흐름을 증가시키는 뇌 재생 과학의 독특한 요소다.

나의 임상 경험과 다른 이들의 광범위한 결과물로 미루어 보면 심신수련법은 분명 뇌의 생화학에 구체적으로 영향을 줄 수 있다. 이것은 이 수련법이 뇌로 가는 혈액과 에너지의 흐름에 미치는 영향과, 뉴로펩티드와 신경전달물질을 비롯한 뇌 화학물의 분비에 미치는 효과 때문이다.

칸데스 퍼트(Candace Pert) 박사와 그의 동료들이 뉴로펩티드인 엔도르핀의 수용기를 발견한 이후로 모든 감정과 기분은 뉴로펩티드의 영향을 받는다는 사실을 받아들였다. 뇌에는 100개 이상의 뉴로펩티드와 신경호르몬이 있으며, 각각은 기분과 정서에 깊고도 구체적인 영향을 끼친다. 예를 들면, 어떤 뉴로펩티드는 분노에, 어떤 것들은 공포, 사랑, 행복 등과 밀접한 관련이 있다.

침술의 효과에 관한 연구로 보아 침으로 특정 에너지 경락을 자극하는 것은 특정 뉴로펩티드와 신경전달물질의 분비를 촉진시킨다. 이것은 특히 침에 소량의 전류가 연결되어 있을 때 가능하다.

침술은 뉴로펩티드인 엔도르핀의 분비를 자극할 수 있기 때문에 수술

환자의 통증을 차단할 수 있으며, 이런 관행은 동양에서는 흔한 것이다. 또한 침술가는 아세틸콜린, 세로토닌, 노르에피네프린과 같은 신경전달물질의 분비를 촉진할 수도 있다.

심신수련법도 비슷한 결과를 얻을 수 있다. 심신수련법의 다양한 동작을 정해진 호흡법과 결합시키면 뇌의 생화학에 영향을 줄 수 있다. 뇌의 생화학적 균형을 맞추고, 인지 기능을 자극하고, 안정되고 긍정적인 기분을 얻을 수 있다.

많은 의학계 저자가 기본 요가 수련을 제시하였지만 그것이 어떤 식으로 신경학적 기능을 최적화하는지는 설명하지 않았다. 이 수련법이 의료계와 일반인에게 너무나 생소한 것이므로 타당성을 의심하는 이들도 있을 수 있으나 나는 이성적인 회의주의는 과학적 의문의 가치 있는 도구가 된다고 생각하기에 이런 회의를 거부하지 않는다. 하지만 이 심신수련법을 스스로 해 본다면 아마도 이런 회의주의는 곧 불타는 정열로 변할 것임을 확신한다. 왜냐하면 효과가 있기 때문이다.

만일 나의 장수 프로그램이 서양 의학계의 모든 분파에서 즉각적으로 받아들이는 게 유일한 목표였다면, 일부 전통적 의사들이 부적절한 의료 프로그램으로 생각할 수 있는 이 심신수련법을 소개하지 않았을 것이다. 그러나 전폭적인 수용이 나의 궁극적인 목적은 아니다. 나의 최종 목적은 환자를 돕는 것이다. 그리고 이것은 이 수련법을 통해서 가장 잘 이룰 수 있다.

최근에 나는 1장의 '주요 사례'에서 얘기한 S. L. 이라는 여자 환자와 긴 시간 대화를 나누었다. 기억할지 모르겠지만, S. L.은 교통사고로 심한 뇌

손상을 입고 고생하였다. 사고 후 그녀는 집중이 굉장히 힘들었고 심한 현기증, 부분 마비 그리고 발작장애로 고생하였다. 하지만 그녀는 완전히 회복하였고 이 회복의 많은 부분을 심신수련법 덕이라고 했다. 나는 대화 초반에 심신수련법에 대한 첫인상을 물어보았다.

S. L.: 솔직히 말하면, 처음 제게 얘기할 때는 도움이 될 거라고 기대하지 않았어요. 하지만 신경과 의사가 다시 예전의 고도 지적 수준 기능을 회복할 수 없을 거라 얘기했기 때문에 뭐든지 하고 싶었지요.

나: 사고 전에는 무슨 일을 했지요?

S. L.: 나는 국가 기관의 지역 책임자였지요. 그전에는 공인회계사였고요.

나: 하지만 프로그램을 시작할 때는 실직상태였지요?

S. L.: 예. 지적 · 신체적으로 능력이 없었으니까요.

나: 프로그램을 시작한 후 얼마 동안 그런 상태였지요?

S. L.: 첫 달에는 신체적으로 좋아졌어요. 마비된 왼쪽을 사용하는 능력이 돌아오기 시작했고 근육의 조화도 나아졌어요. 현기증도 나아지기 시작했고요.

나: 언제 인지적 향상을 느끼기 시작했나요?

S. L.: 처음에는 별로였어요. 나는 정말 지적으로 손상되었어요. 집중할 수가 없었고 단기 기억 회상도 제대로 되지 않았고. 뭔가를 생각하면 꼭 적어 두어야 했지요. 하지만 종이를 찾으러 가서는 무엇을 찾는지를 잊어버릴 정도였어요. 두 달쯤 지나자 많이 나아졌어요. 마음을 집중할 수 있었고, 에너지가 흐르는 것을 느낄 수 있었어요.

나: 그런 후, 기억이 곧장 향상되었나요?

S. L.: 예. 하지만 그건 집중력이 좋아졌기 때문이에요. 처음에는 학습 능력을 회복하고, 그러고 난 후 그것을 상기시킬 수 있게 되었어요.

나: 수련이 다르면 효과도 달랐나요?

S. L.: 확실히 그랬지요. 수련이 다르면 혈액과 에너지가 몸과 뇌의 다른

> 부분으로 움직이는 것처럼 느꼈어요. 어떤 수련은 에너지를 주었고,
> 어떤 수련은 마음을 가라앉혔고, 또 어떤 수련은 집중하게 했어요.
>
> 나 : 어느 수련이 자극을 주었나요?
>
> S. L. : 불의 호흡(Breath of Fire)이에요. 확실해요. 또 송과선 크리야
> (Pineal Gland Kriya)도요.
>
> 나 : 심신수련법을 하면서 동시에 명상을 하나요?
>
> S. L. : 나는 이 모든 것을 하나로 생각해요. 심신수련법—자극, 이완, 혹은
> 무엇이라도—을 할 때마다 명상이 따라오죠.
>
> 나 : 침은 어떤 효과가 있었나요?
>
> S. L. : 현기증이에요. 그래서 심신수련법을 할 수 있게 되었지요. 말로 표
> 현하기는 어렵지만 더욱 집중되는 느낌을 주었어요.
>
> 나 : 요약하면 심신수련법의 최종적인 효과가 무엇이라고 보나요?
>
> S. L. : 심신수련법이 없었다면 이 자리에 있지 못했을 거예요. 나에게 새
> 로운 세계를 열어 줬지요. 집중할 수 있고, 에너지를 모을 수 있고,
> 훨씬 더 유연해졌어요. 모든 면에서 두루두루 다 좋아졌어요.

심신수련법은 요가의 한 형태다. 사실 요가의 모든 형태는 몸과 마음을 일치시키는 것이 목적이다. 요가란 말은 '합친다'는 뜻인 'yoke'와 같은 어원을 가지고 있다.

내가 뇌 장수 프로그램 환자에게 추천하는 심신수련법은 신체 수련, 명상 그리고 균형 잡힌 식사법으로 구성된 고대 쿤달리니 요가에서 주로 유래한다. 이것은 암리차르(Amritsar)근처에서 시작되어 북인도, 특히 시크교도 사이에서 퍼졌다.

쿤달리니 요가는 비교적 힘든 요가로 극적인 결과를 가져온다. 하지만 모든 쿤달리니 요가가 어려운 것은 아니다. 나는 뇌 장수법 환자들이 낙담하기를 원치 않으므로 쉬운 수련법을 추천해 준다. 게다가 많은 환자가 어

려운 수련을 할 수 없는 노인들이다.

쿤달리니 요가의 근본적인 목표는 신경계와 경락을 통하여 에너지를 소통시키고 이동시키는 것이다. 쿤달리니 요가는 신체의 '하' 단전(골반 부위)에서 '상' 단전(뇌)으로 에너지를 이동시킨다. 이와 비슷한 방식으로 신경 에너지를 척추 하부에서 뇌로 이동한다.

쿤달리니 요가의 스승인 바잔(Bhajan)은 "쿤달리니는 분비계의 에너지와 신경계의 힘이 결합하여 뇌가 최적의 능력을 발휘할 수 있는 높은 민감성을 지니게 한다. 그리하면 당신은 전적으로 완전히 깨어 있게 된다."라고 말했다.

의사인 나에게 이 심신수련법의 의미는 활력을 주고, 신경을 보호하고, 기억을 고양시키고, 노화를 막아 준다는 것이다.

심신수련법을 적당히 응용하면 특별한 경험을 하게 된다. 바잔은 모든 이가 '자신의 내부에 온전히 직감적이고, 창조적이고, 효율적으로 될 능력이 잠자고 있다.'라고 믿었다. 그러나 바잔은 일반적으로 최적 기준 미달의 신경학적 기능장애로 인하여 이런 능력을 개발할 수 없다라고 생각한다. 그러나 그는 심신수련법은 '그 장벽을 제거할 수 있고, 시간이 흐름에 따라 아무것도 부족하지 않은 상태로 이끌어 준다.'라고 믿는다.

이 요가를 수년간 수행해 온 나는 이것이 뇌의 재생과 잠재력을 최고조로 성취하게 하는 안전하고도 현실적인 접근이라고 확신한다.

쿤달리니 요가 이외에 심신수련법의 다른 주요한 요소는 나드 요가(nad yoga)다. 나드 요가는 쿤달리니 요가처럼 수천 년간 수백만 명의 사람이 해 오는 고대 요가다.

나드 요가는 노래 혹은 만트라 요가다. 일반적으로 수련이나 명상 중에 단지 특정한 소리를 내면 되지만 나드 요가는 원시적인 소리ㅡ인간 언어의 가장 핵심이고, 요가 스승들이 우주로 울러 퍼진다고 믿고 있는—만을 노래한다는 점에서 다른 만트라 요가와는 다르다. 이런 원시 소리 중에 가장 잘 알려진 것은 옴(Om) 혹은 움(Um)이다. 이런 원시 소리의 매력은 단순한 진동으로써 뇌뿐만 아니라 특정 내분비선을 활성화시킨다는 점이다. 심신수련법에는 또한 호흡의 조절도 포함된다. 호흡법은 혈액과 쿤달리니 에너지의 흐름을 조절해 준다.

게다가 심신수련법은 손과 손가락의 모양에 관한 신중한 체계가 있다. 서양 해부학에서 손과 손가락은 뇌의 신피질을 아주 잘 대표한다. 즉, 신피질에는 손과 손가락의 통제를 담당하는 비교적 넓은 면적이 있다. 또한 우리는 어떤 손과 손가락 동작이 뇌가 신체적 조화를 양식화하는 것을 도와주는 것도 알고 있다. 따라서 손과 손가락의 모양이 인지기능에 영향을 주는 것은 분명하다.

동양적 관점에서 보면 손과 손가락은 좀 더 심오한 의미를 지닌다. 요가 스승들에 따르면 손의 각 부분은 뇌의 특정 부분을 유연하게 하거나 조절을 도와준다. 동양 의학자들은 손가락을 펼치고 교차하며 혹은 손가락 끝을 엄지나 손의 다른 부분에 댐으로써 뇌에 영향을 줄 수 있다고 믿는다. 그러므로 많은 심신수련법에는 무드라(mudra)라는 구체적인 손가락 모양 잡기가 들어 있다.

이 모든 요소—운동, 호흡, 만트라, 무드라—가 합쳐서 심신수련법 크리야가 된다. 각각의 크리야는 특별한 효과를 얻기 위해 계획된 것이다. 이 장의 후반부에서 몇몇 크리야를 소개할 것이므로 각 크리야의 구체적이고도 개별적인 힘을 좀 더 잘 이해할 수 있게 될 것이다. 하지만 먼저 다소 생소한 나드 요가에 대해 좀 더 알아보고자 한다.

뇌 재생과 나드 요가

세포에 미치는 진동 음파의 효과에 관한 최근의 연구에서 멋진 결과가
나왔다. 한 실험에서 암세포를 음계의 서로 다른 연속적인 음조(D, C, E)에
노출시켜 기술적으로 모니터해 보았다. 각각의 음조는 세포의 에너지 장
에 다른 변화를 일으켰고 모두 세포의 악성적인 재생산율을 줄이는 효과
가 나타났다.

실험은 음파가 지닌 상당한 힘을 의미한다. 현재 초음파가 담석과 신장
결석을 깨뜨리고 신체 내부 사진을 찍는 데 사용되듯이 미래에는 음파, 혹
은 초음파가 암과 다른 질병을 물리치는 데 사용될 것이다.

음파의 효과에 관한 또 다른 흥미로운 실험이 최근 애리조나 대학에서
있었다. 연구자는 포도당의 동위원소의 활동을 기록하는 PET 스캔을 사
용하여 'Sa-Ta-Na-Ma'와 'Wha-He-Guru' 같은 원시 나드 요가 만트
라를 음송하는 피험자의 대뇌 작용의 변화를 찾아보았다. PET 스캔은 음
송하는 중 강한 기능 변화를 나타내었다. 음송 중 뇌의 주요 활동이 좌반
구에서 우반구와 정수리 부분으로 옮겨 갔고, 이런 이동은 기분이 고양되
고 각성이 증가됨을 의미한다.

다른 연구에서는 원시적 음조의 음송은 심장, 폐, 장, 등 근육을 도와주
면서 가슴과 복부 부위를 통과하는 골신경인 미주신경(vagus nerve)을 자
극한다는 것을 보여 준다. 미주 신경은 췌장액과 위액 분비를 조절하는 운
동 및 감각 섬유를 제공하고 심장을 도와주는 억제 신경 섬유도 공급해 준
다. 그래서 많은 해부학자가 미주신경이 신체에서 가장 중요한 신경이라
고 생각한다. 미주신경은 후두를 통과하므로 음송으로 자극될 것으로 예

상된다.

동양적 관점으로 보면 나드 요가의 힘은 단지 신경 에너지에 미치는 효과뿐 아니라 쿤달리니 에너지를 상승시키는 효과에서 나온다. 동양 의학에 따르면 신체 안에는 72개의 에너지 경락이 있고 척추에서 뇌로 올라가는 세 개의 중심 쿤달리니 에너지 통로가 있다. 동양 의학에서는 이 각각의 경락과 통로가 계속 진동 상태에 있다고 믿는다.

이 경락을 따라 여러 지점에 버스 정류장과 같은 접근 가능한 반사 지점이 있다. 요가의 철학에 따르면 입의 상단 구개에만 84개의 반사 지점이 있다.

원시 소리를 음송하는 것은 입 안의 반사 지점을 자극하여 그 지점에 있는 에너지 경락의 진동을 예리하게 변화시키는데, 특히 나드 요가 중 혀는 이런 많은 반사점을 직접적으로 진동시키게 된다. 혀로 이런 지점을 치는 동작은 단순하지만 그 결과는 멀리 뻗친다는 점에서 손가락으로 컴퓨터 자판을 두드리는 것과 같다.

대개 나드 요가의 본질적 가치에 대해서는 의심하더라도 만트라의 반복이 지니는 가치는 잘 알고 있다. 명상에 관한 장에서 알게 되었겠지만 만트라 반복의 주요한 가치 중 하나는 내면의 대화를 잠잠하게 하여 짧은 순간이나마 평화를 가져다준다는 것이다.

마음을 고요히 하는 것은 대단히 중요한 결과를 가져다준다. 만트라 요가를 실천한 시인 알프레드 테니슨(Alfred Tennyson)이 단순한 만트라의 음송이 지닌 효과를 표현한 적이 있다. "개별성은 녹아 끝없는 존재 속으로 사라진다. 이는 혼돈상태가 아니라 가장 선명하고, 가장 확실하고, 가장 불가사의하고, 언어를 초월하는 상태다."

물론 대개는 음송의 효과가 이 정도로 극적이지 않지만 만트라를 생각하는 것만으로도 거의 항상 걱정을 잊고 스트레스가 줄어든다. 만트라는 스트레스의 조절을 도와주므로 뇌 장수 프로그램의 중요한 요소다.

당신이 건강과 치료에 엄격한 물리적 접근을 강조하는 서양 문화 속에서 성장한 사람이라면 이런 개념 중 일부가 생소할 수도 있다. 그러나 서양 의학이 점점 발전하면서 이전에는 신비스럽게만 여겼던 동양의 많은 치유법을 채택하고 있다. 예를 들어, 침술은 서양 의학에서 보조 요법으로 흔히 사용되며, 서양 의학자들은 아시아의 약전에 나오는 많은 물질을 쓰고 있다. 서양 의학은 진보할수록 점점 더 마음이 몸을 지배할 수 있다는 동양 철학을 포용하고 있다. 나는 서양 의학이 복잡해질수록 동양 의학과 훨씬 더 많이 합쳐질 거라고 기대한다.

이미 말했듯이 뇌의 많은 부분은 아직도 신비에 싸여 있지만 오늘의 신비가 내일이면 분명해질 것이다. 예를 들어, 30년 전에 뇌전달전기 자극이라는 새로운 개념이 소개되었는데, 이것은 전극을 머리 위에 설치해서 전자기류가 공급되면 신경전달물질 수준이 영향을 받는다는 것이다. 이것은 소개될 당시 다소 괴상하게 들렸지만, 뇌의 생체전기를 좀 더 이해한 지금의 신경학계에서는 뇌전달 전기 자극을 일반적인 정설로 받아들인다. 이와 마찬가지로 나는 연구자들이 객관적으로 검증하고 결과를 많이 수집한 후에는 심신수련법이 의료계에서 받아질 것이라고 확신한다. 이제 심신수련법에 대하여 구체적으로 알아보자.

심신수련 방법

심신수련법을 몇 번만 하면 그 효과를 경험하기 시작할 것이다. 심혈관 운동 때처럼 반드시 공복 상태에서 수련해야 하고 정신을 산만하게 하는 일이 없는 시간에 해야 한다. 가장 좋은 시간은 일어난 직후 아침 식사 전이다.

각 수련 후에는 잠간 이완하라. 이 짧은 이완기에 깊이 호흡하고 당신이 만들어 낸 새로운 감정을 즐겨라. 이렇게 하면 에너지가 자유롭게 순환하고 뇌 속으로 완전히 통합될 것이다.

이 수련법을 하기 위해서는 신체 에너지 자물쇠를 활성화하는 방법을 알아야 하는데, 이것은 당신이 이동시키게 될 에너지의 이용을 도와줄 것이다. 이 자물쇠는 발생된 에너지의 방향을 잡아 주는 스위치와 비슷하다. 자물쇠를 얻기 위해서 해야 할 일은 단지 특정한 근육을 긴장시키는 것뿐이다.

뿌리 잠금(root lock), 횡경막 잠금(diaphragm lock), 목 잠금(neck lock)이라는 세 가지 잠금이 있는데, 이 잠금들을 함께 적용하면 큰 잠금(great lock)이 된다.

뿌리 잠금은 항문과 생식기를 비롯한 골반 부위 밑의 근육을 긴장시킴으로써 활성화된다. 이 잠금을 적용하기 위해서 복부를 척추 쪽으로 당기고 골반 부위의 근육을 긴장시켜라. 이 잠금은 골반 부위에서 횡경막 부위로 에너지의 길을 열 때 사용된다. 수세기 동안 동양의 요기들은 성욕 증가를 위하여 이 잠금을 사용하였다. 최근 대부분의 서양의 성 치료자들은 오르가슴의 조절을 증가시키기 위하여 이 근육들을 규칙적으로 조이는 것이 도움이 된다고 한다.

횡경막 잠금은 상복부 근육을 척추로 당기면서 횡경막을 가슴 쪽으로 들어 올림으로써 적용되는데, 이것은 창자를 빨아들이는 것과 비슷하다. 이 잠금은 에너지를 목 부위를 향하여 올리고 일반적으로 지적 에너지를 자극하는데, 숨을 내쉴 때 적용해야 한다.

목 잠금은 목과 인후의 근육을 척추 쪽으로 밀어서 적용한다. 이 잠금을 적용할 때 턱은 바닥과 수평을 이루고 약간 뒤로 당겨야 한다. 머리를 앞으로 기울지 않도록 하라. 이 잠금은 목을 바로 해 주고 뇌로 가는 혈액과 에너지의 흐름을 최적화해 준다. 요기들은 목 잠금이 갑상선과 부갑상선의 기능도 최적화시켜 준다고 믿는다.

세 가지 잠금을 한 번에 적용하는 커다란 잠금은 일반적으로 지적·신체적 에너지를 증가시켜 유쾌한 기분을 일으킨다. 눈을 이마 중간 쪽으로 굴리고, 지적 에너지를 전두엽에 집중하면 효과가 높아진다. 이제 몇 가지 심신수련법을 구체적으로 살펴보자.

길고 느린 깊은 호흡

길고도 느린 호흡은 요가 호흡의 가장 기본 형태며, 모든 크리야의 한 요소다. 스트레스를 받으면 호흡이 가빠지고, 얕아지고, 불규칙해진다. 이것을 바로잡기 위해서는 그냥 코로 들이마셔 폐를 가득 채워라. 먼저 배가 나오게 하고, 그 다음 호흡이 폐의 중간까지 차도록 하라. 마지막으로 잠깐 동안 숨을 폐의 끝까지 차도록 유지하라. 반대 순서로 코로 느리게 숨을 내쉬어라. 이때 호흡에 집중하라. 마음이 헤매면 다시 호흡에 집중하여라.

이 방법은 스트레스의 경감과 예방을 도와주는 것 이외에 폐활량도 증가시키기 때문에 뇌 장수법에서 중요하다. 이것은 뇌 세포를 비롯하여 신체의 모든 세포에 좀 더 많은 산소를 공급해 준다.

불의 호흡

불의 호흡(Breath of Fire)은 거의 언제나 에너지를 증가시키는 강력한 수련법이다. 요기들은 불의 호흡이 개개인의 불꽃을 지피는 화염이라고 믿는다. 단 3분간만 이 호흡을 해도 심신의 에너지가 증가할 것이다.

서양적 관점에서 빠른 복부호흡을 하는 불의 호흡은 복강에 있는 내장신경(splanchnic nerve)을 자극하기 때문에 효과적이다. 신경의 자극은 에피네프린과 노르에피네프린의 분비를 유발한다.

불의 호흡을 하면 때로 이마에 땀이 약간 나는데 요기들은 영혼의 열기, 혹은 타파(tapa)가 발생하기 때문이라고 믿는다. 타파를 발생시키려면 이 수련을 여러 번 해야 할 것이다.

불의 호흡을 하려면 코로 1초에 한 번 이상 재빨리 호흡하되, 들숨과 날숨 사이에 쉬어서는 안 된다.

횡경막을 아래로 내려서 들이쉬어야 한다. 횡경막으로 호흡하고 가슴은 이완하라. 정신적 에너지를 코 부위로 집중하라.

이 수련법은 호흡항진(혈액의 이산화탄소의 감소)과 같은 약간의 어지럼증을 일으킬 수 있는데 사실은 그렇지 않다. 임상 연구에서는 혈액 중의 이산화탄소 수준이 정상이면 불의 호흡 동안 산소 수준이 실제로 증가됨을 보여 준다. 다른 연구에서는 불의 호흡이 뇌에 알파파를 일으킴을 밝혔는데, 이것은 바로 이 수련법이 고요함과 깨어 있음을 동시에 일으킨다는 뜻이다.

요기들—그리고 나를 포함한 일부 서양 연구자들—은 불의 호흡이 뇌로 가는 산소도 증가시킨다고 믿는다. 이렇게 산소가 증가되면 신경의 대사 작용이 개선되어 신경세포가 깨끗해지고 활기차게 된다.

나의 오랜 친구인 특수 교육 교사 게리 그린하우스(Gerry Greenhouse) 박사는 빠른 에너지를 얻기 위하여 마치 커피를 마시듯이 정기적으로 불의 호흡을 한다. 그는 불의 호흡 없이 사는 것은 "시동을 걸지 않고 차를 몰려는 것과 같다."라고 말한다.

기본 척추 에너지 시리즈

이것은 척추의 유연성을 증가시키고 뇌의 순환을 좋게 하여 에너지를 만드는 강력한 수련법이다.

동양에서 척추의 유연성은 대단히 중요하다. 요기들은 흔히 척추의 유연성으로 나이를 측정하는데, 실제적일 뿐 아니라 비유적인 의미도 있다. 비유적으로 말해 척추 유연성은 부러지지 않고 굽을 수 있는 적응력을 말하고, 실제적인 면에서는 몸을 관통하여 에너지를 성공적으로 이동시킬 수 있는 잠재력을 결정한다.

다비스에 있는 캘리포니아 대학교의 한 연구에 따르면 기본 척추 에너지 시리즈가 EEG 양식에 강력한 영향을 끼쳤다. 그것은 알파파와 세타파의 양과 강도를 유의미하게 증가시켰다.

기본 척추 에너지 시리즈나 다른 심신수련법을 시작하기 위해서는 튜닝(파장 맞추기)부터 해야 한다. 다리를 교차하고 바닥에 편안하게 앉아라. 요기들은 이것을 편안한 자세라고 한다. 혹은 의자에 앉아도 된다. 가장 중요한 것은 척추를 똑바로 하는 것이다. 파장을 맞추기 위하여 손바닥을 붙이고 엄지손가락 관절이 흉골을 미는 자세로 손을 가슴 높이로 들어라.

요기들은 이것을 기도 자세라 부른다. 그런 다음 숨을 깊게 들이마시고 'Ong-Namo-Guru-Dev-Namo' 라는 만트라를 노래하라. 이것은 '나는 존귀하신 분 앞에 경배하나이다.' 라는 뜻이다. 코와 목 뒤에서 크게 진동시켜 소리를 내라.

이렇게 하면 모든 방해물을 벗어나 수련에만 집중할 수 있다. 요기들은 또한 이것이 당신을 이 수련법을 가르쳐 온 요기 스승들의 황금 사슬과 연결해 준다고 믿는다.

이 만트라를 세 번 음송한 뒤에 숨을 깊이 들이마시라. 숨을 잠깐 참았다가 이완하라. 그다음 몇 분간은 당신의 목적을 심상화하고 확신을 말하고 기도하라. 마음이 고요해짐에 따라 당신의 지향점은 아주 수용적으로 된다. 파장을 맞추고 나면 아홉 가지 기본 척추 에너지 시리즈 [그림 18-1]를 시작할 준비가 된 것이다. 별다른 언급이 없으면 호흡은 반드시 코로 해야 함을 명심하라.

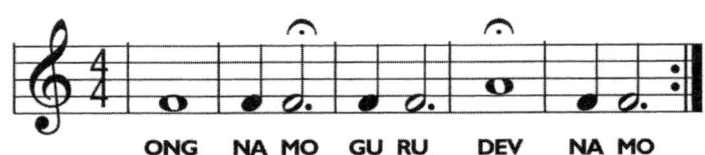

ONG　NA MO　GU RU　DEV　NA MO

[**그림 18-1**] '파장을 맞추기 위해서' 코와 목 뒷부분에서 크게 진동시켜 이 만트라를 부르라. Ong-Namo-Guru-Dev-Namo. '나는 존귀하신 분 앞에 경배하나이다.'

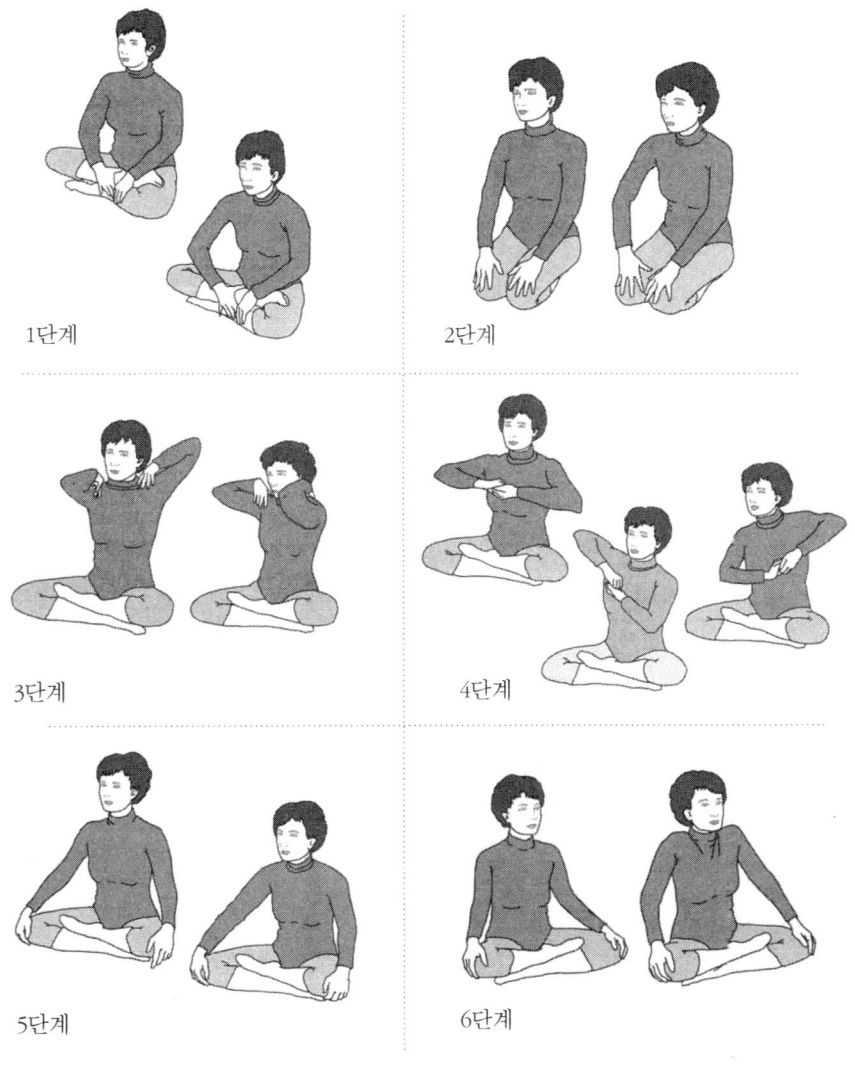

1단계

2단계

3단계

4단계

5단계

6단계

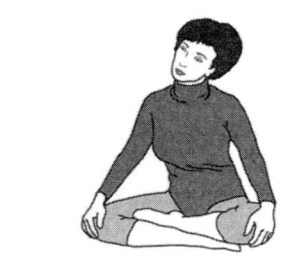

7단계

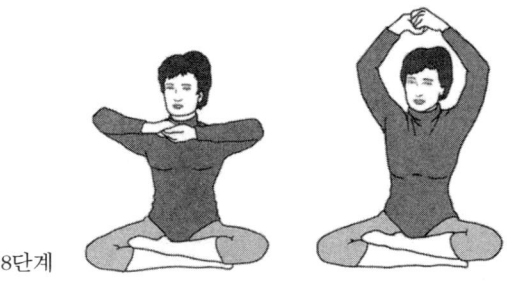

8단계

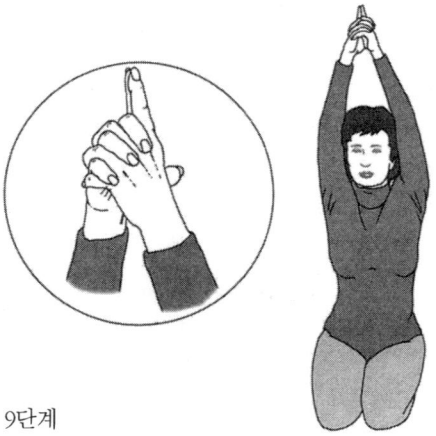

9단계

[그림 18-2] 기본 척추 에너지 시리즈는 정신과 육체의 에너지 모두 증가시키며 하루를 시작하는 데 상당히 효과적인 방법이다. 반드시 코로 강력하게 호흡해야 함을 명심하여라.

1단계   편안한 자세로 발목을 잡고 깊이 들이마시라. 의자에 앉아 있다면 손을 무릎에 두라. 척추를 앞으로 구부리고 가슴은 들라. 그런 후 숨을 내쉬고 척추를 뒤로 구부리라. 머리 높이를 그대로 유지하라. 숨을 들이쉴 때마다 혼잣말로 Sat이라 말하고, 내쉴 때는 Nam이라 말하라. 이것을 1~3분간 반복하라. 그러고는 들이쉬고 이완한 후, 1분간 호흡에 집중하라. Sat Nam은 '참 나'를 의미한다.

2단계   다리를 몸 아래에 두고서 발뒤꿈치 위에 꿇어 앉으라. 의자에 앉아 있다면 손바닥을 허벅지에 두고 편안하게 있으라. 손바닥을 허벅지에 두라. 그런 후 척추를 앞으로 구부리고, Sam이라 말하면서 들이마시라. 그러고 나서 척추를 뒤로 구부리고 Nam이라 말하면서 내쉬라. 1~3분간 이를 반복하라. 그런 다음 깊이 들이쉬고 이완한 후, 1분간 호흡에 집중하라.

3단계   편안한 자세로 앉아 손으로 어깨를 잡으라. 엄지는 뒤에, 다른 손가락은 앞에 있어야 한다. 팔꿈치는 바깥을 향해야 한다. 깊이 들이마시고 Sat라고 말하면서 왼쪽으로 틀고, 내쉬면서 Nam이라고 말하면서 오른쪽을 틀라. 이것을 1~2분간 반복하고 1분간 쉬라. 쉴 동안 길고 느리고 깊은 호흡을 하면서 명상하라. 당신이 생성한 에너지를 느껴 보라.

4단계   편안한 자세로 앉아(마치 등척운동을 하는 것처럼) 손가락으로 손을 꽉 잡으라. 손을 가슴 높이로 들어 올리라. 그러고 나서 손을 그대로 둔 채, 오른 팔꿈치를 들고 왼 팔꿈치를 내리라. 이렇게 하면 시소처럼 움직일 것이다. 오른 팔꿈치를 들면서 들이쉬라. 왼 팔꿈치를 들면서 내쉬

라. 동작을 하면서 강력하게 호흡하라. 1~3분간 반복한 후, 중간 지점에서 내쉬고 깍지 낀 손가락을 당기고 1분간 이완하라.

5단계　다리를 교차하여 편안한 자세로 앉아 무릎을 잡으라. 의자에 앉았다면 그냥 손을 무릎 위에 두라. 팔꿈치를 똑바로 한 채 척추를 구부리라. 척추를 앞으로 구부리면서 들이쉬고, 뒤로 젖히면서 내쉬라. 들이쉴 때는 Sat, 내쉴 때는 Nam을 말하라. 이것을 1~3분간 반복하라. 1분간 명상하면서 깊이 이완하라.

6단계　편안한 자세로 앉아 깊이 들이마시면서 어깨를 위로 들어올리고 내쉬면서 아래로 내리라. 이것을 1~2분간 하고 숨을 들이마시며, 어깨를 위로 한 채 15초 동안 숨을 참으라. 그런 후 어깨를 이완시키고, 1분간 쉬라.

7단계　편안한 자세로 앉아 머리를 천천히 오른쪽으로 돌리라. 길고, 느리고, 깊은 호흡을 하면서 다섯 번 하라. 그런 다음 목을 왼쪽으로 다섯 번 돌리라. 들이쉬고 참고 목을 바로 하면서 에너지를 위로 올리라. 내쉬고 1분간 이완하라.

8단계　편안한 자세로 앉아서 4단계에서처럼 손가락 깍지를 끼라. 하지만 이번에는 목 높이로 하라. 그리고 나서 손을 깍지 낀 채로 머리 위로 올리라. 들이쉬고 뿌리 잠금을 적용하라. 내쉬고 손을 목 아래로 내리면서 뿌리 잠금를 적용하라. 이것을 두 번 이상 하고 1분간 이완하라.

9단계　다리를 구부려 발꿈치 위에 앉거나 의자에 앉아라. 만일 발뒤꿈치 위에 앉을 수 없다면 그냥 편안한 자세를 취하라. 팔을 머리 위로 올리고, 두 집게 손가락이 하늘을 향하고 나머지 손가락은 깍지 끼어라. 복부로 당길 때 Sat라고 크게 음송하라. 그런 후 이완할 때는 Nam이라 음송하라. 이것을 1~3분간 계속하라. 위를 향해 집중하라. 자연스럽게 호흡을 하라. 그런 후 깊게 들이마시고, 척추 하단에서 머리 정수리로 에너지와 혈액을 짜내듯이 커다란 잠금을 적용하라. 15초간 숨을 참다가 내쉬고 천천히 팔을 아래로 내리라.

　기본 척추 에너지 시리즈를 전부 마친 후에는 5분간 다리를 벌리고 눈을 감은 채 편안하게 누워 있으라. 팔은 45도 각도로 벌리고 손바닥을 위로 향하게 하라. 담요를 덮어 따뜻하게 하고 깊게 호흡하여라.

　척추 에너지 시리즈는 뇌로 가는 쿤달리니 에너지와 혈액의 양을 최대한으로 끌어올리기 위해 고안된 것이므로 분명 이 수련으로 정신적 에너지가 증가되는 것을 느낄 것이다.

키르탄 크리야

　기본 척추 에너지 시리즈 뒤의 이완기를 마친 후에 창의력을 위한 키르탄 크리야(kirtan kriya) 명상을 하면 아주 좋다. 이것은 출생, 생명, 죽음, 환생이라는 창조의 순환을 축하하는 것이다.

　이 크리야에는 인생의 단계를 의미하는 원시적 소리의 음송이 포함된다. 이것은 '출생', '무한성' 혹은 '우주'를 의미하는 'Sa', '생명' 혹은

'존재'를 뜻하는 'Ta', '죽음' 혹은 '완성'을 뜻하는 Na, '환생'을 뜻하는 'Ma'가 있다.

이런 단어들을 반복적으로 순서대로 말하라. 'Sa-Ta-Na-Ma.' 이 단어에 들어 있는 'a'는 부드러운 'a' 혹은 'ah'로 발음해야 한다.

허리를 똑바로 하고 지적 에너지를 이마나 뇌의 앞부분에 집중시키고 앉아서 이 만트라를 반복하여라. 요기들은 이것이 뇌하수체를 자극한다고 믿는다. 눈을 코의 꼭대기 혹은 뿌리 부분 쪽으로 굴리면 이 지점을 발견할 수 있다.

요기들이 활동의 목소리라고 하는 정상적인 목소리로 2분 동안 음송하라. 그 다음 2분간은 연인의 목소리라는 속삭이는 목소리로 음송하고, 그 다음 3분간은 신의 언어라고 하는 침묵으로 노래하라. 그런 후 순서를 반대로 하여 2분간 속삭이고, 2분간은 크게 노래하여라.

크리야를 할 때 무드라, 즉 손가락 모양은 아주 중요하다. 'Sa'에서는

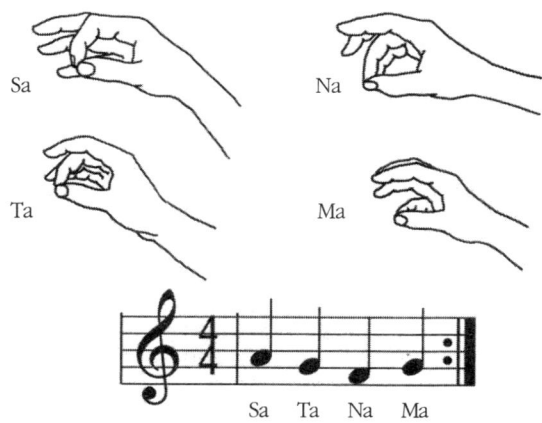

[그림 18-3] 키르탄 크리야 명상에서 음송하면서 손가락 끝을 연속적으로 대는 것은 뇌를 자극하고 지적 에너지를 증가시킨다.

집게손가락을 엄지에 대라. 'Ta'에서는 가운데손가락을 엄지에 갖다 대라. 'Na'에서는 약지를 엄지에 대라. 'Ma'에서는 새끼손가락을 엄지에다 대라([그림 18-3] 참조).

크리야를 마칠 때는 손을 머리 위로 쭉 뻗으면서 아주 깊이 숨을 들이마시고, 쓸어내리듯이 손을 내리면서 내쉬라.

키르탄 크리야는 짧은 시간 안에 직관력, 창의력, 지적 에너지를 증가시킨다.

송과선 크리야

다리를 교차하여 바닥에 앉거나 의자에 앉으라.

손가락을 깍지 낀 채로 손을 머리 위로 들어올리라. 길고도 깊은 호흡을 하면서 손을 떼려는 듯이 당기라([그림 18-4]의 1).

그런 후 손을 무릎으로 가져오고 집게손가락을 엄지에 대여 작은 원을 만들라. 이것을 걍(Gyan) 무드라라고 한다. 손바닥이 바깥쪽을 향하게 하고 다른 세 손가락을 펼치라. 이런 자세로 1분간 명상하라([그림 18-4]의 2).

양손가락을 깍지 끼고 엄지는 뒤를 향해 그냥 둔 채 손을 머리 위로 올리라. 깊이 호흡하면서 이 자세로 1~2분간 멈추어라([그림 18-4]의 3). 다시 손을 무릎에 놓고 1분간 명상하라.

양손가락을 깍지 끼고 두 집게손가락을 펼쳐 하늘을 향하여 팔을 머리 위로 올리라. 손을 벌리려 하면서 또한 그 힘에 저항하라. 손을 벌리려 하면서 1~2분간 깊은 호흡을 하라([그림 18-4]의 4).

팔을 60도 각도로 옆에서 올리라. 손가락을 펼치고 3분간 불의 호흡을

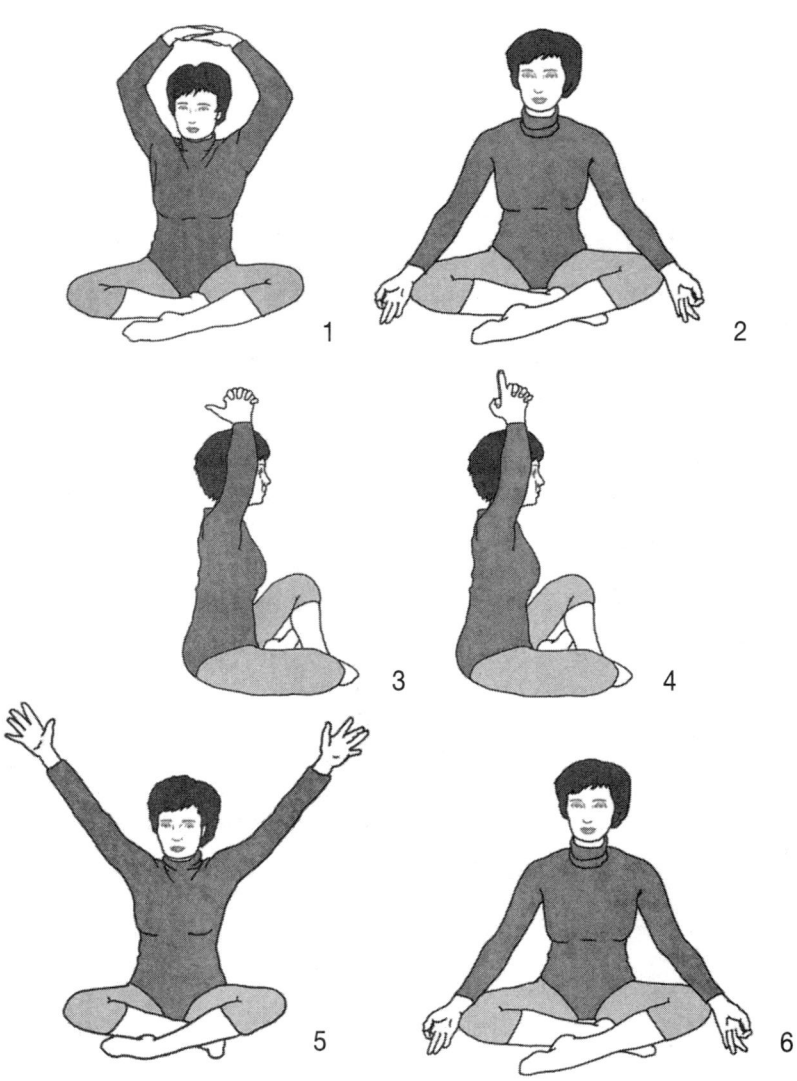

[그림 18-4] 이 크리야는 송과선을 강화시키고 활성화시킨다. 자각과 맑음을 고양하고 집중력을 높인다.

하라([그림 18-4]의 5).

엄지와 집게손가락을 붙이고, 손바닥은 앞으로 향하고, 다른 세 손가락을 펼친 채로 손을 무릎에 두라. 3~11분간 머리 정수리에 집중하면서 명상하라([그림 18-4]의 6).

뇌로 가는 혈류를 증가시키는 수련법

요기들은 이 수련법([그림 18-5]의 참조)이 뇌로 가는 혈류를 증가시킬 뿐아니라 전반적인 인지 기능을 향상시키고 내분비계의 적절한 기능을 자극한다고 믿는다. 음악 지휘자들은 장수한다고 알려졌는데, 분명 다음과 같은 팔 운동이 주요 요인일 것이다.

팔을 옆으로 쭉 뻗고 손가락을 손바닥에서 당기듯 마치 할퀴는 것처럼하고 편안하게 앉으라. 팔을 올려 머리 위에서 교차시키고(왼쪽 위로 오른쪽을, 오른쪽 위로 왼쪽을), 다시 옆으로 내리라. 불의 호흡을 하면서 각 동작을 할 때마다 한 번 들이쉬고 내쉬면서 힘차고 율동적으로 반복하라. 3분간 쉬지 말고 계속하고 나서 혀를 가능한 한 멀리 내밀고는 15초 이상 그대로 있으라. 그런 후 들이쉬고, 팔을 60도 각도로 15초 동안 위로 올리고있으라. 내쉬고 나서 반복하라. 다시 들이쉬고는 그 자세로 15초 동안 그대로 있으라. 내쉬고 나서 명상을 하거나 음악을 들으면서 3~5분간 이완하라. 그리고 나서 3~4분간 길고 부드럽게 호흡하라.

보통 쿤달리니 요가 수련자들은 심신수련법을 마친 후 간단한 시를 암송하거나 노래한다.

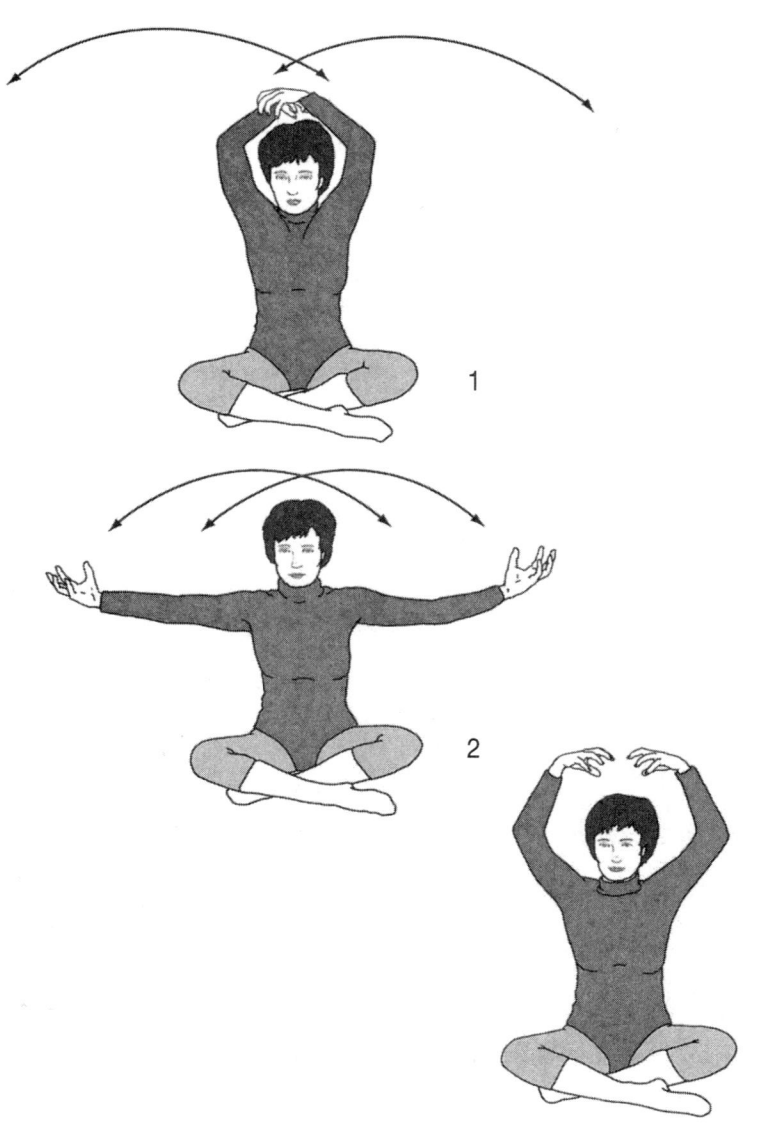

[그림 18-5] 이 수련법을 하면 뇌의 혈행이 좋아져 인지 기능이 향상된다.

영원한 빛이 당신을 비춰 주기를

모든 사랑이 당신을 감싸 주기를

또한 순수의 빛이 당신 안에 있어

당신의 앞길을 이끌어 주기를.

이 시를 두 번 반복한 후 깊이 들이마시고는 Sat Nam을 세 번 반복하여라.

이제 당신은 내가 환자들에게 가장 자주 권하는 기본 수련법을 배웠다. 이 중 어느 것이라도 날마다 한다면 뇌 장수 프로그램의 바탕이 될 것이라고 확신한다. 기본 척추 에너지 시리즈와 키르탄 크리야부터 시작하여라.

우리는 아직 약물학에 대해서는 언급하지 않았다. 현재 많은 새로운 뇌 보양 약물이 소개되므로 약물학도 신경학 분야를 공부할 수 있는 흥미로운 시간이 될 것이다. 아마도 이런 약물 중 어느 한 가지가 최적 인지 기능과 뇌 장수를 이루게 해 줄 것이다.

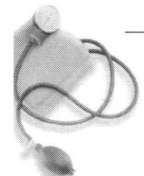

누구나 심신수련법의 혜택을 받을 수 있다.

당신은 이미 동양의 치료법을 경험한 적이 있는 신비 지향적인 환자들이 심신수련법에 더 수용적이라고 생각할 것이다. 하지만 반드시 그렇지는 않다. 가장 전통적이고 보수적인 환자들이 심신수련법의 최고 지지자가 되었다.

S. M.이 그런 환자다. 54세의 S. M.은 심한 단기 기억 손상과 우울 때문에 왔다. 내가 한 말의 대부분을 잊어버리기 때문에 첫 면담에 녹음기를 들고 왔다. 그녀의 표현대로라면 그녀의 기억력은 한 귀로 들어왔다가 다른 귀로 나가 버리는 정도로 악화되었다.

그녀는 자신의 어머니와 숙모가 알츠하이머형 치매로 고생하였기 때문에 자신도 초기 알츠하이머형 치매가 아닌지 두려워하였다. 하지만 검사 결과 알츠하이머형 치매인지 단순히 심한 노화 관련 기억력 손상인지 분명하지 않았다.

S. M.은 알츠하이머형 치매의 유전적 소질을 가지지 않을 가능성이 컸고 어머니와 숙모의 병으로 엄청난 스트레스를 받아서 기억력 손상을 일으킨 것 같았다. 그녀는 두 분을 간병하였는데 간병인이 환자와 가까운 사이일 경우 그런 역할은 몹시 괴롭고 스트레스를 유발할 수 있다.

또한 S. M.에게는 최근에 또 다른 스트레스 요인이 있었다. 그녀는 플로리다에서 커다란 농장 경영을 도와주고 있었는데 냉해로 최근 2년간 극심한 실패를 맛보았다. 그녀는 이로 인한 스트레스가 자신의 지적 쇠퇴를 악화시켰다고 말했다.

항우울제는 그녀의 우울을 감소시키는 데 거의 도움이 되지 못했다. S. M.은 기본적인 뇌 장수 프로그램을 시작하였고 포스파티딜세린과 호르몬

제 프레그네놀론도 복용하였다. 또한 불면증으로 인하여 1mg의 멜라토닌을 복용하였다.

그녀는 처음부터 심신수련법을 적극적으로 받아들였다. 자칭 시골 처녀인 그녀는 이 수련법을 새로운 경험으로 받아들였다. 그녀는 한 번도 요가를 해 본 적이 없었으며 '새 시대'의 어떤 활동에도 참여한 적이 없었다. 그런데도 이 수련법에 대한 설명을 듣고 전혀 거부감을 나타내지 않았다. 그녀의 유일한 관심은 낫는 것이었고 이 수련법으로 그녀는 거의 즉시 효과를 보았다.

두 달 뒤에, 그녀는 항우울제를 끊었는데도 임상적 우울이 전혀 나타나지 않았다. 그녀는 나에게 세상의 꼭대기에 있는 느낌이라고 말했다. 또한 "내내 기분이 좋다는 것은 나에게 새로운 느낌입니다. 마침내 54세가 되어서야 인생을 사랑하게 되었어요."라고 말했다. 그녀의 기억력은 프로그램을 시작하고 6개월이 채 되지 않아 아주 향상되었다.

임상적 우울은 흔히 기억 손상의 주 요인이므로 그녀의 향상의 일부는 우울이 없어졌기 때문이며, 또한 일부는 포스파티딜세린과 프레그네놀론 덕분이었을 것이다. 그러나 더 많은 부분은, 낯설다고 해서 심신수련법을 거부하지 않았던 현명한 S. M. 그녀 자신 덕분이었다.

뇌 재생을 위한 약물

49세의 R. L.은 어느 늦은 밤 초등학교에 다니는 딸과 밖에서 만나기로 약속하였는데, 노화 관련 기억력 손상으로 약속 장소를 기억할 수 없었다.

30분이 지나서야 마침내 딸을 만날 수가 있었다. 딸은 어머니가 약속 장소를 잘 기억하지 못해 시간이 늦었다는 것을 알고 놀랐고, 어머니에게도 이번 일이 충격이었다. R. L.은 자기 혼자밖에 없기 때문에 기억력이 떨어져 딸에 대한 부모의 역할을 하지 못할까 봐 걱정이 되었고, 자신의 기억력이 점점 저하되는 것에 대해 어떻게 해야 할지 당황스러웠다. 의사와 상담을 하기도 하였으나 아무런 치료 방법도 없었다.

R. L.은 자신의 어머니가 치매를 앓다가 돌아가셨기 때문에 혹시 자기도 치매에 걸리지 않을까 걱정이었다. R. L.은 이제 점점 7자리 전화번호를 잘 기억할 수 없게 되었고, 그래서 해야 할 일을 기록한 수첩을 들고 다녔다. 수첩이 없을 경우 R. L.은 오늘 하려고 계획했던 것을 하나도 기억하지 못하였다.

기억력이 저하되면서 자존감도 점점 상실되어 갔다. 젊었을 때 전문직 업인으로 직장을 다녔지만 이제 자신이 무능하다고 느끼기 시작하였다. 딸과 만나기로 하고 약속 장소를 잘 찾지 못한 경험을 한 직후, R. L.은 한 의사에게서 나를 소개받아 나의 지도 아래 뇌 장수 프로그램에 참여하게 되었다. R. L.을 위해 실시한 프로그램 내용에서 중요한 것 중 하나는 디프레닐이라는 약물인데, 이 약은 도파민 분비를 촉진하고 손상된 신경세포를 회복시켜 증세가 악화되는 것을 막고 죽음을 방지해 준다.

뇌 장수 프로그램의 네 번째와 마지막 단계는 약물을 사용하는 것으로 구성되어 있다. 많은 환자는 약물의 사용 없이는 뇌 장수라는 목표를 달성할 수가 없다. R. L.도 그중의 한 환자였다. 프로그램의 다양한 내용이 R. L.에게 효과를 보게 되어 곧 전화번호를 다시 잘 기억할 수 있게 되었고 더 이상 수첩에 해야 할 일을 적을 필요도 없었다. 자존감도 다시 회복되었다. 약 2년간의 뇌 장수 프로그램에 참여한 후, R. L.은 디프레닐을 중단하였다. R. L.은 이제 기억장애에서 완전히 회복되었다고 믿었고 몇 주 동안 더 프로그램의 다른 내용을 충실히 잘해 나가기만 하면 디프레닐 없이도 잘 지낼 수 있을 거라고 생각했다.

그러나 R. L.은 디프레닐이 증세를 회복하는 데 매우 중요했다는 것을 알게 되었다. 잠시 여행을 하는 중에 R. L.은 친한 친구에게 전화를 하려고 했는데 그 친구의 전화번호를 기억할 수가 없었다. 마찬가지로 전에 잘 기억했던 다른 전화번호도 기억할 수가 없었다. R. L.은 나중에 말하기를 디프레닐을 중단한 후에 기억력이 다시 나빠졌다고 했다. 집에 돌아온 후에 약을 다시 복용하기 시작했고 기억력은 즉시 회복되었다. 이후 R. L.은 더 이상 약을 소홀히 하지 않게 되었다.

디프레닐: 기억증진 약

1950년대는 인지와 정서기능을 위한 약에 관심이 고조되었는데, 이 시기에 항우울제를 연구하던 헝가리 의사가 디프레닐(deprenyl)이라는 약을 개발하였다. 요제프 크놀(Jozsef Knoll)이라는 대학교수인 이 의사는 이 새로운 약을 정신활력소라고 하였다.

디프레닐은 도파민의 기능을 보호하는 약으로 도파민은 정상적인 근육운동과 성적 충동, 면역체계 그리고 인지기능을 통제하는 데 필요한 중요한 신경전달물질이다. 디프레닐은 도파민의 기능을 파괴하는 모노아민산화효소-B(MAO-B)라는 화학물질을 차단함으로써 도파민을 보호하게 된다. 즉, 디프레닐은 모노아민산화효소-B를 억제함으로써 신경전달물질이 파괴되어 없어지는 것을 방지하는 것이다. 모노아민산화효소-B를 억제하는 디프레닐의 기능은 알츠하이머형 치매 환자에게 매우 중요하다. 왜냐하면 알츠하이머형 치매 환자는 대부분 다른 정상 노인보다 모노아민산화효소-B의 분비가 많기 때문이다.

디프레닐은 또 도파민 분비를 촉진하는 신경세포가 많이 존재하는 뇌부위를 활성화시킨다. 그러므로 디프레닐은 이미 분비된 도파민을 보호하는 기능뿐만 아니라 뇌가 도파민을 더 많이 분비할 수 있도록 도와준다.

보통 노화가 진행되면서 도파민은 적게 분비되므로 노인에게서 도파민을 보호하는 것이 중요하다. 대부분의 사람에게서 도파민의 양은 40~45세부터 시작하여 10년 간격으로 약 13%씩 감소한다. 80세에 이르면 건강한 사람들에게서도 도파민의 양은 50% 정도만 남게 된다. 만약 도파민이 급격하게 감소하면 심각한 결과를 야기한다. 도파민이 젊은 사람들의 정상적인 양의 약 30% 이하로 감소되면 파킨슨 병이 발생한다. 파킨슨 병은 도파민의 감소와 밀접한 관련이 있다. 또 도파민이 건강한 사람 수준의 약 10% 감소하면 파킨슨 병으로 앓던 대부분의 사람은 죽게 된다.

비록 도파민의 감소가 치명적인 수준인 30%까지는 이르지 않더라도 어느 정도 감소하면 삶의 질이 크게 손상을 받게 된다. 이때는 좌우 운동기능의 협응 능력의 손상, 사지 떨림 그리고 걷는 모습이 불안정하게 되는데, 이것은 노인에게서 많이 나타나는 현상이다. 아주 미세한 양이라도 도파민이 감소하면 정상적인 사람이라도 성적 충동이 감소하고 면역체계가 약해지며 인지기능의 저하가 일어난다.

디프레닐은 도파민의 감소를 막고, 도파민을 보호하는 것 이외에도 지능과 정서에 중요하게 연관된 노르에피네프린과 페닐레틸라민과 같은 다른 신경전달물질을 보호해 준다. 디프레닐은 또 신경세포의 대사활동을 촉진하고 뇌세포가 손상되어 죽어 가는 것을 방지한다. 디프레닐은 초기에 파킨슨 병의 치료에 사용되었다. 의사들은 디프레닐이 파킨슨 병 환자의 증상을 완화하고 수명을 연장시킨다고 믿었다. 파킨슨 병의 초기에 디프레닐을 사용하는 경우 도파민 대치를 위해 사용해 온 L-도파의 화학적 약물을 덜 사용할 수 있다는 연구가 제시되었다.

디프레닐이 파킨슨 병에 대한 치료로 인기를 얻으면서 디프레닐이 신체 증상에만 효과를 보이는 것이 아니라 인지기능도 향상시키는 것을 발견하였는데, 파킨슨 병은 25% 정도의 인지기능에 장애를 보인다. 인지기능에 장애를 보이는 파킨슨 병 환자가 디프레닐을 복용하는 경우엔 보통 기억력 저하, 집중력 부족 그리고 우울과 같은 증상이 호전된다. 파킨슨 병 환자에게서 이러한 인지적 정서적 증상이 호전되는 것이 밝혀진 후, 몇몇 의사는 알츠하이머형 치매 환자에게도 디프레닐을 처방하기 시작했다.

유럽에서는 부작용이 적으며 인지기능의 향상에 기여하는 약물에 관해 많은 지식을 가졌기 때문에 디프레닐을 치매 환자에게 많이 사용하였다. 이후 미국의 의사들도 디프레닐을 치매 환자에게 처방하기 시작하였다. 디프레닐이 치매 환자에게도 유용하다는 연구가 많이 보고되었다. 한 연구의 결과 디프레닐을 6개월 복용했을 때 치매 환자의 언어기억이 증진된 것으로 나타났다. 디프레닐을 복용한 치매 환자가 아무런 효과가 없는 위약을 복용한 치매 환자보다 지연회상과 같은 기억검사에서 약 400%의 향상을 보였다.

국립보건원에서 실시한 또 다른 연구에서는 디프레닐을 복용한 치매 환자가 기억력과 주의 집중력이 향상된 것을 보여 주었다. 기억력과 주의집중력의 향상으로 인해서 이 환자들은 학습능력이 향상되었고 복잡한 정보를 더 잘 처리할 수 있게 되었다.

또 따른 연구에서는 6일간의 디프레닐 치료 후에, 치매 환자의 약 90%에게서 모노아민산화효소-B의 활동이 저하된 것으로 나타났다. 이 연구에서는 또 디프레닐이 도파민이 파괴되는 것을 막는 것뿐만 아니라, 뇌를 서서히 손상시키는 신경독인 MPTP의 생성을 막는 것으로 나타났다. 이 연구에서 디프레닐을 복용한 환자들은 위약을 복용한 환자보다 언어 유창성과 회상, 그림-회상 그리기 등의 과제에서 더 좋은 성과를 보였다. 또 알츠하이머 질환 증진에 관한 제4차 국제회의에서 발표 논문은 디프레닐을 복용한 치매 환자들의 뇌 기능은 약을 복용하지 않은 치매 환자와 비교하여 5년 이후에도 분명히 손상되지 않는 것으로 나타났다.

나는 임상가로 일하면서 치매 환자의 인지기능을 향상시키는 약을 처방하면 경도와 중증도의 기억손상 환자들이 더욱 극적인 효과를 갖는 것이 발견되었다. 내게 치료받는 치매 환자들이 디프레닐에 의해 큰 도움을 받지만, 디프레닐은 경도와 중증도의 노화관련 기억력 손상 환자들에게 확실히 더 큰 효과를 보였다. 특히 이 환자들은 기억력 향상보다 집중력과 정보처리의 속도 그리고 복잡한 과제를 수행하는 능력이 더 향상되기도 한다.

디프레닐의 이차적인 효과는 성적 욕구가 향상된다는 것이다. 대부분의 사람은 50대에 이르러 성적 욕구가 감소하는데, 이것은 기억력 감퇴와 마찬가지로 사람들을 당황하게 만든다. 기억력 감소와 성적 욕구의 감퇴라는 두 가지 문제가 거의 동시에 나타나면 사람들은 이제 젊음이 다 지나갔다고 느끼게 된다. 디프레닐은 도파민의 수준을 강화시킴으로써 성적 욕구를 높이는데, 도파민은 특히 남성에게 성적 욕구를 일으키는 중요한 생화학 요소다. 또 도파민은 뇌를 자극하여 사람들이 사랑의 첫 흥분상태를 경험하도록 하는 페닐레틸라닌(PEA)의 수준을 높여 준다. 페닐레틸라닌은 흔히 식욕이 저하되고 불면증과 희열감을 보이는 '상사병'이라는 고전적인 증상을 일으킨다. 몇몇 연구자는 페닐레틸라닌을 사랑의 호르몬이라 부른다. 디프레닐을 복용하면 도파민과 페릴레틸라닌의 분비가 많아져 성적 욕구가 증가한다. 이와 더불어 디프레닐은 노르에피네프린을 자극하여 정력을 높이기도 한다. 실제로 약 20년 전부터 디프레닐이 성적 욕구를 높인다는 소문이 있었다. 즉, 디프레닐을 복용한 80세의 파킨슨 병 환자가 '침대를 돌면서 간호원을 따라 다닌다.'라는 소문이 있었다.

그러나 그렇게 극적이지는 않지만, 많은 환자에게서 디프레닐의 중요한 효과 중 하나는 우울증을 개선시킨다는 것이다. 특히 디프레닐이 노르에피네프린을 생성하는 영양 물질인 페닐알라닌과 같이 처방하면 우울에 효과적인 것으로 보인다. 디프레닐과 페닐알라닌이 같이 처방된 한 연구에서는 우울증 환자의 약 65%가 완치된 것으로 나타났다. 이 중 25%는 상당한 호전을 보였으며 단지 6%만이 효과를 보지 못한 것으로 나타났다.

또 다른 연구에서는 약에 잘 회복되지 않는 우울증 환자의 60%가 디프레닐과 페닐알라닌(1,000~6,000mg의 1일 용량) 그리고 비타민 B(100mg의 1일 용량)를 함께 복용했을 때 일주일이 지나지 않아 완전히 회복된 것으로 나타났다. 이 환자들은 양극성 유형과 정신분열 정동장애, 계절우울장애, 반복적으로 나타나는 심한 우울증상으로 고통을 받았다.

나의 임상경험에서도 우울증 환자는 아니지만 간헐적으로 활력이 없거나 의욕이 감소되고 약간의 우울 기분을 경험하는 환자들이 기분이 많이 호전된 것을 관찰하였다. 또 디프레닐은 우울증상이 없는 사람에게서도 활력을 일으키고 기분을 향상시킨다는 것을 경험하였다. 건강하지만 기억력이 감퇴된 환자들이 디프레닐을 복용하면 활력이 증진된다. 때때로 그들은 활력과 생활에 대한 의욕이 현저하게 증가하게 되어 젊은 성인과 비슷한 수준에 도달하게 된다.

사실 디프레닐을 처방하면 너무 많은 에너지가 나오는 부작용이 있다. 디프레닐을 너무 많이 복용하면 환자들은 잠을 이루지 못하게 되고 과도하게 흥분된다. 특히 직장에서 할 일이 많은 어떤 환자들은 이러한 에너지를 좋아하지만 다른 환자들은 그것을 불편하게 생각한다. 그러므로 나는 처음에는 적은 양을 처방하여 점차 양을 늘려간다. 만약 환자가 과도하게 흥분하면 양을 감소시킨다. 때때로 나이에 따라 양을 조절하는데, 나이가 많을수록 더 많은 양을 처방한다. 환자의 나이가 50세 이하면서 경미한 기억장애를 겪으면 1mg의 디프레닐을 처방하여 1주에 두 번 복용하게 하는데, 이것은 매우 조심스러우나 안전한 방법이다. 나는 신체가 자신의 문제를 스스로 해결할 수 있도록 신체의 자율적인 기능을 촉진시키고 싶다. 또 나의 다른 뇌 재생 프로그램은 약의 효과를 증가시키기 때문에 적은 양의 처방이 좋은 방법이라고 생각한다. 환자의 나이가 50~55세 정도로 중증도의 인지기능이 저하되면 1~2mg의 양을 일주일에 3번 복용하게 한다. 만약 55~60세에 심각한 인지기능의 손상이 있으면 2~3mg을 매일 복용하게 한다. 초기 치매증상이 나타나면 좀 더 적극적인 처방을 하게 된다. 위에서 언급한 세 가지 연구에서 치매 환자들은 매일 10mg의 디프레닐을 처방받았다. 이 정도의 양이면 대부분의 건강한 젊은 사람은 과도한 흥분을 느끼지만 대부분의 치매 환자에게는 적절한 양이다.

디프레닐은 부작용을 걱정하지 않아도 되는 안전한 약이다. 동물실험 결과, 모노아민산화효소-B를 억제하는 데 충분한 양보다 300~500배 이상의 디프레닐 양이 치사량에 해당한다. 사람들은 부작용 없이 60mg의 양을 견딜 수 있지만 이보다 더 많은 디프레닐은 효과적이지 않다. 대부분의 다른 약처럼 디프레닐도 적당한 양을 사용했을 때 가장 효과적이다.

이미 언급했듯이 뇌 재생 프로그램이 약의 효과를 배가시키기 때문에 나는 디프레닐이나 다른 약물을 조심스럽게 보수적으로 처방한다. 예를 들어, 우울의 경우에 디프레닐은 페닐알라닌과 같이 처방할 때 효과적인 것으로 증명되었다. 여러분도 기억하듯이 나는 프로그램 참여 환자에게 음식 프로그램을 통해서 적정한 양의 페닐알라닌 복용을 권한다. 만약 디프레닐이 어떤 환자의 유일한 치료방법이라면 좀 더 많은 양이 필요할 것이다. 그렇지만 나는 그런 단일한 치료방법은 효율적이지 않기 때문에 실제로는 사용하지 않는다.

디프레닐은 어떤 내과 의사에게서도 처방될 수 있다. 그러나 식약청에서는 디프레닐을 치매와 기억장애에 대한 처방으로 인정하지 않는다. 그러므로 제약회사가 의사들에게 디프레닐이 기억장애에 효과적이라는 정보를 제공하는 것은 금지되어 있다. 이러한 이유 때문에 대부분의 내과 의사는 치매 환자나 다른 기억장애, 노화방지 치료과정에서 디프레닐에 관해 잘 알지 못하고 있다.

디프레닐을 비타민 E와 병행한 처방은 현재 치매예방법으로 연구 중인데 주요 제약회사들이 승인을 받기 위한 비용이 약 2억 달러에 달하기 때문에 이 약을 치매 환자 약으로 승인받으려 노력하지 않는다. 디프레닐의 제조권리를 가진 제약회사는 이미 디프레닐을 팔 수 있는 권리를 획득하였기 때문에 이것을 약으로 제조하는 것이 경제적으로 도움이 되지 않는다.

여러분은 가정의가 기억장애에 관한 디프레닐에 대해 잘 알지 못하더라도 놀랄 필요가 없다. 내가 알기로는 많은 신경학자들조차도 디프레닐이 기억을 증진시킨다는 것을 모르고 있다.

DHEA: 청춘 호르몬

내가 생각하기에 스테로이드 호르몬인 DHEA는 이제 곧 우리 사회에서 새로운 만병통치약 같은 기적의 약으로 선전될지도 모르겠다. DHEA는 벌써 당신을 더 발랄하게, 날씬하게, 건강하게 그리고 영원히 젊게 하는 새로운 마법의 약으로 진보하는 중이다. 과장이 아니라 DHEA는 정말 기적의 합성물로서 주의를 받을 만한 가치가 있다. 그러나 이것이 당신을 위해 모든 것을 해 주거나 당신이 이제는 더 이상 어떤 것도 할 필요가 없다고 한다면 잘못된 생각이다. DHEA는 디프레닐과 마찬가지로 기적의 약은 아니다. 그렇지만 DHEA는 뇌 장수를 위하여 매우 중요하고 가치 있는 약물이다.

DHEA는 우리 신체에서 에스트로겐과 테스트로겐 호르몬을 포함한 다른 스테로이드 호르몬으로 전환되기 때문에 스테로이드 호르몬의 어머니로 불린다. DHEA는 혈액 내에서 많이 분비되기 때문에 신체의 모든 부분에서 발견된다. 그러나 DHEA는 혈액보다 신경세포에 6배 이상 더 많이 분비되어 있는데, 아마 우리의 뇌가 호르몬의 보호기능을 더 필요로 하기 때문일 것이다.

치매 환자는 같은 연령의 정상인 사람과 비교하여 DHEA의 양이 매우 적다. 어떤 한 연구에서 치매 환자의 DHEA의 양이 다른 정상 노인보다 48%가 더 적다는 사실이 밝혀지기도 하였다. DHEA의 양은 20대 중반에서 최고조에 이른 후 점점 감소하게 된다. 70대에 이르면 20대와 비교하여 약 10%의 DHEA 양만 남게 된다.

DHEA는 아드레날린을 만드는 스테로이드계 호르몬이기 때문에 스트레스에 대한 신체 반응기제의 한 부분이다. 일반적으로 스트레스는 DHEA를 파괴한다. 사실 많은 내과 의사는 장기간에 걸친 스트레스를 측정하기 위하여 DHEA의 수준을 탐지한다. DHEA의 양이 적으면 그것은 환자가 장기간에 걸친 만성적인 스트레스를 경험한다는 것을 나타내는 징표가 된다. 잘 알려진 것처럼 스트레스는 스트레스 호르몬인 코르티솔을 증가시키므로 코르티솔이 많다면 DHEA는 적다.

DHEA는 적절한 신경기능을 유지하도록 돕는 것 이외에도 또 다른 다양한 긍정적인 효과를 보여 준다. DHEA는 노화의 생리적 증상을 완화시키며 암과 당뇨, 관절염과 골다공증, 비만, 병균의 감염 그리고 과도한 긴장에서 신체를 보호한다고 알려졌다. 그러므로 사람들이 DHEA를 기적의 약으로 부르는 것이다.

아주 인상적인 한 실험에서 50~79세 242명의 남성들의 DHEA 양을 미리 측정한 후 12년간 이들의 건강상태를 관찰하였다. DHEA의 양이 가장 많았던 사람들은 담배를 피우고 콜레스테롤 수치가 높았는데도 오랫동안 건강을 유지하였다. 이 사람들 중 20%가 DHEA의 양이 증가하였으며, 48%는 심장질환이 감소하였고, 36%는 어떤 원인에 의한 사망이든 간에 사망률이 감소하였다.

질병을 보호하는 것 이외에도 DHEA는 일반적으로 삶의 질을 높여 준다. 알약으로 된 DHEA를 복용한 나의 환자 대부분은 전보다 더 젊게 느끼고 활력이 생기며 기분이 좋아졌다고 이야기한다. 기분이 좋아진 것은 캘리포니아 의과대학교에서 수행한 연구에서도 나타났다. 이 연구에서 DHEA를 복용한 남성의 67%와 여성의 84%가 심리적·생리적인 안녕감이 향상되었다고 보고하였다. 참여자들은 그들이 스트레스에 대처할 수 있는 능력이 현저하게 향상되었으며 잠도 잘 자고 긴장이 감소되었다고 하였다. 이들은 또 활력도 상당히 높아졌다고 보고하였다.

또 대부분의 환자가 DHEA가 체중을 감소시킨다고 보고한다. 이것은 아마도 DHEA가 혈당의 수준을 일정하게 유지하고, 지방을 없애고 식욕을 조절하는 능력이 있기 때문일 것이다. 폐경기는 삶의 질과 인지적 기능에 영향을 미치는데, 이 폐경기를 경험하는 여성에게 DHEA는 호르몬 대체요법으로 유용하다. 뇌에서 DHEA는 성장인자로 작용하고 신경세포가 새로운 축색돌기를 생성하도록 돕고, 코르티솔의 수준을 조절하기도 한다.

DHEA가 기억과 인지기능의 향상시킨다는 연구결과는 의심의 여지가 없다. 그러나 내가 DHEA의 신경학적인 효과를 확신하게 된 계기는 내게 치료를 받던 환자들의 반응이었다.

DHEA의 처방량은 치료 전 환자의 혈액 내에 있는 DHEA의 양과 밀접한 관련이 있다. 나는 환자들이 20세 중반의 DHEA 양을 유지할 수 있도록 그 양을 조정하고 있다. 그래서 처방량은 25~200mg까지 다양한데,

200mg은 DHEA의 양이 거의 소멸된 노인의 경우나 혹은 만성적인 중증 피로증후군을 호소하는 환자에게 처방하는 수치다. 1일 50mg의 양이면 일상적으로 평범한 수준이라 할 수 있다.

처방 양을 결정하기 위해서는 실험실에서 DHEA의 양을 검사하는 데 24시간 소변검사, 혈액검사 그리고 타액검사의 세 가지 검사가 사용된다. 나는 비침해적인 타액검사의 사용에 관심이 있지만 보통은 혈액검사를 선호한다.

DHEA는 스테로이드 호르몬을 만드는 전구호르몬이기 때문에 과도하게 장기간 복용하지 않는다면 다른 스테로이드 호르몬에서 나타나는 부작용이 거의 없는 매우 안전한 호르몬이다. 부작용 없이 단기간에 1,600mg까지 처방되기도 한다. 그러나 과도하게 장기간 복용하면 DHEA는 여성에게 일시적으로 경미한 남성화 효과가 나타나고 얼굴의 발모가 촉진되며 여드름이 생기게 된다. DHEA는 또 남성호르몬을 상승시키기 때문에 전립선암이 있는 남성 환자에게는 적당하지 않다.

DHEA 대체요법을 시행하기 전에 의사와의 상담이 필수적이다. 적당한 양을 결정하기 위해 의사는 현재의 DHEA 양을 검사할 것이다. 간 기능을 포함하여 전체 개인의 생화학적 자료가 파악된다. 남성은 전립선 기능을 평가하는 PSA 혈액검사와 전립선 검사도 받게 된다(50세 이상의 남성 환자에게는 톱야자나무 열매의 전립선 보호사탕 복용을 권한다).

최근에 소량의 DHEA가 함유된 정제품이 몇몇 건강 식품점과 카탈로그를 통한 우편판매에 출시되었지만 의사와 상담 없이 이 약을 복용한다는 것은 현명하지 않다. 현재 몇몇 젊은 사람이 무분별하게 비처방전 약인 DHEA를 복용하고 있다. 그러나 젊은 사람들은 이미 최상의 DHEA 수준을 유지하기 때문에 추가로 복용하는 것은 위험하다.

오랫동안 시중에서 구입이 가능하였는데도 디프레닐과 같이 DHEA도 많은 의사에게 잘 알려지지 않았다. DHEA는 특허등록이 되지 않기 때문에 제약회사는 의사들에게 이 약에 관한 정보를 제공할 경제적 필요성을 느끼지 못한다. 그러므로 당신은 DHEA에 관해 의사가 잘 상담해 주지 못하더라도 낙담할 필요는 없다. 환자들은 때때로 의사는 모든 것을 알 것이라고 기대하고 있으나 실제는 그렇지 않다. 좀 더 관심을 기울이면 당신은 DHEA에 관해 잘 알고 있는 의사를 찾을 수 있다.

프레그네놀론: 기억-기분 호르몬

프레그네놀론(pregnenolone)은 DHEA와 같이 다른 호르몬을 생성하는 전구 호르몬이다. 그러나 DHEA를 포함하여 다른 모든 스테로이드계 호르몬은 프레그네놀론에서 생성되기 때문에 프레그네놀론은 최상위에 위치해 있다. 프레그네놀론은 콜레스테롤에서 합성된다. 프레그네놀론의 대부분은 뇌와 말초신경계에서 생성되는데, 뇌에서 생성되기 때문에 신경호르몬이라고도 한다. 다른 호르몬의 차원이 되기 때문에 프레그네놀론은 신체에서 필요한 호르몬 양을 일정하게 유지하기 위하여 사용된다. 이러한 측면에서 프레그네놀론은 적응소로 간주하기도 한다. 잘 알려진 것처럼 동양의학은 신체가 변화에 적응할 수 있도록 돕는 물질을 중요시하므로 프레그네놀론은 아시아의 적응소인 인삼과 유사하다.

프레그네놀론은 다양하게 사용되기 때문에 많은 효과를 보인다. 예를 들어, 글루타민산의 흡수를 증가시켜 뇌의 기능을 촉진하고, 진정작용의 신경전달물질인 GABA의 수용기를 활성화시켜 뇌를 안정시키기도 한다.

프레그네놀론은 신체가 현재 필요한 모든 것에 작용한다. 또한 동물실험에 따르면 프레그네놀론은 수명을 연장하게 하고 암에 대한 저항력을 높이며(특히 유방암에 대해) 비만을 감소시킨다. 이외에도 프레그네놀론은 관절을 보호하기도 한다. 사실 프레그네놀론은 처음 1930년대에 항관절염에 사용하기 위하여 개발되었는데, 이후 항관절 약은 점차 항염증 스테로이드 합성물로 대치되었다. 프레그네놀론은 신경세포 간의 정보전달을 촉진시켜 기억과 인지기능을 향상시킨다. 많은 연구자는 프레그네놀론이 가장 강력한 기억 증진 호르몬이라 믿고 있다. 비록 기억과 인지기능의 효과에 대한 연구가 많지는 않지만, 몇몇 수행된 연구결과는 그 효과를 지지하는 것으로 나타난다. 예를 들어, 한 실험에서 프레그네놀론을 투여한 쥐는 미로를 찾는 능력이 매우 향상된 것을 보였다. 사람을 대상으로 한 연구에서 프레그네놀론을 복용한 조종사들은 가상비행기를 통제하는 능력이 향상된 것으로 나타났다. 이 연구의 첫 단계에서 위약을 복용한 조종사들은 전체 시간 중 20~35%의 시간에만 완전한 비행통제 능력을 보였으나 프레그네놀론을 복용한 두 번째 단계에서는 35~50%의 시간 동안 완전한 비행통제 능력을 보였다.

프레그네놀론과 감정과의 연관성에 관한 연구에서는 우울증 환자들은 프레그네놀론의 수준이 낮은 것으로 나타났다. 임상적으로 우울 환자들의 프레그네놀론의 평균 수준은 보통 사람의 반밖에 안 되는 것으로 밝혀졌다. 나의 경험에 따르면 프레그네놀론을 복용한 사람들은 기억과 감정에 모두 긍정적인 효과를 보인다. 한 노인 환자는 처음에 프레그네놀론이 포함되지 않은 치료프로그램에 참여하다가 나중에 프레그네놀론 처치를 받는 치료프로그램에 참여하게 되었는데, 젊었을 때처럼 다시 행복하게 되었다고 이야기했다. 또 다른 나이가 매우 많은 노인은 자기가 기억을 다시 잘 떠올릴 수 있게 된 것은 프레그네놀론 덕분이라고 하였다.

프레그네놀론의 처방량은 환자에 따라 매우 다르다. 하루에 50mg으로 시작하는 것이 적당하고 3개월간에 걸쳐서도 효과가 나타나지 않으면 의사와의 상담 후 70mg까지 늘릴 수 있다(어떤 환자들은 하루 100mg까지도 복용한다). 내가 알고 있는 한 프레그네놀론은 어떤 특별한 부작용을 나타내는 것 같지는 않다. 비록 처방전 없이도 구입할 수 있지만 의사와 상담 후에 사용해야 한다.

피라세탐: 창의성과 학습증진 약

피라세탐은 단지 인지기능이 저하된 환자뿐만 아니라 인지기능에 장애가 없는 사람에게도 가치가 있는 약이다.

피라세탐은 뇌의 콜린체계의 기능을 촉진하는데, 콜린체계는 사고작용과 기억에 관련된 1차적인 체계다. 콜린체계는 아세틸콜린이라는 신경전달물질을 사용한다. 내가 이 책에서 언급한 모든 약은 아세틸콜린의 기능을 증진시키고 이것은 기억과 사고작용에 도움을 준다.

피라세탐은 아세틸콜린을 조절하는 신경전달물질의 대사를 촉진하는 피롤리딘이라는 물질에서 파생되기 때문에 아세틸콜린의 기능을 향상시킨다. 피로글루탐산이라는 아미노산도 이러한 기능을 갖고 있는데, 고기나 야채 그리고 유제품에 포함되어 있다. 피라세탐은 피로글루탐산과 화학방정식이 매우 유사하다.

피라세탐의 일차적인 기능이 콜린체계를 활성화시키는 것이기 때문에 콜린체계를 활성화시키는 다른 물질과 함께 복용하면 매우 효과적이다.

레시틴에서 파생되는 포스파디딜콜린과 DMAE가 이 물질에 속하는데, 이 것에 관해서 13장에서 자세히 언급하였다.

피라세탐의 효능을 증진하는 또 다른 약이 있다. 이 약들도 콜린체계를 활성화시키는데, 루시드릴과 하이더진과 같은 것들이다. 이 약들에 관해서 이 장의 뒤에서 자세하게 언급할 것이다.

피라세탐은 아세틸콜린의 생성을 촉진시키기 때문에 콜린이 자신의 세포 안에서 소화되어 소멸되는 자기파괴 현상에서 뇌를 보호해 준다.

피라세탐은 아세틸콜린의 양을 많이 생성하기도 하지만 뇌의 아세틸콜린 수용기 숫자도 증가시킨다. 한 동물실험에서 피라세탐은 콜린체계의 수용기를 30∼40% 증가시켰다. 피라세탐은 또 일반적인 뇌 신경세포의 기능을 촉진시킨다. 일반적인 뇌 기능 향상은 피라세탐이 모든 신경세포 안에 있는 ATP라는 에너지 생성물질의 양을 증가시킴으로써 가능해진다. 피라세탐은 신경세포의 포도당 대사를 증진시키는 또 다른 효능을 갖고 있다. 스트레스 호르몬인 코르티솔이 신경세포의 포도당 대사를 방해하기 때문에 포도당 대사를 증진시키는 피라세탐은 만성 스트레스에 도움이 된다.

피라세탐이 알츠하이머형 치매에 도움이 된다는 연구가 있다. 피라세탐은 치매의 진행을 억제한다. 피라세탐이 알츠하이머형 치매 환자의 불행한 말기를 단축시키기 때문에 매우 유익하다. 초기 알츠하이머형 치매 환자에 대한 피라세탐의 효과를 검증하기 위하여 1년간 진행된 연구가 있었는데, 이 연구에 참여한 환자는 매일 8g의 많은 양을 복용하였다. 1년 전후를 비교한 결과 위약을 복용한 환자는 상태가 악화되었지만 약을 복용한 치매 환자는 정신적 기능이 덜 저하되었다. 이 연구에서는 순수하게 피라세탐의 효과만을 검증하기 위하여 콜린과 같은 다른 물질은 사용하지 않고 단지 피라세탐만 사용하였다. 만약 다른 약물이 사용되었다면 효과는 더 크게 나타났을 것이다.

또 다른 한 연구에서 10명의 치매 환자가 7일 동안 매일 9g의 콜린과 4.8g의 피라세탐이 함께 처방되었다. 이 결과 10명의 환자 중 3명이 현저한 효과를 보였으며 3명의 환자는 피라세탐 복용 전과 비교하여 언어기억이 70% 향상되었다. 이 연구는 피라세탐과 콜린을 함께 사용하면 알츠하이머형 치매의 진행을 억제하는 것 이외에도 인지기능을 향상시킨다는 것을 보여 준다. 물론 이 연구는 피라세탐과 콜린이 인지기능을 향상시킨다는 것을 확정적으로 검증한 것은 아니다. 아마 좀 더 장기간 복용한다면 이러한 향상은 더 이상 일어나지 않거나 중지될 수도 있을 것이다.

알츠하이머형 치매에 걸리지 않은 노인을 대상으로 피라세탐의 효과를 검증한 또 다른 실험은 매우 인상적이다. 이 연구에서 피라세탐을 복용한 사람들은 위약을 복용한 사람과 비교하여 인지기능 검사 점수가 매우 높았다. 이 결과는 피라세탐이 건강한 다른 노인에게도 매우 유용하다는 것을 시사하고 있다. 건강한 젊은 성인을 대상으로 피라세탐의 효과를 검증한 연구도 있다. 이 연구에는 신체와 정신 모두 건강한 대학생이 참여하였다. 2주간에 걸쳐 피라세탐 1,200mg을 매일 복용한 대학생들은 복용 전과 비교하여 인지기능이 향상된 것을 보여 주었다.

피라세탐은 다양한 환자에게 도움이 되는데, 초기 치매 환자는 물론 단순히 기억장애를 보이는 환자에게도 도움이 된다. 피라세탐의 가장 특이한 점은 뇌의 좌·우반구를 연결하는 데 도움이 된다는 것이다. 피라세탐은 아직 확실하지는 않지만, 좌·우반구를 연결하는 신경세포(corpus callosum)의 기능을 향상시키는 것 같다. 좌측 뇌는 신체의 우측 부분을 통제하고 우측 뇌는 신체의 좌측 부분을 통제한다. 그래서 우측 뇌의 부분에 뇌졸중을 겪으면 신체의 좌측 부분에 마비가 오는 것이다. 이와 비슷하게 왼쪽 귀에 들어온 정보는 뇌의 오른쪽 청각센터에 전달되고 오른쪽 귀의 정보는 왼쪽의 청각센터에 전달된다. 그러나 언어정보는 주로 뇌의 왼쪽에서 처리된다. 그래서 왼쪽 귀로 들어온 정보는 우선 일차적으로 오른쪽 언어센터에 전달되고 약간 지연되어 연결 신경세포를 통하여 좌반구로 전달된다. 그러나 오른쪽 귀로 정보가 들어오면 좌반구의 언어센터에 들어오며 이때는 우반구로 정보를 전달할 필요가 없다. 언어정보가 지체되는 과정에서 약간의 정보손실이 일어나는 것이다. 이러한 이유로 대부분의 사람은 전화할 때 수화기를 오른쪽 귀로 사용하는 것을 좋아한다. 오른쪽 귀로 들으면 정보가 직접 왼쪽의 언어센터에 전달되기 때문이다. 연구자들은 피라세탐을 복용하면 왼쪽에 들어오는 언어정보를 처리하는 능력이 향상된다는 것을 발견하였다. 이 결과는 피라세탐은 좌·우반구의 신경연결 세포의 기능을 향상시킨다는 것을 시사하고 있다. 이러한 이유 때문에 피라세탐은 난독증 환자에게 효과적인 치료방법인데, 난독증은 좌·우반구의 협응 부족에 의해 일어난다. 7~12세에 이르는 200명의 난독증 어린이를 대상으로 한 연구에서, 피라세탐을 복용한 어린이들이 읽기와 기억력이 향상된 것으로 나타났다. 또 다른 연구에서는 피라세탐이 난독증 어린이의 읽기 속도와 쓰기 능력을 향상시켰다.

피라세탐이 좌·우반구의 기능을 통합하는 데 도움이 되기 때문에 특히 약을 많이 사용하는 유럽에서는 작가나 예술가처럼 창의적 활동을 하는 사람들에게 인기가 높다. 피라세탐을 복용하는 작가와 예술가들은 이 약이 그들의 창의성을 높인다고 보고하고 있다. 이렇게 작가와 예술가들이 경험한 것은 창의성이란 논리적인 좌반구와 정서적인 우반구의 효율적인 협조가 연관되어 있기 때문에 이론적으로 근거가 있다.

피라세탐은 또 저산소증이나 뇌의 산소결핍증 치료에 도움이 되므로 흡연가나 다른 이유로 초래된 저산소증 치료에 효과적이다.

피라세탐의 처방 양은 환자의 나이와 정신적 상태에 달려 있다. 치매 환자에게 8g의 양은 건강한 사람에게는 너무 많은 양이 될 수 있다. 인지기능을 향상시키려는 건강한 젊은 성인에게는 하루 또는 이틀에 한 번 500~600mg이 적당하다. 경미한 기억장애가 있는 성인 노인은 매일 1,000~1,200mg이 최대의 효과를 보일 수 있다.

피라세탐은 매우 안전한 약이라서 어떤 심각한 부작용이 알려지진 않았지만 과다하게 복용하면 지나친 흥분을 경험하고 불면증에 시달리게 된다. 이런 경우는 불면증이 나타나지 않을 때까지 양을 줄이도록 한다. 오랫동안 전 세계에 걸쳐 많이 사용되었음에도 피라세탐은 미국 식약청에 의해 아직 공식적으로 인정받지 못했다.

그 밖에 인지기능을 향상시키는 다른 약

인지기능을 향상시키는 데 효과가 있는 또 다른 약을 소개하면 다음과 같다.

멜라토닌　　멜라토닌은 비처방전 약으로 수면 주기를 통제하는 송과선에서 분비되는 호르몬이다. 전에도 언급했지만 멜라토닌은 연령이 증가하면서 감소한다. 멜라토닌을 복용하면 수면을 빨리 취할 수 있고 또 숙면에 들 수 있다. 몇몇 연구는 멜라토닌이 불면증 환자의 80%에 효과적인 것으로 보고하고 있다.

또한 멜라토닌은 노화방지제로서 지방산이 활성 산소를 파괴하여 뇌가 노화되는 것을 막아 준다. 또 다른 연구들은 멜라토닌은 면역체계를 활성화하고 암과 같은 다양한 질환을 막아 준다.

매일 저녁 3~20mg을 권하는 의사도 있지만, 약의 처방에 보수적인 나는 단지 1~3mg을 권한다. 만약 이 수준의 처방에서도 불면증이 지속되면 양을 높인다. 명상이 멜라토닌을 생성하기 때문에 명상을 하는 나의 환자들은 명상을 하지 않는 환자보다 더 적은 양을 처방받는다.

멜라토닌은 자연스러운 수면 주기를 조절하는 데 도움이 되기 때문에 인지기능을 향상시킨다. 만약 수면 주기나 하루 생활 주기가 손상을 받으면 기억장애가 나타나는데, 이것은 주로 비정상적인 수면에 의한 것이다. 1일 주기를 손상시키면 사람들은 기억상실을 경험하게 된다는 연구들이 있다. 숙면을 취하는 것이 복잡한 인지기능의 수행을 유지하는 데 도움이 된다.

보통 치매 환자들은 건강한 같은 나이의 사람들보다 멜라토닌의 분비량이 많지 않다. 비록 멜라토닌이 치매의 치료에 효과적이라는 결정적인 증거는 없지만 멜라토닌이 치매 환자에게 도움이 된다는 연구가 있다. 멜라토닌은 숙면에 도움이 되어 인지기능을 향상시키기 때문에 간접적으로 치매 환자들에게 효과적이라는 것은 확실하다. 특히 환자들이 숙면을 취하면 간병인의 야간간호 부담을 덜어 준다.

최근에 멜라토닌에 관한 강력하고 다양한 효과를 기술한 책이 많이 출간되었다. 그중 추천하자면 러셀 라이터 박사가 쓴 『멜라토닌: 신체에서 생성되는 기적의 약(*Melatonin: Your Body's Natural Wonder Drug*)』이라는 책이 가장 좋다.

내가 직접 경험하지는 않았지만 루시드릴과 빈포세틴이라는 다른 두 가지 약도 뇌 장수 프로그램에 사용되고 있다. 일반적으로 센트로페녹신이라는 루시드릴은 부작용이 없는 정신기능 향상 약으로 노화로 인해 생기는 뇌의 색소 침착물을 제거한다. 리포푸신이라는 이러한 침전물은 기본적으로는 노인의 피부(특히 손등)에 나타나는 반점과 같은 것이다. 뇌의 리포푸신 침전물은 인지기능의 저하를 초래하는데, 치매 환자에게 이 침전물이 많다. 동물실험의 결과 리포푸신이 감소되면 인지기능이 향상되는 것으로 나타났으며, 루시드릴이 투여된 동물들이 기억력이 향상된 것으로 나타났다.

또한 루시드릴은 혈당의 흡수를 촉진시켜 코르티솔에 의해 야기된 혈당 대사 장애를 막아 준다. 그러나 지금까지 루시드릴이 치매 환자의 치료에 효과적이라는 명백한 증거는 아직 없지만, 우리 몸 안에서 DMAE로 분해되어 콜린계통의 기능을 향상시킨다. DMAE는 중추신경계를 활성화시키기 때문에 루시드릴을 복용한 환자는 약간 흥분을 느끼게 되나, 과도하게 복용하면 불면증에 빠지게 된다. 보통 루시드릴의 적정한 하루 복용량은 1,000~3,000mg이다.

빈카민이라 불리기도 하는 빈포세틴은 뇌 혈류의 흐름을 개선하는 데 효과가 좋다. 또한 빈포세틴은 뇌 세포에서 ATP를 생성하여 신경세포의 대사활동을 촉진한다. 빈포세틴은 빙카라는 식물에서 추출되는 약으로 처방전이 필요하며, 신체의 다른 부위의 혈류 감소 없이 뇌의 혈류를 증진시킨다. 빈포세틴은 뇌졸중처럼 혈관계 장애로 야기되는 신경계통의 질환에도 처방되는데, 특히 알츠하이머형 치매증상과 유사한 다발성 치매 환자에게 효과적이다. 또 빈포세틴은 재발성 어지럼증과 두통같이 뇌 혈관장애와 관련이 있는 신경계 질환에도 효과적이다. 빈포세틴은 은행잎 추출물처럼 안과 계통의 장애에도 효과적인데, 빈포세틴을 복용한 환자의 70%가 시력이 좋아졌다는 연구가 있다. 빈포세틴은 노년기 시력상실을 야기하는 황반변성의 진행을 억제한다.

또한 빈포세틴은 뇌 혈관기능의 저하로 인해 생기는 청각장애에도 효과적이다. 뇌졸중이나 뇌혈류 저하로 인한 882명의 신경계 질환 환자가 빈포세틴을 복용하였는데, 이 중 62%가 청력이 향상되었고, 조바심이나 우울과 같은 경미한 기분장애에도 도움이 되는 것으로 나타났다. 심신이 건강한 피험자를 대상으로 한 연구에서도 빈포세틴은 단기 기억을 향상시켰다. 이 실험에 참여한 대부분의 사람이 약을 복용한 후에 회상검사의 수행이 2배 이상 향상되었다. 또한 빈포세틴은 건강한 사람의 주의집중 능력을 향상시키고 주의집중이 어려운 사람에게는 주의 집중력을 다시 정상으로 향상시킨다. 그러나 빈포세틴을 과다하게 복용하면 몇몇 환자는 심장박동이 증가하고 입이 마르는 부작용을 경험한다. 평균 복용량은 하루 5~10mg이지만 환자의 상태에 따라서 달라진다. 빈포세틴은 미국에서는 팔리지 않고 이에 관해 직접적으로 경험한 적은 없지만 의학전문 자료에 의하면 빈포세틴은 매우 주목받을 만한 약이다.

성장 호르몬　　성장 호르몬은 뇌 장수 프로그램에서 사용되는 중요한 약이다. 몇몇 환자가 성장 호르몬이 기분을 좋게 하고, 체중을 줄여 주며 생각을 명쾌하게 하는 데 도움이 된다고 보고하였다. 그러나 성장 호르몬 합성물은 신체와 뇌의 원기를 회복시키는 다른 약보다는 비싸다. 최근에 대부분의 비전문 잡지에서는 성장 호르몬 합성물을 불로의 샘이라고 확신하고 있다. 이 약은 에너지와 허약함을 보충해 주고 인지기능을 향상시킨다. 한 연구에서 성장 호르몬이 폐기종 환자의 체중과 근육강도를 증가시키고 산소 흡입량을 30% 증가시키는 것을 밝혔으며, 골다공증 환자에게도 긍정적인 효과를 보여 주었다.

몇몇 연구는 성장 호르몬이 초기 치매 환자에게도 효과적인 것을 보여 주었지만, 아직 확실한 결과가 나온 것은 아니다. 신경계에 대한 성장 호르몬의 효과는 새로운 축색돌기를 형성하는 것과 관련이 있는 것 같다. 비용 때문에 환자들 중 소수만이 성장 호르몬을 복용하지만, 그들에게 긍정적인 효과가 나타나고 있다.

탁 린　　최근 치매 치료제로 식약청에 의해 인정된 탁린은 긍정적인 효과를 보이고 있다. 탁린은 아세틸콜린을 파괴하는 효소를 억제함으로써 콜린 계통의 기능을 활성화시킨다. 또한 탁린은 레시틴과 같은 콜린계 물질과 함께 처방하면 더 효과적이다. 몇몇 환자에게 간기능에 부작용을 초래하고 효과적이지도 않는 것으로 밝혀졌으므로 나는 탁린을 처방한 적이 없다. 내 견해로는 탁린의 부작용을 신경 쓰지 않아도 되는 다른 약이나 영양식품이 콜린계의 기능을 향상시키는 데 더 효과적이라 생각한다. 또한 탁린보다 효과적이고 부작용이 적은 다른 새로운 많은 약이 개발되고 있다. 최근에 치매 환자의 치료에 인정된 아리셉트는 부작용이 적지만, 탁린처럼 아세틸콜린이 파괴되는 것을 막아 준다.

하이더진　　치매의 진행을 완화시키는 효과적인 치료제로서 하이더진은 오랫동안 노인성 치매에 사용되어 왔다. 이 약은 다발성 경색 치매환자에게 효과적인 것 같다. 하이더진은 뇌 혈류의 흐름을 개선시키고 리포푸신이 감소하는 것을 막아 주며 효과적인 노화방지제로서 신경세포의 대사 활동을 향상시킨다. 또한 하이더진은 성장 호르몬과 유사한 특성을 보이는 데, 피라세탐과 함께 처방하면 더 효과적이다. 미국에서는 전통적으로 하루에 3mg의 하이더진을 처방한다. 그러나 1일 9mg의 양이 더 효과적이라는 연구보고가 있으며, 유럽에서는 9mg의 처방 양이 표준이다. 나는 이보다 더 많은 양을 처방하여 긍정적인 효과를 본 적이 있다.

지금까지 이 장에서 약에 관한 정보뿐만 아니라 다양한 뇌 장수 프로그램에 관한 정보를 제시하였다. 이제 지금까지 설명한 모든 정보를 종합하여 마지막 장에서 뇌 장수 프로그램의 다양한 처치방법을 어떻게 통합하는가를 설명하기로 한다.

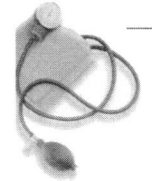

주 · 요 · 사 · 례
어려운 경우 적극적 자세를 가져라.

78세의 S. B.가 첫 상담을 하기 위해 나의 사무실에 들어 왔을 때 그는 멋진 모습이었다. 키가 크고 날씬했고 멋진 얼굴에 자세도 발랐다. 은색으로 빛나는 외투를 입고 있었으며 그의 두 눈은 파란 별처럼 빛나고 있었다. 그러나 그는 공허해 보였으며 힘이 없어 보였다.

S. B.는 인지기능이 현저하게 감소하였는데 최근까지 2개국에서 3개의 회사를 경영하고 있었다. 그는 아직도 성공적인 사업가의 모습을 보이고 있으나, 자신이 예상했던 것보다 일찍 은퇴하게 되었다. S. B는 접수 면접 결과에 따르면 초기 치매나 심한 노화 관련 기억력 손상 문제가 있는 것으로 나타났다. 그는 내가 불러 준 세 가지 사물을 몇 분이 지나 다시 회상하는 과제를 능숙하게 수행하지 못하였다. 그는 단지 그중 한 가지 사물만 기억할 수 있었다. 또한 MRI 검사에서도 초기 치매 환자에게서 나타나는 뇌세포 위축 현상을 보였다. S. B는 부유하였기 때문에 초기에는 유명한 의

사와 상담을 하였는데, 뉴욕의 유명한 신경과 의사와 처음 상담을 하였다. 이 의사는 S. B.를 노인성 치매로 진단하고 어떤 의학적 처치도 권하지 않아 아무런 희망도 주지 않았다. 그는 S. B.에게 뇌졸중을 예방하기 위하여 단순히 아스피린을 매일 복용하고 금연만 권하였다.

이것은 S. B.의 인지기능을 향상하기 위하여 할 수 있는 다른 기회를 놓친 결과를 초래했으며, S. B.는 의사의 소극적인 태도에 실망하였다. 그 의사는 좀 더 적극적으로 약을 처방할 수 있었으며 인지기능을 향상시킬 수 있는 다른 치료 방법을 사용할 수도 있었다. 어느 날 S. B.는 또 다른 의사들과 상담을 하다 나에 관한 이야기를 들었다. 그는 나에 관한 이야기를 듣고 바로 내가 있는 투산에 와서 함께 치료를 시작하였다. 우리가 만난 첫 날 S. B.는 적극적으로 치료에 참여할 준비가 되어 있었다. 나는 그와 같은 환자를 좋아한다. 그는 치료과정 중 희생해야 할 것이 있다는 것을 이해하고 있었고 또 그에 관해 격려해 줄 필요도 없을 만큼 그 자신의 건강과 행복에 책임을 지는 사람이었다. 그는 쉽지는 않았지만 이미 담배와 술을 끊었다. 전에 그는 하루에 한 갑 이상의 담배를 피웠고, 매일 저녁 4~5잔의 칵테일과 1병의 와인을 마시곤 했다. 술과 담배를 많이 했던 그가 이 습관을 중단한다는 것은 큰 의지가 필요한 것이었다.

첫 만남 직후 S. B.는 음식의 양을 줄였다. 그것 또한 힘든 일이었는데 그는 전에는 성공적인 사업가로서 좋은 음식을 마다하지 않고 즐기곤 했다. 그는 심혈관 운동과 심신수련을 좋아하지 않았으나 결국 하기 시작하였다. 또한 디프레닐을 복용하였고 전체 프로그램에 적극적으로 참여하였다. 그의 상태로는 이렇게 하는 것이 유일한 치료 방법이었다. 프로그램은 쉽지 않았으나 그는 목표에 도달하기 위해 프로그램을 자신의 일상생활의 한 부분으로 받아들였으며, 현재는 인지기능을 다시 향상시키기 위한 최종 목표를 위해 노력하고 있다. 그는 자신의 뇌가 그의 모든 성공의 근원임을 알았으며 뇌가 다시 건강해지기 위해서 모든 일을 기꺼이 하고 있다.

S. B.는 뇌 장수 프로그램에 열심히 참여하고 있다. 병의 경과는 그리 극적인 것은 아니었고 사실 악화될 때도 있었으나, 점진적으로 호전되고 있

었다. 처음엔 인지과정의 속도가 향상되었고 그 후 기억력이 증진되기 시작하였다. 또 집중력과 학습능력이 향상되기 시작하였고, 자신이 좀 더 젊어졌고 힘이 샘솟는 것처럼 느껴진다고 말하기도 하였다. 신체적으로도 활력이 생겼고 현재 수영도 열심히 하고 있으며, 다시 차를 운전하기 시작하였다.

현재는 S. B.의 인지기능이 더 이상 감소되지 않으며 심지어 더 좋아지기도 하였다. 시간이 지나면 그의 인지기능이 다시 감소할지도 모른다. 그러나 감소하더라도 전보다 훨씬 진행속도가 늦을 것이며 또 심하지도 않을 것이라고 나는 믿는다.

S. B.의 뇌 장수 프로그램은 그에겐 큰 도전이었지만 그것을 잘 극복하였다. S. B.는 자존감이 높은 사람인데 이제 그에겐 자랑스러워할 새로운 것이 또 하나 생겼는데, 바로 회복된 뇌의 기능이다.

그 나이에 사업의 세계에서 새로운 영역을 개척하는 것은 불가능할지도 모른다. 그러나 요즘 그는 이런 걱정을 하지 않는다. 이제 그는 뇌 장수를 위해 투쟁이라는 새로운 영역을 개척하고 있다. 그는 뇌 장수를 위한 이러한 투쟁이 자신의 삶을 만족시키고 있다고 말한다.

뇌의 향상을 위한 40일

이 장에서는 뇌 장수를 위해 배운 모든 것을 실제적으로 적용하는 것에 대해 알아보려고 한다. 먼저 뇌 장수법 프로그램을 실천하는 사람의 하루 일상을 살펴볼 것이다. 곧 알게 되겠지만 이 일상에서 특별히 어렵거나 불쾌한 것은 없으며 오히려 스트레스 감소, 훌륭한 식사, 활동적인 오락과 지적 자극으로 된 즐거운 생활양식이다.

그런 다음 프로그램에서 필요한 모든 것이 들어 있는 표(〈표 20-1〉 참조)를 제시할 것이다. 이 표에는 네 가지 기본적인 유형의 환자별 양생법이 적혀 있다. 첫째, 뇌의 퇴화를 예방하려는 사람, 둘째, 최적의 인지기능이 목표인 사람, 셋째, 노화 관련 기억력 손상으로 고생하는 사람, 넷째, 알츠하이머형 치매를 포함하여 노인성 치매로 고생하는 사람이다.

이 장의 후반부에서는 뇌 장수 프로그램의 초기 40일간에 이루게 되는 것에 대해 설명할 것이다. 이 시기는 치유와 뇌의 재생에서 흥미진진한 기간으로서 마칠 때쯤이면 퇴화가 아니라 재생하는 더 멋진 뇌를 가지게 된다.

뇌 장수 프로그램 참여자의 하루

뇌 장수 프로그램 참여자의 평균적인 양생법은 건강한 생활양식을 실천하는 사람들과 그리 다르지 않다.

뇌 장수를 바라는 모든 이는 날마다 두 가지 기본 목표를 가지고 있다. 첫째 목표는 스트레스, 빈약한 영양상태, 신체적·지적 수련의 부족으로 뇌가 더 이상 퇴화하는 것을 피하는 것이다. 두 번째 목표는 식사요법, 영양소의 보충, 천연 약물 강장제의 사용, 스트레스 관리, 명상법, 신체적·지적·심신수련법, 적절한 약물처방 사용 등의 뇌 장수 프로그램의 기본 요소를 통하여 재생을 자극하는 것이다.

모든 뇌 재생 프로그램은 각 환자의 개인적인 필요, 목표, 생화학에 맞춰 계획되어 독특하기도 하지만 유사점도 많다. 아래에 뇌 장수 프로그램에 의한 하루를 설명하였다. 물론 이 일반적 양생법은 개인에 따라 다를 수 있다.

오른발을 먼저 내디디면 온종일 좋다는 말처럼 환자들은 아침에 활기와 고요함으로 하루를 시작하게 하는 몇 가지 간단한 일정에 참여한다.

하루를 제대로 시작하려면 침대에서 금방 일어나지 말고 잠시 그대로 조용히 누워 있는 게 좋다. 누운 채 부드럽게 스트레칭을 하고, 깊이 호흡하고, 그날을 긍정적으로 바라본다. 그날의 물결 속으로 들어가서 용기 있고 낙관적이고 에너지가 넘치는 최선의 자아로서 그날을 맞이해 본다. 잠자리에서 나오기 전에 긍정적인 말을 하는 사람도 있고 명상을 하는 사람도 있다.

나는 환자들에게 현대의 전형적인 일상을 피하라고 권한다. 침대에서 일어나 계속 커피를 마시고, 신문과 텔레비전을 통해 최근 세상의 재난에 코를 파묻고, 미로의 쥐마냥 일터로 돌진하는 것 말이다. 이런 일상은 스트레스를 일으켜서 코르티솔 분비를 촉진시킨다.

환자들은 보통 심신수련법과 명상을 하기에 아침이 가장 좋다고 한다. 심신수련법으로 하루를 시작하면 스트레스에 대항하는 보호막이 생길 뿐 아니라 이른 아침에 더 활동적인 뇌하수체에 의한 분비를 자극하고 균형을 맞춰 주기 때문이다.

아침에 하기에 가장 좋은 심신수련법은 기본 척추 에너지 시리즈를 한후 키르탄 크리야를 하는 것이다. 또한 많은 이는 나드 요가의 가장 강력한 만트라 중 하나를 음송함으로써 심신수련법을 시작하기도 한다. 'Ong-Namo-Guru-Dev-Namo.' 이 말은 '나는 존귀하신 분 앞에 경배 드리나이다.' 라는 뜻이다. 이 만트라를 몇 번 반복하면 인생에는 그냥 참고 견디며 몇 푼을 더 버는 것보다 더 고귀한 목적이 있다는 생각이 든다.

어떤 이들은 아침에 심혈관 운동을 하기도 하는데 10~15분밖에 하지 않더라도 뇌로 가는 혈액을 증가시키고 노르에피네프린을 비롯한 카테콜라민 신경전달물질의 분비를 자극시킨다. 아침에 찬물로 샤워하는 것을 좋아하는 사람들도 많은데, 이것은 신경계를 자극하여 기운을 북돋운다.

아침식사로는 소화가 잘되면서 반드시 영양이 풍부하여 오전 동안 안정된 에너지를 공급하는 것이라야 한다. 많은 이가 과일과 요구르트 위에 시리얼을 얹어 먹는 것을 좋아한다. 이런 아침식사는 복합 탄수화물, 단순 탄수화물, 단백질 및 적당한 지방을 제공하는 균형잡힌 식사다. 단순 탄수화물(혹은 설탕)은 뇌와 신체에 포도당을 즉각 제공하고 복합 탄수화물(혹은 전분)은 연료를 다소 더 느리게 제공한다. 단백질은 탄수화물보다 더 느리게 산화되고 지방은 단백질보다 더 느리게 연소될 것이다. 혈당 지침이 다양한 음식이 오전 동안 뇌를 위한 안정된 에너지를 제공할 것이다. 포도당은 뇌의 유일한 연료이므로 이런 에너지 안정성은 정말 중요하다.

과일, 무지방 요구르트와 곡물로 된 아침식사에는 비타민, 미네랄, 효소, 펩티드와 아미노산이 풍부하게 들어 있다. 과일과 무지방 요구르트를 과일 스무디와 섞어도 되고 여기에다가 해독을 도와주는 약한 이뇨제인 레몬주스를 섞어도 된다.

하지만 건강에 좋다면 어떤 식사라도 무방하다. 단지 달걀, 베이컨과 버터를 많이 바른 토스트로 된 고지방 식사같이 특히 건강에 좋지 않은 것만 피하면 된다.

보충제의 대부분을 아침식사와 함께 섭취하라. 나는 일반적으로 보충제, 강장제와 약물을 하루의 시작 시간에 장전하기를 권한다. 이렇게 하면 이 물질들이 하루 동안 완전히 사용될 수 있으며, 또한 일부 자극적인 영양제, 강장제, 약물은 늦은 시간에 복용하면 불면증을 일으킬 수 있기 때문이다.

많은 환자가 강력한 복합비타민과 미네랄 정을 복용한다. 하지만 복합 비타민만으로 충분한 영양을 섭취하기는 어려우므로, 각각 따로 복용하는 것이 더 나을 때가 많다. 환자에 따라 다르지만 대부분은 비타민 A, B, C, E, 마그네슘, 셀레늄과 아연을 섭취하고 있다. 광범위한 영양소와 미량 영양소가 다소 소량으로 들어 있는 복합 비타민을 이런 보충제와 함께 섭취하기도 한다. 어떤 환자는 단백질 가루나 페닐알라닌, 글루타민, 메티오닌, 아르기닌 같은 아미노산을 섭취하기도 한다.

보충제와 동시에 한두 가지 천연 강장제를 섭취하는데, 가장 중요한 것으로는 은행잎 추출물, 레시틴, 인삼, 포스파티딜세린, 아세틸 L-카르니틴, 코엔자임 Q-10 등이 있다.

이미 자연스런 건강과 치유를 향해 나아가는 중이라면 이런 보충제 양생법이 적절하게 보일 테지만, 이런 접근법이 처음이라면 섭취해야 하는 알약이 어마어마하게 많아 보일 것이다. 단지 2분 만에 복용할 수 있고 비용도 그리 비싸지 않은데다 이러 광범위한 영양소와 강장제를 이런 양으로 음식에서만 섭취하기란 불가능하다.

녹즙도 아침에 마시면 가장 좋다. 아미노산과 펩티드가 풍부한 이 음료는 분명 신체적·지적 에너지를 강하게 해 줄 것이다. 녹즙에다가 단백질 가루, 무지방 요구르트, 레몬 반 개쯤의 주스, 생수 약간을 섞으면 훌륭한 아침식사가 되어 하루의 대부분을 유지할 수 있는 에너지를 제공한다.

만약 정말 카페인 상태를 원한다면 오전에 한 잔 마셔라. 커피보다는 다른 항산화제의 힘을 키워 주는 강력한 항산화제인 카테친이 들어 있는 차가 훨씬 좋다. 하지만 뇌 장수 프로그램이 진행될수록 카페인의 필요성을 느끼지 못하여 의존율은 떨어진다. 이것은 더욱 자연적인 에너지를 가지고 녹즙이나 DMAE 같은 다양한 요소에서 자극을 받기 때문이다.

또한 아침은 약간 자극적인 처방을 섭취하기 가장 적당한 시간으로, 가장 흔한 처방제는 디프레닐, 프레그네놀론과 DHEA다. 뇌 장수법 지지자가 섭취하는 다른 약물로는 피라세탐, 루시드릴, 하이더진과 빈포세틴 등이 있다. 디프레닐은 너무 늦은 시간에 복용하면 불면증을 일으킬 수 있으므로 오후 2시 이후에는 복용하지 말 것을 권한다.

일을 하든 안 하든 일상생활에서는 의식적으로 스트레스를 줄이려고 항상 노력해야 한다. 가능하면 스트레스 요인을 피하고 피할 수 없다면 조절할 수 있도록 노력하여라. 스트레스를 느끼기 시작하면 통제, 지지, 해소라는 세 가지 가장 훌륭한 스트레스 해소책을 사용하여라.

일상생활 도중에 재빨리 명상을 하거나 때로 불의 호흡을 수련함으로써 스트레스를 조절할 수 있다. 이런 명상은 겨우 몇 분밖에 걸리지 않으며 책상에 앉아서도 할 수 있다. 스트레스 반응을 이완반응으로 대체하는 것은 1분간의 깊은 호흡이나 확신어의 반복처럼 간단한 것이라도 모두 엄청난 도움이 된다.

일상의 스트레스를 최소한으로 유지하면 뇌의 장기적인 건강이 증진될 뿐 아니라 인지기능도 즉각적으로 높아진다. 스트레스가 통제되면 뇌의 포도당 대사와 신경전달물질 작용이 모두 즉시 향상되기 때문이다.

점심식사는 하루 중 가장 성찬으로 하여라. 풍성한 식사를 통해 활동적인 하루를 유지하는 충분한 양의 음식 에너지를 섭취하라. 특히 하루에 한 가지 이상의 복용제가 있다면 일부는 점심시간에 섭취하여라.

많은 환자가 곡물보다는 단백질이 풍부한 점심을 먹는데 이렇게 하면 13장에서 말한 것처럼 카테콜라민 신경전달물질의 생산이 증가한다.

온종일 삶의 좀 더 고귀한 목적을 자각하여 하루가 의미 없이 흘러가게 하지 마라. 삶이 충만해지면 '나답다'는 생각이 들며 나답다는 생각이 들면 몸과 마음, 영혼이 더 건강해질 것이다. 내가 모든 환자에게 하는 충고 중 하나는 '하루 중 무슨 일이 일어나든지 간에 당신은 당신다워야 한다.'는 것이다.

저녁 시간은 충전의 시간, 즉 가족, 휴식, 개인적인 성취, 관조를 위한 시간이다. 나는 환자들에게 저녁 시간을 일의 '제2의 근무'로 여기는 습관에 빠지지 말도록 충고한다. 물론 바쁜 이들은 저녁 시간에 청소, 쇼핑, 요리, 개인적 경제생활을 하고 싶어 할 것이다. 하지만 이러한 것들로 당신이 누릴 수 있는 작은 휴식을 써 버린다면 결국 조금도 쉬지 못하게 된다. 좀 더 생산적으로 될 수 있을지 모르지만 결국 무엇을 생산한다는 말 인가? 심장 발작을? 가족에게 소홀한 것을? 단조롭고 고단한 인생을?

대부분의 뇌 장수 프로그램 실천자는 에너지를 더 많이 사용할 수 있으 므로 일을 약간 적게 해도 실제로는 대부분의 일을 해낼 수 있다. 불행히 도 많은 이가 아주 심하게 소진되어 뇌가 퇴화를 겪은 뒤에야 이런 사실을 깨닫게 된다.

어떤 이들은 저녁 시간에 명상과 심신수련법 혹은 심혈관 운동을 하기도 한다. 많은 이에게 이런 수련은 이완을 위해 마셨던 술을 대신하게 한다.

저녁식사는 점심보다 다소 가볍게 먹고 싶어진다. 좀 더 적게 먹으면 숙 면을 취할 수 있고 몸무게를 조절할 수 있다. 13장에서 설명한 바와 같이 저녁식사에는 진정제 역할을 하는 신경전달물질 세로토닌의 생산을 자극 하기 위하여 단백질보다 탄수화물이 풍부해야 한다.

많은 이가 저녁에 보충제를 섭취하기도 하는데, 비타민 C 같은 보충제 는 한꺼번에 섭취하기보다는 하루에 여러 차례 나누어 섭취하는 것이 가 장 효과가 높다.

또한 대부분 사람이 자기 전에 깊게 이완하고 싶어 하며 뜨거운 목욕을 하거나 배우자에게 마사지를 받는다. 발마사지를 제대로 하면 이완과 숙 면에 특히 도움이 되고 소량의 멜라토닌 복용도 수면을 유도하는 데 도움 이 된다.

뇌 장수법 실천자들은 보통 아주 평화롭게 잘 잔다. 스트레스 관리법, 영양 프로그램, 멜라토닌 덕분에 불면증이 드물고 숙면함으로써 원기를 회복하여 상쾌하게 하루를 맞이한다.

보다시피 뇌 장수 프로그램에 참여하는 것은 단순하고 쉬우며 즐거운 것이다. 나이에 전혀 상관 없이 누구나 할 수 있는 프로그램인 것이다.

일반적 치료를 위한 표

뇌 장수 프로그램에는 네 가지 기본 치료 목표가 있다.

① 뇌의 퇴화를 예방한다.
② 인지기능을 최적화한다.
③ 노화 관련 기억력 손상을 가진 사람들의 인지기능을 향상시킨다.
④ 알츠하이머형 치매를 비롯한 치매의 진행을 더디게 한다.

모든 환자는 적어도 이 네 가지 중 한 가지에 해당된다. 어떤 환자는 두 가지에 해당하기도 하는데, 예를 들면 뇌의 퇴화 예방과 인지기능 최적화를 원할 수 있다.

네 가지 치료법에는 높은 수준의 임상적 공격성이 필요하다. 공격적 치료를 가장 적게 요구하는 것은 예방하는 것이며 그 다음은 최적의 기능 부분이다. 노화 관련 기억력 손상에는 보다 더 공격적인 것이 필요하고 알츠하이머형 치매를 포함하여 완전히 드러난 치매 환자에게는 가장 공격적인 치료가 필요하다.

〈표 20-1〉은 일반적으로 네 가지 다른 치료에 적용하는 치료법을 간단하게 소개해 놓은 것이다.

물론 어떤 두 사람도 완전히 똑같은 프로그램을 하지는 않는다. 하지만 같은 치료 범주에 드는 이들에게는 흔히 유사점이 있다. 하지만 모든 환자에게 모든 요소가 필요한 것은 아니다.

다시 한 번 말하면 뇌 장수 프로그램을 시작하기 전에 전문가와 면담을

표 20-1 기본 치료표

치료 양식	뇌 퇴화 예방 환자	인지 기능 최적화 환자	노화 관련 기억력 손상 환자	알츠하이머형 치매를 포함한 치매 환자
식단 변경	○	○	○	○
생활양식에서의 스트레스 요인조절	○	○	○	○
명상, 이완반응 유도	○	○	○	○ (가능할 경우. 그렇지 않을 경우는 음악, 가족 비디오, 산책 등으로 대체)
심신수련법	○	○	○	○ (위와 같음)
심혈관운동법	○	○	○	○
지력수련법	○	○	○	○
복합비타민, 미네랄정(마그네슘, 셀레니늄, 아연)	1일 1정	1일 1~2회 1정	1일 1~2회 1정	1일 1~2회 1정
비타민 E	1일 1회 400단위	1일 1~2회 400단위	1일 1~2회 400단위	1일 2회 400단위
코엔자임 Q-10	오전에 100mg	오전에 100mg	오전에 100mg	오전, 오후 100mg
비타민 C	1일 3회 1g	1일 3회 1g	1일 3회 2g	1일 3회 2g
아미노산 (페닐알라닌, 글루타민, 멜라토닌, 아르기닌)	의사나 영양사가 권할 경우	의사나 영양사가 권할 경우	의사나 영양사가 권할 경우	의사나 영양사가 권할 경우
비타민 B 복합체	1일 1회 50mg	1일 2회 50mg	1일 2회 50~100mg	1일 2회 50~100mg
클로로필을 기본으로 한 '녹즙'	오전에 한 번	오전에 한 번	오전에 한 번	오전에 한 번
포스파티딜콜린 (레시틴에서 추출한)	1일 1회 1,500~2,000mg	1일 2회 1,000~1,500mg	1일 2~3회 1,500~2,000mg	1일 3~4회 2,000~2,500mg
포스파티딜세린	1일 2회 100mg	1일 2회 100mg	1일 2회 100mg	1일 3회 100mg
에세틸 L-카르니틴	1주 3회 250mg	1일 1~2회 250mg	1일 3회 250~500mg	1일 3회 500mg

인삼	1일 1회 500mg	1일 1회 750mg	1일 1~2회 750mg	1일 2회 750~1,000mg
은행잎 추출물	1일 3회 30mg	1일 3회 40mg	1일 3회 40~80mg	1일 3회 40~80mg
디프레닐	1주 2회 1mg	1일 1~2회 1-2mg	1일 2회 3~4mg	1일 2회 3~5mg
멜라토닌	불면증 치료 외에는 X(불면증일 경우 1~3mg)	잘잘 때, 1/4~1/2mg, 1일 (불면증일 경우는 좀 더 복용)	잘잘 때 1일 3mg	잘잘 때 1일 3~6mg
DHEA	50세 이상이나 수준이 낮을 경우는 1일 혹은 2일마다 25~50mg	1일 50mg(의사가 수준을 검사한 후)	1일 50~200mg (의사가 수준을 검사한 후)	1일 50~200mg (의사가 수준을 검사한 후)
프레그네놀론	×	×	(보통 여성에게 효과적) 1일에 50~100mg(의료적 감독하에)	1일에 50~100mg (의료적 감독하에)
피라세탐	×	1주에 3회 400~600mg (의료적 감독하에)	1일 혹은 2일마다 600~1,200mg (의료적 감독하에)	1일에 1,200~2,400mg (의료적 감독하에)
루시드릴	×	의사가 권할 경우 1주에 3회 100mg	의사가 권할 경우 1일 1,000mg	의사가 권할 경우 2,000~3,000mg
빈포세틴	×	의사가 권할 경우 1주에 3회 5mg	의사가 권할 경우 1일 5mg	의사가 권할 경우 1일 5~10mg
성장 호르몬	×	×	의사가 정하는 양	의사가 정하는 양
침술 혹은 전기침술	의사가 권하는 경우	의사가 권하는 경우	의사가 권하는 경우	의사가 권하는 경우
하이더진	×	×	의사가 권할 경우 1일 3~9mg	의사가 권할 경우 1일 9mg

해야 하며 또한 뇌 세포가 재생하고 향상되기 시작하면 다양한 영양제나 약물의 용량을 조절해야 할 필요가 있음을 명심하여라.

처음 40일간

대부분의 환자는 뇌 장수 프로그램에 비교적 빨리 반응을 나타내는데, 대개 30~40일쯤에 괄목할 만한 향상이 일어난다.

하지만 이 초기 향상이 환자들의 신체적·지적 재생의 끝은 아니다. 실제로 장기적인 전 과정의 1/4~1/3만이 30~40일에 이루어진다고 생각하면 된다. 뇌 장수 프로그램에서 얻을 수 있는 모든 향상을 이루는 데는 1년 이상이 걸리며 몇몇 환자의 경우 2~3년이 지나서도 계속 향상되기도 한다.

하지만 처음 40일간의 회복은 향상의 가장 극적인 부분에 해당한다. 환자가 경험하게 되는 변화는 이전의 기나긴 퇴화와는 너무나 대조적이어서 몹시 흥분될 것이다.

뇌 장수 프로그램을 시작하기 위해서는 먼저 진행을 감독하고 필요한 검사를 지시하고 적절한 약물을 처방할 의사를 찾아야 한다. 아직도 많은 의사는 일부 최첨단 양식에 익숙하지 않으므로 올바른 의사를 만나기가 쉽지 않을 수 있다. 보완의학을 하는 의사를 알아내기 위하여 특별한 노력을 해야 할 것이다. 물론 당신의 가정이나 거주지의 신경학자와 면담할 수도 있다. 그러한 의사와의 첫 면담 시에 몇 가지 질문을 해 보면 그가 이런 노력에 적합한 사람인지 결정하는 데 도움이 될 것이다.

주식 중개업자나 보험 대리인과 같은 다른 컨설턴트를 면담하는 것처럼 의사와 면담하는 것에 대해서도 두려워할 필요는 없으며, 의사가 당신보다 의학에 관해서는 더 잘 안다고 해서 주눅들 이유도 없다. 결국 당신의 몸이 고, 당신의 돈이다.

여기 당신이 물어보고 싶어 할 몇 가지 질문이 있다.

* 당신은 다양한 형태의 기억력 손상을 구별하기 위하여 어떤 검사들을 하십니까?
* 인지기능 검사를 위해 신경심리학자에게 보낼 것입니까, 아니면 자신의 검사와 평가에 의존하시겠습니까?
* MRI 혹은 CAT 스캔을 권하십니까?
* 기억력 손상 환자에게 어떤 치료법을 권하십니까? 태크린 혹은 아리셉트를 흔히 권합니까?
* 실험적인 새로운 약물 연구를 위해 대학 연구소로 환자를 보냅니까?
* 보완의학의 부가적인 치료법에 능숙합니까?
* 호르몬 대체 요법에 관한 최근의 동향을 알고 있습니까?
* 기억력 손상에 관한 국내 혹은 국제적인 회의에 참석한 적이 있습니까?
* (일반 의사인 경우) 권할 만한 신경학자가 있습니까?

실제로 프로그램을 시작한 후에 나타나는 첫 징후는 신체적 에너지가 눈에 띄게 향상된다는 것이다. 환자들은 대개 신체적 활기가 아주 약해진 상태로 나를 찾아오며 낮은 수준의 에너지가 비정상적인 것인지도 모른다. 심각한 에너지 손실을 그냥 자연스럽고도 불가피한 노화 현상이라고 믿으므로 내가 그런 게 아니라면 처음에는 의심의 눈길을 보낸다.

하지만 초기의 에너지 분출을 경험하면 이러한 의심이 환희로 바뀐다. 이런 에너지의 증가는 프로그램을 시작한 후 7~10일쯤에 일어난다.

신경학적 구조가 이렇게 빨리 재생되지는 않으므로 초기 에너지 분출은 뇌의 재구조화 때문이 아니라 일반적으로 신경세포, 신경전달물질계, 내분비계의 효율성이 증가되었다는 신호다.

이렇게 향상된 효율성은 대개 집중적으로 섭취된 영양소, 천연 강장제, 심신수련법과 약물 처방의 결과다. 이런 요소들은 거의 즉각적으로 신경전달물질계의 기능을 되살리고 신경의 대사작용을 높이며 내분비선의 적절한 기능을 자극한다.

예를 들어, 녹즙 제품 속에 들어 있는 펩티드는 에너지를 만드는 신경전달물질 카테콜라민의 활동을 자극하고 인삼은 부신의 작용을 향상시키기 때문에 즉각적으로 신체 에너지를 만든다. 또한 비타민 B 복합체와 같은 영양소는 특히 만성 영양실조 환자의 신체 에너지를 재빨리 증가시킨다.

내가 처방하는 몇몇 약물도 급격한 에너지 증가를 일으킨다. 디프레닐과 피라세탐과 같은 약물은 신경계의 대사에 아주 긍정적 작용을 하여 환자들은 바로 에너지 증가를 느끼게 된다. 또한 많은 환자의 경우 호르몬 부족 상태가 치료되면 에너지 수준이 아주 향상된다. DHEA나 프레그네놀론의 처방은 신체 에너지를 즉시 회복시킨다.

대략 2주쯤 뒤에 시작하는 향상의 두 번째 단계에서는 정서적인 안녕감의 증가가 특징이다. 신체 에너지의 향상이 안정되면 기분과 정서적 상태의 향상이 주관적으로나 객관적으로 분명하게 나타난다.

신체 에너지를 향상시켰던 많은 요소가 기분, 정서적 안정과 일반적인 안녕감의 향상에도 도움이 된다. 하지만 안녕감은 건강의 예민한 지침이므로 보통 안녕감을 느끼기 전에 신체적 에너지를 먼저 느끼게 된다.

그러나 임상적 우울 같은 심각한 기분장애 환자의 경우에는 이런 안녕 감의 향상이 아주 쉽게 눈에 띌 것이다. 몇몇 임상적 우울 환자는 우울증 상이 없어지는 것이 마치 몸무게가 확 줄어드는 것과 같은 기분이라고 말 했다.

대부분의 경우 뇌 장수 프로그램은 새로운 안녕감을 가져오기보다는 젊 은 시절 경험한 것과 비슷한 과거의 안녕감을 회복시키는 것 같다. 많은 환자가 '꼭 어린아이가 된 기분입니다.' 라는 표현을 사용하였다. 이 말은 이제 그들은 다시 한 번 느긋하고도 즐거운 기분으로 잠자리에서 일어나 고 커다란 스트레스 요인을 만나더라도 하루 종일 긍정적인 기분을 유지 한다는 뜻이다. 스트레스 요인은 더 이상 재난이 아니라 마치 도전과 다름 없었다.

이런 안녕감의 고양은 증가된 에너지와 인지 능력에서 나온다. 그들은 자신의 문제를 해결할 수 있는 더 많은 에너지와 뇌능력을 가지게 되어 삶 이 좀 더 편안해지는데, 이런 좋은 기분은 뇌, 신경계와 내분비계의 물리 적인 향상에서 비롯한 것이다.

기분 향상의 주요인으로는 부신의 높아진 기능, 신경세포의 증가된 에 너지 생산, 신경전달물질 기능의 향상과 향상된 호르몬 균형 등과 같은 신체적 요인들이다.

때로는 긍정적인 기분 변화를 경험해도 확실하게 인식하지 못하는 환자 도 있다. 예를 들어, 뇌 장수 프로그램을 한 지 3주쯤 지난 한 환자에게 상 태가 호전되었는지 물어보았다. 중기 알츠하이머형 치매 상태인 72세의 그 여성 환자는 "아직도 잘 잊어버리고, 별로 나아진 것 같지 않아요." 라고 말했다.

하지만 그녀와 함께 온 남편이 이를 강하게 부정하였다. "당신은 나아졌어. 에너지도 많아졌고, 요즈음은 종일 잠자는 일도 없고, 더 활동적이고 집중도 잘해. 농담도 하고, 예전보다 더 잘 웃잖아.”라고 말했다.

그녀는 고개를 끄덕였다. 모두 사실이었지만 그녀가 알아차리지 못하고 있었을 뿐이었다. 때로 환자보다는 가족에게 변화가 더 잘 보인다.

향상의 세 번째이자 마지막 단계는 인지기능의 향상이다. 인지기능 향상의 첫 부분은 집중력과 민첩함으로 흔히 기억력 향상의 앞에 나타난다.

인지기능의 향상은 아주 갑작스럽고도 극적일 수도 있고 때로는 점진적이고 미세하기도 하다. 개인적 반응은 현재의 인지 감퇴의 정도와 구체적인 원인에 달려 있다.

예를 들어, 기억력 신경전달물질인 아세틸콜린이 부족한 사람이라면 그것을 증가시키는 포스파티딜콜린, 포스파티딜세린, DMAE와 같은 물질의 섭취로 빠르고도 극적인 인지기능 향상을 얻을 수 있을 것이다. 아마 몇 주 만에 집중력과 민첩함, 기억력이 크게 향상될 것이다. 반면에, 신경세포의 광범위한 파괴에 의해 발생한 경우라면 인지기능이 훨씬 더 더디게 향상될 것이고 더욱 미세할 것이다.

하지만 대부분은 첫 30~40일쯤에 유의미한 인지기능 향상을 경험하게 된다. 가장 흔한 변화는 집중력의 증가, 집중 시간의 증가, 지적 나른함의 감소, 기억력 향상, 보통 정도의 단기 기억의 향상, 장기 기억 향상, 학습 능력 향상, 활용 가능한 어휘 수의 증가와 창의성의 증가 등이다. 물론 이런 인지적 향상은 사람마다 다르며 완전히 향상되는 데는 몇 달, 몇 년이 걸릴지도 모른다.

또한 인지 능력이 좋아지면서 기대치 않은 부가적 향상을 경험하기도 하는데, 예를 들어 많은 사람이 성욕, 근육에 대한 지방 비율, 숙면 능력에서 큰 향상을 보인다. 이러한 것들이 그리 중요한 문제가 아닐 수도 있겠지만 어떤 이들에게 있어 이런 변화는 삶의 질을 매우 높인다.

살펴본 대로 뇌 장수법의 실천은 그리 어렵지 않다. 대부분 자신에게 얼마나 충실할 수 있는가의 문제다.

이 책의 초반에 자신의 뇌의 내부로 깊이 들어가는 환상적인 여행을 할 것이라고 약속하였다. 이제 여행이 끝났다. 그러나 이제 좀 더 멋지고 풍요로운 여행, 당신 삶의 남은 부분으로의 여행이 시작될 것이다.

마침내 뇌 장수법의 과학과 기술에 관해 모두 배웠으므로 당신은 이전보다 이 여행을 떠날 채비가 갖추어졌을 거라고 나는 확신한다.

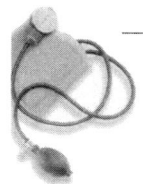

⋯⋯⋯⋯⋯⋯⋯⋯⋯⋯⋯⋯⋯⋯ 주 요 사 례

그릇된 희망이라는 것은 없다.

1993년 61세의 L. G.는 알츠하이머형 치매에 걸린 게 아닐까 걱정하면서 가정의를 찾아 갔다. 의사는 그녀를 신경의에게 보내 완벽한 검진을 받게 하였다.

신경학자는 MRI를 통해 뇌의 뇌실 주변부와 피질 밑의 백질로 가는 혈류의 부족을 발견하였다. 이것은 뇌가 점점 작아지면서 뇌의 빈 공간, 즉 뇌실이 더 커진다는 의미로 알츠하이머형 치매를 나타내는 것이다. 뇌의 수축은 알츠하이머형 치매의 주요 징후다.

L. G.는 알츠하이머형 치매 진단을 받았다. 그녀는 신경학자에게서 현재의 어떤 약으로도 크게 개선시킬 수 없다는 말을 들었고, 알츠하이머형

치매를 위해 실험중인 새로운 약의 임상 연구에 등록할 것을 제의받았다.

그녀는 이 문제를 가정의와 의논을 하였는데, 그는 반대하였다. 그 의사는 새로운 약이 만족스러운 결과를 가져올 수 없을 것이고 그 연구에 참여하면 그릇된 희망을 가지게 된다고 생각하였다.

그녀는 낙담하여 이 선택을 포기하였고 그 후 2년 동안 아무 치료도 받지 않은 상태로 점점 악화되어 갔다.

그런 후 L. G.는 그녀의 인지 기능 감퇴와 관계가 없는 다른 건강상의 문제로 내과 전문의를 만나게 되었는데 그녀가 알츠하이머형 치매 환자임을 알게 된 내과의는 나를 만나보도록 추천하였다.

그 내과의는 노인성 치매에 관한 나의 접근법을 잘 알고 또한 아주 지지적이었다. 그는 내가 학회에서 발표하는 것을 듣고 나의 작업에 매료되었는데, 특히 천연 강장제와 집중 영양소의 사용에 관해 흥미를 느꼈다. 그는 심장병 환자들을 치료하고 있었기에 나는 순환계 질병에 아주 효과적인 영양제 코엔자임 Q-10을 처방할 것을 권하였다.

그는 심장 이식을 기다리고 있던 3명의 환자에게 이것을 처방하였고 세 환자 모두 아주 향상되었다. 이전에는 인공산소기를 달고 살았던 그들이 코엔자임 Q-10을 섭취하고 난 뒤는 모두 보충 산소의 사용을 끊을 수 있었다. 그들은 5단계에서 2단계로 향상되었는데, 이는 더 이상 이식수술이 필요하지 않다는 뜻이다. 이런 일이 있은 뒤로 그 의사는 많은 환자를 내게 보냈다.

L. G.와의 첫 면담에서 나는 그녀가 심각한 인지기능 감퇴로 고생하고 있음이 분명히 알 수 있었다. 중학교 교장이었던 그녀는 자신의 환경과 내가 말하는 것의 일부만 인식하였다. 동행한 친한 친구가 대부분의 이야기를 하였고 L. G.는 나의 질문에 일관성 있게 대답하지 못했다.

그녀는 여러 지적 상태 검사에서 아주 낮은 점수를 받았다. 단기 기억은 극도로 약했으며, 인지적 과정 능력도 심하게 손상되어 전반적 악화 척도의 5단계에 해당되었다. 그녀의 친구는 L.G.가 이제 일상생활에서도 도움이 필요한 상태며 물건의 위치를 계속하여 잊어버린다고 말했다. 어느 클럽을 사용할지 모르게 되어 이제 골프도 같이 칠 수 없게 되었다고 하였다.

그의 친구에 따르면 L. G.는 5년 전 심한 폐렴을 앓기 전만 해도 괜찮았다. 그 당시 열이 위험수준까지 치솟아 생명이 위태로운 상태까지 갔는데 회복 후 지적 기능의 통제를 원래대로 되찾지 못했다. 아마 이 병을 앓던 중 산소 결핍이나 고열로 광범위한 신경 손상이 왔을 수 있었다.

L. G.는 병에서 회복한 후 다시 직장에 복귀하였으나 인지적 어려움으로 인하여 직장생활은 심한 스트레스가 되었다. 그녀는 1년쯤 견디다가 은퇴하였고 그 후 인지적 손상이 간혹 좋아지기도 하였지만 기본적으로는 내리막길이었다.

나는 공격적인 뇌 장수 프로그램을 계획하여 디프레닐을 처방하고 포스파티닐세린, 은행잎 추출물, 아세틸 L-카르니틴의 용량을 높였다. 뇌로 가는 혈행을 최적화하기 위하여 식단에서 지방을 많이 줄이도록 요구하였다.

L. G.는 처음에 심신수련법보다 심혈관 운동을 많이 하였다. 그녀는 개를 세 마리 키우고 있어서 매일 한 번에 한 마리씩 산책을 시켰다.

프로그램을 시작한 지 6주가 되었을 때 친구가 면담을 하러 그녀를 데리고 왔다. L. G.는 거의 대답을 하지 않던 첫 면담과는 완전히 달리 친구의 말에 끼어들어 스스로 대답하곤 하였다.

나는 "이제야 당신과 이야기를 나누게 되는군요."라고 말했다.

"물론이죠, 제가 환자니까요."라고 그녀가 말했다. 그녀는 지적으로 훨씬 더 강하게 되었고, 머리가 혼란스럽지 않게 되었으며 기억력도 훨씬 좋아졌고 일상생활에 보다 활발하게 관여할 수 있게 되었다고 했다.

그녀는 첫 면담 때보다 훨씬 더 생기가 있었다. 눈을 마주치고, 웃고, 미소 짓고, 잘 알아들었다.

그녀의 친구는 L. G.가 "아주 많이 좋아졌다."라고 말했다.

그렇더라도 L. G.는 아직도 자주 "정신적으로 피곤하다."라고 말했다. 그래서 나는 디프레닐과 아세틸 L-카르니틴의 용량을 늘리고 지력 훈련을 좀 더 많이 하라고 요구하였다. 친구와 함께 신문을 읽고 대화를 나눠 보라고 권했다. 그녀는 꾸준히 나아졌다. 병의 진행이 느려지고, 심지어 역전되는 듯하였다.

희망이 없어 보이는 상황에서도 용기와 노력이라는 상식을 가진 L. G. 때문에 나는 중요한 교훈을 얻었다. 잘못된 희망 같은 것은 없다. 포기하는 순간 희망이 사라질 뿐이다.

훌륭한 임상 심장의였던 나의 삼촌 레오는 "삶이 있는 곳에 희망이 있다."라고 말하곤 하였다.

최선은 아직 오지 않았다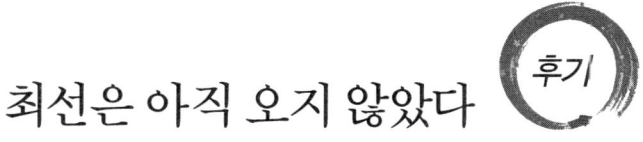

이제 여러분은 뇌 장수 프로그램의 각 요소에 대해 알게 되었다. 그래서 영양 보충제나 천연 강장제의 섭취, 혹은 심신수련법을 시작했거나 의사에게 인지능력을 높여 주는 약의 처방을 요구했을지도 모르겠다.

그랬다면, 이제 이 접근법이 아주 효과적임을 알게 되었을 것이다.

참으로 흥미롭지 않은가?

하지만 최선은 아직 오지 않았다.

당신이 광범위한 뇌 장수 프로그램을 시작하면 비로소 그렇게 될 것이다. 모든 다중 양식을 완전히 합칠 때라야 자신의 인지 기능의 최고 수준에 도달할 것이다. 더 영리해지고 더 젊게 느끼며 다시 예전의 자신을 느낄 것이다.

이렇게 되면 '21세기적 마음', 즉 퇴화가 아니라 재생하는 마음을 얻는 셈이다. 노화로 인한 뇌의 퇴화는 불가피한 것이 아님을 알게 되었다.

최근에 나는 뇌 장수 프로그램으로 많이 회복한 옛 환자와 이야기를 나누었다. 나는 불 같은 에너지와 유머 감각이 있는 이 환자와 대화하는 것을 좋아했다. 하지만 몇 년 전 처음 만났을 때만 해도 그녀는 완전히 다른 사람이었다.

의사는 그녀가 노화 관련 기억력 손상이 있으며, 척추 상태로 보아 곧 걷는 능력을 잃게 될 것이며 두 가지 모두 실제로 할 수 있는 일은 아무것도 없다고 말했다. 처음 내 방에 왔을 때 그녀는 자신을 단지 노화 과정을 겪는 한 희생자, 치료할 수 없는 문제를 지니고 있는 무기력하고 피곤한 노인이라고만 여기고 있었다. 그녀는 자신의 인생이 끝났다고 생각하였다.

그러나 그녀는 내가 희미한 희망을 보여 주자 거기에 매달렸다. 그 후 몇 년 동안 그녀는 프로그램을 아주 열심히 실천하였고 그리하여 뇌에 불꽃이 피어났다. 그녀는 대부분의 인지 능력을 되찾았다.

하지만 그녀를 마지막으로 만났을 때 그녀는 의사가 이제부터는 쇠퇴를 피할 수 없으므로 척추수련을 중지하라고 했다고 말했다.

나는 그녀가 가엾게 여겨졌다.

"계속해 봅시다!"라고 그녀가 불쑥 말했다. "나는 스스로 수련을 시작했고 강의까지 등록했어요. 이전보다 훨씬 더 강해졌어요. 내가 당신에게 배운 것은 '불가피한 것은 없다.'라는 것이지요."

그녀의 말은 틀림없다.

피할 수 없는 것은 아무것도 없다.

최근 신문에 미국 센서스국과 노화 연구소의 공동보고서와 관련된 우울한 기사가 실렸다.

베이비 붐 세대가 중년을 지나게 됨에 따라 65세 이상의 미국인이 25년 안에 거의 두 배가 된다는 것이다. 기사에는 우리 사회에 대재난이 올 것이라고 적혀 있었다. 이미 정부는 세금의 50%를 노인에게 쓰고 있으며, 이

것이 75%까지 증가하는 데에는 10년밖에 걸리지 않을 것이다.

기사에 따르면 일반적으로 65세 이상 노인 집단은 그 이하의 사람들보다 의료 보호가 300% 더 필요하다. 그러므로 지금부터 14년 이내에 베이비붐 세대가 65세가 되면, 그때는 의료 및 사회 보장이 폭발적으로 늘어 사회 보장 세금을 현재의 15%에서 40%까지 올려야만 된다. 또한 기사에는 정부가 어떠한 대책을 세우더라도 수백만 가구의 생활 연금이 사라지게 될 것이라고 적혀 있었다.

또한 85세 이상 인구는 65세 이상보다 훨씬 더 빠르게 증가될 것이며, 이런 '노인 중의 노인'의 유례없는 증가는 특히 재앙이 될 것이라고 하였다. 현재 85세 이상의 약 50%가 알츠하이머형 치매에 걸려 있고 그중 24%는 요양 시설에 머물고 있다.

그 기사에 따르면 가까운 미래에 수백만 명의 미국 노인이 빈곤하고 병들 뿐만 아니라 말 그대로 부랑자, 빈곤층, 노숙자, 정신 착란자가 될 것이다.

우리 부모들이 그러할 것이고, 그 다음에는 우리 차례가 될 것이다. 그것은 나쁜 소식이다. 좋은 소식은 하나도 없었다.

그러나 나는 단 한 가지 이유, 불가피한 것은 없기에 이 기사에 흐르는 불길한 느낌에 공감하지 않는다.

이 보고서는 현재의 노인 질병 경향이 계속될 거라는 가정에 기초하고 있다. 그러나 나는 그렇게 믿지 않는다. 수백만 명이 힘을 합쳐 자기 나름대로 노력하면 이 경향을 역전시킬 것이다. 우리는 자기 자신의 운명을 통제할 수 있으며 나이가 들어도 건강을 유지하며 생산적일 수 있다. 충분히 가능한 일이고 반드시 그래야만 된다.

우리는 이미 이 역전을 이루기 위한 지식을 가지고 있으며 그것을 이루

기 위한 의지도 있다. 이 역전을 이루게 되면 세상이 변할 것이고 세상과
함께 우리도 변할 것이다.

앞에서 언급한, 부유하고 활동적인 경영인 환자는 뇌 장수 프로그램이
자신의 인생에서 처음으로 진정한 성공을 거두게 도와주었다고 말했다.
나는 직업적인 성공을 의미하는 줄 생각했지만 그게 아니었다.

"나는 삶의 성공을 말하는 겁니다. 아이들, 친구들, 결혼생활에서의 성
공 말입니다. 그러나 결국은 무엇보다도 나 자신의 성공입니다. 나는 진정
으로 행복한 기분이라는 성공을 거두었습니다. 이런 말을 들어보았지요?
죽음의 침대에서는 그 누구도 사무실에서 시간을 좀 더 많이 보냈더라면
하지는 않는다는 것을⋯⋯."

"그 말은 이제 더 이상 자신의 경력에는 관심이 없다는 말입니까?"라고
물었다.

"나는 예전처럼 나의 일을 사랑하지만 이제는 주위를 둘러볼 수 있는
여유가 생겼어요. 늦은 밤에 녹초가 되어 집에 돌아오지 않게 되었고, 요
즘엔 집에 빨리 돌아가 가족과 얘기를 나누고 싶어요. 이전에도 항상 가족
을 사랑했지만 꼭 신경에 총 맞은 것처럼 집에 돌아왔기 때문에 진정으로
가족과 함께 있는 것을 즐길 수가 없었어요. 가족도 나와 함께 있는 것을
즐기지 않았고요."라고 말했다.

"당신을 처음 만났을 때가 생각나는군요. 당신의 주 관심은 새 사업이
잘 시작되도록 뇌를 다시 예리하게 하는 것이었지요."라고 내가 말했다.

그가 미소를 지었다. "사람들은 변하게 마련입니다."

사람들은 정말 변한다. 그것이 인간이 가진 미덕이다. 우리는 적응하고

학습하며 성장하고 좀 더 영적으로 변한다.

나는 환자의 뇌 장수를 도와주면서 그들이 변하는 모습을 본다. 많은 이들이 자신이 기대치 않았던 방향으로 변한다. 대부분은 좀 더 영리하고, 강하고, 민첩함을 얻기 위해 뇌 장수 프로그램을 시작하지만 대개 그 이상을 얻는다. 좀 더 직관적이며, 창조적으로 되며 좀 더 섬세해지고 두려움이 줄어든다.

진정한 그들 자신이 된다. 항상 소망했지만 에너지와 인지적 능력이 없어 되지 못했던 그런 자아가 된다.

뇌가 신경 독소, 호르몬의 불균형 그리고 대사 장애 상태에 있다면 이러한 당신다운 당신이 되기란 거의 불가능하다.

그러나 뇌 장수 프로그램으로 뇌에 건강과 활기를 불어넣으면 참다운 당신이 되는 것이 비교적 쉬워진다. 그렇게 되지 않는 것이 오히려 힘들 것이다.

뇌가 강하게 되면 당신은 자신이 되기를 원하는 무엇이나 될 만큼 충분히 강해진다.

진정한 자아가 되면 세상을 재발견하여 어린 시절에 알았던 세상, 즉 놀이에 몰두하여 시간이 멈추고, 에너지와 기쁨이 넘치는 맑고 깨끗한 세상으로 돌아갈 것이다.

다시 이런 세상을 맛보면 아이적일 때 알았던 진실도 다시 발견할 것이다. 세상을 있는 그대로 보게 되며 더 이상 피곤함, 혼란, 분노와 불안으로 왜곡하지 않을 것이다.

그리고 성숙한 성인으로서 이러한 진실을 알게되면 모든 노인이 갈망하는 것, 즉 지혜를 발견할 것이다.

지혜는 노인에게 자연스럽게 찾아오는 경험의 자연적인 산물일 뿐이다.

생물학적으로 신경세포는 지혜를 위해 존재한다. 삶이 전개되면서 신경세포는 새로운 수상돌기를 싹 틔우고 다른 신경세포와 새로운 수상돌기 관계를 맺는다. 이미 중년이라면 다른 신경세포와 수십 억 개의 연결을 가진 수상돌기를 가졌을 것이다.

오래 산다는 것은 수십 억 개의 연결을 가진 풍성한 수상돌기를 얻는 유일한 길이다.

중년을 넘어선 사람은 젊은이가 가질 수 없는 상호 연결된 빽빽한 신경세포 망으로 세상에 대한 풍부하고 넓고 다양한 관점을 가진다. 젊은이의 뇌와 비교하면 거의 무한대인 지평선을 가지고 있다. 이것은 자연의 선물로 오래 산 것에 대한 보상이다.

그러나 나이 든 모든 이가 지혜로운 것은 아니다. 어떤 이들은 자신의 수상돌기를 가치 없는 일에만 계속 사용한다.

새로운 지식이 좀 더 진정한 자아와 인간으로서의 더욱 고귀한 목적을 달성하는 데 도움이 되지 않는다면 결국 아무 의미가 없다. 그것은 지식일 수는 있지만 지혜는 아니다. 지혜는 진정한 당신이 누구인지를 아는 것이다.

사실 수년간 뇌는 당신이 진정 누구인가를 발견하도록 하기 위하여 지나치게 혹사당한 셈이다. 그러나 이제 변화가 가능해졌다. 뇌 장수 프로그램은 진정한 자아와 경험이 가지는 지혜를 발견하기 위해 필요한 물리적 도구를 제공한다.

이 책을 읽는 것과 같은 단순한 일도 인생의 경험을 풍부하게 해 주며 더 현명하게 한다.

당신이 배운 환상적인 것들을 생각해 보아라.

* 노화가 늘 퇴화 과정은 아니며 재생의 기회가 될 수 있음을 알았다.
* 뇌에도 유연성이 있어서 새로워질 수 있음을 배웠다.
* 물질 위에 마음을, 마음 위에 물질을 두는 법을 배웠다.
* 마음을 젊게 유지하고, 몸을 생명력으로 가득 차게 하는 법을 배웠다.
* 뇌는 살과 피로 된 것임을 알았다. 그래서 뇌는 상처받기 쉽지만 또한 다시 새로워질 수 있음을 알았다.
* 뇌에 영양을 공급하면 평생동안 지적이고 행복할 수 있음을 알았다.
* 스트레스를 조절하면 지금 그리고 영원히 더 현명할 수 있음을 알았다.
* 뇌 능력이 아무리 고갈되었더라도 언제든지 향상시킬 수 있음을 배웠다.
* 뇌에 학습력과 기쁨을 느낄 수 있는 무한한 능력이 있음을 깨달았다.
* 잘못된 희망이란 없다는 것을 알게 되었다.

어제 노화 관련 기억력 손상에서 상당히 회복한 노인 환자와 얘기를 나누었는데, 그는 나에게 무척 감사하다고 했다.

그러나 나는 감사해야 될 사람은 바로 나라고 말했다. 의사가 환자에게 주요한 조절법을 권하기는 쉽지만 환자가 변화를 실행하는 것은 매우 힘들다.

나는 때로 의료 회의에서 '의학의 탐험가'라고 소개되기도 하는데, 사실 탐험가는 내가 아니라 나의 환자들이다. 나의 뇌 장수 프로그램 환자들은 홀로 의료 과학의 선두에 서서 다른 이들이 걸어갈 길을 날마다 개척하고 있는 것이다.

나이 들고, 병들고, 약한 환자들이 이러한 길을 닦기란 참으로 어려운 일이다. 나는 종종 이런 힘이 과연 어디서 나오는지 의아하기도 하다. 그러나 그들은 계속 실천한다.

나는 이 용감한 의학 순례자들을 존경하며 그들이 바로 나의 힘의 원천이다. 당신이 자신의 뇌 장수 프로그램을 시작한다면 당신도 이러한 탐험가가 되는 셈이다. 성공을 빈다. 순례자 정신에 경외를 표한다. 환자와 의사, 가족과 친구들, 우리 모두 건강한 행복으로 가득 찬 긴 생명으로 가는 길을 찾을 것이다. 진심으로 그렇게 될 것으로 믿는다. 포기하지 마라. 최고의 상태에는 아직 도달하지 못했다. 항상 그렇듯이 삶이 당신 앞에 펼쳐져 있다.

찾아보기

저자 소개

● 다르마 싱 칼샤(Dharma Singh Khalsa)

카레톤 의과대학교를 졸업하고 캘리포니아 대학교 로스앤젤레스(UCLA) 의과대학 병원에서 마취통증 전문의 과정을 마쳤다. 그 후 하버드 의과대학병원에서 박사 후 과정을 거쳐 애리조나 의과대학교의 '침술, 스트레스 의학과 만성통증 프로그램'의 초대 소장을 역임했다. 현재 애리조나 주 투산에서 치매예방재단(Alzheimer Prevention Foundation)의 총재 및 의학소장(President and medical director)을 맡고 있으며 의사인 동시에 침술전문가며 요가 전문가로도 활동하고 있다. 저서인 『의학으로서 명상(*Meditation as Medicine*)』이 베스트셀러에 올랐다.

● 카메론 스타우스(Cameron Stauth)

미국『건강과학잡지(*Journal of Health Science*)』의 편집자를 역임했다. 12권의 저서를 집필하였으며, *New York Times Magazine*과 *Prevention*, *Natural Health* 등에 정기적으로 기고하는 전문기자로 활동하고 있다.

역자 소개

● **장현갑**

서울대학교 심리학과를 졸업하고 동 대학원에서 문학박사 학위를 받았다. 서울대학교 심리학과 교수를 역임하고 서울대학교와 가톨릭대학교 의과대학 등에서 신경과학을 연구하였다. 또한 미국 뉴욕주립발달장애연구소 및 애리조나 대학교에서는 건강심리학과 행동의학을 연구하였다. 현재 영남대학교 심리학과 교수, 가톨릭대학교 의과대학 통합의학교실 외래교수로 마인드플러스 스트레스 대처 연구소 소장을 맡고 있으며, 한국심리학회 회장, 한국 생물·생리심리학회 회장, 한국건강심리학회 회장을 지냈다. 오랫동안 명상수련을 해 왔으며, 명상의 의료적 적용에 관한 논문과 역서를 다수 출판하였다. 대표작으로 『마음챙김 명상과 자기치유』, 『요가와 명상 건강법』, 『스트레스와 정신건강』, 『생물심리학』, 『과학명상법』, 『마음이 지닌 치유의 힘』 등이 있다. 그동안의 공로를 인정받아 2001년부터 *Who's Who in the World, Who's Who in the Medicine and Healthcare, Who's Who in Science and Engineering* 에 연속 등재되었다.

● **추선희**

경북대학교 사범대학 영어교육과를 졸업하고 20년 가까이 중등학교 영어교사로 재직하였다. 영남대학교 대학원 심리학과 건강심리 전공으로 마인드플러스 스트레스 대처 연구소 연구원으로 활동 중이다.

● **김정모**

영남대학교 심리학과를 졸업하고 독일 뮌스터 대학교에서 임상심리학 석사, 독일 오스나뷔릭 대학교에서 임상심리학 박사학위를 받았다. 대구대학교 특수교육 재활과학연구소 연구교수를 역임하였으며, 현재 영남대학교 심리학과 교수로 재직 중이다.

● **허동규**

고려대학교 교육대학원 상담심리 전공으로 영남대학교 대학원 심리학과 박사과정(건강심리 전공)을 수료하였다. 현재 안동과학대학 사회복지과 겸임교수 및 마인드플러스 스트레스 대처 연구소 연구원으로 활동 중이다.

치매 예방과 뇌 장수법
-당신의 지력과 기억력을 향상시키는 의학 프로그램-

2006년 3월 30일 1판 1쇄 발행
2020년 2월 20일 1판 4쇄 발행

지은이 • Dharma Singh Khalsa · Camerson Stauth
옮긴이 • 장현갑 · 추선희 · 김정모 · 허동규
펴낸이 • 김진환
펴낸곳 • (주)학지사
　　　　　　　04031 서울특별시 마포구 양화로 15길 20 마인드월드빌딩
대표전화 • 02)330-5114　　　팩스 • 02)324-2345
등록번호 • 제313-2006-000265호

홈페이지 • http://www.hakjisa.co.kr
페이스북 • https://www.facebook.com/hakjisa

ISBN 978-89-5891-258-3 03180

정가 15,000원

출판 · 교육 · 미디어기업 학지사

간호보건의학출판 학지사메디컬 www.hakjisamd.co.kr
심리검사연구소 인싸이트 www.inpsyt.co.kr
학술논문서비스 뉴논문 www.newnonmun.com
원격교육연수원 카운피아 www.counpia.com